全国食品药品监管人员培训规划教材

U0746559

药品部分

药品行政监管技能

YAO PIN XING ZHENG JIAN GUAN JI NENG

国家食品药品监督管理总局高级研修学院　　组织编写

中国医药科技出版社

内 容 提 要

　　本书是全国食品药品监管人员培训规划教材之一，属于实务类教材。通过对药品行政执法实践中实务类问题的分析，对理论性问题进行了可操作性指导，力争全面提升执法人员药品行政监管实践操作技能。本书从行政许可、行政处罚的基本理论入手，囊括了执法文书书写、药品抽验、广告管理、信息化建设、突发事件应急处置、行政执法与刑事司法衔接各方面内容，以期达到一书在手，基本满足实际药品监管工作需要的目的。对一些需要拓展的内容，以知识链接的形式列举，供学员进行参考。

　　本书适合从事药品监管执法一线人员培训使用，也可作为高等学校药事管理专业和医药行业人员培训和自学用书。

图书在版编目（CIP）数据

　　药品行政监管技能/国家食品药品监督管理局人事司，国家食品药品监督管理局高级研修学院组织编写 . —北京：中国医药科技出版社，2013.1

　　全国食品药品监管人员培训规划教材

　　ISBN 978 - 7 - 5067 - 5733 - 1

　　Ⅰ. ①药…　Ⅱ. ①国…②国…　Ⅲ. ①药品管理 - 监督管理 - 中国 - 技术培训 - 教材

　　Ⅳ. ①R954

　　中国版本图书馆 CIP 数据核字（2012）第 256902 号

美术编辑　　陈君杞

版式设计　　郭小平

出版　　中国医药科技出版社

地址　　北京市海淀区文慧园北路甲 22 号

邮编　　100082

电话　　发行：010 - 62227427　邮购：010 - 62236938

网址　　www.cmstp.com

规格　　787 × 1092mm $\frac{1}{16}$

印张　　27 1/2

字数　　380 千字

版次　　2013 年 1 月第 1 版

印次　　2015 年 9 月第 2 版第 3 次印刷

印刷　　北京印刷一厂

经销　　全国各地新华书店

书号　　ISBN 978 - 7 - 5067 - 5733 - 1

定价　77.00 元

本社图书如存在印装质量问题请与本社联系调换

《药品行政监管技能》编委会

主　编　江德元　杨占新

副主编　廖沈涵

编　者（按姓氏笔画排序）

王张明　刘　萌　江德元　朱春妹

杨占新　汪　军　邹晓熔　罗良杰

赵　林　程　民　舒　波　廖沈涵

编者的话

食品药品安全事关公众健康、社会和谐稳定和国家形象，已成为国家治理体系和治理能力建设的重要内容和国家公共安全体系的重要组成部分。食品药品监管事业发展，人才是根本，食品药品监管队伍担当着保护人民健康和生命安全的历史使命。当前和今后一个时期，食品药品监管队伍的建设和发展面临严峻形势：监管队伍的构成多元化，监管人员的知识结构和监管能力不适应监管专业化的需要。同时食品药品经济快速发展，监管压力增大，对监管队伍的应变能力和心理素质提出了更高的要求；高新技术在食品药品领域的广泛应用，监管法律法规标准的不断更新完善，要求监管队伍知识和能力更加复合，执法更加规范。

国家食品药品监督管理总局高度重视监管队伍的能力建设，大力开展对全系统干部的教育培训工作，并把教材建设作为重点工作。按照国家总局总体要求和部署，总局高级研修学院组织相关专家，编写了《药品行政监管技能》培训规划教材。

该教材紧密围绕提升监管人员能力和素质这一主题，在内容上，突出了针对性和实用性；在形式上，力求体例新颖、突出案例分析，着重加强读者思考和解决问题能力的训练，增强可读性，引导建立科学的思想、工作与学习方法。

由于各方面因素，该教材还需在实践中得到检验，不断加以完善、丰富和提高。国家食品药品监督管理总局高级研修学院将继续汲取各方面意见和建议，使这套教材更好地服务于食品药品监管事业发展。

国家食品药品监督管理总局高级研修学院

前言

为提高药品监管人员的行政监管技能，解决在药品行政监管过程中遇到的实际问题，根据《2009－2013年全国药品监管人员培训指导大纲》的要求，国家食品药品监督管理局组织基层一线执法人员编写了本教材。

本书属于实务类教材，内容涵盖了行政许可、行政处罚、执法文书、药品抽验、信息技术应用、药品广告监管、突发事件应急处置、行政执法与刑事司法衔接、药品稽查技巧等方面的内容，力求通过对药品监管实践中遇到实际问题进行分析和探讨，使执法人员能够全面提高行政监管技能。力求通过本书的学习，使基层一线执法人员掌握基本监管技能，适应实际工作需要。力求将最新规定融入教材，加入了《行政强制法》和《刑法修正案（八）》的内容。

作为实务类教材，既要体现教材的严谨性，也要充分体现实务的特色。为此，教材列举了大量执法实例和图片，力争使教材增加可读性。设置了"知识链接"版块，对相关知识进行了延伸和拓展。设定了思考题，供学员进行思考和提高。

本教材第一章由赵林编写、第二章和第五章由邹晓熔编写、第三章由舒波编写、第四章由程民和汪军编写、第六章由朱春妹编写、第七章由汪军编写、第八章由刘萌、罗良杰、杨占新编写、第九章由王张明、杨占新编写。朱春妹同志在本书的写作过程中承担了大量组织联络和校稿工作。杨占新同志参与了各章的编写，并对各章节进行了全面修改和完善。

由于编者水平有限，编写人员均来自基层执法一线，特别是作为实务类教材的语言严谨性方面还有很多需要改进之处。恳请读者批评指正。

编　者
2013年1月

第一章
药品行政许可管理

学习要点

1. 了解设定行政许可的基本规定。
2. 掌握药品行政许可的主要项目、设定依据。
3. 了解实施药品行政许可的基本要求和许可程序规定。
4. 熟悉重点行政许可事项的实施主体和法定条件。
5. 掌握药品注册与进口管理、生产经营许可证管理以及认证管理各环节的实施要求。
6. 熟悉监督检查的方法、要求及相关行为的法律责任。
7. 熟悉有关法律条款内容。

2004 年 7 月 1 日实施的《行政许可法》对我国药品监督行政执法工作，特别是药品监督行政许可工作产生了深远的影响。一方面为规范药品行政许可行为，维护管理相对人的合法权益，保障和监督药品监督管理部门有效实施行政管理提供了法律依据；另一方面为药品行政许可工作亦提出了现实的改革调整要求。本章对药品行政许可进行了全面阐述，希望通过对相关知识的掌握，使学员能够灵活运用相关知识发现违法违规行为。

第一节　药品行政许可概述

药品是直接关系人身健康和生命安全的特殊商品。与世界各国通常的做法一样，我国对药品实行严格的行政许可制度。行政许可是国家行政机关依法对社会、经济事务进行事前监管的一种有效手段。根据《行政许可法》关于行政许可的含义，药品行政许可是指有法定权限的行政机关（本章所述的药品行政许可专指由药品监督管理部门法定实施的事项）根据公民、法人或者其他组织的申请，经依法审查，准予其从事药品研制、生产、经营或者使用等活动的行为。药品行政许可包括行政许可的设定和行政许可的实施两方面的内容。

一、药品行政许可的设定

所谓行政许可的设定，是指特定的国家机关依据法定权限和法定程序创设行政许可规范的活动。行政许可的设定本质上是一种立法行为。依照《行政许可法》的规定，可以设定行政许可的法律规范有法律、行政法规、地方性法规以及省、自治区、直辖市人民政府规章；必要时，国务院可以采用发布决定的方式设定行政许可。部门规章和一般规范性文件不能设定行政许可。地方政府规章设定的行政许可（地方政府规章只能设定临时性行政许可）实施满一年需要继续实施的，应当提请本级人民代表大会及其常务委员会制定地方性法规。地方性法规和地方政府规章不得设定应当由国家统一确定的公民、法人或者其他组织的资格、资质的行政许可；不得设定企业或者其他组织的设立登记及其前置性行政许可；其设定的行政许可，不得限制其他地区的个人或者企业到本地区从事生产经营和提供服务，不得限制其他地区的商品进入本地区市场。

我国从 1984 年颁布《中华人民共和国药品管理法》（以下简称《药品管理法》），开始，药品行政许可法律制度有了质的飞跃，一定数量的涉药许可事项法律地位得以确立。特别是 2001 年修订的《药品管理法》实施以来，药品行政许可法律制度日臻完善，监督管理日趋成熟，至今已形成以《药品管理法》为核心、以《药品管理法实施条例》等行政法规以及数量众多的部门规章相配套的药品监管法律体系。目前药品监督管理部门实施的药品行政许可事项，其设定的依据主要来源于以下三个方面：①法律，指《药品管理法》；②行政法规，如《药品管理法实施条例》、《麻醉药品和精神药品管理条例》、《疫苗流通和预防接种管理条例》、《易制毒化学品管理条例》、《反兴奋剂条例》等；③2004 年《国务院对确需保留的行政审批项目设定行政许可的决定》（国务院令第 412 号）。该令涉及 11 项药品行政审批事项，由于之前并未为法律、法规设定，但又确实有必要继续实施，因此按照《行政许可法》有关规定予以保留并设定行政许可（但其中部分事项后来已被国务院其他决定取消、调整或者已制定相关的行政法规）。

根据《行政许可法》规定，行政法规可以在法律设定的行政许可事项范围内，对实施该行政许可作出具体规定。地方性法规可以在法律、行政法规设定的行政许可事项范围内，对实施该行政许可作出具体规定。部门规章虽不具有行政许可设定权，但也可以在上位法设定的行政许可事项范围内，对实施该行政许可作出具体规定。法规、规章对实施上位法设定的行政许可作出的具体规定，不得增设行政许可；对行政许可条件作出的具体规定，不得增设违反上位法的其他条件。目前与药品行政许可相关的法律、法规和规章（表 1-1）。

表 1-1 涉药行政许可主要法律、行政法规和规章

类别	序号	法律规范名称	发布机构及文号	施行时间
法律	1	药品管理法	九届全国人大常务委员会第二十次会议修订通过，国家主席令第45号	2001-12-01

续表

类别	序号	法律规范名称	发布机构及文号	施行时间
行政法规	2	药品管理法实施条例	国务院令第360号	2002－09－15
	3	医疗用毒性药品管理办法	国务院令第23号	1988－11－15
	4	放射性药品管理办法	国务院令第25号	1989－01－13
	5	麻醉药品和精神药品管理条例	国务院令第442号	2005－11－01
	6	易制毒化学品管理条例	国务院令第445号	2005－11－01
	7	疫苗流通和预防接种管理条例	国务院令第434号	2005－06－01
	8	血液制品管理条例	国务院令第208号	1996－12－30
	9	反兴奋剂条例	国务院令第398号	2004－03－01
	10	药品行政保护条例	国务院批准，国家医药管理局令第12号发布	1993－01－01
	11	中药品种保护条例	国务院令第106号	1993－01－01
	12	互联网信息服务管理办法	国务院令第292号	2000－09－25
国务院决定	13	国务院对确需保留的行政审批项目设定行政许可的决定	国务院令第412号	2004－07－01
部门规章	14	药品行政保护条例实施细则	国家药品监督管理局令第25号	2000－10－24
	15	药物非临床研究质量管理规范	国家食品药品监督管理局令第2号	2003－09－01
	16	药物临床试验质量管理规范	国家食品药品监督管理局令第3号	2003－09－01
	17	药品注册管理办法	国家食品药品监督管理局令第28号	2007－10－01
	18	国家食品药品监督管理局药品特别审批程序	国家食品药品监督管理局令第21号	2005－11－18
	19	直接接触药品的包装材料和容器管理办法	国家食品药品监督管理局令第13号	2004－07－20
	20	药品说明书和标签管理规定	国家食品药品监督管理局令第24号	2006－06－01
	21	药品生产监督管理办法	国家食品药品监督管理局令第14号	2004－08－05
	22	药品类易制毒化学品管理办法	卫生部令第72号	2010－05－01
	23	生物制品批签发管理办法	国家食品药品监督管理局令第11号	2004－07－13
	24	药品生产质量管理规范（2010年修订）	卫生部令第79号	2011－03－01

续表

类别	序号	法律规范名称	发布机构及文号	施行时间
部门规章	25	医疗机构制剂配制监督管理办法（试行）	国家食品药品监督管理局令第18号	2005 – 06 – 01
	26	医疗机构制剂注册管理办法（试行）	国家食品药品监督管理局令第20号	2005 – 08 – 01
	27	医疗机构制剂配制质量管理规范（试行）	国家药品监督管理局令第27号	2001 – 03 – 13、
	28	中药材生产质量管理规范（试行）	国家药品监督管理局令第32号	2002 – 06 – 01
	29	药品进口管理办法	国家食品药品监督管理局令第4号	2004 – 01 – 01
	30	进口药材管理办法（试行）	国家食品药品监督管理局令第22号	2006 – 02 – 01
	31	蛋白同化制剂、肽类激素进出口管理办法（暂行）	国家食品药品监督管理局令第25号	2006 – 09 – 01
	32	药品经营许可证管理办法	国家食品药品监督管理局令第6号	2004 – 04 – 01
	33	药品经营质量管理规范	国家药品监督管理局令第20号	2000 – 07 – 01
	34	药品广告审查办法	国家食品药品监督管理局令第27号	2007 – 05 – 01
	35	互联网药品信息服务管理办法	国家食品药品监督管理局令第9号	2004 – 07 – 08

二、药品行政许可的实施

所谓行政许可的实施，是指行政机关依照行政许可设定的权限、范围、条件和程序，批准或者不批准公民、法人或者其他组织提出的行政许可申请的行政行为。由于药品研制、生产、经营和使用各环节都可能影响到药品质量，都与人身健康和生命安全密切相关，因此法律法规在不同环节都设定了必要的行政许可事项。各级药品监督管理部门依照法律法规授予的职权，按许可相对人的申请，根据法定的条件和程序对许可申请材料进行审查。对符合法定条件、标准的申请，依法作出准予行政许可的决定，反之依法作出不予行政许可的决定。

知识链接

行政许可的实施主体及委托实施

行政许可的实施主体是指对特定行政许可事项具有行政许可权，并在其法定职权范围内实施行政许可的行政机关或者法律、法规授权的组织。

行政许可权是一项特定的行政权力，是政府部门管理经济、社会事务的常用手段之一，原则上只能由行政机关行使。但并非所有的行政机关都具有行政许可权。首先，必须是履行外部行政管理职能的行政机关。各级人民政府的办公机构、事务机构、人事部门、监察部门等这些对行政机关系统内部的人员和事务实施管理的机关，不行使外部行政管理职能，没有行政许可权。第二，必须依法取得实施行政许可的明确授权。行政机关要享有行政许可权，必须经法律、法规或者地方规章的特别授予。如《药品管理法》明确规定，药品生产、经营许可的实施机关是药品监督管理部门。第三，必须在法定职权范围内实施。按照职权法定原则，行政机关行使行政许可权必须在法定的职权范围内，不得超越管理权限实施行政许可。如下级药品监督管理部门不能行使上级药品监督管理部门法定的行政许可权；药品监督管理部门不能行使工商行政管理部门的行政许可权，工商行政管理部门也不能行使卫生行政部门的行政许可权等。

除了行政机关外，具有管理公共事务职能的组织也可以行使特定的行政许可权。《行政许可法》第二十三条："法律、法规授权的具有管理公共事务职能的组织，在法定授权范围内，以自己的名义实施行政许可。被授权的组织适用本法有关行政机关的规定。"因为随着行政管理专业性、技术性的日益加强，现有的行政机关难以满足行政管理的需要，某些事项如对设备、设施、产品、物品的检验、检疫、检测等，由专业技术组织实施可能比由行政机关实施效率更高。授权非行政机关行使行政管理权的情况，无论在中国、还是外国都存在。经过授权，具有管理公共事务职能的组织也就取得实施行政许可的主体资格，能够以自己的名义行使行政许可权，以自己的名义独立地承担法律责任。

在行政许可实践中，为充分利用既有的行政资源，提高行政效率，方便许可相对人办事，许可实施主体往往将某些事项委托给其他行政主体实施。《行政许可法》第二十四条规定："行政机关在其法定职权范围内，依照法律、法规、规章的规定，可以委托其他行政机关实施行政许可。"委托实施行政许可，必须遵循以下原则和要求：①委托事项必须在法定权限范围内；②必须有法律、法规或者规章为依据；③受委托单位必须是行政机关；④受委托的机关应当以委托机关的名义实施行政许可；⑤受委托机关不得将许可事项再委托给其他组织或个人实施；⑥委托机关应当公告受委托机关和委托内容；⑦委托机关对委托实施的行政许可负责监督；⑧实施该行政许可的法律后果由委托机关承担。

法律、法规或者规章对某些药品行政许可事项的委托实施作出明确规定。如《药品注册管理办法》第一百七十二条规定："本办法规定由省、自治区、直辖市药品监督管理部门承担的受理、补充申请的审批、再注册的审批，均属国家食品药品监督管理局委托事项。国家食品药品监督管理局还可以委托省、自治区、直辖市药品监督管理部门承担药品注册事项的其他技术审评或者审批工作。"《药品类易制毒化学品管理办法》第十三条规定："药品类易制毒化学品的经营许可，国家食品药品监督管理局委托省、自治区、直辖市食品药品监督管理部门办理"等。

根据相关法律、行政法规和国务院的决定，目前我国设定的药品行政许可事项约有数十项，涵盖了药品研制、生产、经营和使用各个环节。这些许可事项的实施主体主要为国家食品药品监督管理局（以下简称国家局）和各省、自治区、直辖市（食品）药品监督管理局（以下简称各省局），个别为设区的市（食品）药品监督管理局或者省、自治区、直辖市人民政府药品监督管理部门直接设置的县（食品）药品监督管理局（以下简称各市、县局）。由于各地药品监督管理部门在公布行政许可项目时细化程度存在差异、个别项目是否属于行政许可事项目前存在争议以及地方立法导致各地法定实施的事项不完全一致等原因，导致药品行政许可事项的具体数量和项目在不同地区存在一定差异。比如，对于药品 GMP、GSP 认证等是否属于《行政许可法》所指的行政许可，理论界多年以来一直有争议。从国家局公布的许可项目来看，已将其纳入行政许可范畴。以下是药品监督管理部门实施的主要药品行政许可项目（表 1-2）。

表 1-2　药品行政许可主要项目一览表

序号	项目名称	设定依据	实施主体
1	麻醉药品和精神药品实验研究活动批准（研制立项审批）	麻醉药品和精神药品管理条例	国家局
2	药物临床试验机构资格认定	药品管理法	国家局
3	进口药品注册	药品管理法、药品管理法实施条例	国家局
4	国产药品注册	药品管理法、药品管理法实施条例	国家局
5	港澳台医药产品注册	药品管理法实施条例	国家局
6	药用辅料注册	国务院令第 412 号	国家局或省局
7	直接接触药品的包装材料和容器审批	药品管理法	国家局
8	中药保护品种证书核发	中药品种保护条例	国家局
9	药品行政保护	药品行政保护条例	国家局
10	医疗机构配制制剂批准	药品管理法	省局
11	药品生产许可证核发	药品管理法	省局
12	药品委托生产批准	药品管理法	国家局或省局
13	放射性药品生产许可证核发	放射性药品管理办法	国家局
14	药品类易制毒化学品生产审批	易制毒化学品管理条例	国家局
15	麻醉药品和精神药品生产定点单位批准	麻醉药品和精神药品管理条例	国家局或省局
16	医疗机构制剂许可证核发	药品管理法	省局
17	＊医疗机构中药制剂委托配制批准	医疗机构制剂配制监督管理办法（试行）	省局
18	医疗机构制剂调剂使用批准	药品管理法	国家局或省局
19	蛋白同化制剂、肽类激素进口准许证审批	反兴奋剂条例	国家局
20	蛋白同化制剂、肽类激素出口准许证审批	反兴奋剂条例	省局
21	麻醉药品和精神药品进出口审批	药品管理法	国家局
22	进口药品通关单核发	药品管理法	口岸局

续表

序号	项目名称	设定依据	实施主体
23	国家规定的生物制品销售前或进口时检验或审核	药品管理法实施条例	国家局
24	药品经营许可证（批发）核发	药品管理法	省局
25	药品经营许可证（零售）核发	药品管理法	市、县局
26	药品批发企业疫苗经营审批	疫苗流通和预防接种管理条例	省局
27	放射性药品经营许可证核发	放射性药品管理办法	国家局
28	麻醉药品和精神药品定点批发企业审批	麻醉药品和精神药品管理条例	国家局或省局
29	第二类精神药品零售业务批准	麻醉药品和精神药品管理条例	市局
30	药品类易制毒化学品经营审批	易制毒化学品管理条例	国家局
31	蛋白同化制剂、肽类激素批发企业审批	反兴奋剂条例	省局
32	医疗用毒性药品批发企业批准	医疗用毒性药品管理办法	省局
33	医疗用毒性药品零售企业批准	医疗用毒性药品管理办法	市局
34	医疗用毒性药品收购企业批准	医疗用毒性药品管理办法	省局
35	科研和教学所需毒性药品购用审批	医疗用毒性药品管理办法	省局
36	科研、教学用麻醉药品和精神药品购买审批	麻醉药品和精神药品管理条例	省局
37	药品类易制毒化学品购买审批	易制毒化学品管理条例	省局
38	非药品生产企业购买咖啡因审批	麻醉药品和精神药品管理条例	省局
39	麻醉药品和精神药品邮寄证明核发	麻醉药品和精神药品管理条例	市局
40	麻醉药品和第一类精神药品运输证明核发	麻醉药品和精神药品管理条例	市局
41	放射性药品使用许可证核发	放射性药品管理办法	省局
42	药物非临床研究质量管理规范（GLP）认证	国务院令第412号	国家局
43	中药材生产质量管理规范（GAP）认证	国务院令第412号	国家局
44	药品生产质量管理规范（GMP）认证	药品管理法	国家局或省局

序号	项目名称	设定依据	实施主体
45	药品经营质量管理规范（GSP）认证	药品管理法	省局或市局
46	刊登处方药专业刊物审批	药品管理法	国家局
47	药品广告审查	药品管理法	省局
48	互联网药品信息服务审核	互联网信息服务管理办法	省局
49	互联网药品交易服务企业审批	国务院令第 412 号	国家局或省局
50	执业药师注册	国务院令第 412 号	省局

注：

1. 上表收载了药品监督管理部门目前实施的大部分药品行政许可项目，项目的名称主要依照《国家食品药品监督管理局关于施行行政许可项目的公告》（国食药监法〔2004〕504 号）公布的名称。经国务院合并的项目，以合并后公布的名称为准；未列入公告的项目，参照各药品监督管理部门政务网站公布的较常用的名称。

2. 有些项目按对象或者具体内容，许可权分别归属不同级别的主体；少数项目由下一级别的部门初审后，报上一级别的部门审批；少数项目依照国务院决定已下放管理层级，如医疗用毒性药品零售企业批准、药品零售企业 GSP 认证等，由省局下放到市局实施。

3. 个别项目的实施除药品监督管理部门外，还有其他行政部门参与，如放射性药品生产许可证的核发。其他部门本表未予列出。

4. ＊医疗机构中药制剂委托配制批准，为国家局规章《医疗机构制剂配制监督管理办法（试行）》规定的行政审批项目。

除了作为行政许可实施主体的各级药品监督管理部门外，在药品许可实施过程中，一些事业单位发挥了不可或缺的作用。如国家药典委员会、国家局药品审评中心、国家局和各省局药品认证检查机构、中国食品药品检定研究院（原称中国药品生物制品检定所，以下简称中检院）与各省药品检验机构等，都为药品行政许可的实施提供了重要的技术支撑。

药品行政许可各事项之间并非各自孤立、互不相干的，相反一定程度地存在内在的关联。如某些事项的许可以另一事项的许可获得为前提，例如新药生产批件（核发药品批准文号）必须以申请人取得《药品生产许可证》并具备生产条件为前提，企业申请办理《进口药品通关单》必须以取得所进口品种《进口药品注册证》（或者《医药产品注册证》）为前提；某些事项的许可质量，可能会影响到其他许可事项的质量，例如药品研制、生产环节的许可质量，直接关系到药品经营和使用环节。如果行政许可行为在药品质量源头处于失控状态，那么在消费终端设置再严格的准入"门槛"也毫无意义。因此，尽管在不同环节所设定的许可事项内容不一，但其设定的根本目的是一致的，即都是围绕保障药品质量和人体用药安全这一根本目标。从这种意义上，我国药品行政许可制度是一个有机的整体。如果将药品行政许可事项按照功能属性进行归并，药品行政许可制度大体可划分为药品注册管理、药品生产经营许可证管理、药品认证管理、特殊类别药品购、运、邮许可管理、生物制品批签发管理、药品信息服务管理、药品行政保护、执业药师资格管理等制度。

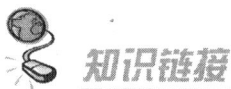

知识链接

国务院关于取消和调整行政审批项目方面的决定

国务院自 2002 年至 2012 年 10 月，先后六次发布了关于取消和调整行政审批项目方面的决定，分别是：《国务院关于取消第一批行政审批项目的决定》（国发〔2002〕24 号）、《国务院关于取消第二批行政审批项目和改变一批行政审批项目管理方式的决定》（国发〔2003〕5 号）、《国务院关于第三批取消和调整行政审批项目的决定》（国发〔2004〕16 号）、《国务院关于第四批取消和调整行政审批项目的决定》（国发〔2007〕33 号）、《国务院关于第五批取消和下放管理层级行政审批项目的决定》（国发〔2010〕21 号），《国务院关于第六批取消和调整行政审批项目的决定》（国发〔2012〕52 号），其中均有涉及药品监督管理部门实施的行政审批事项。国务院的这些决定，有权对原来实施的行政审批项目给予取消或者调整（如下放管理层级、改变实施部门、合并同类事项等）。但如果拟取消或者调整的行政审批项目是由法律设立的，国务院应依照法定程序提请全国人大常委会审议修订相关法律规定。

三、设定和实施药品行政许可的基本原则

《行政许可法》提出，设定和实施行政许可应当遵循的基本原则有：法定原则，公开、公平、公正原则，便民、高效原则，救济原则，信赖保护原则等。对于基层（食品）药品监督管理局及其工作人员而言，与药品行政许可的实施比设定关系更加密切。做好药品行政许可的实施工作，要求基层局及其工作人员除准确适用药品法律、法规和规章的具体条款外，也需要对《行政许可法》的指导思想、基本宗旨、适用范围、基本原则等有整体的把握。特别是上述五项基本原则，与药品行政许可实践息息相关，在下文的介绍中都有体现，学习时要作为核心的指导思想贯穿始终。

1. 法定原则 即设定和实施行政许可，应当依照法定的权限、范围、条件和程序。

2. 公开、公平、公正原则 即设定和实施行政许可，应当遵循公开、公平、公正的原则。有关行政许可的规定应当公布，未经公布的，不得作为实施行政许可的依据；行政许可的实施和结果，除涉及国家秘密、商业秘密或者个人隐私的外，应当公开；符合法定条件、标准的，申请人有依法取得行政许可的平等权利，行政机关不得歧视。

3. 便民、高效原则 即设定和实施行政许可，应当遵循便民的原则，提高办事效率，提供优质服务。

4. 救济原则 即公民、法人或者其他组织对行政机关实施行政许可，享有陈述权、申辩权；有权依法申请行政复议或者提起行政诉讼；其合法权益因行政机关违法实施行政许可受到损害的，有权依法要求赔偿。

5. 信赖保护原则 信赖保护原则的基本含义是：行政决定一旦作出，就被推定为合法有效。公民、法人或者其他组织依法取得的行政许可受法律保护，行政机关不得

擅自改变已经生效的行政许可。但如果行政许可所依据的法律、法规、规章修改或者废止，或者准予行政许可所依据的客观情况发生重大变化的，为了公共利益的需要，行政机关可以依法变更或者撤回已经生效的行政许可。由此给公民、法人或者其他组织造成财产损失的，行政机关应当依法给予补偿。

知识链接

行政许可公开原则

政府信息公开是指各级人民政府及其部门在各自职责范围内按照法律、法规规定的内容、程序和方式，及时、准确地向社会公开有关信息，确保公民的知情权、参与权、表达权和监督权。

《行政许可法》第五条规定："设定和实施行政许可，应当遵循公开、公平、公正的原则。"没有公开，也无法保证公平、公正。行政机关在行政许可的设定和实施过程中贯彻公开原则，对于保护行政许可申请人的合法权益，克服行政机关的官僚主义，促进廉政建设，提高行政效率，都具有重要的意义。国务院《政府信息公开条例》（国务院令第492号）第九条规定："行政机关对符合下列基本要求之一的政府信息应当主动公开：（一）涉及公民、法人或者其他组织切身利益的；（二）需要社会公众广泛知晓或者参与的；（三）反映本行政机关机构设置、职能、办事程序等情况的；（四）其他依照法律、法规和国家有关规定应当主动公开的。"该条例第十条要求县级以上各级人民政府及其部门在各自职责范围内确定主动公开并需重点公开的政府信息中，与药品行政许可相关的主要有以下四项内容：①行政法规、规章和规范性文件；②行政事业性收费的项目、依据、标准；③行政许可的事项、依据、条件、数量、程序、期限以及申请行政许可需要提交的全部材料目录及办理情况；④环境保护、公共卫生、安全生产、食品药品、产品质量的监督检查情况。

归纳而言，药品行政许可贯彻公开原则，主要包括四个方面的要求：一是设定药品许可的过程要公开。也就是在行政许可设定过程中，对设定的必要性、可行性，设定行政许可的成本等，要广泛征求意见，采取多种形式，让更多的公众参与。各级（食品）药品监督管理局虽不具备行政许可的设定权，但近几年某些省、市局在制订开办药品经营企业"设置规定"、"验收标准"实践中，均组织过听证活动，广泛听取社会各界的意见。从某种意义上，这也是行政许可"规制"过程的公开。二是实施药品行政许可的法定依据要公开。行政许可的实施机关、条件、程序、期限等方面的规定应当公布；未经公布的，不得作为实施行政许可的依据。三是药品行政许可的实施过程和结果，除涉及国家秘密、商业秘密或者个人隐私的外，应当公开。法律、法规、规章规定实施行政许可应当听证的事项或者药品监督管理部门认为需要听证的或其他可能涉及公共利益的重大许可事项，应当向社会公告，并举行听证。对作出的准予行政许可的决定及相关信息，应当予以公开。四是对许可事项活动监督检查时，应当将监督检查的情况和处理结果予以记录，由监督检查人员签字后归档。公众有权查阅监督检查记录。这四方面的要求，在药品法律、法规和规章的有关条款中均有具体体现。

思考题

1. 药品行政许可的含义是什么？
2. 与药品行政许可相关的主要法律、法规和规章都有哪些？
3. 试述与药品注册管理和许可证管理有关的行政许可项目及设定依据。
4. 实施药品行政许可应遵循哪些基本原则？

第二节 药品行政许可实施程序

药品行政许可的实施程序，是指法定权限的药品监督管理部门从受理药品行政许可申请到作出准予、拒绝、中止、收回或者撤销行政许可等决定必须遵循的方式、步骤、时限和顺序。行政许可程序的设置是否适当，对于保护申请人的合法权益，提高行政效率，防止行政机关及其工作人员权力"寻租"，都具有重要意义。目前，我国尚未形成专门的"行政程序法"，但在《行政许可法》中，规定了实施行政许可的一般程序，包括申请与受理、审查与决定、期限、听证、变更与延续等内容。本节围绕药品行政许可的申请与受理、审查与决定展开叙述，变更与延续主要在第四节"药品生产经营许可证管理"中具体介绍。

一、申请与受理

（一）申请

申请是指公民、法人或者其他组织提出拟从事某项依法需要取得行政许可的涉药活动的意思表示。如果公民、法人或者其他组织没有提出申请，药品监督管理部门便无义务审查其意思表示，也不能擅自准许其从事该项活动。

药品监督管理部门应当将法律、法规、规章规定的有关行政许可的事项、依据、条件、数量、程序、期限以及需要提交的全部材料的目录和申请书示范文本等在办公场所公示；申请书需要采用格式文本的，应当向申请人提供行政许可申请书格式文本。在药品许可实践中，有时还要求公开其他方面的信息，如《药品注册管理办法》第八条规定，药品监督管理部门应当在行政机关网站或者注册申请受理场所公开药品注册受理、检查、检验、审评、审批各环节人员名单和相关信息、已批准的药品目录等综合信息。药品监督管理部门往往还将本机关的办公地址、联系电话、监督电话等信息予以公布。

申请人应当如实提交所需的全部材料。材料应能反映真实情况，申请人对其材料实质内容的真实性负责。申请可以通过信函、电报、电传、传真、电子数据交换和电子邮件等方式提出，除依法应当由申请人到药品监督管理部门办公场所提出行政许可申请的外，申请人可以委托代理人提出许可申请。药品监督管理部门不得要求申请人提交与其申请的许可事项无关的技术资料和其他材料。

（二）受理

受理是指药品监督管理部门对申请人提出的申请材料进行形式审查，并在规定期限内决定是否对其申请予以接受的过程。

在确定是否受理行政许可申请时，药品监督管理部门审查的重点还不是申请材料的实质内容，进行形式审查即可，内容包括以下几个方面：

（1）申请事项是否属于依法需要取得行政许可的事项。如某超市提出经营参茸滋补类中药材申请，按现行法律规定，无需取得《药品经营许可证》；

（2）申请事项是否属于本行政机关管辖范围（是否超越法定事务、法定级别或者法定地域管辖权）。如申请《医疗机构执业许可证》，许可权在卫生行政部门，药品监督管理部门无权受理；申请药品生产批准文号，许可权在国家局，各市、县局无权受理；

（3）申请人是否按照法律、法规和规章等规定提交了符合规定数量、种类的申请材料。如申请人提出药品零售企业筹建申请，应按《药品经营许可证管理办法》规定提交以下材料：①拟办企业法定代表人、企业负责人、质量负责人的学历、执业资格或职称证明原件、复印件及个人简历及专业技术人员资格证书、聘书；②拟经营药品的范围；③拟设营业场所、仓储设施、设备情况。应当审查以上材料内容是否齐全；

（4）申请人提供的行政许可申请材料是否符合规定的格式。如多数行政许可事项申请表有规定的格式，申请人应按规定的格式填写；

（5）其他事项，如申请人是否属于无权提出行政许可申请的人，申请人提供的材料是否有明显的计算、书面错误等。《药品管理法》第七十六条规定，"从事生产、销售假药及生产、销售劣药情节严重的企业或者其他单位，其直接负责的主管人员和其他直接责任人员十年内不得从事药品生产、经营活动。"如审查时发现申请人符合该条款情形，就应当场拒绝受理。

药品监督管理部门对申请人提出的行政许可申请，应当根据下列情况分别作出处理：

（1）申请事项依法不需要取得行政许可的，应当即时告知申请人不受理；

（2）申请事项依法不属于本部门职权范围的，应当即时作出不予受理的决定，并告知申请人向有关行政机关申请；

（3）申请材料存在可以当场更正的错误的，应当允许申请人当场更正；

（4）申请材料不齐全或者不符合法定形式的，应当当场或者在5日（本章行政许可期限方面的规定均以工作日计算，不含法定节假日）内一次告知申请人需要补正的全部内容（如发给申请人《补正材料通知书》），逾期不告知的，自收到申请材料之日起即为受理；

（5）申请事项属于本部门职权范围，申请材料齐全、符合法定形式，或者申请人按要求提交全部补正申请材料的，应当予以受理。

药品监督管理部门受理或者不予受理行政许可申请，都应当出具加盖本部门专用印章并注明日期的书面凭证，如《受理通知书》或者《不予受理通知书》。

知识链接

推行电子政务的意义

电子政务实际上就是政务工作信息化。推行电子政务，既可方便行政许可相对人办事，又能提高行政许可的透明度，还能实现行政机关之间行政信息的共享，提高行政效率。目前，药品行政许可信息共享机制尚不健全，一定程度地约束了某些许可事项的实施质量。如药品行政许可申请人的资格问题，药品生产、经营企业关键岗位人员的挂职、虚聘问题，企业相关违法行为案件及结案情况等，都是药品行政许可中常见的依法需要审查的内容，但这些信息由于没有形成全国性的交换机制往往无法及时、准确获得。还有药品前置行政许可和后置行政许可（主要指工商行政管理部门的企业登记）之间的信息互通问题等，也对药品行政机关推行电子政务、实行网络化的信息实时交换机制提出新的要求。

二、审查与决定

（一）审查

审查是指药品监督管理部门对已经受理的药品行政许可申请材料的实质内容进行核查的过程。审查的目的主要有两方面：一是通过审查判断药品行政许可申请是否适法，即申请材料反映的情况与法律法规规定取得该行政许可应当具备的条件是否一致；二是核查申请材料反映的实质内容是否真实。因此审查程序是作出行政许可决定的必经环节，审查的质量直接影响行政许可的质量。

1. 审查的方式和要求 书面审查是审查行政许可申请最常用的方式。但是，在实施药品行政许可过程中，很多情况下仅进行书面审查难以掌握申请材料反映的客观情况或者难以判断申请材料所反映内容的真实性，因此往往需要结合实地（现场）核查的方式。有的药品行政许可事项，法律、法规或者规章有明确的要求实地（现场）核查的规定。如《药品注册管理办法》规定，省局在受理新药临床试验申请之日起5日内组织对药物研制情况及原始资料进行现场核查，对申报资料进行初步审查，提出审查意见；《药品经营许可证管理办法》规定，省局在收到开办药品批发企业验收申请之日起30日内，依据开办药品批发企业验收实施标准组织验收，作出是否发给《药品经营许可证》的决定等。有的药品行政许可事项，虽然法律、法规或者规章没有明确的要求实地（现场）核查的条文，但在实施该行政许可过程中实地审查环节不可或缺，如《药品生产许可证》的核发。

除书面审查和实地（现场）核查方式外，必要时还可采用当面询问、听证、召开专家论证会或者技术审评会、检验检测、考试等方式。

在对申请材料的实质内容进行核查时，应当有两名以上的工作人员参与。如果发现行政许可事项直接关系他人重大利益的，应当告知该利害关系人。申请人、利害关系人有权进行陈述和申辩。药品监督管理部门应当听取申请人、利害关系人的意见。

2. 重点审查内容 行政许可申请是否符合法定条件，是行政许可审查的重点内容。

笼统地说，行政许可条件是申请人获得行政许可必须达到的最低要求，是行政机关决定是否准予许可的客观尺度。药品行政许可的条件，是为了实现药品行政许可设定目的要求必须具备的各种保证要素的总和。一般由法律、法规在设定行政许可事项时规定。药品监督管理部门在作出行政许可决定前必须依照法定条件对申请的适法性严格审查。

通常情况下，法律对许可条件的设定比较原则，往往需要下位法的具体规定。但行政法规、规章对上位法设定的许可条件作出的具体规定，不得增设违反上位法的其他条件。以药品经营许可为例，《药品管理法》规定，开办药品批发企业，除应当遵循合理布局原则外，必须具备第十五条规定的条件："（一）具有依法经过资格认定的药学技术人员；（二）具有与所经营药品相适应的营业场所、设备、仓储设施、卫生环境；（三）具有与所经营药品相适应的质量管理机构或者人员；（四）具有保证所经营药品质量的规章制度。"为增强实施该许可事项的可操作性，《药品经营许可证管理办法》结合上法的其他条文规定，对上述条件进行具体化，提出了以下设置标准："（一）具有保证所经营药品质量的规章制度；（二）企业、企业法定代表人或企业负责人、质量管理负责人无《药品管理法》第76条、第83条规定的情形；（三）具有与经营规模相适应的一定数量的执业药师。质量管理负责人具有大学以上学历，且必须是执业药师；（四）具有能够保证药品储存质量要求的、与其经营品种和规模相适应的常温库、阴凉库、冷库。仓库中具有适合药品储存的专用货架和实现药品入库、传送、分检、上架、出库现代物流系统的装置和设备；（五）具有独立的计算机管理信息系统，能覆盖企业内药品的购进、储存、销售以及经营和质量控制的全过程；能全面记录企业经营管理及实施《药品经营质量管理规范》方面的信息；符合《药品经营质量管理规范》对药品经营各环节的要求，并具有可以实现接受当地（食品）药品监管部门（机构）监管的条件；（六）具有符合《药品经营质量管理规范》对药品营业场所及辅助、办公用房以及仓库管理、仓库内药品质量安全保障和进出库、在库储存与养护方面的条件。"但是，如果《药品经营许可证管理办法》增设了上位法规定之外的其他条件，比如提出"非本地区的公民、法人或者其他组织申办药品批发企业，必须有在当地一年以上的纳税证明"等内容，就违反了《行政许可法》的有关规定。

药品行政许可申请除应当符合法定条件外，还应当符合相关的标准。通常认为，行政许可标准从属于行政许可条件，是行政许可条件的具体展开。以上《药品经营许可证管理办法》关于药品批发企业的设置标准，正是对《药品管理法》设定条件的具体展开。除法律、法规和规章外，其他规范性文件也可以制定与行政许可有关的标准。如《药品经营许可证管理办法》第六条提出，开办药品批发企业验收实施标准由国家局制定；开办药品零售企业验收实施标准由各省局制定，并报国家局备案。这些验收实施标准也是实施药品行政许可应当遵照的依据，但前提是，这些标准的规定也不得与法律、法规设定的许可条件相抵触，否则是无效的。

知识链接

药品批发企业现代物流系统标准

《药品经营许可证管理办法》第四条关于药品批发企业的设置标准中，要求"仓库中具有适合药品储存的专用货架和实现药品入库、传送、分检、上架、出库现代物流系统的装置和设备"。目前，各省对药品现代物流系统装置和设备的要求不尽相同。如2004年浙江省提出以下基本要求：（1）基本要素最低配置：①立体高层托盘货架和隔板货架储存系统；②无线射频技术和电子标签自动识别分拣配送系统；③电动叉车、电瓶车或存取主机（堆垛机）等传输系统；④计算机控制系统。（2）基本要素其他配置：①自动化立体高层托盘货架；②流力式货架储存系统；③自动控制托盘传输系统或纸箱/周转箱自动传输系统。（3）可选要素配置：可视化监控系统。2010年广西壮族自治区《药品批发企业现代物流系统设置条件（试行）》规定：物流中心应设置自动仓库（AS/RS）或高架仓库存储系统、零货及整箱拣选、自动输送、条码扫描复核等设施设备，具体配置要求为：（1）高架仓库采用重型组合式货架，货架不少于3层，每层层高不低于1.5米，托盘货位不少于1500个，货架叉车不少于2台。（2）零货拣选实行货架管理，并集中存放；采用数码拣选系统（DPS不少于300枚）或无线射频技术（RFID，RF不少于20台）等拣选方式。（3）自动输送系统应合理安装在验收收货区、储存区、拣选作业区、出库复核区、集货配送区等，采用条形码或无线射频技术（RFID）系统等信息技术，通过动力输送线将药品送达目的区域，实现物流中心各作业环节安全、高效的物流传送。（4）药品出库复核应采用条形码扫描或无线射频技术（RFID），对药品按订单、批号进行复核。（5）冷库应有双回路电路或备用发电机组，冷库、冷藏车应配有自动监测、调控、显示记录温湿度状况及超限报警的设备。

当然，药品现代物流系统并不局限于装置和设备。以上装置和设备的有效运行，还依赖于机构、人员、场地、制度、计算机信息管理系统等其他要素的配套实施。

（二）决定

决定是指药品监督管理部门根据对药品行政许可申请的审查结果，作出是否准予行政许可的决定的过程。行政许可决定是行政许可审查发展的必然结果。

1. 行政许可决定的一般要求 药品监督管理部门对药品行政许可申请进行审查后，应当在法定期限内按照规定程序作出是否准予行政许可的决定。申请人的申请符合法定条件、标准的，许可实施机关应当以书面形式作出准予行政许可的决定；否则，依法作出不予行政许可的书面决定，并应当说明理由，告知申请人享有依法申请行政复议或者提起行政诉讼的权利。

药品监督管理部门作出的准予行政许可决定，应当予以公开，公众有权查阅。作出准予行政许可的决定，需要颁发行政许可证件的，应当向申请人颁发加盖本机关印章的行政许可证件。

除有特殊地域限制的事项外，申请人取得的药品行政许可在全国范围内有效。

2. 法定期限 为提高行政许可的实施效率，防止行政机关因办事拖延损害申请人的合法权益，《行政许可法》规定了行政许可的期限制度。所谓期限，即行政许可的实施程序整体及各个环节要求的时间上的限制。根据《行政许可法》的一般规定，从受理行政许可申请到作出许可决定的期限不得超出 20 日。20 日内不能作出决定的，经行政机关负责人批准可以延长 10 日，并向申请人说明理由。

但是，法律、法规另有规定的，应依照其规定。涉药法律法规中，不少药品行政许可事项都有明确的期限规定。并且，不同的行政许可事项，法律法规规定的期限也不相同。如《药品管理法实施条例》规定，药品试行标准的转正审批，应当自试行期满之日起 12 个月内作出是否准予转正的决定；开办药品生产企业、药品批发企业或者医疗机构设立制剂室，应当自收到申请之日起 30 日内，作出是否同意筹建或者批准的决定；《生物制品批签发管理办法》规定，承担批签发检验或者审核的药品检验机构受理批签发申请后，疫苗类制品应当在 55 日内完成，血液制品类制品应当在 30 日完成，血源筛查试剂类制品应当在 15 日内完成，其他类制品应当根据该制品检验周期确定其具体的检验或者审核时限，等等。如果在规定的时限内不能作出许可决定的，应申请延期批准并向申请人说明理由。没有正当理由延期的，视为药品监督管理部门行政不作为。

某些内容简单的许可事项，如果申请人提交的申请材料齐全、符合法定形式，药品监督管理部门能够当场作出决定的，应当当场给予作出书面的行政许可决定。比如在许可实践中，药品生产、经营许可证中企业名称、法定代表人、企业负责人、企业类型等内容的变更，办理的手续和程序都较简单，为提高办事效率和服务质量，对符合条件的申请都可当场作出行政许可决定。

一般来说，药品监督管理部门作出准予行政许可的决定后，应当自作出决定之日起 10 日内向申请人颁发、送达药品行政许可证件。

3. 药品行政许可证件　药品行政许可证件是药品行政许可书面的法定凭证，一经药品监督管理部门颁发即具有法律效力。行政许可证件的法律效力取决于行政许可行为的法律效力，与行政许可行为的法律效力状态及其表现一致。

知识链接

行政许可证件的效力特性

行政行为的效力特性如公定力、确定力和拘束力等，一般也适用于行政许可证件，同时行政许可证件还具有证明力，但不具有执行力。①公定力。即许可证件一经发放，一般即认定其合法有效从而具有法律效力。当事人如认为其违法只能在法定期限内通过复议或诉讼途径解决，并且暂不影响或停止行政许可证件的效力。②既定力。即权益的明确。行政许可机关向申请人发放许可证，即表明许可机关认可并同意被许可人可以行使一定的权利或从事一定的活动，被许可人也只有在领取了许可证件之后才能在许可的权利范围内进行活动。③确定力。申请人一经取得许可证，许可机关非依法不得收回或撤销。被许可人与许可机关之间的关系是确定的。一般来说，只要许可证持有人依法使用许可证件，在许可范围内依法从事活动，许可机关就不得改变行政许可。④证明力。被许可人在从事有关的许可活动中，可以持许可证件向许可机关、其他行政机关以及其他公民、组织证明自己的权利能力和行政能力。⑤拘束力。许可证一经发放，被许可人必须在许可的范围内进行活动，不得违反；许可机关也不得随意加以干预，其他机关或组织、个人也不得侵犯其法定权利。

行政许可证件的形式有：许可证或者其他许可证书；资格证、资质证或者其他合格证书；批准文件或者证明文件；法律、法规规定的其他行政许可证件等。如果按照药品行政许可的功能属性划分，药品行政许可证件可分为以下几类。

（1）药品注册管理类　如《药物临床试验批件》、《药品注册证》、《药品注册批件》、《进口药品注册证》、《医药产品注册证》、《进口药品（药材）批件》、《新药证书》等。

（2）药品市场主体准入类　如《药品生产许可证》、《药品经营许可证》、《医疗机构制剂许可证》、《放射性药品生产企业许可证》、《放射性药品经营企业许可证》、《放射性药品使用许可证》、《药品类易制毒化学品生产许可批件》、《药品委托生产批件》、《互联网药品交易服务资格证书》等。

（3）药品认证证书类　如药品 GLP 证书、GCP 证书、GMP 证书、GSP 证书、GAP 证书等。

（4）药品信息服务类　如发放药品广告批准文号的批准证明文件、《互联网药品信息服务资格证书》等。

（5）药品购、运、邮等证明文件类　某些有特殊管理要求的药品，购用、运输或者邮寄等需要特殊的许可。如《药品类易制毒化学品购用证明》、《咖啡因购用证明》、麻醉药品和精神药品运输证明、准予邮寄证明等。

（6）资格、资质证书类　如执业药师资格证书①、执业药师注册证等。

（7）产品审核登记类　如《进口药品通关单》、麻醉药品和精神药品与蛋白同化制剂和肽类激素《进口药品口岸检验通知书》、《生物制品批签发合格证》等。

（8）其他。

药品行政许可证件一般应当载明证件名称、发证机关名称、持证人名称、行政许可事项名称、证件有效期，有些证件还有编号（证号）。药品监督管理部门应当在证件上加盖本机关印章，标明发证日期。

以上各类证件的有效期限，有的效力稳定，比如执业药师资格证书，能在长时间内起到资格证明的作用。除非持证人超过一定期限不行使某权能或采取某种行为则可能导致该证件失效；有的证件有效期限比较固定，如核发药品批准文号的《药品注册批件》（或者《药品注册证》）、《进口药品注册证》、《医药产品注册证》、《药品生产许可证》、《药品经营许可证》、《医疗机构制剂许可证》的有效期均为 5 年，有效期届满，需要延续该行政许可的，应在有效期届满前 6 个月提出延续申请；也有的证件规定的有效期限有附加条件，如《药品委托生产批件》有效期不得超过 2 年，且不得超过该药品批准证明文件规定的有效期限。《药品委托生产批件》有效期届满需要继续委

---

① 注：2004 年《国务院关于第三批取消和调整行政审批项目的决定》已将执业药师从业资格认定不再作为行政审批事项，列入改变管理方式、实行自律管理的项目。

托生产的，委托方应当在有效期届满30日前申请办理延期手续；还有的证件在某时间段内允许一次性使用，使用后便失去效力，如某种《进口药材批件》只能在1年有效期内一次性有效，《药品类易制毒化学品购用证明》只能在3个月有效期内一次使用。

思考题

1. 药品行政许可的实施一般包括哪些程序？

2. 受理药品行政许可申请时，根据不同情况都应如何处理？

3. 什么是药品行政许可的法定条件和标准？

4. 什么是行政许可的法定期限？《行政许可法》规定在申请与受理、审查与决定、颁发和送达行政许可证件上都有什么期限规定？

5. 按照药品行政许可的功能属性划分，药品行政许可证件有哪些主要类别？

第三节　药品注册与进口管理

目前我国确立的药品行政许可制度中，药品注册管理、药品生产经营许可证管理与药品认证管理是分量最重的三大制度，不仅所涉及的行政许可事项数量最多，也是与各级药品监督管理部门开展监督管理关系极其密切的内容。本节介绍药品注册管理和药品进口管理。其中涉及行政许可程序方面的一般规定参照本章第二节。

药品注册是指根据药品注册申请人的申请，依照法定程序，对拟上市销售药品的安全性、有效性、质量可控性等进行审查，并决定是否同意其申请的审批过程。由此可见，药品注册处于药品整个"管理链"最上游的位置，先于药品生产（进口药品除外）、经营、使用等环节，是药品质量控制的源头，从产品形式上可划分为国产药品注册、进口药品注册和医疗机构制剂注册三部分。

《药品管理法》规定，生产新药或者已有国家标准的药品的，须经国务院药品监督管理部门批准，并发给药品批准文号（生产没有实施批准文号管理的中药材和中药饮片除外）。药品生产企业在取得药品批准文号后，方可生产该药品；药品进口，须经国务院药品监督管理部门组织审查，经审查确认符合质量标准、安全有效的，方可批准进口，并发给进口药品注册证书；医疗机构配制制剂，须经所在地省、自治区、直辖市人民政府药品监督管理部门批准后方可配制。依照《药品管理法》，药品（包括国产药品和进口药品，这里不包括医疗机构制剂）注册许可的实施主体为国家局，医疗机构制剂注册许可的实施主体为各省局。在许可实施过程中，许可实施主体可以将某些事项（或环节）委托给专业技术机构或者下一级的药品监督管理机构实施。

一、药品注册管理

1984年《药品管理法》的颁布，使我国药品注册管理制度第一次以法律的形式固定下来。同年7月1日，卫生部颁布并实施了《新药审批办法》。国家药品监督管理局自1998年3月组建后，修订了包括《新药审批办法》在内的系列药品注册管理规章。

2001 年全国人大常务委员会审议通过修订的《药品管理法》，将药品注册管理权限统一上收到国务院药品监督管理部门（之前地方政府部门也有部分药品注册审批权）。修订的《药品管理法》实施之后，国家药品监督管理局于 2002 年 12 月 1 日、国家食品药品监督管理局 2005 年 2 月 28 日及 2007 年 7 月 10 日先后三次颁布和修订《药品注册管理办法》，同时修订和完善了多部与药品注册管理相关的规章。现行《药品注册管理办法》是国家局 2007 年的再次修订版，从同年 10 月 1 日起开始实施。

药品注册是一种依申请的行政行为，只有注册申请人主动申请才发生，行政主体不主动做出决定。药品注册申请人是指提出药品注册申请并承担相应法律责任的机构。境内申请人是指在中国境内合法登记并能独立承担民事责任的机构，境外申请人是指境外合法制药厂商。药品注册申请形式上可分为五种，包括新药申请、仿制药申请、进口药品申请及补充申请和再注册申请。境内申请人申请药品注册按照新药申请、仿制药申请的程序和要求办理，境外申请人申请进口药品注册按照进口药品申请的程序和要求办理。

1. 新药申请 是指未曾在中国境内上市销售药品的注册申请。对已上市药品改变剂型、改变给药途径、增加新的适应证的注册按照新药申请的程序申报。新药注册许可的基本程序如下。

（1）申请人完成临床前研究后，填写《药品注册申请表》，向所在地省局如实报送有关资料。省局对申报资料进行形式审查，符合要求的，出具药品注册申请受理通知书；不符合要求的，出具药品注册申请不予受理通知书，并说明理由。

（2）省局自受理申请之日起 5 日内组织对药物研制情况及原始资料进行现场核查，对申报资料进行初步审查，提出审查意见。申请注册的药品属于生物制品的，还需抽取 3 个生产批号的检验用样品，并向药品检验所发出注册检验通知。省局应当在规定的时限内将审查意见、核查报告以及申报资料送交国家局药品审评中心，并通知申请人。

（3）接到注册检验通知的药品检验所应当按申请人申报的药品标准对样品进行检验，对申报的药品标准进行复核，并在规定的时间内将药品注册检验报告送交国家局药品审评中心，并抄送申请人。

（4）药品审评中心收到申报资料后，应在规定的时间内组织药学、医学及其他技术人员对申报资料进行技术审评，必要时可以要求申请人补充资料，并说明理由。完成技术审评后，提出技术审评意见，连同有关资料报送国家局。

（5）国家局依据技术审评意见作出审批决定。符合规定的，发给《药物临床试验批件》；不符合规定的，发给《审批意见通知件》，并说明理由。

以上是新药临床试验审批阶段。申请人完成药物临床试验后，可提出新药生产申请。

（6）申请人填写《药品注册申请表》，向省局报送申请生产的申报资料，并同时向中检院报送制备标准品的原材料及有关标准物质的研究资料。省局负责对申报资料进行形式审查，符合要求的，出具药品注册申请受理通知书；不符合要求的，出具药品注册申请不予受理通知书，并说明理由。

（7）省局自受理申请之日起 5 日内组织对临床试验情况及有关原始资料进行现场

核查，对申报资料进行初步审查，提出审查意见。除生物制品外的其他药品，还需抽取 3 批样品，向药品检验所发出标准复核的通知。省局审查后在规定的时限内将审查意见、核查报告及申报资料送交国家局药品审评中心，并通知申请人。

（8）药品检验所应对申报的药品标准进行复核，并在规定的时间内将复核意见送交国家局药品审评中心，同时抄送通知其复核的省局和申请人。

（9）药品审评中心收到申报资料后，应当在规定的时间内组织药学、医学及其他技术人员对申报资料进行审评，必要时可以要求申请人补充资料，并说明理由。经审评符合规定的，药品审评中心通知申请人申请生产现场检查，并告知国家局药品认证管理中心；经审评不符合规定的，药品审评中心将审评意见和有关资料报送国家局，国家局依据技术审评意见，作出不予批准的决定，发给《审批意见通知件》，并说明理由。

（10）申请人应当自收到生产现场检查通知之日起 6 个月内向国家局药品认证管理中心提出现场检查的申请。药品认证管理中心在收到生产现场检查的申请后，应当在 30 日内组织对样品批量生产过程等进行现场检查，确认核定的生产工艺的可行性，同时抽取 1 批样品（生物制品抽取 3 批样品），送进行该药品标准复核的药品检验所检验，并在完成现场检查后 10 日内将生产现场检查报告送交药品审评中心。

（11）药品检验所应当依据核定的药品标准对抽取的样品进行检验，并在规定的时间内将药品注册检验报告送交药品审评中心，同时抄送相关省局和申请人。

（12）药品审评中心依据技术审评意见、样品生产现场检查报告和样品检验结果，形成综合意见，连同有关资料报送国家局。国家局依据综合意见，作出审批决定。符合规定的，发给新药证书，申请人已持有《药品生产许可证》并具备生产条件的，同时发给药品批准文号；不符合规定的，发给《审批意见通知件》，并说明理由。

改变剂型但不改变给药途径，以及增加新适应症的注册申请获得批准后不发给新药证书；靶向制剂、缓释、控释制剂等特殊剂型除外。

知识链接

药品临床试验

申请新药注册，应当进行临床试验。仿制药申请和补充申请，根据有关规定进行临床试验。临床试验分为 Ⅰ、Ⅱ、Ⅲ、Ⅳ 期。

Ⅰ期临床试验：初步的临床药理学及人体安全性评价试验。观察人体对于新药的耐受程度和药代动力学，为制定给药方案提供依据。

Ⅱ期临床试验：治疗作用初步评价阶段。其目的是初步评价药物对目标适应症患者的治疗作用和安全性，也包括为Ⅲ期临床试验研究设计和给药剂量方案的确定提供依据。此阶段的研究设计可以根据具体的研究目的，采用多种形式，包括随机盲法对照临床试验。

Ⅲ期临床试验：治疗作用确证阶段。其目的是进一步验证药物对目标适应症患者的治疗作用和安全性，评价利益与风险关系，最终为药物注册申请的审查提供充分的依据。试验一般应为具有足够样本量的随机盲法对照试验。

Ⅳ期临床试验：新药上市后应用研究阶段。其目的是考察在广泛使用条件下的药物的疗效和不良反应，评价在普通或者特殊人群中使用的利益与风险关系以及改进给药剂量等。

2. 仿制药申请　是指生产国家局已批准上市的已有国家标准的药品的注册申请。申请人应是药品生产企业，申请的药品应当与其《药品生产许可证》载明的生产范围一致。仿制药应当与被仿制药具有同样的活性成分、给药途径、剂型、规格和相同的治疗作用。由于生物制品的质量通过生产工艺全过程进行控制，因此生物制品没有仿制药的概念，统一按照新药申请的程序申报。

仿制药注册许可的简要程序有：申请人向所在地省局提出申请；省局组织现场核查和生产现场检查，抽样送检，提出审查意见；药品检验所检验；药品审评中心组织技术审评，形成综合意见；国家局作出审批决定，符合规定的，发给药品批准文号或者《药物临床试验批件》（有些类别的仿制药申请需进行临床试验），不符合规定的，发给《审批意见通知件》；需要临床试验的申请人完成临床试验后，向药品审评中心报送临床试验资料，国家局依据技术意见，发给药品批准文号或者《审批意见通知件》。

3. 进口药品申请　是指境外生产的药品在中国境内上市销售的注册申请。申请进口的药品，应当获得境外制药厂商所在生产国家或者地区的上市许可；未在生产国家或者地区获得上市许可，但经国家局确认该药品安全、有效而且临床需要的，可以批准进口。《药品管理法》第三十八条规定："禁止进口疗效不确、不良反应大或者其他原因危害人体健康的药品。"

进口药品如果属于在中国境内首次上市销售的药品，按照现行法律法规对新药的界定，进口药品也属于我国新药的范畴。但与国产新药注册相比，进口药品在申请人资格、办理机构、报送资料和审批程序等方面都具有自身的特殊性。

（1）进口药品申请人资格　①申请人为申报品种所在生产国家或地区的合法制药厂商；②申请人不能直接申报，必须由其驻中国境内的办事机构或者由其委托的中国境内代理机构办理；③申请代理为进口药品申请人在中国处理与进口注册有关事宜的合法代表。

（2）进口药品注册办理机构　国家局直接受理、组织审核和审批。

（3）进口药品注册申请报送资料　主要有：境外药品生产企业资质证明文件；授权中国境内申请代理人申报的证明文件；境内申请代理人的合法执照和进口药品主管当局的上市许可等资料。此外，申请进口药品制剂，必须提供直接接触药品的包装材料和容器合法来源的证明文件、用于生产该制剂的原料药和辅料合法来源的证明文件。原料药和辅料尚未取得国家局批准的，应当报送有关生产工艺、质量指标和检验方法等规范的研究资料。

（4）进口药品注册程序　进口药品注册与国产新药注册的申请和审批程序基本相同，所不同之处，一是进口药品申请直接向国家局提出；二是中检院承担样品检验和标准复核；三是符合规定的，国家局批准后发给《进口药品注册证》（中国香港、澳门和台湾地区的制药厂商申请注册的药品，发给《医药产品注册证》）。

4. 补充申请　是指新药申请、仿制药申请或者进口药品申请经批准后，改变、增加或者取消原批准事项或者内容的注册申请。国产药品的补充申请，申请人向所在地省局报送有关资料和说明；进口药品的补充申请，申请人向国家局报送有关资料和说明，并提交生产国家或者地区药品管理机构批准变更的文件。根据《药品注册管理办法》，国家局将部分补充申请的审批权限委托给各省局实施，具体划分如下。

（1）国家局审批的补充申请事项 持有新药证书的药品生产企业申请该药品的批准文号；使用药品商品名称；增加中药的功能主治、天然药物适应证或者化学药品、生物制品国内已有批准的适应证；变更用法用量或者变更适用人群范围但不改变给药途径；变更药品规格；变更药品处方中已有药用要求的辅料；改变影响药品质量的生产工艺；修改药品注册标准；替代或减去国家药品标准处方中的毒性药材或处于濒危状态的药材；进口药品、国内生产的注射剂、眼用制剂、气雾剂、粉雾剂、喷雾剂变更直接接触药品的包装材料或者容器以及使用新型直接接触药品的包装材料或者容器；申请药品组合包装；新药的技术转让；修订或增加中药、天然药物说明书中药理毒理、临床试验、药代动力学等项目；改变进口药品注册证的登记项目，如药品名称、制药厂商名称、注册地址、药品有效期、包装规格等；改变进口药品的产地；改变进口药品的国外包装厂；进口药品在中国国内分包装；其他。

（2）省局批准报国家局备案或国家局直接备案的进口药品补充申请事项 改变国内药品生产企业名称；国内药品生产企业内部改变药品生产场地；变更直接接触药品的包装材料或者容器（除进口药品、国内生产的注射剂、眼用制剂、气雾剂、粉雾剂、喷雾剂变更直接接触药品的包装材料或者容器以及使用新型直接接触药品的包装材料或者容器事项外）；改变国内生产药品的有效期；改变进口药品制剂所用原料药的产地；变更进口药品外观，但不改变药品标准的；根据国家药品标准或者国家局要求修改进口药品说明书；补充完善进口药品说明书安全性内容；按规定变更进口药品包装标签；改变进口药品注册代理机构；其他。

（3）省局备案的补充申请事项 根据国家药品标准或者国家局要求修改国内生产药品说明书；补充完善国内生产药品说明书安全性内容；按规定变更国内生产药品包装标签；变更国内生产药品的包装规格；改变国内生产药品制剂的原料药产地；变更国内生产药品外观，但不改变药品标准的；其他。

补充申请获得批准后，发给《药品补充申请批件》。换发药品批准证明文件的，原药品批准证明文件由国家局予以注销；增发药品批准证明文件的，原批准证明文件继续有效。

5. 再注册申请 是指药品批准证明文件有效期届满申请人拟继续生产或者进口该药品的注册申请。药品批准文号、《进口药品注册证》或者《医药产品注册证》的有效期为5年，有效期届满，需要继续生产或者进口的，申请人应当在有效期届满前6个月申请再注册。

国产药品再注册申请由药品批准文号的持有者向省局提出，按照规定填写《药品再注册申请表》，并提供有关申报资料。省局自受理申请之日起6个月内对药品再注册申请进行审查，符合规定的，发给《药品再注册批件》；不符合规定的，报送国家局。国家局收到省局意见后，经审查不符合药品再注册规定的，发出不予再注册的通知，并说明理由。

进口药品的再注册申请由申请人向国家局提出。国家局在6个月内完成审查，符合规定的，予以再注册；不符合规定的，发出不予再注册的通知，并说明理由。

对不予再注册的品种，除因法定事由被撤销药品批准证明文件的外，在有效期届满时，注销其药品批准文号、《进口药品注册证》或者《医药产品注册证》。

二、医疗机构制剂注册管理

《药品管理法》规定，医疗机构配制制剂，须经所在地省、自治区、直辖市人民政府卫生行政部门审核同意，由省、自治区、直辖市人民政府药品监督管理部门批准，发给《医疗机构制剂许可证》。医疗机构配制的制剂，应当是本单位临床需要而市场上没有供应的品种。医疗机构配制的制剂，不得在市场销售。特殊情况下，经国务院或者省、自治区、直辖市人民政府药品监督管理部门批准，医疗机构配制的制剂可以在指定的医疗机构之间调剂使用。

医疗机构制剂，是指医疗机构根据本单位临床需要经批准而配制、自用的固定处方制剂。固定处方制剂，是指制剂处方固定不变，配制工艺成熟，并且可在临床上长期使用于某一病症的制剂。医疗机构制剂只能在本医疗机构内凭执业医师或者执业助理医师的处方使用，并与《医疗机构执业许可证》所载明的诊疗范围一致。有下列情形之一的，不得作为医疗机构制剂申报：市场上已有供应的品种；含有未经国家局批准的活性成分的品种；除变态反应原外的生物制品；中药注射剂；中药、化学药组成的复方制剂；麻醉药品、精神药品、医疗用毒性药品、放射性药品；其他不符合国家有关规定的制剂。

2005 年 6 月 22 日国家局发布了《医疗机构制剂注册管理办法（试行）》，从同年 8 月 1 日开始实施。根据该办法，医疗机构制剂的申请人，应当是持有《医疗机构执业许可证》并取得《医疗机构制剂许可证》的医疗机构；未取得《医疗机构制剂许可证》或者《医疗机构制剂许可证》无相应制剂剂型的"医院"类别的医疗机构可以申请医疗机构中药制剂，但是必须同时提出委托配制制剂的申请。接受委托配制的单位应当是取得《医疗机构制剂许可证》的医疗机构或者取得《药品生产质量管理规范》认证证书的药品生产企业。委托配制的制剂剂型应当与受托方持有的《医疗机构制剂许可证》或者《药品生产质量管理规范》认证证书所载明的范围一致。

医疗机构制剂注册的基本程序为：①医疗机构完成临床前研究后，填写《医疗机构制剂注册申请表》，向所在地省局或者其委托的设区的市局提出申请，报送有关资料和制剂实样；②省局或者受委托的市局对申报资料进行形式审查、受理或者不予受理；③省局或者受委托的市局在申请受理后 10 日内组织现场考察，抽取连续 3 批检验用样品，通知指定的药品检验所进行样品检验和质量标准技术复核。受委托的市局在完成上述工作后将审查意见、考察报告及申报资料报送省局，并通知申请人；④接到检验通知的药品检验所在 40 日内完成样品检验和质量标准技术复核，出具检验报告书及标准复核意见，报送省局并抄送通知其检验的（食品）药品监督管理机构和申请人；⑤省局在收到全部资料后 40 日内组织完成技术审评，符合规定的，发给《医疗机构制剂临床研究批件》。申请配制的化学制剂已有同品种获得制剂批准文号的，可以免于进行临床研究；⑥医疗机构完成临床研究后，向所在地省局或者其委托的市局报送临床研究总结资料；⑦省局收到全部申报资料后 40 日内组织完成技术审评，做出是否准予许可的决定。符合规定的，自做出准予许可决定之日起 10 日内向申请人核发《医疗机构制剂注册批件》及制剂批准文号，同时报国家局备案；不符合规定的，应当书面通知申请人并说明理由。

医疗机构配制制剂使用的辅料和直接接触制剂的包装材料、容器等，应当符合国家局有关辅料、直接接触药品的包装材料和容器的管理规定；医疗机构制剂的说明书和包装标签应当按照国家局有关药品说明书和包装标签的管理规定印制，其文字、图案不得超出核准的内容，并需标注"本制剂仅限本医疗机构使用"字样。说明书和包装标签由省局根据申请人申报的资料，在批准制剂申请时一并予以核准。

医疗机构配制制剂，应当严格执行经批准的质量标准，并不得擅自变更工艺、处方、配制地点和委托配制单位。需要变更的，申请人应当提出补充申请，报送相关资料，经批准后方可执行。

三、药品进口管理

进口药品获得注册批准后，在抵达口岸时需办理进口备案、报关、口岸检验及海关验放等手续。为规范药品进口备案、报关和口岸检验工作，国家局与海关总署 2003 年 8 月 18 日联合发布《药品进口管理办法》，自 2004 年 1 月 1 日起实施（对于进口药材的申请与审批、登记备案、口岸检验及监督管理，2005 年 11 月 24 日国家局又发布《进口药材管理办法（试行）》，限于篇幅本章不予介绍）。

药品进口备案，是指进口单位向货物到岸地口岸（食品）药品监督管理局（以下简称口岸局）申请办理《进口药品通关单》的过程。麻醉药品、精神药品与蛋白同化制剂、肽类激素进口备案系指进口单位向口岸局申请办理《进口药品口岸检验通知书》的过程；口岸检验是指国家局确定的药品检验机构（以下简称口岸药检所）对抵达其负责口岸药品检验的口岸的进口药品依法实施的检验工作；通关是指进口药品进入海关关境，办理海关申报、查验、征税、放行等手续后，准予药品放行的过程。

一般药品进口备案、口岸检验与通关的简要程序为：报验单位填写《进口药品报验单》，持《进口药品注册证》（或者《医药产品注册证》）及所进口品种的有关资料，向口岸局提出申请；口岸局按照规定程序对相关资料予以审查，符合规定准予进口备案的，发给《进口药品通关单》，同时向负责检验的口岸药检所发出《进口药品口岸检验通知书》（如果不符合规定的则发给《药品不予进口备案通知书》）；口岸药检所到"通知书"规定的抽样地点抽取样品，并在进口单位持有的《进口药品通关单》原件上注明"已抽样"的字样，并加盖抽样单位公章；海关凭该《进口药品通关单》办理进口药品的报关验放手续；口岸药检所完成质量检验后，将检验结果送交口岸局。

但是，对于国家局规定的生物制品、首次在中国境内销售的药品以及国务院规定的其他药品，必须经由国家特别批准的口岸进口。口岸局审查全部资料无误后，先向负责检验的口岸药检所发出《进口药品口岸检验通知书》，同时向海关发出《进口药品抽样通知书》。口岸局必须经口岸药检所完成检验后，方可作出是否准予备案的决定。符合标准规定准予备案的，发放《进口药品通关单》；不符合标准规定的，不予进口备案，发出《药品不予进口备案通知书》。

《进口药品通关单》有效期为 15 天。进口单位在取得通关单后，如因客观原因延误报关的，可向口岸局申请另行出具。

进口麻醉药品、精神药品与蛋白同化制剂、肽类激素的,报验单位提出备案申请时还需提供《进口准许证》原件。口岸局审查全部资料无误后,只向负责检验的口岸药检所发出《进口药品口岸检验通知书》,不办理《进口药品通关单》。口岸药检所完成抽样后,在《进口准许证》原件上注明"已抽样"的字样,并加盖抽样单位公章。海关凭该麻醉药品、精神药品或者蛋白同化制剂、肽类激素《进口准许证》办理报关验放手续。

对不予进口备案的进口药品,进口单位应当予以退运。无法退运的,由海关移交口岸局依照《药品管理法》及有关规定处理。

值得一提的是,某些情况下,如进口临床急需药品、捐赠药品、新药研究和药品注册所需样品或者对照药品等,申请人未必已取得拟进口品种的《进口药品注册证》(或者《医药产品注册证》)。进口这些品种,可凭国家局批准核发的《进口药品批件》,按照规定的程序办理进口备案手续。

知识链接

允许药品进口的口岸城市名单

允许药品进口的口岸由国家局会同海关总署提出,报国务院批准。至 2011 年底,全国允许药品进口的口岸城市共 19 个,分别是北京市、天津市、上海市、大连市、南京市、杭州市、宁波市、福州市、厦门市、青岛市、武汉市、广州市、深圳市、珠海市、海口市、重庆市、成都市、西安市和南宁市。但国家局规定的生物制品、首次在中国境内销售的药品以及国务院规定的其他药品,其通关口岸只有北京市、上海市、广州市 3 个城市。

四、相关行政许可证件内容解读

与药品及医疗机构制剂注册管理相关的药品批准证明文件主要有《药品注册批件》(图 1-1)、《药品注册证》(图 1-2)、《药品再注册批件》(图 1-3)、《进口药品注册证》(图 1-4)、《医药产品注册证》(图 1-5)、《医疗机构制剂注册批件》(图 1-6)等;与药品进口管理相关的药品批准证明文件主要有《进口药品通关单》(图 1-7)等。以下对上述批准证明文件的相关内容展开解读。

(一)《药品注册批件》与《药品注册证》

《药品管理法》规定,生产药品"须经国务院药品监督管理部门批准,并发给药品批准文号"。因此,药品批准文号是药品生产合法性的重要标志。除尚未实施批准文号管理的中药材和中药饮片外,所有国产药品都必须取得批准文号方能生产。对于某一具体的药品品规,批准文号具有唯一性。即除经国家局批准的药品委托生产和异地加工的外,同一生产企业生产的同一品种不同规格,或者不同生产企业生产的同一品种、相同规格的药品,其药品批准文号都不相同。

《药品注册批件》、《药品注册证》是发放药品批准文号的载体,前两者和后者如同身份证和身份证号码的关系。一般情况下,国家局以《药品注册批件》的形式核发药品批准文号，特殊情况下发放《药品注册证》。后者是指国家局在统一换发药品批准文号专项工作时期，对所有已经换发批准文号的药品统一核发了《药品注册证》。由于历史的原因，我国曾出现多种药品批准文号格式并存的现象。为加强批准文号管理，国家局 2002 年 1 月 28 日下发了《关于统一换发并规范药品批准文号格式的通知》（国药监注〔2002〕33 号），对当时全国药品生产企业已合法生产的药品统一换发了药品批准文号，规范了批准文号格式。同时规定自 2002 年 1 月 1 日以后批准生产的新药、仿制药品和通过地方标准整顿或再评价升为国家标准的药品，一律采用该通知规定的药品批准文号格式。

统一换发的药品批准文号格式为：国药准字 +1 位字母 +8 位数字。1 位字母中化学药品使用字母"H"，中药使用字母"Z"，通过国家局整顿的保健药品使用字母"B"，生物制品使用字母"S"，体外化学诊断试剂使用字母"T"，药用辅料使用字母"F"，进口分包装药品使用字母"J"。数字第 1、2 位为原批准文号的来源代码，其中"10"代表原由卫生部批准的药品，"19"、"20"代表 2002 年 1 月 1 日以前国家局批准的药品，其他使用各省行政区划代码（表 1-3）前两位的，为原由各省级卫生行政部门批准的药品。第 3、4 位为换发批准文号之年公元年号的后两位数字，但来源于卫生部和国家局的批准文号仍使用原文号年号的后两位数字。数字第 5 至 8 位为顺序号。如某药品批准文号为：国药准字 H11020100，代表原由北京市卫生局批准的药品，国家局统一换发文号的公元年号为 2002 年，顺序号为"0100"。

表 1-3　各省行政区划代码表

	1	2	3	4	5	6	7	0
华北 1	京	津	冀	晋	蒙			
东北 2	辽	吉	黑					
华东 3	沪	苏	浙	皖	闽	赣	鲁	
华南 4	豫	鄂	湘	粤	桂	琼		
西南 5	川	黔	滇	藏				渝
西北 6	陕	甘	青	宁	新			

2005 年颁布的《药品注册管理办法》（国家食品药品监督管理局令第 17 号，已废止）首次将药品批准文号的格式写入部门规章，其规定的格式为：国药准字 H（Z、S、J）+4 位年号 +4 位顺序号，其中 H 代表化学药品，Z 代表中药，S 代表生物制品，J 代表进口药品分包装。现行《药品注册管理办法》（2007 年颁布）延续了 17 号令的规定，对批准文号格式没有作新的变化。

药品批准文号 5 年有效期届满，需要继续生产的，药品生产企业应向所在地省局申请再注册，符合规定的发给《药品再注册批件》，原批准文号不变。

国家食品药品监督管理局

药 品 注 册 批 件

原始编号：45080022

受 理 号：CYHS0800615 　　　　　　　　批 件 号：2009S03713

药品名称	药品通用名称：多西他赛 英文/拉丁文：Docetaxel 汉语拼音：Duoxitasai		
主要成份	多西他赛		
剂型	－－－－	申请分类	仿制
规格	－－－－	注册分类	化药6类
药品标准	WS1－（X－129）－2005Z	药品有效期	24个月
药品生产企业	企业名称：桂林晖昂生化药业有限责任公司 生产地址：桂林市高新区三号小区毅丰南路8号		
审批结论	根据《中华人民共和国药品管理法》，经审查，本品符合已有国家标准药品审批的有关规定，同意注册，发给药品批准文号。 　请继续进行稳定性研究，如有异常应及时报告。		
药品批准文号	国药准字H20094179	药品批准文号有效期	至2014年12月07日
附件	－－－－		
主送	桂林晖昂生化药业有限责任公司		
抄送	广西壮族自治区食品药品监督管理局，广西壮族自治区药品检验所，中国药品生物制品检定所，国家药典委员会，国家食品药品监督管理局药品审评中心，国家食品药品监督管理局药品安全监管司，国家食品药品监督管理局药品市场监督司，国家食品药品监督管理局信息中心		
备注			

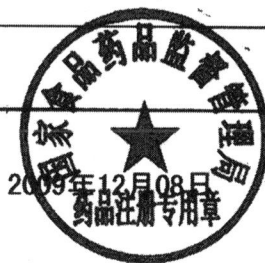

2009年12月08日
药品注册专用章

图1-1 药品注册批件

药 品 注 册 证

编号：0118263

　　根据《中华人民共和国药品管理法》、《中华人民共和国药品管理法实施条例》和有关规定，下述药品业已注册，发给此证。

药品通用名称：　　　　　　　　　　金药膏

英文名/拉丁名：

商品名称：　　　　　　　　　　　　　剂　型：　膏药

规　　格：　　　　　　　　每贴重15克

执行标准：　国家药品监督管理局药品标准　　标准编号：WS-498(Z-006)-2001

药品批准文号：　国药准字Z20020105

药品生产企业：　湖北金诺药业有限公司

生产地址：　武汉市阳逻经济开发区特2号

备　　注：

国家食品药品监督管理局

发证日期：　2002年10月30日

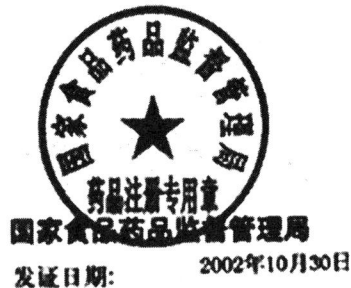

图 1-2　药品注册证

广西壮族自治区食品药品监督管理局

药品再注册批件

原始编号：H20067587

受 理 号：CYHZ1103764桂　　　　　　　　　批 件 号：2012R000028

药品名称	药品通用名称：紫杉醇		
	英文名/拉丁名：Paclitaxel		
	汉语拼音：zishanchun		
剂型	原料药		
规格	500g/袋	药品分类	化学药品
药品标准	YBH23912006	药品有效期	见有关批件规定的XX个月
药品生产企业	名称：桂林晖昂生化药业有限责任公司		
	生产地址：桂林市高新区三号小区毅丰南路8号		
审批结论	经审查，本品符合《药品注册管理办法》的有关规定，同意再注册。		
药品批准文号	国药准字H20067587	药品批准文号有效期	2016-06-27
附 件			
主 送	桂林晖昂生化药业有限责任公司		
抄 报	国家食品药品监督管理局		
抄 送			
备 注			

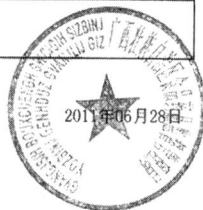

2011年06月28日

图1-3　药品再注册批件

（二）《进口药品注册证》与《医药产品注册证》

《进口药品注册证》与《医药产品注册证》是国家批准允许某药品进口使用的证明文件。进口国外企业生产的药品需取得《进口药品注册证》，进口香港、澳门、台湾地区企业生产的药品需取得《医药产品注册证》。

《进口药品注册证》证号的格式为：H（Z、S）+4位年号+4位顺序号；《医药产品注册证》证号的格式为：H（Z、S）C+4位年号+4位顺序号，其中H代表化学药品，Z代表中药，S代表生物制品，如H20050100，ZC20060100等。对于境内分包装用大包装规格的注册证，其证号在原注册证号前加字母B（但自2009年1月7日国家局《关于进口药品再注册有关事项的公告》（国食药监注〔2009〕18 号）印发后，取消了分包装用大包装注册证号前加 B 的编号方式，按照小包装注册证的编号格式编发）。《进口药品注册证》、《医药产品注册证》5 年有效期届满申请再注册的，国家局受理、审批再注册申请。

副 本

中华人民共和国
The People's Republic of China

进 口 药 品 注 册 证
IMPORTED DRUG LICENSE

注册证号：H20080510
LICENSE NO.

根据 《 中 华 人 民 共 和 国 药 品 管 理 法 》 和
In accordance with The Drug Administration Law of P.R.of China and The Provisions
《 药 品 注 册 管 理 办 法 》 的 规 定 ， 兹 批 准 下 述
for Drug Registration, the following drug produced by the following company has been
公 司 的 下 述 药 品 注 册 。 允 许 进 口 使 用 。
approved and registered.The importation has been authorized thereby.

公司名称：Merck Sharp & Dohme (Australia) Pty. ltd.
Company

地　　址：54-68 Ferndell Street, South Granville NSW 2142, Australia　国　家：澳大利亚
Address　　　　　　　　　　　　　　　　　　　　　　　　　　　　Country　　Australia

药品名称：依托考昔片　　　　　　　　　商品名：安康信
Generic Name　Etoricoxib Tablets　　　　Trade Name　ARCOXIA

主要成份：依托考昔
Active Ingredients　Etoricoxib

剂　　型：片剂　　　　　　　　　　规　格：120mg
Dosage Form　Tablet　　　　　　　　Strength

包装规格：5片/盒　　　　　　　药品有效期：36 个月
Package Size　　　　　　　　　　Shelf life

生 产 厂：MERCK & Co., Inc.
Manufacturer

地　　址：2778 SOUTH EAST SIDE HIGHWAY ELKTON VA United States Of America　国　家：美国
Address　　　　　　　　　　　　　　　　　　　　　　　　　　　　　　　　Country　U.S.A.

备　　注：1. 本证有效期至 2012年 5月 20日
Remarks　　　　Valid Until　May, 20, 2012

　　　　　2. 注册标准　　　　　:进口药品注册标准JX20080062.
　　　　　　 Specifications
　　　　　3.原H20070179号《进口药品注册证》注销。
　　　　　4.包装厂名称：Merck Sharp & Dohme (Australia) Pty., ltd.
　　　　　包装厂地址：54-68 Ferndell Street, South Granville NSW 2142 Australia

国家食品药品监督管理局
State Food and Drug Administration

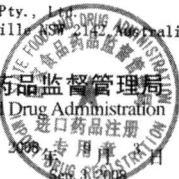

NO.0001639

图 1-4　进口药品注册证

副 本

中华人民共和国

医 药 产 品 注 册 证

注册证号： ZC20050021

根 据 《 中 华 人 民 共 和 国 药 品 管 理 法 》 和 《 药 品 注 册 管 理 办 法 》 的 规 定 ， 兹 批 准 下 述 公 司 的 下 述 药 品 注 册 。

公司名称： 岭南药厂（香港）有限公司
Company LING NAM NEDICINE FACTORY (H.K.) LTD

地 址： 九龙旺角上海街467号地下
Address

产 地： 中国香港
Original Place

药品名称：
Generic Name

商品名： 岭南正红花油
Trade Name ————

主要成份： 桂叶油、桂皮醛、香茅油、冬青油、松节油
Active Ingredients

剂 型： 油剂
Dosage Form

规 格： 30ml/瓶
Strength

包装规格： 12瓶/盒
Package Size

药品有效期： 48个月
Shelf life

生 产 厂： 岭南药厂（香港）有限公司
Manufacturer LING NAM NEDICINE FACTORY (H.K.) LTD

地 址： 香港屯门新安街18号19楼
Address

产 地： 中国香港
Original Place

备 注： 1. 本证有效期至 20 06 8月 7日。
Remarks Valid Until Aug. 7, 2010

2. 注册标准 进口药品注册标准JZ20010007.
Specifications

国家食品药品监督管理局
State Food and Drug Administration

图 1-5 医药产品注册证

（三）《医疗机构制剂注册批件》

《医疗机构制剂注册批件》是发放医疗机构制剂批准文号的载体。医疗机构制剂的名称，应当按照国家局颁布的药品命名原则命名，不得使用商品名称。制剂批准文号的格式为：X 药制字 H（Z）+4 位年号 +4 位流水号。其中 X 代表省、自治区、直辖

市简称，H 代表化学制剂，Z 代表中药制剂，如，某医疗机构制剂的批准文号为：浙药制字 H20070010。

医疗机构制剂批准文号的有效期为 3 年。有效期届满需要继续配制的，医疗机构应当在有效期届满前 3 个月按照原申请配制程序提出再注册申请。准予再注册的，由原批准注册的省局换发《医疗机构制剂注册批件》，并报国家局备案。

河北省食品药品监督管理局

医疗机构制剂注册批件

受理号：20051220

制剂名称	制剂名称	蜈倍骨刺膏	原制剂名称	骨刺膏
	汉语拼音	Wubei Guci Gao		
剂型	煎膏剂	制剂有效期	2 年	规格	每袋装 80 克
申请人	名　称	满城县景祥骨质增生医院		
	地　址	保定满城县环城北路		
	制剂配制地址	保定满城县环城北路		
《医疗机构制剂许可证》		编号：冀 Zz20030370		
审批结论	根据《中华人民共和国药品管理法》及国家食品药品监督管理局颁布的《医疗机构制剂注册管理办法》的有关规定，经审查，本制剂基本符合《医疗机构制剂注册申报资料要求》，同意满城县景祥骨质增生医院配制蜈倍骨刺膏。同时要继续密切观察药物对人体的不良反应。 　　该制剂药品说明书和包装标签需标注"本制剂仅限本医疗机构使用"。			
批准文号	冀药制字 Z20051220	批准文号有效期至		2008 年 12 月 31 日
主送单位	满城县景祥骨质增生医院			
抄送单位	保定市食品药品监督管理局，保定市药检所			
附　件	蜈倍骨刺膏质量标准			
备　注				

河北省食品药品监督管理局
2005 年 12 月 31 日

图 1-6　医疗机构制剂注册批件

（四）《进口药品通关单》

《进口药品通关单》是进口药品抵达口岸时，进口单位向口岸局登记备案的证明文件，海关凭该证明文件办理报关验放手续。

进 口 药 品 通 关 单

编号：03T201000921

广州白云机场 海关：

根据《药品进口管理办法》的有关规定，下列药品已予进品备案，请予办理报关验放手续。

药品名称（中/英）：帕斯肽（PLACENTIDE）

商品名（中/英）：

收货单位：美国帕斯肽医药有限公司广州代表处

报验单位：美国帕斯肽医药有限公司广州代表处

HS 商品编号：2930909091　　提运单号：999-62484532

合同号/唛头：ST20100709/CH07009/CHINA　　进口口岸：广州白云机场

药品生产厂：I.C.I International Chemical Industry S.P.A　　产地：美国

剂型：原料药　　规格：

注册证号：H20060357　　包装规格：10 公斤/罐

药品批号：059107033、059107034

进口数量：420 公斤 /　　进口货值：315，800.00 美元

抽样单位：广州市药品检验所

备注：

本通关单自签发之日起 15 日内有效，逾期须重新办理。

广州市药品监督管理局 药品进口备案专用章 2010 年 月 15 日

（说明：本单位国家食品药品监督管理局统一印制，一式四联，第一联（白）存档，第二档（红）交海关，第三联（绿）交进口单位，第四联（黄）交口岸药品检验所。

图 1-7　进口药品通关单

《进口药品通关单》台头应写明办理通关手续的海关。正文一般须注明药品名称（同时标注中、英文）、商品名（同时标注中、英文）、收货单位、报验单位、进口口

岸、HS 商品编号、合同号/唛头、药品生产厂、产地、剂型、规格、注册证号/批件号、药品批号、进口数量、抽样单位等内容，注明通关单签发的时间，并加盖口岸局药品进口备案专用章。

《药品进口管理办法》规定，国内药品生产企业、经营企业以及医疗机构采购进口药品时，供货单位应当同时提供以下资料：①《进口药品注册证》、《医药产品注册证》或者《进口药品批件》复印件；②《进口药品检验报告书》或者注明"已抽样"的《进口药品通关单》复印件。[①] ③国家局规定批签发的生物制品，还需要同时提供口岸药检所核发的批签发证明复印件。④麻醉药品和精神药品以及蛋白同化制剂和肽类激素，应当同时提供《进口药品注册证》（或者《医药产品注册证》）复印件、《进口准许证》复印件和《进口药品检验报告书》复印件。上述各类复印件均需加盖供货单位原印章。

对药品生产企业、经营企业以及医疗机构采购进口药品的索证资料检查时，特别要注意《进口药品通关单》标注的进口药品注册证号，应当与《进口药品注册证》（或者《医药产品注册证》）载明的内容一致；另外要注意审查通关单签发的日期与注册证有效期时间上的关系。依照《药品进口管理办法》的规定，《进口药品注册证》、《医药产品注册证》超过有效期的，不予进口备案。但监管实践中有发现通关单签发日期在注册证有效期之后的情形，要注意核查原因。

思考题

1. 药品注册申请形式上分哪几种？注册许可的实施主体各是什么部门？

2. 试简要叙述新药注册许可的基本程序。

3. 药品批准文号、医疗机构制剂批准文号、《进口药品注册证》证号与《医药产品注册证》证号的格式各是什么？有什么含义？

4. 什么是药品进口备案？不同类别的进口药品上市销售各需办理哪些手续（或证明文件)?

第四节 药品生产经营许可证管理

药品生产、经营许可证管理制度是我国对药品实行市场准入的一项重要制度。申领药品许可证，是企业依法从事药品生产、经营活动的前提。目前，针对不同的市场主体，药品许可证的证件形式有三种，即《药品生产许可证》、《药品经营许可证》和《医疗机构制剂许可证》。从现行法律制度的设计看，药品经营许可的制度设计相对简单，经药品监督管理部门依法批准，申请人取得《药品经营许可证》便具备了从事药品经营活动的资格（当然，还须依法到工商行政管理部门登记注册）。但涉及药品生产

---

① 注：根据国务院的规定，国家局 2007 年 9 月 6 日印发了《关于贯彻落实〈国务院关于加强食品等产品安全监督管理的特别规定〉的实施意见》（国食药监办〔2007〕541 号），明确指出"药品销售者向进口产品代理机构进货时，应当按照产品生产批次索要口岸药检所出具的检验报告或者由供货商签字或者盖章的检验报告复印件；不能提供检验报告或检验报告复印件的产品，不得销售。"因此，自国务院"特别规定"颁布后，购进进口药品时，《进口药品检验报告书》（或其复印件）成了供货单位必须提供的资料。

许可的制度比较复杂，企业仅取得《药品生产许可证》还不能完全获得药品生产活动的资格，拟生产的品种还必须依法取得批准文号，某些特定品种还有额外的上市准入条件等（通常认为，医疗机构的制剂配制行为，其性质与药品生产活动无异。故本章行文中，如果无需分别叙述的，将药品生产、经营和医疗机构制剂配制活动简称为药品生产、经营活动；将《药品生产许可证》、《药品经营许可证》和《医疗机构制剂许可证》统称为"药品许可证"）。本节主要介绍许可证的申领、许可证事项的变更、许可证的换发和注销等内容，其中所涉及的行政许可程序，申请人和实施机关都应当遵照本章第二节关于"药品行政许可实施程序"方面的一般规定和要求。

早在1978年国务院批转颁发的《药政管理条例》已经对药品生产及其条件进行设定。1984年《药品管理法》颁布后，药品生产、经营许可证管理制度以法律形式固定下来。目前，与药品许可证管理有关的法律规范，除2001年修订的《药品管理法》和《药品管理法实施条例》等法律、法规外，最密切的行政规章有：《药品生产监督管理办法》、《医疗机构制剂配制监督管理办法（试行）》和《药品经营许可证管理办法》。

一、许可证的申领

《药品管理法》第七条规定："开办药品生产企业，须经企业所在地省、自治区、直辖市人民政府药品监督管理部门批准并发给《药品生产许可证》，凭《药品生产许可证》到工商行政管理部门办理登记注册。"第二十三条规定："医疗机构配制制剂，须经所在地省、自治区、直辖市人民政府卫生行政部门审核同意，由省、自治区、直辖市人民政府药品监督管理部门批准，发给《医疗机构制剂许可证》。"这两个条款授权实施药品生产、医疗机构制剂配制许可的行政主体是省级药品监督管理部门；该法第十四条规定："开办药品批发企业，须经企业所在地省、自治区、直辖市人民政府药品监督管理部门批准并发给《药品经营许可证》；开办药品零售企业，须经企业所在地县级以上地方药品监督管理部门批准并发给《药品经营许可证》，凭《药品经营许可证》到工商行政管理部门办理登记注册。"授权实施药品批发许可的行政主体也是省级药品监督管理部门；药品零售许可的实施主体，《药品管理法实施条例》第十二条进一步规定，是"拟办企业所在地设区的市级药品监督管理机构或者省、自治区、直辖市人民政府药品监督管理部门直接设置的县级药品监督管理机构。"

申领药品许可证必须符合法定的条件。药品生产、经营许可条件是指为确保药品生产、经营质量安全，依法必须具备的质量保证要素的总和。《药品管理法》第八条、第十五条、第二十四条等条款对药品生产、经营和制剂配制活动的许可条件作了原则性规定；《药品生产监督管理办法》、《药品经营许可证管理办法》和《医疗机构制剂配制监督管理办法（试行）》分别对上述条件作出具体规定；国家局和各省局根据法定条件还制定了"开办药品批发企业验收实施标准"、"开办药品零售企业验收实施标准"、"医疗机构制剂许可证验收标准"等标准。

如果拟生产、经营特殊类别的药品（所谓特殊类别的药品，专指有特殊管理要求的药品，包括麻醉药品、精神药品、医疗用毒性药品、放射性药品、药品类易制毒化学品、蛋白同化制剂和肽类激素、疫苗等），通常还需具备相应的特殊条件。如，《疫苗流通和接种管理条例》第十条："药品批发企业申请从事疫苗经营活动的，应当具备下列条件：（一）具有从事疫苗管理的专业技术人员；（二）具有保证疫苗质量的冷藏设施、设备和冷藏运输工具；（三）具有符合疫苗储存、运输管理规范的管理制度"等；申请生产药品类易制毒化学品的，《易制毒化学品管理条例》第七条规定，应当具备：有符合国家标准的生产设备、仓储设施和污染物处理设施，有严格的安全生产管理制度和环境突发事件应急预案，企业法定代表人和技术、管理人员具有安全生产和易制毒化学品的有关知识，无毒品犯罪记录等条件。

申请人向许可实施机关提出申请后，实施机关按法定条件、程序审查，符合法定条件和标准的，发给药品许可证。未依法取得药品许可证的，不得生产、经营药品或者配制制剂。

二、药品许可证内容解读

《药品生产许可证》、《药品经营许可证》、《医疗机构制剂许可证》是企业从事药品生产、经营活动的法定凭证，样式由国家局统一印制，分正本和副本，正本、副本具有同等法律效力。《药品生产监督管理办法》规定，《药品生产许可证》应当载明许可证编号、企业名称、法定代表人、企业负责人、企业类型、注册地址、生产地址、生产范围、发证机关、发证日期、有效期限等项目（图1-8）；《药品经营许可证管理办法》规定，《药品经营许可证》应当载明企业名称、法定代表人或企业负责人姓名、经营方式、经营范围、注册地址、仓库地址、《药品经营许可证》证号、流水号、发证机关、发证日期、有效期限等项目（图1-9）；《医疗机构制剂配制监督管理办法（试行)》规定，《医疗机构制剂许可证》应当载明证号、医疗机构名称、医疗机构类别、法定代表人、制剂室负责人、配制范围、注册地址、配制地址、发证机关、发证日期、有效期限等项目（图1-10）。

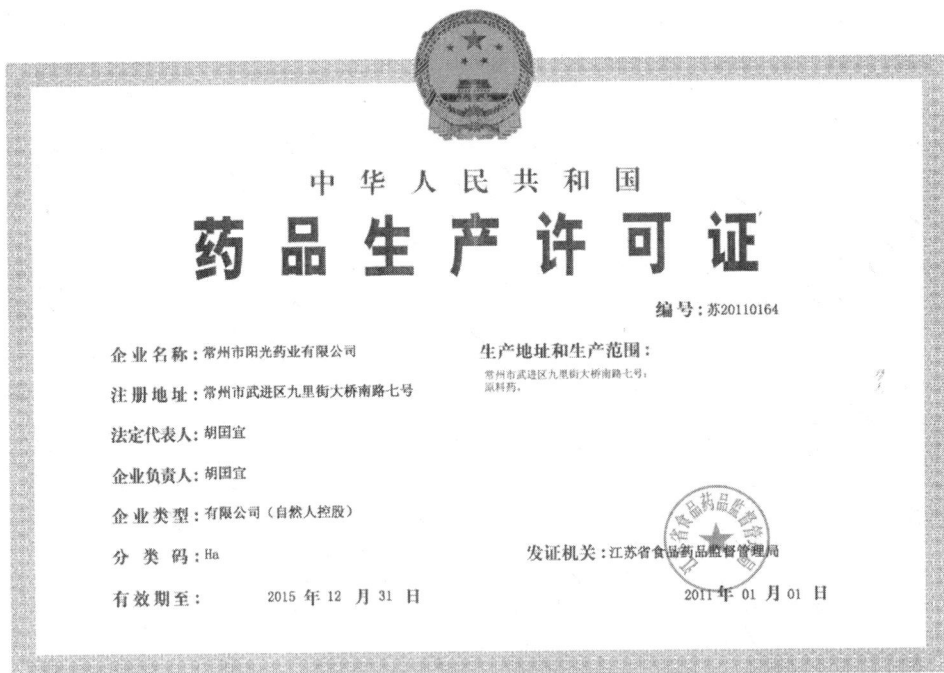

图1-8　药品生产许可证

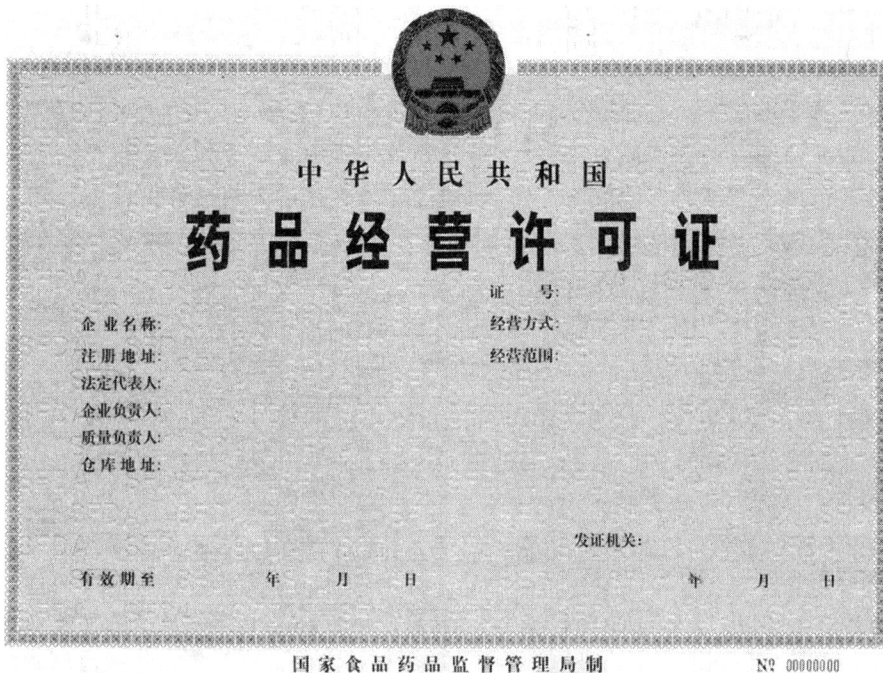

图1-9 药品经营许可证

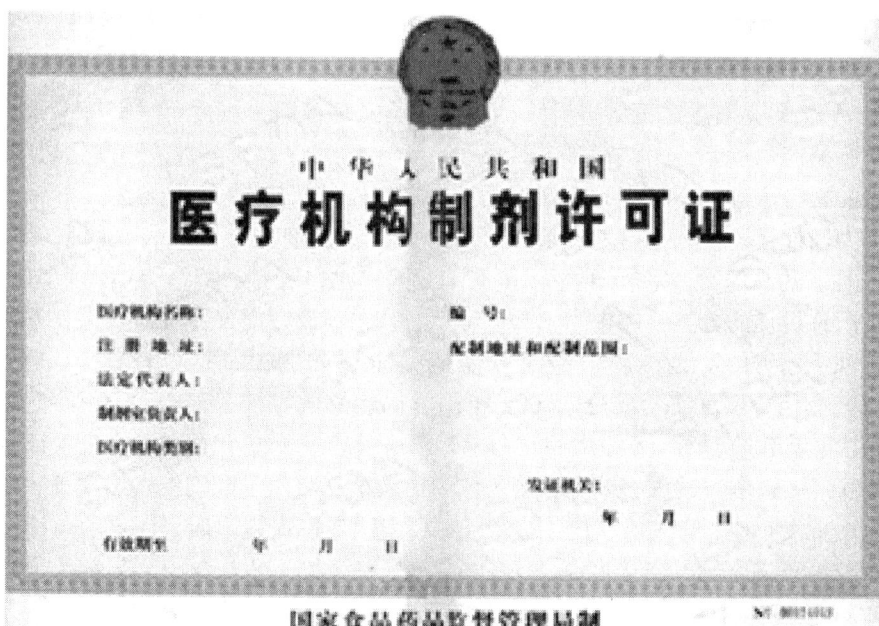

图1-10 医疗机构制剂许可证

《药品生产监督管理办法》、《药品经营许可证管理办法》与《医疗机构制剂配制监督管理办法（试行）》将《药品生产许可证》、《药品经营许可证》和《医疗机构制剂许可证》有关的行政许可内容分为许可事项和登记事项。《药品生产许可证》许可事项包括：企业负责人、生产范围、生产地址，登记事项包括：企业名称、法定代表人、注册地址、企业类型等；《药品经营许可证》许可事项包括：经营方式、经营范围、注册地址、仓库地址（包括增减仓库）、企业法定代表人或负责人以及质量负责人，登记事项指除许可事项之外的其他事项，如企业名称；《医疗机构制剂许可证》许可事项包括：制剂室负责人、配制地址、配制范围，登记事项变更包括：医疗机构名称、医疗机构类别、法定代表人、注册地址等。

以下主要以正本为例，解读药品许可证相关内容。

（一）编号（证号）

1.《药品生产许可证》编号 2010 年之前许可证的编号方法为：省汉字简称 + 大写字母 + 小写字母 + 年号 + 四位数字顺序号。大写字母用于归类产品类型，包括药品的类型和非药品的类型（大写字母也称生产企业类别代码），按 H、Z、S、T、Y、Q、F、J、C、X 等顺序填写，其中 H 代表：化学药；Z：中成药；S：生物制品；T：按药品管理的体外诊断试剂；Y：中药饮片；Q：医用气体；F：药用辅料；J：空心胶囊；C：特殊药品；X：其他（如中药提取物，中药配方颗粒等）；小写字母为原料药、制剂代码，其中 a：原料药；b：制剂，按 a、b 顺序填写。填写一个生产企业类别代码及相应原料药或制剂代码后，再填写另一个类别代码及相应原料药或制剂代码。例如：京 HabZb20060000，为 2006 年北京市核发的许可证，代表有化学原料药、化学药制剂和中成药产品类型的生产企业。

2010 年起国家局启用了新版《药品生产许可证》样式，将原许可证编号内容拆分成"编号"和"分类码"两块。新的许可证编号格式为"省份简称 + 四位年号 + 四位顺序号"。分类码是对生产范围进行统计归类的英文字母串，按大小写字母编排。大写字母用于归类产品类型，同样有 H、Z、S、T、Y、Q、F、J、C、X，并按此顺序排列；其中药品的类型需进一步以小写字母区分其原料药、制剂或提取物属性。小写字母称为药品类型属性代码，有 a（代表原料药）、b（代表制剂）、e（代表有国家标准的提取物）三种。药品的类型字母 H、Z、S、C 之后，应紧接其属性代码的小写字母，如：某企业生产许可证的分类码编排为"HabZbe"。分类码最后位置还可加入代表省份的字母简称，如福建省核发的某生产许可证分类码编排为"HabZbeFJ"。

2.《药品经营许可证》证号 2004 年国家局启用的《药品经营许可证》，其证号编排方法为：省汉字简称 +2 位大写字母 +2 位地（市、州）代码 +5 位流水证号。第 1 位为各省（区、市）的汉字简称；第 2 位为英文字母，用于区别批发、连锁、零售形式，A 表示批发企业，B 表示零售连锁企业，C 表示零售连锁门店，D 表示单体零售企业；第 3 位为英文字母，用于区别法人和非法人，A 表示法人企业，B 表示非法人企业；第 4、5 位为 2 个阿拉伯数字，表示特定省（区、市）设区市行政区划代码，用于区别企业所在地区（市、州）；第 6、7、8、9、10 位为 5 个阿拉伯数字，为发证机关自行编制的发放许可证流水号。如冀 AA0100010，"冀"代表河北省，第一个字母"A"代表药品批发企业，第二个字母"A"代表法人企业，数字"01"代表石家庄市，后 5 位数字"00010"代表按发证顺序连续编排的流水号。但有发现少数省市并未完全按照以上格式编排的现象，在监管中应加以注意。2009 年 2 月 26 日国家局在《关于做好换发〈药品经营许可证〉工作的通知》（国食药监安〔2009〕75 号）文件中，提出新的许可证编号要求，与 2004 年的编排相比，不同处在于：用于区别企业所在地区（市、州）的地（市、州）代码用第 4、5、6 位阿拉伯数字表示，按照国内电话区号编写（区号为 4 位的去掉第一个"0"，区号为 3 位的全部保留），发证流水号减掉 1 数位，以第 7、8、9、10 位阿拉伯数字表示。例如：冀 AA3110010，"311"代表石家庄市，"0010"为流水证号；沪 BA0210011，"021"代表上海市，"0011"为流水证号。

药品生产、经营企业变更名称等许可证项目，原许可证编号（证号）不变；企业分立，在保留原许可证编号（证号）同时增加新的编号（证号）；企业合并，原许可证编号（证号）保留一个。

3.《医疗机构制剂许可证》编号 编号方法：省汉字简称 + 年号 + 四位数字顺序号 + 大写字母。大写字母为医疗机构制剂类别代码，按 H、Z、Q 顺序填写。其中 H 代表：化学药；Z：中成药；Q：其他。例如：冀 20050001H，浙 20050002HZ。

（二）名称

1. 企业名称 企业名称应当符合企业分类管理的原则。根据《企业名称登记管理实施办法》（国家工商行政管理总局令第 10 号），企业名称一般由行政区划、字号、行业、组织形式依次组成，如ＸＸ天马药业股份有限公司，"ＸＸ"为行政区划，"天马"为企业字号，"药业"为所属行业，"股份有限公司"为组织形式。但法律、行政法规和该实施办法另有规定的，可能存在例外的情况。药品生产、经营许可证标注的企业名称应当与工商行政管理部门核发的《营业执照》中载明的相关内容一致。

2. 医疗机构名称 根据《医疗机构管理条例实施细则》（卫生部令第 35 号）第四十条规定，医疗机构名称由识别名称和通用名称依次组成。通用名称指医院、卫生院、疗养院、妇幼保健院、门诊部、诊所、卫生室等代表医疗机构类别的名称；识别名称是指医疗机构使用地名、单位名称、个人姓名、医学学科名称、医学专业和专科名称、诊疗科目名称或者核准机关批准使用的用于识别作用的名称。《医疗机构制剂许可证》标注的医疗机构名称应当与卫生行政部门核准的《医疗机构执业许可证》中载明的相关内容一致。

（三）类型（类别）

1. 企业类型 目前我国因划分企业的标准不同，企业的类型也有所不同，在公司企业登记过程中，企业类型是按照资本构成和责任形式即按组织形式划分的，如有限责任公司、股份有限公司等；在非公司企业登记过程中，企业类型是按经济性质划分的，如个人独资企业、合伙企业等。《药品生产许可证》标注的企业类型应当与《营业执照》载明的相关内容一致（《药品经营许可证》未要求标注企业类型）。

2. 医疗机构类别 根据《医疗机构管理条例实施细则》第三条，医疗机构类别有医院、妇幼保健院、卫生院、疗养院、门诊部、急救中心（站）、诊所、护理院（站）、村卫生室（所）等十二大项的内容。《医疗机构制剂许可证》所标注的医疗机构类别，应当与卫生行政部门批准登记的内容一致。

（四）负责人

药品许可证中的负责人包括企业法定代表人或负责人、质量负责人和制剂室负责人。

1. 法定代表人和企业负责人　企业主要负责人是指对企业生产经营负全面责任、具有生产经营决策权的人员。如果为法人企业，那么法定代表人为该企业的主要负责人；如果为非法人企业，企业负责人为该企业主要负责人。法定代表人和企业负责人在现行《药品经营许可证管理办法》中被列为许可事项，但《药品生产监督管理办法》将法定代表人归为登记事项。

2. 质量负责人　《药品经营许可证》中还有"质量负责人"一栏，为许可事项。《药品经营许可证管理办法》对质量负责人提出较高的资质要求。如开办药品批发企业，"质量管理负责人具有大学以上学历，且必须是执业药师"；开办药品零售企业，"质量负责人应有一年以上（含一年）药品经营质量管理工作经验"等。

3. 制剂室负责人　制剂室负责人为《医疗机构制剂许可证》许可事项。制剂室负责人应当具备一定的资质条件。如《医疗机构制剂配制质量管理规范（试行）》（国家药品监督管理局令第 27 号）第八条规定：制剂室负责人应具有大专以上药学或相关专业学历，具有相应管理的实践经验，有对工作中出现的问题作出正确判断和处理的能力。

（五）地址

药品许可证中涉及的地址有注册地址、仓库地址、生产地址和配制地址。

1. 注册地址　药品生产企业注册地址是指经工商行政管理部门登记注册的地址，《药品生产许可证》标注的注册地址应当与《营业执照》载明的相关内容一致；《医疗机构制剂许可证》标注的注册地址应当与卫生行政部门批准的《医疗机构执业许可证》载明的相关内容一致；药品经营企业注册地址是药品监督管理部门核准的法定的药品经营场所，《营业执照》标注的注册地址应与《药品经营许可证》载明的相关内容一致，企业不得在核准地址以外的场所现货销售药品。

2. 仓库地址　《药品经营许可证》中有"仓库地址"一栏。仓库地址系药品监督管理部门核准药品经营企业法定的药品储存场所。仓库地址可以核定两个或两个以上，但企业不得在核准地址以外的场所储存药品。

3. 生产地址和配制地址　药品生产企业生产地址、医疗机构制剂配制地址为药品监督管理部门核准的法定开展药品生产、制剂配制活动的场所。许可证地址应按核准的实际生产地址填写，未经批准药品生产企业或者医疗机构不得擅自改变生产、配制地址生产药品或配制制剂。

（六）范围

1. 生产范围　生产范围是指核准药品生产企业依法生产的药品剂型和类别。《药品生产许可证》生产范围按照国家局规定的方法和类别填写。

（1）按《中华人民共和国药典》制剂通则及其他国家药品标准，主要有以下剂型：大容量注射剂、小容量注射剂、粉针剂、片剂、硬胶囊剂、软胶囊剂、颗粒剂、散剂、丸剂、滴丸剂、混悬剂、合剂、口服液、乳剂、糖浆剂、膜剂、滴眼剂、滴耳剂、滴鼻剂、气雾剂、喷雾剂、进口药品分包装（注明剂型），等等。

其中青霉素类、头孢菌素类、激素类、抗肿瘤药、避孕药应同时在括弧内注明。一种剂型既有类别品种也有其他普通品种，应在类别前加"含"字；外用制剂应在制剂后加括弧注明"外用"，既有口服也有外用的制剂，应在制剂后括弧内注明"含外用"。例如：片剂（头孢菌素类），片剂（头孢菌素类、抗肿瘤类），小容量注射剂（含激素类），颗粒剂，胶囊剂（含头孢菌素类），冻干粉针剂，片剂（含青霉素类、头孢菌素类），酊剂（外用），酊剂（含外用）。

（2）原料药、无菌原料药、中药提取物、体外诊断试剂及医疗用毒性药品、麻醉药品、精神药品、药品类易制毒化学品等类别药品的填写，正本上只注明类别，副本上在类别后括弧内注明产品名称。例如：正本生产范围：原料药，副本生产范围：原料药（＊＊＊、＊＊＊）；正本生产范围：医疗用毒性药品；副本生产范围：医疗用毒性药品（＊＊＊＊、＊＊＊＊）。

（3）生物制品应在正本上按疫苗、血液制品、血清抗毒素、生物工程产品、免疫制剂、体内诊断试剂、过敏原制剂、体细胞及基因治疗制剂等分类填写，副本上在类别后括弧内注明产品名称。例如：正本生产范围：疫苗，副本生产范围：疫苗（＊＊＊＊、＊＊＊＊）。

（4）药用辅料在正本上只填写类别，副本上在括弧内注明产品名称。中药饮片在正本上括弧内注明含毒性饮片，副本上应除括弧内注明含毒性饮片外，还应括弧内注明含直接服用饮片及相应的炮制范围，包括净制、切制、炒制、炙制、煅制、蒸制等。医用氧等应在正本上填写类别，副本上在类别后括弧内注明产品名称。空心胶囊直接填写。以上类别之外的药品可直接填写通用名称。

2. 配制范围　配制范围是指核准医疗机构依法配制的制剂剂型和类别。《医疗机构制剂许可证》的配制范围应按《中华人民共和国药典》制剂通则及药品监督管理部门批准的标准填写，主要有以下剂型：大容量注射剂、小容量注射剂、片剂、硬胶囊剂、软胶囊剂、颗粒剂、散剂、丸剂、滴丸剂、混悬剂、合剂、口服液、乳剂、糖浆剂、酒剂、酊剂、栓剂、软膏剂、乳膏剂、膜剂、滴眼剂、滴耳剂、滴鼻剂、甘油剂，等等。

外用制剂应在制剂后加括弧注明"外用"，既有口服也有外用的制剂，应在制剂后括弧内注明"含外用"。如：酊剂（外用），酊剂（含外用）。

3. 经营范围　经营范围是指核准药品经营企业依法经营的药品经营类别和药品类别。根据《药品经营许可证管理办法》第七条，可核定的经营范围有：麻醉药品、精神药品、医疗用毒性药品；生物制品；中药材、中药饮片、中成药、化学原料药及其制剂、抗生素原料药及其制剂、生化药品。此外，按照国家有关规定，预防性生物制品、药品类易制毒化学品、蛋白同化制剂和肽类激素等其他特殊类别的药品，也应当经核准后在许可证经营范围中载明。从事药品零售的，应先核定经营类别，确定经营处方药或非处方药、乙类非处方药资格，并在经营范围中予以明确，再核定具体经营的药品类别。

药品批发企业和药品零售企业依法可核准的经营范围有所不同。比如，麻醉药品和一类精神药品、蛋白同化制剂和肽类激素（胰岛素除外）、预防性生物制品等特殊类别品种，法律法规规定药品零售企业不得经营。

（七）经营方式

依照《药品管理法》及《药品管理法实施条例》，按照药品特定的销售对象将药品经营分为药品批发和药品零售两种经营方式。药品批发的对象为"有证"单位，是指企业将购进的药品销售给持有《药品生产许可证》、《药品经营许可证》或者《医疗机构执业许可证》的药品生产企业、药品经营企业和医疗机构的行为；药品零售是指企业将购进的药品直接销售给消费者的行为。药品经营企业不得改变核准的经营方式经营药品。

国家局印制的《药品经营许可证》样式中，"经营方式"项除了"批发"和"零售"之外，还有一种类型为"零售（连锁）"。"药品零售连锁"的经营方式目前在法律、法规中尚无规定，通常被视为特殊的"零售"方式。

三、许可证事项的变更

行政许可的变更，是指根据被许可人的申请，行政机关对原先核准的行政许可的具体内容加以修改的行为。通常情况下，药品许可证一经颁发，无论是持证人还是药品监督管理部门，均不得随意变更许可证内容。但在药品生产、经营活动中，随着某些情况的发展和变化，比如企业所有权的转移、关键岗位人员的更换、生产经营场所的迁移、生产经营范围的增减等，原先核准的许可内容可能不再适应持证人的需要，持证人有权向原发证机关提出变更许可内容的申请。对被许可人而言，未经原发证机关重新核准，持证人不得自行更改药品许可证内容，或从事超出许可范围的活动；对药品监督管理部门而言，应当依照法定程序对持证人提出的变更申请进行认真审查，判断其是否符合法定条件和标准，确定是否准予办理变更手续。

按照《药品生产监督管理办法》、《药品经营许可证管理办法》与《医疗机构制剂配制监督管理办法（试行）》规定，药品许可证事项的变更分为许可事项的变更和登记事项的变更。持证人在办理许可事项和登记事项的变更手续时，申请的程序大不相同，主要体现在不同事项前置行政许可和后置行政许可的实施机关不同。

（一）许可事项变更

《药品管理法实施条例》第四条规定："药品生产企业变更《药品生产许可证》许可事项的，应当在许可事项发生变更30日前，向原发证机关申请《药品生产许可证》变更登记；未经批准，不得变更许可事项。原发证机关应当自收到申请之日起15个工作日内作出决定。申请人凭变更后的《药品生产许可证》到工商行政管理部门依法办理变更登记手续。"第十六条规定："药品经营企业变更《药品经营许可证》许可事项的，应当在许可事项发生变更30日前，向原发证机关申请《药品经营许可证》变更登记；未经批准，不得变更许可事项。原发证机关应当自收到企业申请之日起15个工作日内作出决定。申请人凭变更后的《药品经营许可证》到工商行政管理部门依法办理变更登记手续。"第二十一条规定："医疗机构变更《医疗机构制剂许可证》许可事项的，应当在许可事项发生变更30日前，依照本条例第二十条的规定向原审核、批准机关申请《医疗机构制剂许可证》变更登记；未经批准，不得变更许可事项。原审核、批准机关应当在各自收到申请之日起 15 个工作日内作出决定。"以上条款明确了变更药品许可证许可事项的实施机关和法定期限。根据该条例规定,《药品生产监督管理办法》第十六条、《药品经营许可证管理办法》第十四条、《医疗机构制剂配制监督管理办法(试行)》第十八条对有关程序和条件作了补充规定。

(二)登记事项变更

《药品生产许可证》和《药品经营许可证》登记事项的变更,持证人应当先向工商行政管理部门提出申请,工商行政管理部门核准的变更登记是药品监督管理部门办理登记事项变更的前置条件。《药品生产监督管理办法》第十七条规定:药品生产企业变更《药品生产许可证》登记事项的,应当在工商行政管理部门核准变更后 30 日内,向原发证机关申请《药品生产许可证》变更登记。《药品经营许可证管理办法》第十七条规定:药品经营企业变更《药品经营许可证》登记事项的,应在工商行政管理部门核准变更后 30 日内,向原发证机关申请《药品经营许可证》变更登记。《医疗机构制剂许可证》登记事项的变更,其前置许可的行政机关主要是卫生行政部门,需要领取《营业执照》的医疗机构个别事项的变更还与工商行政管理部门有关。《医疗机构制剂配制监督管理办法(试行)》第十九条规定:医疗机构变更登记事项的,应当在有关部门核准变更后 30 日内,向原发证机关申请《医疗机构制剂许可证》变更登记,原发证机关应当在收到变更申请之日起 15 个工作日内办理变更手续。

实际上,许可事项和登记事项的变更之所以通过不同的程序,主要是由于不同行政机关法定职权不一、前置许可权的归属不一。药品许可证所谓的许可事项,其前置许可权依法在药品监督管理部门,因此拟变更时需要该部门事先核准,再办理其他的变更手续;药品许可证所谓的登记事项,其前置许可权在其他行政部门,因此拟变更时需要其他权限部门事先核准,核准后再向药品监督管理部门申请办理药品许可证变更手续。

许可证事项变更后,原发证机关应当在许可证副本上记录变更的内容和时间,按照变更后的内容重新核发药品许可证正本,并收回原正本。变更后的许可证有效期不变。发证机关应将变更后的有关信息予以公开,公众有权查阅。但是,《药品经营许可证管理办法》特别指出,药品经营企业分立、合并、改变经营方式、跨原管辖地迁移的,应重新办理《药品经营许可证》。

此外,《药品生产监督管理办法》、《医疗机构制剂配制监督管理办法(试行)》规定,某些虽未列入《药品生产许可证》和《医疗机构制剂许可证》内容的事项,在药品生产活动中也处于与质量安全相关的关键地位,因此要求对这些事项的变更实行备案制度。如,药品生产企业质量负责人、生产负责人发生变更的,应当在变更后 15 日内将变更人员简历及学历证明等有关情况报所在地省级药品监督管理部门备案;医疗机构制剂室的药检室负责人及质量管理组织负责人发生变更的,应当在变更之日起 30 日内将变更人员简历及学历证明等有关情况报所在地省级药品监督管理部门备案;药品生产企业、医疗机构制剂室的关键生产(配制)设施等条件与现状发生变化的,应当自发生变化 30 日内报所在地省级药品监督管理部门备案,省级药品监督管理部门根据需要进行检查。

案例讨论

A区和B区都是某设区市C市的行政管辖地。2009年5月甲、乙二人以个人合伙企业名义向A区工商行政管理部门（拟注册地在A区）预核准后，向C市食品药品监督管理局提出开办药品零售企业申请并于同年7月取得《药品经营许可证》，之后到A区工商行政管理部门登记注册领取《营业执照》。2010年7月，该企业由于经营不善向C局提出迁址到B区经营的变更申请。C局工作人员在办理该地址变更手续时出现分歧：

第一种观点认为，由于该企业在A区工商行政管理部门登记注册，跨区迁址后，意味着原营业执照的注销，企业法律主体资格已不复存在。因此，迁址B区经营，必须按新开办企业要求重新领取《药品经营许可证》，而不应给予办理地址变更手续。

第二种观点认为，虽然《药品经营许可证管理办法》第十四条第五款规定，药品经营企业分立、合并、改变经营方式、跨原管辖地迁移应重新办理《药品经营许可证》，但该条款所指的跨原管辖地迁移，是针对《药品经营许可证》发证部门的地域管辖权而言。A区和B区同属于C市管辖，即使跨区迁移，还是在C局的职权范围内，即地域管辖权未变。因此，企业申请许可证注册地址变更，应该按《药品经营许可证管理办法》第十四条第一至第三款的规定予以办理。

你认为哪种观点正确？为什么？

四、许可证的换发

一般来说，行政许可都有有效期限。被许可人只能在批准的有效期内从事特定活动。行政许可超过有效期后，从事的活动便失去了法律依据，因而是违法的。因此，被许可人需要在行政许可有效期届满后继续从事有关活动的，应当在有效期届满前，向原发证机关申请延伸行政许可的有效期。《药品管理法实施条例》规定，《药品生产许可证》、《药品经营许可证》和《医疗机构制剂许可证》的有效期均为5年。许可证有效期届满，持证人需要继续生产、经营药品的，应当在有效期届满前6个月，向原发证机关申请换发药品许可证。

知识链接

药品许可证有效期异常的情况

在《药品生产许可证》和《药品经营许可证》核发实践中，部分省市药品监督管理部门为便于统一换发证书，将《药品经营许可证》有效期统一截止到2009年12月31日、2014年12月31日，将《药品生产许可证》有效期统一截止到2010年12月31日、2015年12月31日，这样就出现了证书有效期可能少于5年的现象，在监管中需注意。

换发《药品生产许可证》，《药品生产监督管理办法》第十九条规定，原发证机关应结合企业遵守法律法规、药品GMP规范和质量体系运行情况，按照该办法关于药品生产企业开办的程序和要求进行审查，在《药品生产许可证》有效期届满前作出是否准予其换证的决定。符合规定准予换证的，收回原证，换发新证；不符合规定的，作出不予换证的书面决定，并说明理由，同时告知申请人享有依法申请行政复议或者提起行政诉讼的权利。对于换证审查的要求，国家局《关于做好〈药品生产许可证〉和〈医疗机构制剂许可证〉换发工作的通知》（国食药监安〔2010〕130号）提出，各省局应对企业申请资料和监督检查情况进行审查，必要时组织现场检查，其中对近一年内未经监督检查的生产范围必须进行现场检查。如企业不符合有关要求，或存在严重生产质量隐患，应责令其进行整改，经现场检查确认符合整改要求后，方可换发许可证或相应生产范围。企业无法整改或整改未达到要求的，不予换发许可证或相应生产范围。

换发《药品经营许可证》，《药品经营许可证管理办法》第十九条规定，原发证机关按该办法规定的申办条件进行审查，符合条件的，收回原证，换发新证。不符合条件的，可限期3个月进行整改，整改后仍不符合条件的，注销原《药品经营许可证》。2009年国家局《关于做好换发〈药品经营许可证〉工作的通知》指出，药品批发企业换证必须符合《药品经营许可证管理办法》规定的申领《药品经营许可证》条件，符合所在地省级药品监督管理部门制定的《开办药品批发企业验收实施细则》；药品零售企业换证必须符合所在地省级药品监督管理部门制定的《开办药品零售企业验收实施标准》。药品经营企业有下列情形之一的，不予换证，并收回原证：①不符合《药品经营许可证管理办法》申办条件的，可限期3个月进行整改，整改后仍不符合要求的；②未取得药品GSP证书的；③经营过假劣药品，情节和后果严重的；④出租、转让过《药品经营许可证》的；⑤连续半年以上未经营药品的；⑥《营业执照》未通过工商行政管理部门2009年年检的；⑦企业进入破产程序的；⑧换证的资料不全或存在欺报瞒报情形的；⑨其他不符合换证要求的。并且，在换证工作中发现企业不具备经营某类药品基本条件，近1年内连续6个月不经营或累计9个月未经营某类药品的，应核减该类药品的经营范围；对擅自改变注册经营场所且下落不明的企业，经企业所在地药品监督管理部门发布公告后3个月内仍不办理变更手续的，视企业为自动终止经营行为，依法注销其《药品经营许可证》。

换发《医疗机构制剂许可证》，《医疗机构制剂配制监督管理办法（试行）》第二十一条规定，原发证机关结合医疗机构遵守法律法规、《医疗机构制剂配制质量管理规范》和质量体系运行情况，按照本办法关于设立医疗机构制剂室的条件和程序进行审查，在《医疗机构制剂许可证》有效期届满前作出是否准予换证的决定。符合规定准予换证的，收回原证，换发新证；不符合规定的，作出不予换证的书面决定，并说明理由，同时告知申请人享有依法申请行政复议或者提起行政诉讼的权利。

原发证机关对药品生产、经营企业和医疗机构换发药品许可证的申请，必须在许可证有效期届满前作出是否准予换证的决定；逾期未作决定的，视为同意换证，并应办理相应手续。

五、许可证的补发

《药品生产监督管理办法》、《药品经营许可证管理办法》及《医疗机构制剂配制监督管理办法（试行）》都提到药品许可证的补发。持证人提出补发许可证的原因可能是因为遗失或者损毁。许可证的补发，并不属于严格意义上的行政许可行为。因为遗失或者损毁的只是行政许可的书面凭证，原许可决定的法律效力依然延续，所以在申请补发期间企业（或者医疗机构）可以不停止生产、经营活动。补发的程序，以上三办法均规定，持证人应当在许可证遗失后立即向原发证机关申请补发，并在原发证机关指定的媒体上登载遗失声明。原发证机关在企业登载遗失声明之日起满1个月后，在一定时限内补发药品许可证（《药品生产监督管理办法》和《医疗机构制剂配制监督管理办法（试行）》规定的时限为10日）。补发的许可证，核准事项和有效期应与原许可证内容一致。

六、许可证的注销

许可证的注销与许可证的申领相呼应，分别构成了行政许可效力的"终"和"始"。行政许可的注销，可能是被许可人主动向行政机关申请，行政机关依申请予以注销；也可能是被许可人并没有申请，但基于特定事实的出现，行政机关依据法定程序收回行政许可证件或者公告行政许可失去效力。

药品许可实践中，依申请注销和非申请注销药品行政许可的情况均有存在。如《药品注册管理办法》第一百六十九条："具有下列情形之一的，由国家食品药品监督管理局注销药品批准文号，并予以公布：（一）批准证明文件的有效期未满，申请人自行提出注销药品批准文号的；（二）按照本办法第一百二十六条的规定不予再注册的；（三）《药品生产许可证》被依法吊销或者缴销的；（四）按照《药品管理法》第四十二条和《药品管理法实施条例》第四十一条的规定，对不良反应大或者其他原因危害人体健康的药品，撤销批准证明文件的；（五）依法作出撤销药品批准证明文件的行政处罚决定的；（六）其他依法应当撤销或者撤回药品批准证明文件的情形。"

《行政许可法》第七十条仅针对非申请注销的情形进行规定。该条款规定应当依法办理行政许可注销手续的情形有：（一）行政许可有效期届满未延续的；（二）赋予公民特定资格的行政许可，该公民死亡或者丧失行为能力的；（三）法人或者其他组织依法终止的；（四）行政许可依法被撤销、撤回，或者行政许可证件依法被吊销的；（五）因不可抗力导致行政许可事项无法实施的；（六）法律、法规规定的应当注销行政许可的其他情形。在《药品生产监督管理办法》、《药品经营许可证管理办法》以及《医疗机构制剂配制监督管理办法（试行）》中，都有与上述条款内容对应的条款规定。

为规范药品行政许可注销行为，注销应按法定程序进行，并应当作出书面决定，有关信息及时向社会公布。对非依申请注销的情形，原发证机关应当告知被许可人注销行政许可的理由、依据。被许可人药品许可证被注销后，原发证机关应当收回颁发的许可证，并自注销之日起5日内将注销情况通知工商行政管理部门（或者卫生行政部门）。

药品生产企业、药品经营企业被注销药品许可证后，原来取得的药品生产、经营活动资格也随即丧失。如继续从事相关活动，就属于违法行为，须承担相应的法律责任。但是，药品许可证被注销后，是否意味着企业主体资格的消失？这要视具体情况而定。对于专营药品生产、经营的企业，药品许可证被注销后，工商行政管理部门应当办理《营业执照》注销手续。《营业执照》被注销后企业主体资格不复存在；对于兼营药品生产、经营的企业，药品许可证被注销后，可能会出现两种情形，一是企业同时申请注销工商《营业执照》，二是工商行政管理部门根据药品许可证原发证部门通知的有关信息，对《营业执照》经营范围进行变更（核减药品生产、经营范围），后者企业主体资格仍然保留。但是，根据《企业名称登记管理实施办法》，有的情形企业名称也需要同时发生变更。

知识链接

药品生产、经营活动的歇业处理

持证人由于特殊的原因，在一定时间内可能会采取暂停药品生产、经营活动的行为，这在药品许可证管理实践中经常遇到。《行政许可法》第六十七条对取得直接关系公共利益的特定行业的市场准入行政许可的被许可人，提出特殊的义务要求，即：未经作出行政许可决定的行政机关批准，不得擅自停业、歇业。其他行政许可领域，对于歇业的含义和行为处置，有的法律法规有明文规定。如《医疗机构管理条例》（国务院令第149号）第二十一条："医疗机构歇业，必须向原登记机关办理注销登记。经登记机关核准后，收缴《医疗机构执业许可证》。""医疗机构非因改建、扩建、迁建原因停业超过1年的，视为歇业。"但是，对于药品生产、经营活动，相关法律法规并没有对歇业行为有明确的规定。根据行政相对人"法无明文禁止均可为"原则，药品许可证持证人享有歇业（暂停营业）的权利。但是，由于歇业期间企业原有的质量保证体系往往处于不完善、不稳定甚至失控的状态，如果对企业歇业行为疏于监管，企业间断性的生产、经营活动可能会带来药品质量安全重大隐患。因此，对药品歇业行为附加义务或者加强监管是必要的。不过目前，各地药品监管部门的态度和做法尚不统一。在国家局修订《药品经营许可证管理办法》2011年的某征求意见稿中，曾提出以下意见：企业因某种原因歇业的，应向原发证单位提出申请，并及时交回《药品经营许可证》；如需恢复营业，经原发证部门重新检查验收合格后，发还《药品经营许可证》，企业方可继续从事药品经营活动；凡在1年内累计歇业达6个月以上的，其《药品经营许可证》应予以注销；企业歇业期间应停止一切药品经营活动，否则按《药品管理法》第七十三条查处。

思考题

1. 《药品生产许可证》、《药品经营许可证》、《医疗机构制剂许可证》的证号（编号）各有什么含义？

2. 《药品生产许可证》、《药品经营许可证》、《医疗机构制剂许可证》的许可事项和登记事项各有哪些？变更程序有何不同？

3. 药品批发企业、药品零售企业可以核定的药品经营范围都有哪些？

4. 《药品经营许可证》有效期届满，一般哪些情形应不予换发许可证？

5. 哪些情形应注销药品生产、经营许可证？

6. 在监管实践中你有无发现伪造许可证的案例，最初引起你怀疑的"破绽"是什么？请运用学到的知识在日后监督检查中继续注意查看。

第五节 药品生产经营认证管理

药品是一种特殊的商品，不仅需要在研制、生产环节对其质量安全进行严格设计和控制，在经营和使用过程中，由于内外因素的作用，也有可能导致药品质量发生变异。因此，被许可人在各个环节都必须采取严格的管理控制措施，才能全方位地确保药品质量的安全有效。为达到上述目的，我国建立药品认证管理制度。药品认证管理是指药品生产、经营等活动被批准后，对被许可人从事特定活动所建立和运行的质量保证体系进行监督、审核、评价和认可的一种管理制度。随着药品监督管理法律体系的不断完善，国家在药品研制、生产、流通等环节均已制定相应的质量管理规范。如在药物实验室阶段实施《药物非临床研究质量管理规范》（简称 GLP）；在药物临床阶段实施《药物临床试验质量管理规范》（简称 GCP）；在药品生产过程中实施《药品生产质量管理规范》（简称 GMP）；在药品经营过程中实施《药品经营质量管理规范》（简称 GSP）等。这些质量管理规范由药品监督管理部门监督实施，而认证管理是监督实施的重要手段。本节仅介绍药品 GMP 认证和药品 GSP 认证管理。

一、药品 GMP 认证管理

《药品生产质量管理规范》（Good Manufacture Practice，GMP）是药品生产和质量管理的基本准则，适用于药品制剂生产的全过程和原料药生产中影响成品质量的关键工序。推行药品 GMP 管理，可以最大限度地避免药品生产过程中的污染和交叉污染，降低各种差错的发生，提高药品质量保障水平。

药品 GMP 是当今国际社会通行的一种管理制度。世界卫生组织从 60 年代中开始组织制订药品 GMP，中国则从 80 年代开始推行。1988 年卫生部颁布了我国的药品 GMP 规范，并于 1992 年作了第一次修订。国家药品监督管理局 1998 年成立后，再次修订了《药品生产质量管理规范》（国家药品监督管理局令第 9 号）。2010 年 2 月 12 日，卫生部发布了最新修订的《药品生产质量管理规范（2010 年修订）》，自 2011 年 3 月 1 日起施行。

现行《药品管理法》确立了药品 GMP 强制认证的法律地位。该法第九条规定："药品生产企业必须按照国务院药品监督管理部门依据本法制定的《药品生产质量管理规范》组织生产。药品监督管理部门按照规定对药品生产企业是否符合《药品生产质量管理规范》的要求进行认证；对认证合格的，发给认证证书。"为贯彻落实药品 GMP 认证制度，国家药品监督管理局和国家食品药品监督管理局先后出台了多个配套的规范性文件。主要有：1999 年印发了《药品 GMP 认证管理办法》与《药品 GMP 认证工作程序》（均已废止）；2002 年、2005 年及 2011 年先后颁布和修订了《药品生产质量管理规范认证管理办法》，现行《药品生产质量管理规范认证管理办法》（国食药监安〔2011〕365 号）于 2011 年 8 月 2 日起实施；1999 年制定《药品 GMP 认证检查评定标准（试行）》，2007 年 10 月 24 日颁布修订后的《药品 GMP 认证检查评定标准》（国食药监安 2007〔648〕号），自 2008 年 1 月 1 日起施行。

药品 GMP 认证管理是一项复杂而系统的工作，内容涉及职能分工、认证实施、检查员管理、证书管理、监督（包括跟踪）检查、法律责任等。现对其中部分内容介绍如下。

（一）实施主体与职能分工

《药品管理法实施条例》明确了我国药品 GMP 的二级认证管理体制。依照该条例第五条的规定，生产注射剂、放射性药品和国家局规定的生物制品的药品生产企业的认证工作，由国家局负责实施；生产除上述品种之外其他药品的药品生产企业的认证工作，由各省局组织实施。具体分工如下。

国家局主管全国药品 GMP 认证管理工作。负责注射剂、放射性药品、生物制品等药品 GMP 认证和跟踪检查工作；负责进口药品 GMP 境外检查和国家或地区间药品 GMP 检查的协调工作；负责对药品认证检查机构质量管理体系进行评估。

各省局负责本辖区内除注射剂、放射性药品、生物制品以外其他药品 GMP 认证和跟踪检查工作以及国家局委托开展的药品 GMP 检查工作。

省级以上药品监督管理部门设立的药品认证检查机构承担药品 GMP 认证申请的技术审查、现场检查、结果评定等工作。

（二）认证实施程序

药品 GMP 认证的基本程序有：提出申请、形式审查、受理、技术审查、现场检查、审批与发证。

1. 提出申请　依法需提出认证申请的对象范围包括：新开办药品生产企业或药品生产企业新增生产范围、新建车间的；药品生产企业改建、扩建车间或生产线的；已取得《药品 GMP 证书》的药品生产企业证书有效期届满拟继续生产药品的。

申请药品 GMP 认证的生产企业，应按规定填写《药品 GMP 认证申请书》，向企业所在地省局报送相关资料。其中属于注射剂、放射性药品、生物制品等药品的认证申请，省局接收申请后出具日常监督管理情况的审核意见，连同申请资料报送国家局。其他品种的认证申请由省局受理。

2. 受理与审查　国家局或者省局按照规定程序对药品 GMP 申请书及相关资料进行形式审查，作出予以受理、补正资料或者终止申请的决定。

药品认证检查机构对受理的申请资料进行技术审查，需要补充资料的，应当书面通知申请企业。申请企业应按通知要求，在规定时限内完成补充资料，逾期未报的，其认证申请予以终止。技术审查工作时限为自受理之日起 20 日。需补充资料的，工作时限按实际顺延。

3. 现场检查　药品认证检查机构完成申报资料技术审查后，应当制定现场检查工作方案，并组织实施现场检查。制定工作方案及实施现场检查工作时限为 40 日。

药品认证检查机构应在现场检查前通知申请企业。现场检查实行组长负责制，检查组一般由不少于 3 名药品 GMP 检查员组成，从药品 GMP 检查员库中随机选取，并应遵循回避原则。企业所在地省局应选派一名药品监督管理工作人员作为观察员参与现场检查，负责协调和联络与药品 GMP 现场检查有关的工作。现场检查时间一般为 3～5 天，但可根据具体情况适当调整。

现场检查开始时，检查组应向申请企业出示药品 GMP 检查员证或其他证明文件，确认检查范围，告知检查纪律、注意事项以及企业权利，确定企业陪同人员。

检查组需严格按照现场检查方案实施检查，申请企业在检查过程中应及时提供检查所需的相关资料。检查员如实做好检查记录。检查方案如需变更的，应报经派出检查组的药品认证检查机构批准。

现场检查结束后，检查组应对现场检查情况进行分析汇总，并客观、公平、公正地对检查中发现的缺陷进行风险评定。检查缺陷的风险评定应综合考虑产品类别、缺陷的性质和出现的次数。其中与药品 GMP 要求有严重偏离，产品可能对使用者造成危害的缺陷为严重缺陷；与药品 GMP 要求有较大偏离的缺陷为主要缺陷；偏离药品 GMP 要求，但尚未达到严重缺陷和主要缺陷程度的为一般缺陷。其风险等级依次降低。检查组分析汇总期间，企业陪同人员应回避。

检查组分析汇总后向申请企业通报现场检查情况，对检查中发现的缺陷内容，经检查组成员和申请企业负责人签字，双方各执一份。申请企业对检查中发现的缺陷无异议的，检查完毕后应对缺陷进行整改，并将整改情况及时报告派出检查的药品认证检查机构。如有异议，可做适当说明。如不能形成共识，检查组应做好记录并经检查组成员和申请企业负责人签字后，双方各执一份。

现场检查工作完成后，检查组应根据现场检查情况，结合风险评估原则提出评定建议。现场检查报告应附检查员记录及相关资料，并由检查组成员签字。检查组应在检查工作结束后 10 日内，将现场检查报告、检查员记录及相关资料报送药品认证检查机构。

现场检查如发现申请企业涉嫌违反《药品管理法》等相关规定，检查组应及时将证据通过观察员移交企业所在地药品监督管理部门，并将有关情况上报派出检查组的药品认证检查机构，派出机构根据情况决定是否中止现场检查活动。检查组应将情况在检查报告中详细记录。中止现场检查的，药品认证检查机构根据企业所在地药品监督管理部门调查处理结果，决定是否恢复认证检查。

4. 审批与发证 药品认证检查机构结合企业整改情况对现场检查报告进行综合评定。综合评定采用风险评估原则，综合考虑缺陷的性质、严重程度以及所评估产品的类别。必要时，可对企业整改情况进行现场核查。综合评定应在收到整改报告后 40 日内完成，如进行现场核查，评定时限顺延。现场检查综合评定后，作出"符合"或者"不符合"的评定结果。

药品认证检查机构应将评定结果予以公示，公示期为 10 日。对公示内容有异议的，药品认证检查机构或报同级药品监督管理部门及时组织调查核实。调查期间，认证工作暂停。对公示内容无异议或对异议已有调查结果的，药品认证检查机构将检查结果报同级药品监督管理部门，由药品监督管理部门进行审批。

药品监督管理部门在 20 日内完成审批。符合药品 GMP 要求的，向申请企业发放《药品 GMP 证书》；不符合药品 GMP 要求的，认证检查不予通过，以《药品 GMP 认证审批意见》方式通知申请企业。药品监督管理部门应将审批结果予以公告。属于各省局公告的事项，还应将公告上传国家局网站。

（三）跟踪检查

《药品管理法》第六十八条规定，药品监督管理部门应当依据《药品生产质量管理规范》，对经其认证合格的药品生产企业进行认证后的跟踪检查。在企业《药品 GMP 证书》有效期内，药品监督管理部门须至少组织一次跟踪检查。其中对注射剂、放射性药品、生物制品等进行的跟踪检查，由国家局药品认证管理中心组织或者委托各省局组织实施。跟踪检查的方案制订、检查组选派、结果评定等按照药品认证实施程序中的规定。经跟踪检查认定企业达不到药品 GMP 认证检查评定标准的，原认证机关按照《药品生产监督管理办法》的规定作出收回《药品 GMP 证书》的处理决定。

（四）《药品 GMP 证书》相关内容解读

《药品 GMP 证书》（图 1 - 11）由国家局统一印制。因为认证实施主体的不同，《药品 GMP 证书》发证机关有国家局和省局两种。

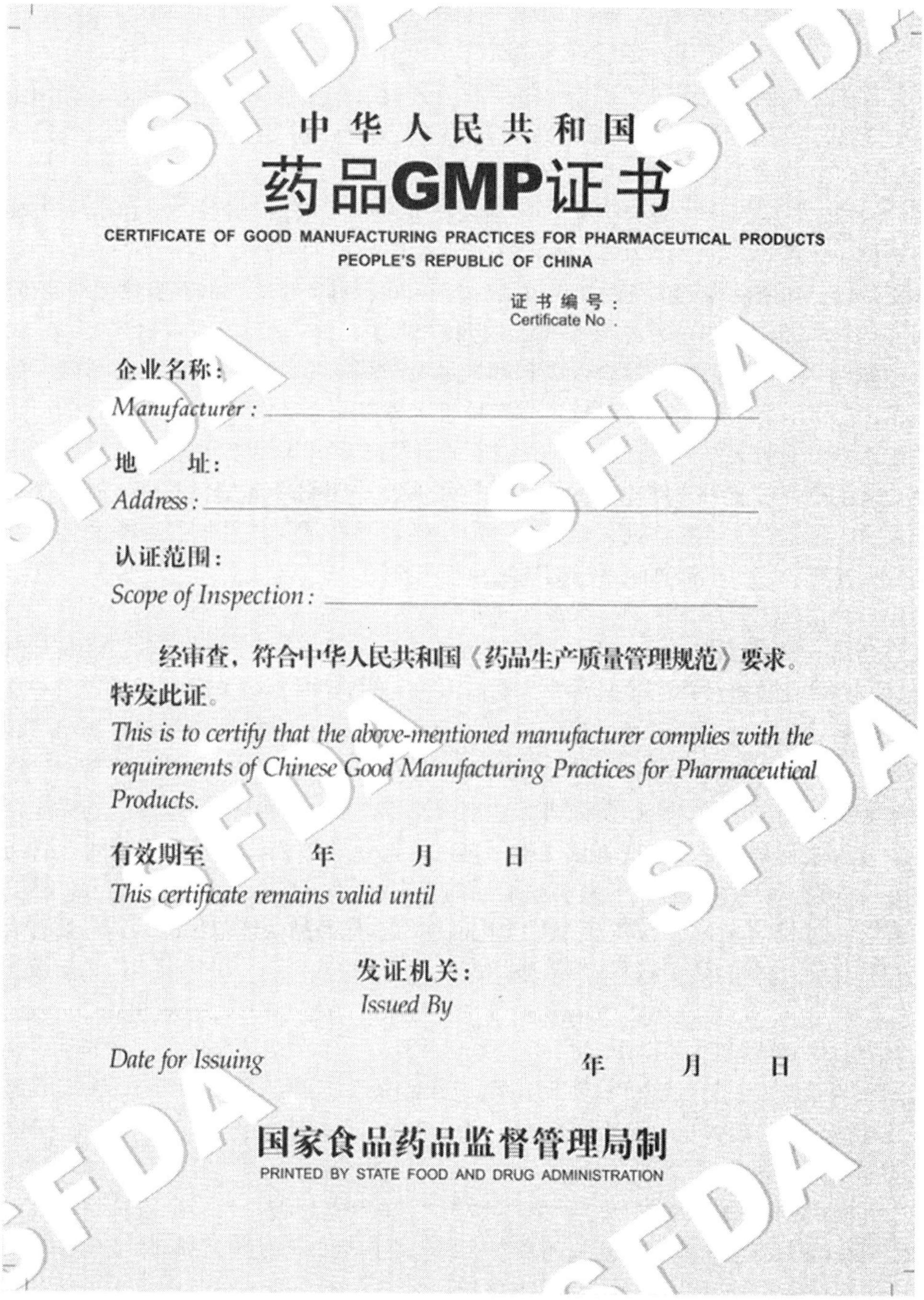

中 华 人 民 共 和 国
药品GMP证书
CERTIFICATE OF GOOD MANUFACTURING PRACTICES FOR PHARMACEUTICAL PRODUCTS
PEOPLE'S REPUBLIC OF CHINA

证 书 编 号 ：
Certificate No .

企业名称：
Manufacturer : _____

地　　址：
Address : _____

认证范围：
Scope of Inspection : _____

经审查，符合中华人民共和国《药品生产质量管理规范》要求。
特发此证。

This is to certify that the above-mentioned manufacturer complies with the requirements of Chinese Good Manufacturing Practices for Pharmaceutical Products.

有效期至　　　年　　　月　　　日
This certificate remains valid until

发证机关：
Issued By

Date for Issuing　　　　　年　　　月　　　日

国家食品药品监督管理局制
PRINTED BY STATE FOOD AND DRUG ADMINISTRATION

图 1 - 11　药品 GMP 证书

《药品GMP证书》应当载明编号。2011年前国家局颁发的证书编号格式为：字母+顺序号；各省局的编号格式为：省、自治区、直辖市简称+字母+顺序号。"字母"项为英文大写字母，按顺序分别代表不同年份，"A"代表1999年，"B"代表2000年，"C"代表2001年，"D"代表2002年，依次类推；"顺序号"项为四位阿拉伯数字自然顺序，中间不得有空号，跨年度继续上年度的顺序编号。如国家局2008年发放的证书编号为"J0000"，北京市局2009年发放的证书编号为"京K0000"等。

2011年实施《药品生产质量管理规范（2010年修订）》后采用了新的《药品GMP证书》样式，与老样式不同处在于，将背景颜色由黄色更换为蓝色，同时，采用了新的编号方法。国家局核发的证书新编号为：CN+四位年号+四位顺序号，如：CN20110000；各省局的新编号为：省份二位字母码+四位年号+四位顺序号。如：BJ20110000。二位字母代表码依据《中华人民共和国行政区划代码》（GB/T 2260—1999）制定，编写方法一般为省、自治区、直辖市名称的第一、二字汉语拼音的第一个大写字母，如浙江省ZJ，黑龙江省HL，内蒙古自治区NM等，但有少数例外的情况，如河北省HE，河南省HA，海南省HI，陕西省SN。

《药品GMP证书》标注的企业名称和地址应与药品生产许可证明文件所载明的企业名称和生产地址一致。企业名称、生产地址名称变更但未发生实质性变化的，可以药品生产许可证明文件为凭证，企业无需申请《药品GMP证书》的变更。认证范围应按照药品生产许可证明文件核定的生产范围填写，写明制剂剂型，其中青霉素类、头孢菌素类、激素类、抗肿瘤药、避孕药、放射性药品在括号内注明；原料药同时在括号内注明品种名称；生物制品填写类别及品种名称。

有下列情况之一的，由药品监督管理部门收回《药品GMP证书》：①企业（车间）不符合药品GMP要求的；②企业因违反药品管理法规被责令停产整顿的；③其他需要收回的。药品监督管理部门收回企业《药品GMP证书》时，应要求企业改正。企业完成改正后，将改正情况向药品监督管理部门报告，经药品监督管理部门现场检查，对符合药品GMP要求的，发回原《药品GMP证书》。

有下列情况之一的，由原发证机关注销《药品GMP证书》：①企业《药品生产许可证》依法被撤销、撤回，或者依法被吊销的；②企业被依法撤销、注销生产许可范围的；③企业《药品GMP证书》有效期届满未延续的；④其他应注销《药品GMP证书》的。应注销的《药品GMP证书》上同时注有其他药品认证范围的，药品监督管理部门可根据企业的申请，重新核发未被注销认证范围的《药品GMP证书》。新核发的《药品GMP证书》重新编号，其有效期截止日与原《药品GMP证书》相同。

药品生产企业《药品GMP证书》遗失或损毁的，应在相关媒体上登载声明，向原发证机关申请补发。原发证机关受理补发《药品GMP证书》申请后，在10日内按照原核准事项补发，补发的《药品GMP证书》编号、有效期截止日与原《药品GMP证书》相同。

《药品GMP证书》的收（发）回、补发、注销等管理情况，由原发证机关在其网站上发布相关信息。由各省局实施的事项，还应将信息上传至国家局网站。

《药品GMP证书》有效期5年。有效期届满前6个月内，企业应提出重新认证的申请。

二、药品 GSP 认证管理

《药品经营质量管理规范》（Good Supply Practice，GSP），即良好的供应规范，是指在药品流通过程中，为保证药品质量、有效防止质量事故的发生而制定的一套管理标准和规程。其核心是通过建立严格的管理制度规范企业行为，在药品采购、储存、销售等所有环节采用适当及有效的质量管理措施，控制所有可能发生质量事故的因素，保证药品经营质量，最大限度地防止药品质量变异和非法药品的侵入，以确保药品质量的稳定性和可靠性，给用户提供安全、有效的合格产品。

药品 GSP 是药品流通质量管理的基本准则，适用于药品经营、储存、运输、服务等流通环节①，是药品生产质量在流通环节控制的延续和深入。实施药品 GSP 不仅有利于保障药品质量安全，也是提高企业管理水平和综合素质、积极参与国际竞争的需要。在欧美一些国家，也存在药品流通环节的管理准则，称为《良好分销管理规范》（Good Distribution Practice，GDP）。1982 年，我国第一部 GSP1984 年由原国家医药管理局发布，在全国医药商业系统内予以试行；之后，我国 GSP 又经历了行业主管部门推行、国家行政主管部门监督实施的阶段；2001 年修订的《药品管理法》开始实施后，药品 GSP 进入依法强制实施的阶段，该法第十六条提出："药品经营企业必须按照国务院药品监督管理部门依照本法制定的《药品经营质量管理规范》经营药品。药品监督管理部门按照规定对药品经营企业是否符合《药品经营质量管理规范》的要求进行认证，对认证合格的，发给认证证书。"

自 1984 年起，我国共发布了三部 GSP（名称不尽相同），现行 GSP 由原国家药品监督管理局 2000 年 4 月 30 日发布，名称为《药品经营质量管理规范》，于同年 7 月 1 日起实施。由于十年来我国药品流通形势的变化，现行《药品经营质量管理规范》已跟不上形势需要，新版药品 GSP 正在修订之中。

为贯彻执行《药品经营质量管理规范》，原国家药品监督管理局于 2000 年 11 月 16 日印发了《药品经营质量管理规范实施细则》（国药管市〔2000〕526 号）和《GSP 检查员管理办法》（国药管市〔2000〕528 号），2003 年 4 月 24 日印发了《药品经营质量管理规范认证管理办法》（国食药监市〔2003〕25 号），以及其他的相关文件。其中，《药品批发企业 GSP 认证检查评定标准》、《药品零售连锁企业 GSP 认证检查评定标准》、《药品零售企业 GSP 认证检查评定标准》是现场检查评定企业是否符合 GSP 标准的主要依据。

《药品管理法实施条例》规定，省级药品监督管理部门负责组织药品经营企业的 GSP 认证工作。根据企业经营方式的不同，GSP 认证分为药品批发、药品零售连锁、药品零售的认证，现场检查的项目有所不同。目前，很多省、自治区、直辖市将药品零售企业的 GSP 认证工作委托给市级、甚至县级药品监督管理部门实施。委托实施的认证工作，受理、初审、审查、组织认证等活动可以由受委托的药品监督管理部门承担。认证合格的，以省局的名义发给认证证书。②

---

① 近些年来，由于药品第三方物流等新的药品流通模式的出现，有必要将其纳入药品 GSP 管理中。但现行 GSP 所涵盖的对象仅是药品经营企业，故下文的介绍也仅限于对药品经营企业的认证管理。

② 2012 年 9 月 23 日《国务院关于第六批取消和调整行政审批项目的决定》（国发〔2012〕52 号），已将药品零售企业 GSP 认证的管理权限由省级调整至设区的市级药品监督管理部门。

药品 GSP 认证在制度设计的基本框架上与药品 GMP 认证相同，具体管理也涉及方方面面的内容。认证实施程序概括来说包括：申请与受理、现场检查、审批与发证。由于《药品经营质量管理规范》正在修订之中，认证管理办法将可能随之变化，因此，认证检查和跟踪检查的具体实施程序本教材从略。

对认证合格的企业，省级药品监督管理部门在本地区公布相关信息（药品批发企业还应通过国家局网站向全国公布），并向企业颁发《药品经营质量管理规范认证证书》（简称《药品 GSP 认证证书》，图 1－12）；对认证不合格的企业，省级药品监督管理部门应书面通知企业。企业可在通知下发之日 6 个月后，重新申请 GSP 认证。

《药品 GSP 认证证书》由国家局统一印制，其发证机关为各省局。证书应当载明编号。国家局规定的编号方法为：首位字母（大写）＋"－"＋地区拼音代码（大写）＋年度码＋"－"＋年度该类型证书流水号。其中首位字母规定为：字母"A"代表药品批发企业，"B"代表药品零售连锁企业，"C"代表药品零售企业；地区拼音代码一般为省、自治区、直辖市名称的第一、二字汉语拼音的第一个大写字母，如北京 BJ，浙江 ZJ，内蒙古 NM 等，少数省、自治区、直辖市名称第一个汉字取前二个字母，如河北 HEB，河南 HEN，湖北 HUB，湖南 HUN，黑龙江 HLJ，陕西 SHX；年度码取发证日期的年度后两位数码，如 2003 年年度码为"03"，2004 年年度码为"04"，以此类推；流水号是按不同类型企业（批发、零售连锁、零售）以发证年度为单位排序形成的顺序号码，各省统一从 2003 年度编起，一般可以"001"起始。例如：某证书编号为 A－QH05－001，代表青海省 2005 年发放的首张药品批发企业 GSP 认证证书。但有的省份证书编号比国家局规定的格式更加具体，如湖北省在证书编号年度码和流水号之间加入地区代码号（按武汉 01，黄石 02 等顺序编排），如 C－HUB10－01－001 代表 2010 年发放的武汉地区首家药品零售企业认证证书。

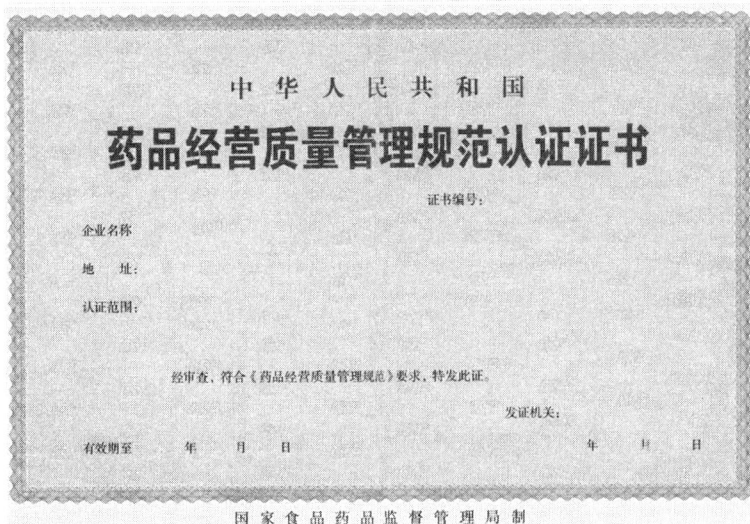

中 华 人 民 共 和 国

药品经营质量管理规范认证证书

证书编号：

企业名称：

地　　址：

认证范围：

经审查，符合《药品经营质量管理规范》要求，特发此证。

发证机关：

有效期至　　年　　月　　日　　　　　　　　　　　年　　月　　日

国 家 食 品 药 品 监 督 管 理 局 制

图 1－12　《药品 GSP 认证证书》

《药品 GSP 认证证书》标注的企业名称和地址应与《药品经营许可证》所载明的企业名称和注册地址一致。认证范围各省标注的内容不尽一致。有的标注经营方式，如（药品）批发、（药品）零售连锁或者（药品）零售；有的标注《药品经营许可证》核准的经营范围；也有的经营方式和经营范围同时标注。

《药品 GSP 认证证书》有效期 5 年，有效期满前 3 个月内，由企业提出重新认证的申请。省级药品监督管理部门依照规定的认证程序，对申请企业进行检查和复审，合格的换发证书。审查不合格以及认证证书期满但未重新申请认证的，应收回或撤销原认证证书，并按规定予以公布。

思考题

1. 试述药品 GMP、药品 GSP 的含义。
2. 简述药品 GMP 认证现场检查的程序和要求。
3. 《药品 GMP 证书》、《药品 GSP 认证证书》的编号格式是什么？各有什么含义？

第六节 生物制品批签发管理

除药品注册管理、药品生产经营许可证管理与药品认证管理外，与基层药品监督管理工作关系密切的还有生物制品批签发管理等制度。所谓生物制品批签发，是指国家对疫苗类制品、血液制品、用于血源筛查的体外生物诊断试剂以及国家局规定的其他生物制品，每批制品出厂上市或者进口时进行强制性检验、审核的制度。国家局根据批签发检验或者审核结果，符合要求的，签发《生物制品批签发合格证》（图 1－13）。检验不合格或者审核不被批准者，不得上市或者进口。

2007 年 11 月 15 日国家局在《关于进一步加强生物制品批签发管理工作有关事项的通告》（国食药监注〔2007〕693 号）中公布的实施批签发管理的生物制品品种有[①]："（一）疫苗制品。细菌类疫苗，具体品种有：伤寒 Vi 多糖疫苗、口服重组 B 亚单位/菌体霍乱菌苗（肠溶胶囊）、钩端螺旋体疫苗、皮上划痕用鼠疫活疫苗、皮上划痕人用炭疽活疫苗、皮上划痕人用布氏菌活疫苗、皮内注射用卡介苗、b 型流感嗜血杆菌结合疫苗、吸附百白破联合疫苗、吸附无细胞百白破联合疫苗、吸附破伤风疫苗、吸附白喉疫苗、吸附白喉疫苗（成人及青少年用）、吸附白喉破伤风联合疫苗（成人及青少年用）、吸附白喉破伤风联合疫苗、A 群 C 群脑膜炎球菌多糖疫苗、A 群脑膜炎球菌多糖疫苗、23 价肺炎球菌多糖疫苗；病毒类疫苗，具体品种有：森林脑炎灭活疫苗、黄热减毒活疫苗、乙型脑炎灭活疫苗、乙型脑炎减毒活疫苗、Ⅰ 型肾综合征出血热灭活疫苗、Ⅱ 型肾综合征出血热灭活疫苗、双价肾综合征出血热灭活疫苗、人用狂犬病疫苗（Vero 细胞）、冻干人用狂犬病疫苗（Vero 细胞）、人用狂犬病疫苗（地鼠肾细胞）、重组乙型肝炎疫苗（酵母）、重组乙型肝炎疫苗（CHO 细胞）、冻干甲型肝炎减毒活疫苗、甲型肝炎减毒活疫苗、甲型肝炎灭活疫苗、甲、乙型肝炎联合疫苗、口服轮状病毒活疫苗、麻疹减毒活疫苗、脊髓灰质炎减毒活疫苗糖丸（人二倍体细胞）、口服脊髓

---

① 根据国家局有关文件，自 2006 年 1 月 1 日起将所有上市销售的预防用疫苗类制品纳入批签发管理，2008 年 1 月 1 日将所有上市销售的血液制品纳入批签发管理。

灰质炎减毒活疫苗（猴肾细胞）、脊髓灰质炎减毒活疫苗糖丸（猴肾细胞）、风疹减毒活疫苗（人二倍体细胞）、风疹减毒活疫苗（兔肾细胞）、腮腺炎减毒活疫苗、冻干水痘减毒活疫苗、麻疹腮腺炎联合减毒活疫苗、麻疹风疹联合减毒活疫苗、麻疹－腮腺炎－风疹三联减毒活疫苗、流感全病毒灭活疫苗、流感病毒裂解疫苗、流感病毒亚单位疫苗。（二）血液制品。具体品种有：人血白蛋白、冻干人血白蛋白、静注人免疫球蛋白（pH 4）、冻干静注人免疫球蛋白（pH 4）。（三）体外诊断试剂。具体品种有：梅毒快速血浆反应素诊断试剂、梅毒甲苯胺红不加热血清诊断试剂、梅毒螺旋体抗体诊断试剂盒（酶联免疫法）、乙型肝炎病毒表面抗原诊断试剂盒（酶联免疫法）、丙型肝炎病毒抗体诊断试剂盒（酶联免疫法）、人类免疫缺陷病毒抗体诊断试剂盒（酶联免疫法）、抗 A、抗 B 血型定型试剂（人血清）、抗 A、抗 B 血型定型试剂（马血清）、抗 A、抗 B 血型定型试剂（单克隆抗体）。"

生 物 制 品 批 签 发 合 格 证

Certificate for the Release of Biological Products

证 书 编 号：

Certificate No：

制品名称 _____

Name of the product

生产企业 _____

Manufacturer

地　　址 _____

Address

收检编号 _____　　　批　　号 _____

Regis.Code　　　　　　　　　Lot No.

剂　　型 _____　　　规　　格 _____

Dosage Form　　　　　　　　Strength

有效期至 _____　　　批量/进口量 _____

Valid until　　　　　　　　Quantity

经审查，上述制品符合生物制品批签发的有关规定，判定合格。

The product mentioned above complies with the provisions for the release of Biological products and has been approved for release.

本证明系基于对企业申报的制品批制造及检验记录摘要的审查（和实验室检定）而签发。

This certificate is based on examination of summary manufacturing protocol（and Laboratory test(s)）.

签发人：

Issued by

（公 章）

年　　月　　日

Year　Month　Day

图 1－13　生物制品批签发合格证

目前，经国家局授权的承担生物制品批签发工作的药品检验机构有中检院以及北京市、上海市、吉林省、甘肃省、四川省、湖北省、广东省等 7 个省（市）（食品）药品检验所，每个检验所有 1～3 名经授权指定的签发人代表国家局签发生物制品批签发证明文件。《生物制品批签发合格证》证书编号由承担批签发检验或者审核的药品检验机构按照顺序编号，其格式为"批签×（进）检××××××××"，其中，括号前"×"符号代表承担批签发检验或者审核的（食品）药品检验所所在地省级行政区域或者机构的简称，括号"进"字代表进口药品，后8个"×"符号的前4位为公元年号，后4位为年内顺序号。如"批签中检20070001"，指原中国药品生物制品检定所2007年签发的序号为"0001"号的合格证书；"批签京检20110002"表示北京市药品检验所2011年签发的序号为"0002"号的合格证书。但个别省份的证书编号并不完全遵照上述格式编排，如广东省批签发的证书编号格式为"批签粤检×××A××××××号"，字母前四个"×"代表年份，字母后五个"×"为顺序号。批签发合格证应加盖印章，印章字样为"国家食品药品监督管理局批签发专用章"，不同（食品）药品检验所所用的印章在居中底部位置用"＜×＞"以示区别，"×"表示签发机构的简称，如北京市药品检验所简称为"京"。

一张《生物制品批签发合格证》与一种生物制品特定的一个批次产品相对应。按照批签发管理的生物制品在销售时，必须提供加盖本企业原印章的该批生物制品的批签发合格证复印件。销售未获得批签发合格证的生物制品，符合《药品管理法》第四十八条"必须批准而未经批准即销售"的情形按假药论处，依照该法第七十四条规定追究法律责任。各承担批签发工作的（食品）药品检验所通常将经其批签发的品种在机构网站上公布，药品购进单位可上网查询相关品种，为判定所采购的品种是否经过批签发或者索取的批签发合格证是否真实恰当等提供参考依据。

思考题

1. 目前我国实施批签发管理的生物制品有哪些类别？
2. 目前经国家局授权承担生物制品批签发工作的药品检验机构有哪几个？
3. 《生物制品批签发合格证》的编号格式是什么？有什么含义？
4. 销售按照批签发管理的生物制品时有什么管理要求？

第七节　监督检查与法律责任

一、监督检查

监督检查是确保行政许可设定目标实现的重要手段，分行政机关内部的层级监督和对被许可人的监督两个方面。

在行政机关内部实行层级监督，目的是为了保证下级机关严格依照法定权限、条件、程序等实施行政许可，防止实施机关滥用职权、违法实施许可行为。对被许可人的行为实施监督，目的是为了确保被许可人切实履行法定义务，按照许可的法定要求从事特定的活动，其实质属于行政执法的范畴。本节主要介绍对被许可人的监督检查。

药品行政许可仅是对药品研制、生产、经营、使用等活动实施事前把控、管理的手段。取得行政许可后的被许可人，如果在涉药活动中失去药品监督管理部门必要的监督和管理，其追求和选择自身利益的行为就极有可能向任性、无序的方向发展，进而不可避免地与社会的整体利益或者公共利益发生冲突，保证药品质量、保障人体用药安全、维护人民身体健康和用药的合法权益这一药品立法的基本宗旨也就无法实现。因此可以说，监督检查是行政机关依法实现行政许可功能过程中的一个行为步骤，在一定意义上事后监督比事前许可更重要。药品监管实践证明，即使经过行政许可的被许可人，违法、违规的行为也比较突出。药品监督管理部门必须克服重事前许可、轻事后监管，或者只许可、不监管的行为取向，否则，药品行政许可便失去应有的意义。药品监督管理部门只有依法加强了监督管理，才能保证药品行政许可质量的延伸。

被许可人对药品监督管理部门依法开展的监督检查应予配合。《药品管理法》第六十四条规定："药品监督管理部门有权按照法律、行政法规的规定对报经其审批的药品研制和药品的生产、经营以及医疗机构使用药品的事项进行监督检查，有关单位和个人不得拒绝和隐瞒。"

（一）监督检查的基本要求

1. 主体合法 药品监督管理部门应按法定职权，对辖区内被许可人特定的涉药活动进行监督。开展监督检查时一般不得超越法定事务管辖权和法定地域管辖权。

2. 程序规范 在监督检查时，药品监督管理部门应当指派两名以上检查人员参加。检查人员应当向被许可人出示执法证明文件。检查结果应以书面形式告知被检查单位。需要整改的应当提出整改内容及整改期限，并实施跟踪检查。

3. 信息归档 药品监督管理部门对被许可人监督检查的情况和处理结果应予以记录，由监督检查人员签字后归档。监督检查的情况和处理结果，公众有权查阅。

药品监督管理部门应当在法律、法规、规章赋予的权限范围内，建立本辖区药品行政相对人的监管档案。档案内容包括药品行政许可情况、监督检查情况、产品质量抽查情况、不良行为记录和投诉举报等方面的内容。

4. 其他要求 药品监督管理部门收到他人对被许可人从事违法活动的举报后，应当及时核实、处理。

实施监督检查，不得妨碍被许可人正常的生产经营活动。检查人员不得索取或者收受被许可人的财物，不得谋取其他利益，对知悉的企业技术秘密和业务秘密应当保密。

除法律、行政法规另有规定的外，药品监督管理部门对行政许可事项进行监督检查，不得收取任何费用。

（二）监督检查的方式

监督检查包括行政监督和技术监督。对被许可人生产经营的产品进行抽样检查、检验、检测更倾向于技术监督的范畴，对其行为活动的检查一般属于行政监督的范畴。监督检查时，可以依法查阅或者要求被许可人报送有关材料，可以对活动场所进行实地检查。被许可人应当如实提供有关情况和材料。

1. 书面检查 从减少行政执行成本、避免执法扰民的角度，书面检查是值得倡导的常用方式。如《药品经营许可证管理办法》第二十二条规定：发证机关可以要求持证企业报送《药品经营许可证》相关材料，通过核查有关材料，履行监督职责。除必须进行现场检查的外，发证机关可以根据具体情况只采取书面方式完成。但这种检查方式也有局限性，往往难以掌握被许可人客观、真实的情况，所以经常需要结合其他检查方式。

2. 实地（或现场）检查 和药品行政许可审查环节一样，实地（或现场）检查也是对被许可人常用的监督检查方式。很多情况下不经实地检查无法判断被许可人是否履行法定义务、是否存在违法违规行为。比如有举报称某药品零售企业存在经营场所未按规定划分药品区与非药品区（药品与非药品混放）、驻店药师虚职虚聘、未凭处方销售处方药、擅自在核准地以外的场所销售药品或者超出许可的经营范围销售药品等行为，都需要现场检查后方能核实。

3. 抽样检查、检验 通常指对被许可人生产、经营的产品质量进行的监督检查。《药品管理法》规定，药品监督管理部门根据监督检查的需要，可以对药品质量进行抽查检验；对于国务院药品监督管理部门规定的生物制品、首次在中国销售的药品以及国务院规定的其他药品，在销售前或者进口时，必须经指定的药品检验机构检验，等。

4. 其他检查方式 在药品监管实践中，针对不同的对象和内容，药品监督管理部门往往采取某些特殊的检查方式。这些检查方式实际上是以上三种检查方式的特殊表现形式，或单独实施或结合实施。主要的方式有：①日常监督检查。如某市食品药品监督管理局按照年度工作计划对辖区内药品生产、经营企业开展巡查。②专项检查。如2008年一些地区出现含麻黄碱类复方制剂流入非法渠道、被不法分子用于提取麻黄碱制毒的问题，国家局部署加强含麻黄碱类复方制剂管理的专项检查。③跟踪检查。根据《药品管理法》的规定，药品监督管理部门应当对药品GMP、GSP认证合格的药品生产企业、药品经营企业进行认证后的跟踪检查。④飞行检查。飞行检查是认证跟踪检查的一种形式，指药品监督管理部门根据监管需要随时对企业所实施的现场检查。国家局2006年印发的《药品GMP飞行检查暂行规定》中指出，药品GMP飞行检查主要针对涉嫌违反药品GMP或有不良行为记录的药品生产企业。

（三）监督检查的内容

由于被许可人的行为直接影响产品（或者服务）质量，因此对被许可人行为的监督是监督检查的重要内容。行政许可事后的监督检查与行政许可实施过程中的审查既统一又有区别。从药品行政许可的功能上看，事后监督和事前审查两者目的一致，检查的内容都是以核查是否（或依然）适法为重点。但事后监督和事前审查发生的时间点不一样。行政许可实施过程中的审查，发生在特定的活动被批准之前，因此审查的内容侧重于法定的静态条件。比如，核发药品生产、经营许可证，药品监督管理部门应当对申请事项的人员、硬件设施、管理机构和规章制度等要素的配备和设置进行审查，"有"或者"没有"是判断符不符合法定条件、标准的主要依据。但监督检查更强调事中和事后，是在被许可的特定活动实际发生之后开展的，不仅要检查原条件中的静态要素是否依然具备，更要结合被许可活动在动态管理过程中，这些静态要素是否发挥充分、适宜，是否达到对生产、经营等活动有效质量控制的目的。因此，除行为的合法性之外，法定条件的"有效性"是监督检查更需注重的内容，是检查行政许可目的是否得以实现更加重要的判断标准。

概况而言，对被许可人监督检查的依据和标准是相关法律、法规、规章以及规范性文件。但由于不同的药品行政许可事项，其功能、性质、对象、条件等方面都存在一定差异，因此监督检查的具体内容当然有所不同。以药品许可证管理为例，《药品生产监督管理办法》第三十九条规定："国家食品药品监督管理局可以直接对药品生产企业进行监督检查，并对省、自治区、直辖市（食品）药品监督管理部门的监督检查工作及其认证通过的生产企业《药品生产质量管理规范》的实施及认证情况进行监督和抽查。"第四十条规定："监督检查的主要内容是药品生产企业执行有关法律、法规及实施《药品生产质量管理规范》的情况，监督检查包括《药品生产许可证》换发的现场检查、《药品生产质量管理规范》跟踪检查、日常监督检查等。"《药品经营许可证管理办法》第二十一条规定，对《药品经营许可证》持证企业监督检查的内容主要包括："（一）企业名称、经营地址、仓库地址、企业法定代表人（企业负责人）、质量负责人、经营方式、经营范围、分支机构等重要事项的执行和变动情况；（二）企业经营设施设备及仓储条件变动情况；（三）企业实施《药品经营质量管理规范》情况；（四）发证机关需要审查的其他有关事项。"第二十三条规定："《药品经营许可证》现场检查标准，由发证机关按照开办药品批发企业验收实施标准、开办药品零售企业验收实施标准和《药品经营质量管理规范》认证检查标准及其现场检查项目制定，并报上一级（食品）药品监督管理部门（机构）备案。"

（四）监督检查结果的处理

包括对行政许可主体和被许可人行为的监督和处理，其中也涉及下文介绍的法律责任的内容。在药品监督管理部门层级监督时，上级机关一旦发现下级机关及其工作人员在实施药品行政许可中存在违法现象，要坚决及时地制止、纠正。对涉嫌构成犯罪的行为，要依法移交司法机关追究刑事责任。

在对被许可人的监督检查时，如果发现被许可人没有按照药品行政许可所要求的范围、条件和程序从事药品生产经营等活动，药品监督管理部门应当坚决制止，并责令立即（或限期）改正。依法应当行政处罚的，应给予警告、罚款、没收违法所得或非法财物、责令停产停业或者吊销许可证件等行政处罚。构成犯罪的依法追究刑事责任。

知识链接

行政许可违法行为抄告制度

大部分药品行政许可事项，一旦被批准在全国范围内有效。由于《行政处罚法》确立了违法行为属地管辖原则，往往被许可人的异地违法行为被查处后，批准该许可事项的药品监督管理部门并不知晓，如此不能保证药品行政管理的连续性和统一性。因此，在目前行政机关计算机档案系统互联尚不完备的状况下，实行药品监督管理部门之间的抄告制度很有必要。《行政许可法》第六十四条规定："被许可人在作出行政许可决定的行政机关管辖区域外违法从事行政许可事项活动的，违法行为发生地的行政机关应当依法将被许可人的违法事实、处理结果抄告作出行政许可决定的行政机关。"

以下几种行政行为，是监督检查和许可管理中常见的处理手段，有必要加以区分。

1. 撤回行政许可　一般来说，作出的行政许可具有公定力、确定力，一经批准受法律保护，行政机关不得擅自改变。因此在药品许可实践中撤回行政许可的案例比较罕见。除非是出现药品行政许可所依据的法律、法规修改或者废止，取消了原许可事项行政许可的规定，或者是作出行政许可所依据的客观情况发生重大变化，必须对某药品生产、经营等活动加以禁止等情况，药品监督管理部门不能撤回已经生效的行政许可。即便出现非撤回不可的情形，给被许可人造成财产损失的，药品监督管理部门应当依法给予补偿。行政许可被撤回后，药品监督管理部门应当办理注销手续。

"撤回"的另外一种情形是，在行政许可实施过程中申请人书面提出撤回申请，许可实施机关确认后依法予以终止。因撤回行政许可申请给申请人造成财产损失的，责任在申请人自身不在药品监督管理部门，不存在补偿财产损失的理由和依据。换句话说，因撤回申请造成的财产损失由申请人自行承担。

2. 撤销行政许可　在涉药法律、法规中，撤销这一行政行为被广泛使用，如撤销药品批准证明文件、撤销药品许可证、撤销认证证书、撤销进口药品注册证书、撤销新药证书、撤销药品试行标准、撤销药品临床研究批件、撤销药品广告批准文号、撤销检验资格以及撤销下级药品监督管理部门违法的行政行为等。

以上多数撤销行为，都缘于被许可人存在比较严重的违法事实，撤销作为原许可机关对被许可人行政处罚的手段使用。如《药品管理法》第七十四条规定："生产、销售假药的，没收违法生产、销售的药品和违法所得，并处违法生产、销售药品货值金额二倍以上五倍以下的罚款；有药品批准证明文件的予以撤销，并责令停产、停业整顿；情节严重的，吊销《药品生产许可证》、《药品经营许可证》或者《医疗机构制剂许可证》；构成犯罪的，依法追究刑事责任。"

但《行政许可法》第六十九条所规定的撤销行政许可有特定的含义，专指行政许可在实施过程中本身存在违法因素，或者存在瑕疵，属于无效行政许可。因此，作出行政许可决定的行政机关或者其上级行政机关，根据利害关系人的请求或者依据职权，对被许可人获得的行政许可予以撤销。药品管理中相应的规定，如《药品管理法》第九十八条：药品监督管理部门对下级药品监督管理部门违反该法的行政行为，责令限期改正；逾期不改正的，有权予以改变或者撤销；《药品生产监督管理办法》第五十条：有《行政许可法》第六十九条情形之一的，国家局或者省局根据利害关系人的请求或者依据职权，可以撤销《药品生产许可证》，等。

依照《行政许可法》第六十九条的规定，可以撤销药品行政许可的情形有：①药品监管部门工作人员滥用职权、玩忽职守作出准予行政许可决定。如因为与申请人有特殊的人情关系，擅自泄露其他获得生产含有新型化学成分药品许可的生产者提交的自行取得且未披露的试验数据，并使用该数据帮助申请人取得药品生产注册等；②超越法定职权作出准予行政许可决定。如某市局以该单位名义给许可申请人发放《医疗机构制剂许可证》等；③违反法定程序作出准予行政许可决定。如作出许可决定前未按规定程序向社会公开有关信息等；④对不具备申请资格或者不符合法定条件的申请人准予行政许可。如开办药品生产企业法定代表人或者负责人存在《药品管理法》第七十六条和第八十三条规定的情形，或者厂房环境存在重大质量安全隐患等，仍予以许可；⑤依法可以撤销行政许可的其他情形。被许可人由于被撤销药品行政许可合法权益受到损害的，药品监督管理部门应当依法给予赔偿。

但是，如果被许可人以欺骗、贿赂等不正当手段取得药品行政许可，药品监督管理部门应当予以撤销。这种情形，被许可人基于行政许可取得的利益不受保护，药品监督管理部门不承担赔偿责任。

对撤销的行政许可，药品监督管理部门根据被许可人的申请，可以重新作出准予行政许可的决定。因为撤销行政许可不是一种永久性处罚，在撤销之后，被许可人仍然有权就同一行政许可事项再向行政机关提出许可申请。但撤销行政许可是基于欺骗、贿赂等不正当手段作出的，依照有关法律规定在一定期限内剥夺其再次申请的资格。

3. 缴销行政许可（证件） 缴销的对象主要指行政许可证件。《行政许可法》没有规定"缴销"这一行政行为，但从《现代汉语词典》的词义来看，"缴销"包含了缴回、注销两种行为。目前涉药法律规范中，缴销行为只出现在药品许可证的管理中。《药品管理法实施条例》规定，药品生产企业、药品经营企业或医疗机构终止生产、经营药品或者关闭的，《药品生产许可证》、《药品经营许可证》、《医疗机构制剂许可证》由原发证机关缴销。但具体法律条文中存在用"不同"的行政行为处理被许可人相同的行为事实的情况。如《药品经营许可证管理办法》第二十六条第二项规定，药品经营企业终止经营药品或者关闭的，《药品经营许可证》由原发证机关注销；该办法第三十条规定，药品经营企业终止经营药品或者关闭的，《药品经营许可证》由原发证机关缴销。这两个条款其实并不矛盾。从词义上看，缴销更强调对药品许可证这个法定凭证的收缴，但同时也包含了对相应行政许可的注销。所以《药品经营许可证管理办法》第二十六条第三项同时指出，《药品经营许可证》被依法缴销的，许可证由原发证机关注销。注销是对原行政许可效力终结和消亡的必经程序，《药品经营许可证》被注销，也意味着原发证机关有对这个法定凭证收缴的义务。

4. 吊销行政许可（证件） 吊销行政许可（证件）是《行政处罚法》规定的行政处罚的一个种类，适用于被许可人取得行政许可后有严重违法行为的情形。根据《行政处罚法》的规定，吊销只能由法律、法规设定。

在《药品管理法》中，"吊销"的载体大部分是药品许可证。药品生产企业、药品经营企业或者医疗机构被吊销药品许可证的情形有以下九种：一是生产、销售假药情节严重的；二是生产、销售劣药情节严重的；三是未按照规定实施药品 GMP、GSP 情节严重的；四是从无《药品生产许可证》、《药品经营许可证》的企业购进药品情节严重的；五是伪造、变造、买卖、出租、出借许可证或者药品批准证明文件情节严重的；六是提供虚假的证明、文件资料样品或者采取其他欺骗手段取得药品许可证的；七是购销药品未按规定建立真实完整的购销记录，情节严重的；八是销售药品和调配处方违法情节严重的；九是在药品购销中暗中给予、收受回扣或者其他利益，企业或者其代理人给予使用其药品的医疗机构的负责人、药品采购人员、医师等有关规定人员以财物或者其他利益，情节严重的。除吊销药品许可证外，对于药物临床试验机构未按照规定实施《药物临床试验质量管理规范》情节严重的，上法规定，给予吊销药物临床试验机构的资格。

《药品管理法实施条例》对《药品管理法》吊销药品行政许可（证件）的情形作

出补充性规定，主要有：一是药品生产企业擅自委托或者接受委托生产药品，情节严重的；二是未经批准，药品经营企业擅自在城乡集市贸易市场设点销售药品或者在城乡集市贸易市场设点销售的药品超出批准经营的药品范围，情节严重的；三是药品生产企业生产没有国家药品标准的中药饮片，不符合省级药品监督管理部门制定的炮制规范或者医疗机构不按照省级药品监督管理部门批准的标准配制制剂，情节严重的；四是承担药物临床试验的机构未经审查批准擅自进行临床试验的等。

除此，其他涉药行政法规，也有少数条款设定吊销行政许可（证件）的行政处罚。如《麻醉药品和精神药品管理条例》第八十二条："违反本条例的规定，致使麻醉药品和精神药品流入非法渠道造成危害……情节严重的，处违法所得2倍以上5倍以下的罚款；由原发证部门吊销其药品生产、经营和使用许可证明文件。"《易制毒化学品管理条例》第四十条：有"易制毒化学品丢失、被盗、被抢后未及时报告，造成严重后果"、"生产、经营易制毒化学品的单位不如实或者不按时向有关行政主管部门和公安机关报告年度生产、经销和库存等情况"、"易制毒化学品的产品包装和使用说明书不符合本条例规定要求"等情形的，由负有监督管理职责的行政主管部门给予警告，责令限期改正，处1万元以上5万元以下的罚款；对违反规定生产、经营、购买的易制毒化学品可以予以没收；逾期不改正的，责令限期停产停业整顿；逾期整顿不合格的，吊销相应的许可证。药品类易制毒化学品的监督管理职责主要在药品监督管理部门，药品生产（经营）企业有上述违法情节的，可能承担被吊销药品许可证的法律责任。

注销是撤回、撤销、缴销和吊销的后续程序性行为，不论在《行政许可法》还是在涉药法律规范有关条款中，都有这样的意思表达。药品行政许可（证件）被撤回、撤销、缴销或者吊销之后，都意味着原行政许可的消亡，原许可机关应当办理行政许可注销手续。

二、法律责任

法律责任是指相关主体因不履行或不完全履行法定义务，或者因侵犯他人的法定权利，而应当承担的由国家机关依法确认并强制其承受的法定的不利后果。行政许可法律责任的主体包含两个方面：一是行政许可机关及其工作人员，二是行政许可相对人。

在药品行政许可管理中，如果药品监督管理部门及其工作人员超越法定权限和范围、不按法定条件和标准、违反法定程序实施行政许可的；或者以权谋私、办理行政许可或实施监督检查时索取、收受他人财物或者谋取其他利益的；或者滥用职权、擅自收费或不按法定项目和标准收费实施行政许可的；或者玩忽职守、对被许可人不依法履行监督检查职责或者监督检查不力，造成严重后果的；或者存在其他违法违规行为的，相关人员视情节轻重将可能被追究行政法律责任甚至刑事法律责任。具体条文方面的规定，如《药品管理法》第九十四条："药品监督管理部门违反本法规定，有下列行为之一的，由其上级主管机关或者监察机关责令收回违法发给的证书、撤销药品批准证明文件，对直接负责的主管人员和其他直接责任人员依法给予行政处分；构成犯罪的，依法追究刑事责任：（一）对不符合《药品生产质量管理规范》、《药品经营质量管理规范》的企业发给符合有关规范的认证证书的，或者对取得认证证书的企业未按照规定履行跟踪检查的职责，对不符合认证条件的企业未依法责令其改正或者撤销其认证证书的；（二）对不符合法定条件的单位发给《药品生产许可证》、《药品经营许可证》或者《医疗机构制剂许可证》的；（三）对不符合进口条件的药品发给进口药品注册证书的；（四）对不具备临床试验条件或者生产条件而批准进行临床试验、发给新药证书、发给药品批准文号的。"第九十七条："已取得《药品生产许可证》、《药品经营许可证》的企业生产、销售假药、劣药的，除依法追究该企业的法律责任外，对有失职、渎职行为的药品监督管理部门直接负责的主管人员和其他直接责任人员依法给予行政处分；构成犯罪的，依法追究刑事责任"等。

对被许可人来说，如果违法申请行政许可或者违法从事行政许可事项活动，也将依法承担相应的法律责任。违法申请药品行政许可，例如《药品管理法》第八十三条规定："违反本法规定，提供虚假的证明、文件资料样品或者采取其他欺骗手段取得《药品生产许可证》、《药品经营许可证》、《医疗机构制剂许可证》或者药品批准证明文件的，吊销《药品生产许可证》、《药品经营许可证》、《医疗机构制剂许可证》或者撤销药品批准证明文件，五年内不受理其申请，并处一万元以上三万元以下的罚款。"如果违法申请的药品行政许可在批准之前被发现的，《行政许可法》第七十八条规定："行政许可申请人隐瞒有关情况或者提供虚假材料申请行政许可的，行政机关不予受理或者不予行政许可，并给予警告；行政许可申请属于直接关系公共安全、人身健康、生命财产安全事项的，申请人在一年内不得再次申请该行政许可。"

被许可人依法取得药品行政许可之后，也可能存在违法从事有关活动的行为。《行政许可法》第八十条指出，被许可人有以下行为之一的，行政机关应当给予行政处罚；构成犯罪的，依法追究刑事责任："（一）涂改、倒卖、出租、出借行政许可证件，或者以其他形式非法转让行政许可的；（二）超越行政许可范围进行活动的；（三）向负责监督检查的行政机关隐瞒有关情况、提供虚假材料或者拒绝提供反映其活动情况的真实材料的；（四）法律、法规、规章规定的其他违法行为。"具体涉药违法行为的法律责任，药品法律、法规和规章中有相当多的条文规定，在本系列的其他教材中另有介绍，在此不再赘述。

案例讨论

2010年10月12日，A药品零售企业负责人张某到所在辖区的药品监管部门申请注销A药品零售企业的《药品经营许可证》，并称该药品零售企业的《营业执照》已经到工商行政管理部门注销。经核实，该企业因超范围经营正被其所在辖区药品监管部门立案调查，尚未处理完毕。

在对待张某申请注销其《药品经营许可证》的问题上，药品监管人员出现了两种不同意见：

第一种意见认为，药品监管部门不能注销张某A药品零售企业的《药品经营许可证》，必须待该超范围经营案件处理完毕或下达行政处罚通知书后方可办理注销手续。

第二种意见认为，法律法规没有禁止的，就应该给予办理。因为现行法律法规没有对注销《药品经营许可证》规定禁止性条件，所以，作为行政许可机关的药品监管部门应该对张某的申请给予注销。

你支持哪种意见，试述你的观点。

思考题

1. 监督检查的目的和意义是什么？

2. 监督检查都有哪些常用的方式？

3. 行政许可事后监督检查与行政许可实施过程中的审查内容上有何区别？

4. 依照《行政许可法》，可以撤销和应当撤销药品行政许可的情形有哪些？

5. 在开办药品零售企业时，申请人在取得行政许可之前和之后被发现提供虚假材料申请的，各如何处理？

第二章

药品监督行政处罚

    药品监督行政处罚是行政处罚的重要组成部分，是药品行政监督机关实施药品行政管理和行政执法中最基本的程序性工作之一。本章从药品监督行政处罚的概念入手，依据行政处罚、行政强制和药品管理方面的法律法规，重点介绍药品监督行政处罚的法律依据、基本原则、管辖权限、实施程序、法律责任等方面的知识，并根据近年来药品监督行政处罚的实践和取得的经验，讲述了药品监督行政处罚过程中的法律适用、证据运用、协调协作等方式方法，以期提高实施药品监督行政处罚的能力，满足履行药品行政管理职责的需要。

第一节 概 述

    药品监督行政处罚是指药品监管部门对违反药品管理法律法规，但尚未构成犯罪的公民、法人或者其他组织所实施的法律制裁措施。实施违法行为的主体是药品监管相对人，其行为侵害的是为药品监管法律、法规和规章所保护的行政监管秩序和市场管理秩序。当事人只有出现了违法行为才需要受到行政处罚，承担相应的法律责任，二者密切关联。这种违法行为包括不履行法定行政义务行为和实施了法律禁止性行为两方面。比如，药品生产企业生产的药品在出厂前应检验而未经检验即销售，属于不履行法定行政义务行为。法律规定禁止生产、销售假药，监管相对人一旦出现了相关行为，就实施了法律禁止性行为，违反了法律规定。药品监督行政处罚是药品监督管理部门的一种外部具体行政行为，是依法实施事后管理的重要手段，行为人一旦实施了违法行为，不论其是否愿意承担法律责任，药品监督管理部门都要予以追究。药品监管行政处罚与药品监管的其他方式、方法，如注册审批、许可认证、日常监管等，构成完整的药品监督管理体系。但与其他监管方式、方法不同的是，其他的监管是重事前，更注重于告知、引导、规范；而处罚是事后，是惩戒、纠正、追责。二者既相互支持，又相互制约。

当事人应承担的法律责任及判定其实施的行为是否属于违法行为都具有法定性，法无明文规定不处罚。《药品管理法》及相关涉药法律、法规和规章规定了药品研究、生产、经营、使用过程中必须遵守和执行的标准和要求，以及出现违反行为的判定依据，设定了实施行政处罚的种类、幅度，是药品监督行政机关实施行政处罚实体依据。涉药法律、法规和规章，是指《药品管理法》、《药品管理法实施条例》，以及根据《药品管理法》、《药品管理法实施条例》和《行政处罚法》等法律、法规，制定的有关药品管理方面的地方性法规、地方政府规章和部门规章。需要注意的是，除了《药品管理法》、《药品管理法实施条例》，以及卫生部、国家食品药品监督管理局根据《药品管理法》、《药品管理法实施条例》等法律、法规制定的部门规章外，其他设定有药品管理方面处罚的法律、法规，也是药品监督机关实施行政处罚的依据。如《禁毒法》、《戒毒条例》、《反兴奋剂条例》、《疫苗流通和预防接种管理条例》、《麻醉药品和精神药品管理条例》、部分省制定的涉及药品监督管理方面的法规、规章等。此外，《行政处罚法》以及相关的行政处罚程序性的规章和规定同样也是药品监督行政机关实施行政处罚必须遵守和执行的法律依据。《行政处罚法》是为了规范行政处罚的设定和实施，保障和监督行政机关有效实施行政管理，维护公共利益和社会秩序，保护公民、法人或者其他组织的合法权益，根据宪法制定一部规范行政处罚行为的法律。其中关于行政处罚的原则、行政处罚的实施机关、行政处罚的管辖、行政处罚程序、实施行政处罚的法律责任等规定，都是药品监督机关在实施具体行政处罚时必须依据和严格执行的。具体到药品监督行政处罚，国家食品药品监督管理局于2003年4月颁布《药品监督行政处罚程序规定》（局令第1号）仍是目前对涉药违法行为实施行政处罚的程序性依据。关于涉药法律、法规和规章中对不同违法行为的判定和实施行政处罚的具体依据，本套全国食品药品监管人员培训规划教材《药品监督管理法律法规》一书中有专门的著述。

药品监督管理部门实施行政处罚，在遵循"以事实为依据、以法律为准绳"的根本原则基础上，还必须坚持以下原则：法定依据的原则；法定程序的原则；公正、公开的原则；处罚与教育相结合的原则；保护公民、法人及其他组织合法权益的原则。从处罚主体方面，必须具有对药品违法行为人实施行政处罚的法定职权，且必须在法定权限范围内实施；从处罚内容方面，必须认定事实清楚、适用法律正确、符合立法主旨、在法定的处罚种类和幅度内实施行政处罚；从处罚程序方面，执法方式、执法步骤和顺序、行政处罚时限都要合法。此外过罚相当、一事不再罚、五不放过、有效制止社会危害原则也是药品监督管理部门实施行政处罚要坚持的原则。特别是国家药品监督管理部门要求的假劣药品来源、去向不查清不放过；涉案单位、责任人不查清不放过；案件原因不分析透不放过；涉案人员未得到应有惩处不放过；今后防范措施不落实不放过这"五不放过"原则，对指导基层办案工作，提高办案质量，打击假劣药品具有很强的指导作用。

思考题

1. 药品监督行政处罚的原则有哪些？
2. 为什么说在药品监督行政处罚中必须始终贯彻药品监督行政处罚的原则？

第二节　药品监督行政处罚的管辖

行政处罚的管辖是指对某一个行政违法行为应由哪一级或者哪一个行政机关实施行政处罚，也就是指行政机关办理行政处罚案件的权限和分工。对属于自己管辖的违法行为不依法处罚，对不属于自己管辖的违法行为实施处罚都是违反法律规定的。明确行政处罚主体对行政违法案件的管辖权，有利于防止处罚主体越权处罚或者重复处罚，同时也可以对那些有管辖权而不认真行使职责的处罚主体进行约束，使行政机关能够尽职尽责行使权力，使行政违法行为能够及时、有效地得到处理。根据《行政处罚法》、《药品监督行政处罚程序规定》等法律法规的相关规定和各地的实践，药品监督行政处罚的管辖有以下几种类型：

一、地域管辖

《行政处罚法》第二十条规定："行政处罚由违法行为发生地的县级以上地方人民政府具有行政处罚权的行政机关管辖。法律、行政法规另有规定的除外。"《药品监督行政处罚程序规定》第五条规定："药品、医疗器械监督管理行政处罚由违法行为发生地的药品监督管理部门管辖。"通常情况下，一级政府的药品监督管理部门有权查处本行政辖区内发生的所有涉药违法行为。之所以这样规定，是因为药品监督的行政管理活动是以行政区划为基础的。这里的"违法行为发生地"，包括违法行为实施地、违法行为经过地、危害后果发生地、违法行为准备地等与违法行为有直接关系的区域。如何理解违法行为发生地，是实施行政处罚首先要解决的问题。应当说，行为人实施了行政违法行为，在其实施过程中任何一个阶段被发现，该地方都可以成为违法行为发生地。如贩卖假药的违法行为，李某在甲地制造假药到乙地销售，运输过程经过丙地、丁地，依照《行政处罚法》的规定，甲乙丙丁四地都可能成为违法行为发生地，当地的行政执法机关如发现了这一违法行为都有权对其实施行政处罚。但是如果这一违法行为是在乙地销售假药时才被查获，只需由乙地的行政执法机关实施行政处罚就可以了，甲丙丁三地的行政机关不应再实施行政处罚，因为行为人在前几地实施的制造和运输假药的行为在此只能看作是销售假药行为的前期准备，当然，乙地行政机关在对该销售假药行为实施行政处罚时应考虑到行为人实施了制造、运输假药的违法行为，依法给予并处处罚。但是，如果制造假药和销售假药的不是同一个人，情况就有所不同。甲地制造假药的人是王某，李某是从王某处收购了假药后到乙地销售，乙地的行政机关查获后对李某销售假药的行为作出了行政处罚，同时对王某制造假药的行为还必须给予行政处罚。当然，对于王某制造假药的行政处罚是由乙地的行政机关作出还是由甲地的行政机关作出，从法律规定看都是可以的，但应考虑便于行政处罚的实施，有利于提高行政执法效率的原则。

由于违法行为的复杂性，还会出现同级两个以上行政主体对同一行政处罚案件都有管辖权的情况。实践中，一是由先行立案的药品监督管理部门管辖；二是相关药品监督管理部门本着方便当事人、有利于案件办理原则协商确定一个药品监督管理部门管辖；三是协商不成的，报请共同上一级药品监督管理部门指定管辖；四是由共同上级药品监督管理部门直接管辖。

实务问题：关于药品生产企业在异地发生违法行为管辖权问题。一是当甲地某生产企业违法生产的假劣药品销售到乙地药店，乙地药品监督管理部门对甲地生产企业生产假劣药品行为是否具有管辖权呢？国家食品药品监督管理局《关于药品生产企业在异地发生违法行为管辖权问题的批复》（国食药监市〔2005〕197号）指出："在本辖区内查获经营、使用单位存在质量问题的产品，经向原生产所在地药品监督管理部门协查核查或其他证据证明，确定产品的质量问题属于生产行为所致，应对辖区内有责任的药品经营或使用单位依法处理"，同时按《药品监督行政处罚程序规定（局令第1号）》"第八条：药品监督管理部门发现案件不属于本部门主管或者管辖的，应当填写《案件移送审批表》，经药品监督管理部门主管领导批准后即时填写《案件移送书》，并将相关案件材料一并移送有管辖权的药品监督管理部门或相关行政管理部门处理"和"第十条：药品监督管理部门查处案件时，发现有涉及其他药品监督管理部门管辖的违法行为，应参照本规定第八条填写有关文书，连同有关证据材料一并移送该药品监督管理部门。有管辖权的药品监督管理部门对移送的案件应当及时查处"的规定办理。即：由生产企业所在地药品监督部门依法作出处罚。据此规定，乙地药品监督管理部门对乙地药店销售假药行为拥有管辖权，对甲地生产企业的违法行为应移送甲地药品监督管理部门处理。二是当甲地某生产企业在乙地以展示会、博览会、交易会、订货会、产品宣传会等方式现货销售药品，或是在乙地未经核准的场所储存药品，乙地药品监督管理部门对甲地某生产企业违法行为是否具有管辖权呢？上述违法行为发生在乙地，乙地药品监督管理部门对甲地某生产企业实施的违法行为拥有管辖权。

知识链接

半路货物被截　状告工商输了

中国法院网讯　工商局没收不合格产品，售假者竟状告工商局行政处罚超越管辖权，日前，江苏省通州市人民法院审结了这起不服工商行政管理处罚案，法院判决售假者败诉并承担诉讼费6994元。

2002年1月1日，启东市某不锈钢有限公司与广东省南海某不锈钢制品有限公司签订一份买卖合同，合同约定：由南海公司长期供应启东公司不锈钢管，质量按企业标准执行。去年4月，启东公司发传真给南海公司明确了供货的数量、规格，并请驾驶员倪某从南海公司提取了不锈钢管材及一部分空白合格标签。谁知倪某在将该批货物运回启东市的途中，被通州公安查报站查获。因涉嫌产品质量问题，被移送当地工商处理。经检查，该批管材的外包装上虽均印有"方圆"认证标志，管壁上也粘贴激光隐形"方圆"认证标志和产品重量合格证，但无产品质量保证书。经南通市产品质量监督检验所鉴定，该批管材 35 个规格 6994 支的不锈钢管材均不符国标质量认证标准，为不合格产品，计货值为 194837 元。今年 1 月 15 日，通州工商局作出了没收不合格管材 6994 支并罚款 97418.50 元的行政处罚决定。没想到的是售假公司竟向法院起诉，状告通州工商局超越管辖权。

法院经审理后认为，行政处罚权由违法行为发生地具有行政处罚的行政机关管辖，违法行为发生地包括行为实施地、危害结果发生地、违法行为准备地和经过地等。启东公司是以商品批发为主的经营性公司，其购进的该批管材是用于投放市场销售的，现其已依法取得该批管材的所有权，故该批管材已进入商品流通领域，通州工商局对该案应具有行政处罚的管辖权。据此，法院作出了上述判决。

二、级别管辖

级别管辖，是指不同级别的药品监督管理部门实施行政处罚的权限和分工。根据《药品监督行政处罚程序规定》结合各地的实践情况，药品监督行政处罚在管辖级别上一般是按以下划分的。

（1）县级人民政府药品监督管理部门管辖辖区内一般药品监督行政处罚案件。

（2）设区市人民政府药品监督管理部门根据省、自治区、直辖市人民政府药品监督管理部门的分工管辖辖区内较大、较复杂的药品行政处罚案件。

（3）省、自治区、直辖市人民政府药品监督管理部门管辖辖区内重大、复杂的药品监督行政处罚案件。

（4）国务院药品监督管理部门管辖全国范围内有重大影响的药品监督行政处罚案件。

省、自治区、直辖市人民政府药品监督管理部门可依据药品管理法律、法规、规章和本地区的实际，规定辖区内级别管辖的具体分工。

在药品监督行政处罚中，对依法应当吊销《药品生产许可证》、《药品经营许可证》、《医疗机构制剂许可证》，撤销药品批准证明文件的，只能由原发证、批准的药品监督管理部门作出决定，这也是级别管辖的一种表现形式。药品监督管理部门在查处管辖范围内的违法案件过程中，对依法应当吊销《药品生产许可证》、《药品经营许可证》、《医疗机构制剂许可证》，撤销药品批准证明文件的，在其权限内依法作出行政处罚的同时，应当将取得的证据及相关材料报送原发证的药品监督管理部门，由原发证的药品监督管理部门依法作出是否吊销许可证或者撤销批准证明文件的行政处罚决定。

此外《药品管理法实施条例》确定了药品监督管理部门设置的派出机构的管辖权，即只能对警告、罚款、没收违法生产、销售药品和违法所得进行行政处罚，无权实施其他种类行政处罚。

由于各地的情况不一样，级别管辖会呈现出多种形态。药品监督行政机关在行使处罚管辖权的时候，既要严格执行法律法规关于管辖权的规定，也要充分注意到上级药品监督行政机关和同级人民政府依法规定的管辖分工。

三、特殊管辖

特殊管辖，是指地域管辖、级别管辖之外，管辖权发生变化或特定的一类非常态管辖。

1. 指定管辖 指定管辖是指两个以上药品监督管理部门对管辖权有争议的，报请共同的上一级药品监督管理部门指定管辖。上级药品监督管理部门在接到管辖争议或者报请指定管辖的请示后，应当在10个工作日内作出指定管辖决定。

2. 移送管辖 移送管辖是指平级部门之间管辖权的移变。药品监督管理部门发现案件不属于本部门主管或者管辖的，应当移送有管辖权的药品监督管理部门或者相关行政监督管理部门处理。这类移送通常有两类，一类是整体移送，就是将已经立案调查或掌握的案件线索全部移送给有管辖权的部门。移送的方向有三种，第一种是向有管辖权的药品监督管理部门移送；第二种是向有管辖权的其他部门移送；第三种是刑事移送，就是向公安机关移送。另一类是部分移送，就是在实施行政处罚的过程中，发现有不属于本部门管辖的违法行为部分，将不属于的部分移送有管辖权的药品监督管理部门或其他相关部门。移送的程序是：①填写《案件移送审批表》，②报请主管行政处罚的领导审批，③填写《案件移送书》，④将《案件移送书》和相关案件材料一并送达有管辖权的部门，⑤将《案件移送书》存档、备查联分别存入卷宗和文书档。受移送的药品监督管理部门或其他相关部门在接受案件移送后，应及时进行查处，并将查处结果函告移送案件的药品监督管理部门。如果受移送的药品监督管理部门认为移送不当，应当报请共同的上一级药品监督管理部门指定管辖，不得再次移送。

3. 转移管辖 转移管辖是指药品监督管理部门上下级之间管辖权的转移。下级药品监督管理部门根据管辖权的划分或认为管辖范围内的案件不宜由本部门处理的，可以报请上级药品监督管理部门管辖或指定管辖。其程序：①起草报告，②报请主管领导同意，③将报告报上级药品监督管理部门，④根据上级药品监督管理部门的批复或指示精神，将案件的所有材料报上级药品监督管理部门或按移送程序移送指定的药品监督管理部门。上级药品监督管理部门认为下级药品监督管理部门不宜处理其管辖范围内案件的，可以决定自行管辖或指定其他下级药品监督管理部门管辖。下级药品监督管理部门应当按照上级药品监督管理部门的要求，将案件的所有材料上报上级药品监督管理部门或按移送程序移送指定的药品监督管理部门。向上级药品监督管理部门报送案件时，应制作案件报送报告，案件材料随报告一并报送。报送报告一式三份，除报送一份外，另两份分别存卷宗和文书档，以备查。

特殊管辖另一种情况，就是中国人民解放军所属的单位和个人违反药品管理法律、法规、规章的行为，由军队药品监督管理部门依据《中国人民解放军实施〈中华人民共和国药品管理法〉办法》管辖。

思考题

1. 简述药品监督行政处罚管辖的依据和类型。
2. 药品监督行政处罚管辖权发生移变的前提条件和工作程序是什么？

第三节　药品监督行政处罚种类

《行政处罚法》规定了法律、行政法规、地方性法规和规章设定行政处罚的权限，所以只有上述法律、法规和规章可以设定行政处罚。除此之外，其他的政府规范性文件均不可以设定行政处罚。药品监督行政处罚的种类是根据《行政处罚法》的相关规定，由涉药法律、法规和规章设定的。涉药法律、法规和规章之外的规范性文件不能设定行政处罚种类，规范性文件也不能作为药品监督行政处罚的依据。根据《行政处罚法》第八条规定，行政处罚的种类包括七种，分别是：①警告；②罚款；③没收违法所得、没收非法财物；④责令停产停业；⑤暂扣或者吊销许可证、暂扣或者吊销执照；⑥行政拘留；⑦法律、行政法规规定的其他行政处罚。在法理上可归纳为声誉罚、财产罚、行为罚和人身自由罚四大类，其中对人身自由的行政处罚通常只能由公安机关实施。药品监督行政处罚的具体种类主要包括警告、罚款、没收违法所得、没收非法财物、责令停产停业、吊销许可证等。

一、警告

警告属于申诫罚，是指行政处罚主体对公民、法人或其他组织违反行政管理法规的行为进行谴责以示警戒的处罚。主要适用于情节比较轻微，尚未造成严重社会危害的违法行为，既可适用于公民个人，也可以适用于法人和组织。原则上讲警告可适用于任何违法行为，但行政处罚必然具有惩戒性。对一些比较严重的违法行为，比如主观恶性比较大，或者造成严重后果者，如果只是处以警告，就难以对违法者起到制裁作用。所以对于生产销售假药等行为的法律责任中，立法中没有设立警告这种处罚种类。

实务问题：一是警告也是一种行政处罚，作出警告处罚必须要有法定依据，否则会引发败诉。二是警告可以单独使用，也可以与其他种类的处罚合并使用。对于一些违法性质和情节较严重的违法行为不能仅仅予以警告。三是单处警告可以适用简易程序，但必须履行行政处罚程序，必须有书面处罚决定书，指明违法行为，并送达当事人。四是警告还可能是另外一些处罚实施的前置条件，对于一些违法行为未实施警告处罚的，不得递进实施其他种类的行政处罚。这种限制比较多的是用在违反《药品生产质量管理规范》、《药品经营质量管理规范》等行为上。比如《药品管理法》第七十九条对未按照规定实施《药品生产质量管理规范》、《药品经营质量管理规范》的处罚，就必须先责令限期改正，给予警告的处罚；经警告后逾期不改正的，才能递进给予责令停产、停业整顿，并处罚款的处罚。

二、罚款

罚款属于财产罚，是指强制违法行为人在指定期间内缴纳一定数额金钱的行政处罚。罚款是针对违法行为人的合法收入，对非法收入采取的则应是没收。罚款和罚金不同，罚金由人民法院适用，适用于犯罪，是刑罚中的一种附加刑。

实务问题：一是货值金额计算问题。药品行政处罚罚款数额有的以货值金额为基数计算、有的以违法所得为基数计算、有的在相关规定或幅度内确定罚款数额。如果是以货值金额计算的，货值金额应该以标价计算，没有标价的应按照市场价计算。比如，非法渠道采购药品的罚款计算，应按照购进药品（包括已经售出和未售出）的货值金额计算，而不是以药品采购价计算。二是关于当场收缴罚款问题。适用简易程序当场处罚的案件不一定当场收缴罚款。三是此处的罚款与"到期不缴纳罚款的，每日按罚款数额的百分之三加处罚款"的罚款不同，加处罚款不属于行政处罚，从性质上属于间接行政强制。虽然它们都是使当事人向行政机关交纳金钱，但是两者的目的、功能和法律后果不同。行政罚款是对过去已经发生的行政违法行为的制裁和惩罚，执行罚是促使当事人履行应当履行尚未履行的行政法义务的手段。

三、没收违法所得

没收违法所得属于财产罚，是指将违法行为人违法所得财物的所有权予以强制性剥夺的行政处罚。该处罚是对针对违法行为人的非法财产而言的，法律不得使违法者通过违法行为而获利。没收处罚只能由法律、行政法规或者地方性法规、自治条例作出规定。

实务问题：一是药品违法所得计算问题。国家食品药品监督管理局《关于＜药品管理法＞＜药品管理法实施条例＞"违法所得"问题的批复》（国食药监法〔2007〕74号）指出："一般情况下，《药品管理法》、《药品管理法实施条例》中的'违法所得'，是指'实施违法行为的全部经营收入'。《药品管理法》第八十二条、第八十七条规定的'违法所得'是指'实施违法行为中收取的费用'。《药品管理法实施条例》第八十一条规定的'违法所得'是指'售出价格与购入价格的差价'。在具体执法过程中应结合案件认定的事实与证据，按照行政处罚的基本原则依法处理"。此外，违法行为人在违法生产经营药品的过程中，通过开具票据等到方式向国家缴纳了税收，有些药品监督管理部门对已缴税部分在计算违法所得时予以扣除，这种情况在查处生产经营企业的违法行为中比较常见。二是关于没收违法所得是否需要履行听证程序问题。结合最高人民法院《关于没收财产是否应当进行听证及没收经营药品行为等有关法律问题的答复》（〔2004〕行他字第1号），在作出没收较人数额财产的行政处罚决定前应告知当事人有权要求举行听证。有关'较大数额'的标准问题，应参照省、自治区、直辖市人民政府的相关规定认定。

未经听证没收"违法所得"68万

法院撤销苏州工商局一处罚决定

江苏省苏州市工商局在执法时，对一家涉嫌伪造产地的企业进行处罚。苏州市工商局于2004年9月20日作出行政处罚决定，认定该企业生产伪造产地的服装50395件，获取加工费价税合计800955.15元，扣除税款为684577元，责令原告改正并对原告处以没收违法所得684577元。该企业于2004年10月11日缴纳了该款项。但对工商局作出的处罚决定不服，向法院提起行政诉讼。在行政处罚过程中，没有告知当事人有要求举行听证的权利。该企业不服向法院提起行政诉讼。

2005年3月8日，法院在审理后认为，根据《中华人民共和国行政处罚法》第四十二条规定，行政机关作出责令停产停业、吊销许可证、较大数额罚款等行政处罚决定之前，应当告知当事人有要求举行听证的权利。该案中，没收违法所得达68万余元，属数额较大，且对原告的利益产生重大影响，而在作出处罚前工商部门没有告知该企业有要求听证的权利，违反了法律规定，属程序违法，依法应予撤销。

——摘自2005年3月23日《法制日报》

四、没收非法财物

没收非法财物属于财产罚，是指将违法行为人从事涉药违法行为的财物予以无偿收缴的行政处罚。在药品监督行政处罚中，没收非法财物分为两类：一是没收违法生产、经营、使用的药品，包括假药、劣药、无证经营和非法渠道购进的药品；二是没收生产者专门用于违法生产假药、劣药的原辅材料、包装材料、生产设备。

实务问题：一是在药品监督行政处罚过程中，有没收药品规定的，必须首先考虑没收，才能进行罚款等其他行政处罚，从而首先避免危害后果进一步扩大，不能只罚款不没收假劣药品。二是对于生产者"专门用于"违法生产假劣药的"原辅材料、包装材料、生产设备"才能没收。对用于非专门用于生产假劣药的运输工具、办公设备不属于没收范围。三是药品经营企业的设备不属于没收范围。《药品管理法》和《国务院关于加强食品等产品安全监督管理的特别规定》均没有作出相关规定。

五、责令停产停业

责令停产停业属于行为罚，是指限制违法行为人从事生产经营活动的处罚。药品监督管理部门作出责令停产停业的处罚决定后，被处罚人的生产经营权利只是暂时停止，其资格仍然存在。停产停业整顿期间，其证件仍处于有效状态。《药品管理法》分别在第七十四条、第七十五条、第七十九条规定了针对生产销售假药、生产销售劣药情节严重、不按照规定实施药品质量规范逾期不改正做出了责令停产停业整顿的规定。

实务问题：一是这种处罚是一种比较的严厉处罚，不能滥用。应该严格履行行政处罚程序，包括听证程序，不能仅仅口头提出，或以《责令改正通知书》形式作出处罚决定。二是处罚的对象应是取得生产、经营许可证的药品生产、经营企业，对于无证生产、经营药品的行为应当依法取缔。三是处罚的时限一般应在下达处罚决定时明确。通常可以在下达处罚决定时附期限要求，对于有可能改正的行为可根据改正所需要的时间给定一个期限，违法行为人在给定期限内改正违法行为的，可以恢复生产和经营。对于短期内无法改正或改正所需要的时间无法预测的，也可以不设定改正的期限，当事人改正后申请恢复生产和经营，经查改正后可以恢复。四是责令停产停业的范围要与实际违法行为相对应。比如企业一个车间生产的药品存在问题，在责令该企业对该车间进行停产整顿能够消除安全隐患的情况下，不应该扩大到整个企业的所有生产车间。

六、吊销、撤销许可证件

吊销、撤销许可证件属于行为罚，在所有的药品监督行政处罚中是最严厉的行政处罚。包括吊销《药品生产许可证》、《药品经营许可证》、《医疗机构制剂许可证》等许可证件和撤销药品批准证明文件。

实务问题：实施吊销许可证和批准证明文件的行政处罚决定只能由原发证机关实施。比如设在A县的B药店的《药品经营许可证》是由C市药品监督管理部门核准发放的，如果要吊销B药店的《药品经营许可证》，就只能由C市药品监督管理部门实施，而不是B药店所在地的A县药品监督管理部门。

七、限制药品生产经营权

限制药品生产经营权属于行为罚，属于《行政处罚法》中规定的"法律、行政法规规定的其他行政处罚"。《药品管理法》第七十六条规定了从事生产、销售假药及生产、销售劣药情节严重的企业或者其他单位，其直接负责的主管人员和其他直接责任人员十年内不得从事药品生产、经营活动。第八十三条规定了骗取许可证或批准证明文件的，五年内不予受理申请的规定。第九十二条规定了违反广告管理有关规定，一年内不受理该品种的广告审批申请。

实务问题：一是在执法实践中，收回《药品GMP证书》、收回《药品经营质量管理规范认证证书》、核减经营范围、通报、暂停销售、责令改正、取缔等是否属于行政处罚种类问题一直存在争议。按照《行政处罚法》规定，除了警告、罚款、没收违法所得、没收非法财物、责令停产停业、暂扣或者吊销许可证、暂扣或者吊销执照、行政拘留等处罚种类外，其他处罚种类只能由法律、行政法规规定，在实践中执法人员应据此规定进行甄别。二按照《行政处罚法》规定，药品监督管理部门实施行政处罚时，应当责令当事人改正或者限期改正违法行为。这里的责令改正与责令停产停业尽管都有"责令"二字，但性质是不同的。当事人违法行为终止的标志除了自行终止违法行为外，行政机关发现后的责令改正也是一个重要标志。直接涉及到是否"一事"的认定问题，所以药品监督管理部门发现违法行为一定要考虑"责令改正"问题。三是关于责令改正的下达时间问题。"实施行政处罚时"，包括发现违法行为到作出处罚决定整个过程，包括现场检查、调查阶段。所以，建议在发现当事人违法行为后，应及时提出责令改正要求。四是关于取缔是否属于行政处罚种类问题一直存在争议。卫生部《关于对＜医疗机构管理条例＞执行中有关问题的批复》指出："取缔，是一种行政强制措施，不是行政处罚"。在实践中不建议将取缔列入行政处罚种类，具体操作程序可参照《无照经营查处取缔办法》有关规定，并应考虑符合《行政强制法》的要求。

思考题

1. 简述行政处罚种类的设定依据。
2. 如何适用不同种类的行政处罚？

第四节　药品监督行政处罚中的行政强制措施

行政强制措施，是指行政机关在行政管理过程中，为制止违法行为、防止证据损毁、避免危害发生、控制危险扩大等情形，依法对公民的人身自由实施暂时性限制，或者对公民、法人或者其他组织的财物实施暂时性控制的行为。下面，根据《行政强制法》的规定，结合《药品管理法》等法律法规的相关规定分别予以阐述。

一、药品行政强制措施的种类

按照《行政强制法》规定，行政强制措施的种类包括：①限制公民人身自由；②查封场所、设施或者财物；③扣押财物；④冻结存款、汇款；⑤其他行政强制措施。该法将现存于多部法律法规中的多种行政强制措施归并为五种，目前药品监督管理部门涉及的行政强制措施主要是其中的②、③两种，查封或扣押药品的行政强制措施可归类为对"财物"的查封、扣押。《行政强制法》规定，行政强制措施由法律设定。尚未制定法律，且属于国务院行政管理职权事项的，行政法规可以设定除限制公民人身自由，冻结存款、汇款和应当由法律规定的行政强制措施以外的其他行政强制措施。尚未制定法律、行政法规，且属于地方性事务的，地方性法规可以设定查封场所、设施或者财物，扣押财物的行政强制措施。法律、法规以外的其他规范性文件不得设定行政强制措施。这就明确了现行药品管理方面的法律、法规，包括地方性法规中设定的行政强制措施，凡符合上述规定的，都是药品行政机关实施行政强制的法律依据。

1. 查封、扣押可能危害人体健康的药品及其有关材料　《药品管理法》第六十五条中规定，"药品监督管理部门对有证据证明可能危害人体健康的药品及其有关材料可以采取查封、扣押的行政强制措施"。《麻醉药品和精神药品管理条例》第六十条中规定，药品监督管理部门对有证据证明麻醉药品和精神药品可能流入非法渠道的，应当及时采取查封、扣押的行政强制措施。《疫苗流通和预防接种管理条例》第四十九条规定"药品监督管理部门在监督检查中，对有证据证明可能危害人体健康的疫苗及其有关材料可以采取查封、扣押的措施"。这里面提到的"有关材料"，包括"违法使用的原料、辅料以及用于违法生产的工具、设备"，也包括"有关合同、票据、账簿以及其他有关资料"。

2. 查封存在危害人体健康和生命安全重大隐患的生产经营场所　　《国务院关于加强食品等产品安全监督管理的特别规定》第十五条规定："农业、卫生、质检、商务、工商、药品等监督管理部门履行各自产品安全监督管理职责，有下列职权：（一）进入生产经营场所实施现场检查；（二）查阅、复制、查封、扣押有关合同、票据、账簿以及其他有关资料；（三）查封、扣押不符合法定要求的产品，违法使用的原料、辅料、添加剂、农业投入品以及用于违法生产的工具、设备；（四）查封存在危害人体健康和生命安全重大隐患的生产经营场所"。所以对于对存在危害人体健康和生命安全重大隐患的药品生产经营场所的查封依据来源于《特别规定》，而不是单行的法律法规规定。

实务问题：一是"有证据证明可能危害人体健康"的理解问题。这里的"可能"指的是危害人体健康的不确定状态，不强调有关证据必须证明药品确实有危害人体健康的客观事实。比如，《药品流通监督管理办法》规定，药品监督管理部门发现药品生产、经营企业未按照说明书规定温度要求使用低温、冷藏设施设备运输和储存药品，应立即查封、扣押所涉药品。未按照规定使用低温、冷藏设施设备运输和储存药品行为，尽管不一定有药品检验报告书已经证明药品存在质量问题，但仍然视为"可能危害人体健康"。二是可能危害人体健康的药品，应主要包括：没有取得批准文号的药品、无证经营的药品、无证生产的药品、非法渠道采购的药品、已经明确为假药或劣药的药品、有初步线索怀疑药品质量存在问题的药品等。国家局在2006年的《药品质量抽查检验管理规定》第十八条中曾列出十八种可以进行查封、扣押的情形，但考虑《行政强制法》的实施，目前新规定已经作了修改。

二、药品行政强制措施的实施程序

尽管行政强制措施一般都是在行政处罚案件查处过程中实施的，但行政强制措施的实施与行政处罚是各自独立的具体行政行为，有其自己的操作程序要求。药品监督管理部门实施查封、扣押行政强制措施必须遵循以下程序规定。

1. 执法人员要求　　由法律、法规规定的行政机关具备资格的两名以上行政执法人员在法定职权范围内实施，行政强制措施权不得委托。

2. 程序要求　　①实施前须向行政机关负责人报告并经批准。情况紧急，需要当场实施行政强制措施的，行政执法人员应当在二十四小时内向行政机关负责人报告，并补办批准手续。行政机关负责人认为不应当采取行政强制措施的，应当立即解除。②必须出示执法身份证件；③通知当事人到场；④当场告知当事人采取行政强制措施的理由、依据以及当事人依法享有的权利、救济途径；听取当事人的陈述和申辩；⑤制作现场笔录；⑥现场笔录由当事人和行政执法人员签名或者盖章。当事人拒绝的，在笔录中予以注明。当事人不到场的，邀请见证人到场，由见证人和行政执法人员在现场笔录上签名或者盖章。⑦制作并当场交付查封、扣押决定书和清单一式二份。⑧采取查封、扣押措施后，应当及时查清事实，不需要检验的在7日内作出是否立案的决定，需要检验的自检验报告书发出之日起15日内作出是否立案决定，并在规定期限内作出处理决定。应当解除查封、扣押的，作出解除查封、扣押的决定，并立即退还财物；对违法事实清楚，依法应当没收的非法财物予以没收；法律、行政法规规定应当销毁的，依法销毁。

查封、扣押决定书须载明下列事项：①当事人的姓名或者名称、地址；②查封、扣押的理由、依据和期限；③查封、扣押场所、设施或者财物的名称、数量等；④申请行政复议或者提起行政诉讼的途径和期限；⑤行政机关的名称、印章和日期。

三、实施药品行政强制措施的注意事项

实施查封、扣押需要注意以下问题。

（1）查封、扣押限于涉案的场所、设施或者财物，不得查封、扣押与违法行为无关的场所、设施或者财物；不得查封、扣押公民个人及其所扶养家属的生活必需品。

（2）当事人的场所、设施或者财物已被其他国家机关依法查封的，不得重复查封。

（3）查封、扣押的期限不得超过三十日；情况复杂的，经行政机关负责人批准，可以延长，但是延长期限不得超过三十日。法律、行政法规另有规定的除外。延长查封、扣押的决定应当及时书面告知当事人，并说明理由。

（4）对物品需要进行检测、检验、检疫或者技术鉴定的，查封、扣押的期间不包括检测、检验、检疫或者技术鉴定的期间。检测、检验、检疫或者技术鉴定的期间应当明确，并书面告知当事人。检测、检验、检疫或者技术鉴定的费用由行政机关承担。

（5）对查封、扣押的场所、设施或者财物，行政机关应当妥善保管，不得使用或者损毁；造成损失的，应当承担赔偿责任。

（6）对查封的场所、设施或者财物，行政机关可以委托第三人保管，第三人不得损毁或者擅自转移、处置。因第三人的原因造成的损失，行政机关先行赔付后，有权向第三人追偿。因查封、扣押发生的保管费用由行政机关承担。

（7）违法行为涉嫌犯罪应当移送司法机关的，行政机关应当将查封、扣押、冻结的财物一并移送，并书面告知当事人。

（8）解除查封、扣押应当立即退还财物。已将鲜活物品或者其他不易保管的财物拍卖或者变卖的，退还拍卖或者变卖所得款项。变卖价格明显低于市场价格，给当事人造成损失的，应当给予补偿。

实务问题：一是由于对"取缔"性质的争议，本章没有将取缔单独作为一种行政强制措施进行列举。在药品管理方面，只有《药品管理法》第七十三条做出了"取缔"的规定，取缔只适用于无证生产、经营药品和配制制剂。实践中，取缔可结合查封、扣押相关药品、工具、设备和查封相关场所进行操作。二是尽管先行登记保存符合行政强制措施的概念，但由于目前规定尚不明确，本章没有将先行登记保存列入行政强制措施，相关内容在执法程序章节中进行说明。

思考题

1. 简述行政强制在药品监督行政处罚中的作用。

2. 在实施行政强制的过程中需要注意哪些事项？

3. 行政强制在药品监督行政处罚中有哪些种类？

第五节 药品监督行政处罚程序

药品监督行政处罚程序是指药品监督行政机关实施行政处罚，所应当遵循的步骤、方法、期限和顺序。严格遵循处罚程序实施行政处罚，可以有效规范和控制药品监督行政处罚的权力，有效保障药品监督行政处罚的效力，有效保证药品监督行政处罚合法、公正，有效维护当事人的合法权益。如何正确理解药品监督行政处罚程序的概念，一要把握行政处罚程序的法定性、严肃性和不可变动性，切不可将其混同于一般的工作步骤和程序。二要把握程序违法后果的严重性，不仅实施的处罚要撤销或变更，相关的人员还有可能要被依法追责。三要把握行政处罚程序是对整个行政处罚行为和过程的规范，步骤、方法、期限和顺序在药品监督行政处罚实施过程中与作出的处罚决定具有同等的重要性。行政处罚的程序，最终是以行政执法文书作为载体呈现，行政执法文书的制作详见本书的第三章。行政处罚程序可分为简易程序和一般程序。药品监督管理部门在作出责令停产停业、吊销许可证、撤销药品批准证明文件或者较大数额罚款等行政处罚决定前，还要根据规定在一般程序之中增设听证程序。

一、简易程序

对于事实清楚、情节简单、后果轻微的涉药行政违法行为，需要药品行政监督机关有效率地作出行政处罚决定，此时采用简易程序。行政处罚简易程序是当场处罚的适用程序，因此，行政处罚简易程序也称当场处罚程序。

（一）简易程序的适用条件

适用简易程序必须符合法律规定的要件。《行政处罚法》规定的要件主要有：①违法事实清楚、证据确凿；②有法定依据；③对公民处以 50 元以下、对法人或者其他组织处 1000 元以下罚款或者警告的行政处罚。

实务问题：一是应注意这里的 50 元以下和 1000 元以上包括本数。二是上述三个条件只有同时具备，才能适用简易程序。比如，凡是有没收药品或者没收违法所得的案件，就不能适用简易程序。因为没收也是行政处罚的一个种类，而《行政处罚法》只规定了警告和小额罚款处罚种类才能适用简易程序，简易程序不能随意扩大适用范围。实践中，有的执法机关为采用简易程序提高执法效率，又规避使用没收的处罚种类，采用不没收药品或违法所得，直接进行小额罚款的做法，是不符合法律规定的。三是即便符合简易程序适用条件的案件，也可以根据案情需要考虑适用一般程序。当然，如何使一般程序简约化，进而提高执法效率应当是下一步立法层面需要解决的问题，但目前只能按照现有法律规定执行。

（二）简易程序的实施步骤

简易程序操作过程虽然比较简单，但并不是说简易就可以不讲规范。简易程序并不影响被处罚的行政相对人依法申请行政复议或者提起行政诉讼的权利。具体操作中应遵循以下步骤。

1. 表明执法人员身份　药品稽查执法人员应主动向当事人出示执法证件，表明执法人员身份。

2. 做好现场检查笔录 应当场了解清楚违法事实，做好笔录，收集必要的证据。

3. 告知 应告知当事人拟作出行政处罚决定的违法事实、依据，并告知当事人享有陈述和申辩的权利。

4. 复核 应当场听取当事人的陈述和申辩意见，对当事人提出的不同事实、理由或证据进行复核。对被处罚人的陈述申辩意见，可以口头予以答复，当事人提出的事实、理由或证据成立的，执法人员应当采纳。如果争议较大的，应当做好书面记录，并考虑是否适用一般程序进行处理。

5. 下达处罚决定书 填写预定格式、编有号码的《当场行政处罚决定书》一式三份，当事人在《当场行政处罚决定书》上签字或者按指纹后，一份由执法人员签字后当场交付当事人，另两份一份存档、一份必要时交法院强制执行。

6. 依法收缴罚款 处罚决定下达后，当事人应当自收到行政处罚决定书之日起15日内，到指定的银行缴纳罚款。但在两种特殊情况下，执法人员可以当场收缴罚款：一种是给予20元以下罚款，或者不当场收缴事后难以执行的；再一种是在水上、交通不便地区，当事人向指定银行缴纳罚款有困难，经当事人提出的。收缴罚款，应出具财政部门统一制发的罚款收据，并在2日内解交罚没款专用账户。

7. 当场处罚的备案 执法人员当场作出的行政处罚决定，应当在7个工作日内报所属药品监督管理部门备案。

实务问题：一是简易程序的行政处罚决定应该当场作出，当场交付当事人，所以也不需要立案。二是简易程序实施过程中遇有以下情况之一的，应转为一般程序：①当事人的陈述和申辩意见与执法人员掌握的违法事实存在矛盾，且不能当场解决的；②执法人员对违法事实或适用法律一时无法作出正确判断的；③执法人员发现新的线索，有可能涉及其他违法行为不宜再适用简易程序的。在这种情况下，执法人员应立刻适用一般程序，通过调查取证等程序来解决违法事实的认定问题。

二、一般程序

一般程序又称普通程序，是药品监督管理部门实施行政处罚时应当遵循的基本程序，是在调查取证弄清事实的基础上，正确地适用法律作出处罚决定的步骤、方法、时限和顺序的总和。一般程序包括立案、调查取证、处罚决定等。

（一）立案

立案是药品监督行政处罚程序的启动。

1. 立案的条件 初步确定涉嫌违法的主体，对涉嫌违法事实的了解和掌握，足以作出涉药法律、法规和规章应当追责的判断，并有初步的证据证明和相关的法律规定对应。药品监督管理部门发现违法行为符合下列条件的，应当在7个工作日内立案：①有明确的违法嫌疑人；②有客观的违法事实；③属于药品监督管理行政处罚的范围；④属于本部门管辖。《药品监督行政处罚程序规定》列举了案件来源的四种情形：①在监督检查中发现的；②检验机构检验发现的；③公民、法人及其他组织举报的；④上级交办的、下级报请查处的、有关部门移送的或者其他方式、途径披露的。

2. 立案的审批 决定立案的，应填写《立案审批表》，说明立案的理由，违法行为判定的法律依据。报请主管领导批准后，为正式立案。批准立案的应当确定2名以上药品监督执法人员为案件承办人。申请立案时，当一个违法行为涉及数个当事人时，应分别申请立案；一个当事人出现数个违法行为时，可申请合并立案，也可分别申请立案。

3. 立案的告知 立案审批后，应制作并向实施违法行为的当事人送达《立案通知书》，告知其行为涉嫌违法，已决定立案调查。

实务问题：一是这案件来源的四种情形并不是穷举，只要发现当事人有药品违法行为，且属于本机关管理范围的，都应当积极立案调查；二是立案条件要求的客观违法事实，只要有初步违法事实证据即可，至于证据能否证明存在违法行为是调查阶段要做的工作；三是《立案通知书》系近期国家食品药品监督管理局新调整的文书。主要是考虑到保障当事人的知情权，同时结合《行政强制法》的实施废止了《行政处理通知书》；四是对于监督检查中发现的案件，往往来不及先行填写《立案审批表》报请主管领导。实践中，可考虑采用电话请示的方式报请，并尽快报请主管领导补批（建议在24小时内）。

（二）调查取证

调查取证过程是对决定立案处理的案件，为查明案情、收集证据依据法定程序进行的调查取证和依法采取的相关措施。

1. 调查取证 调查取证是行政处罚实施过程中基本的关键程序，决定着行政处罚的走向和结果，因而强调过程的合法性、内容的真实性、结果的完整性。

（1）合法性 调查取证过程的所有细节都应当符合法律的规定。一是亮证执法，要向当事人出示证件表明身份。二是两人以上执法，且应有相对的分工。三是要告知当事人权利义务，是否要求执法人员回避。四是所有的调查、检查笔录，制取、保全的证据，都需经被调查人或当事人确认并签字盖章。如果拒绝签字盖章或者不能签字盖章的，有其他人在现场的，可由其他人签名，同时还应由2名以上执法人员签字并注明情况。

（2）真实性 调查取证的内容都必须是真实的，且与案件关联。真实性要求调查人员要有明确的调查取证的指向，知道哪些问题和证据可以还原事实的真相；要有敏锐的判断力，能够适时对询问获得的内容和拟调查取的证据进行甄别，以确定真伪、是否继续调查和调取证据；要有一定的谈话询问艺术和取证技巧，力求在当事人的主动配合中获取真实的调查内容。真实性的另一个要求，就是被调查人员的身份必须是真实的。

（3）完整性 调查取证结果的完整性，是在调查取证过程合法、内容真实的基础上，调查取证程序结束的标志。完整性要求不同内容、不同形式的证据能够相互印证，证据充分能够完整还原事实的真相，法律条款的适用理由充足且指向明确。

2. 查封扣押和先行登记保存的实施 在现场检查和调查取证过程中需要采取查封、扣押行政强制措施的，应按照本章前节的要求进行实施。药品监督管理部门在收集证据时，可以采取抽样取证的方法；在证据可能灭失或者以后难以取得的情况下，经行政机关负责人批准，可以先行登记保存，并应当在七日内及时作出处理决定，在此期间，当事人或者有关人员不得销毁或者转移证据。具体操作程序如下。

（1）执法人员应当填写《先行登记保存物品审批表》，报主管领导批准。

（2）执法人员应当向当事人出具《先行登记保存物品通知书》。药品监督管理部门实施先行登记保存时，应当有当事人在场。当事人拒绝到场的，执法人员可以邀请有关人员参加。对先行登记保存物品应当开列物品清单，由执法人员、当事人或者有关人员签字或者加盖公章。当事人拒绝签字、盖章或者接收的，应当由 2 名以上执法人员在清单上签字并注明情况。

（3）对先行登记保存的物品，应当在 7 日内作出处理决定。对不符合立案条件的，药品监督管理部门应当填写《解除先行登记保存物品通知书》，解除先行登记保存。需要抽取样品鉴定检验的，应当按国务院药品监督管理部门制定的《药品质量监督抽验管理规定》抽取样品，并及时进行鉴定检验。

实务问题：一是先行登记保存与查封扣押的区别问题。先行登记保存的目的是对证据的保全，而不是避免危害的进一步扩大，是依据《行政处罚法》的规定实施的，实践中不要滥用先行登记保存。二是在现场检查时往往来不及填写《先行登记保存物品审批表》报请主管领导批准，可考虑采用 24 小时电话报请后予以补批的办法。三是在《现场检查笔录》中必须对采取的先行登记保存措施予以描述记录。四是 7 日内作出处理决定，并不是要求作出处罚决定，可能转为查封、扣押，可能送交检验，可能解除先行登记保存。如果拟作为证据继续保存，应填写《立案通知书》告知当事人。先行登记保存物品转为查封、扣押的，案件承办日期应符合《行政强制法》关于采取行政强制措施作出处理决定时限的规定，并按照相关程序要求操作。

（三）处罚决定

处罚决定是在调查取证过程的基础上，依法认定违法事实、适用法律对违法行为的主体作出制裁和惩戒的过程。

1. 决定前的准备

（1）撰写案件调查终结报告　案件承办人应根据调查取证的情况撰写案件调查终结报告，说明案件的名称、案件来源、基本案情、现场检查和调查取证的过程、调查结论、事实违法判定的法律依据、证据等，提出处罚建议。处罚建议的内容包括：适用法律的名称，依据的条、款、项，拟采取的行政措施和给予行政处罚的种类及幅度。

（2）法制审核　案件承办人制作《行政处罚法制审核表》，填写送审意见，经执法机构负责人审核同意后，将《行政处罚法制审核表》连同所有的案卷材料报送法制机构或法制员审查。法制机构或法制员在对管辖权限、违法事实的调查认定、证据的充分完整、法律的适用准确适当、处罚的建议合理适度、程序合法等情况审查后，作出审查结论，签署审查意见，并退回执法机构。由于法制审核在行政处罚程序的位次尚无统一的要求，各地的做法也不尽相同，具体实施的时间应遵从上级药品监督管理部门或所在地政府法制部门的规定。

实践中，法制机构应主要对以下方面内容进行审查：一是案件是否属本级级别管辖。包括：是否有管辖职能、是否属本区域管辖、是否属本级级别管辖、案件的时效性是否违反"一事不再罚"等原则、移送管辖及指定管辖的标准和程序。二是审查被处罚主体是否明确，是否适格。包括当事人的自然信息、当事人的资格证明、当事人是否具有行政行为能力和责任能力等。三是审查违法事实是否清楚。包括违法主体认定是否准确、违法行为的过程是否明晰，构成要素是否清楚以及涉案物品数量、货值、违法所得等数据是否计算正确等。四是审查证据是否确凿。从证据的真实性、合法性、关联性入手，审查证据是否确凿充分，包括违法主体、违法行为、违法内容、危害结果等等实体和程序证据。现场检查（勘验）笔录的内容是否规范。检查情况是否客观、真实、准确；办案人员、当事人是否签名、盖章或以其他方式确认；当事人拒绝签名是否注明原因。先行登记保存单据是否准确、规范。保存物品与检查笔录是否一致；是否经当事人或有见证人确认等。调查笔录是否符合要求。是否有被询问人、办案人员签名或者盖章，并注明日期；涂改处有无确认，询问笔录中有无诱供、指供现象。当事人、委托代理人有无证件证明、委托书。收集的复印件、影印件、抄录本是否有证据提供人标明"经核对与原件无误"、注明出证日期、证据出处，并签名盖章。收集的证据来源是否合法。偷拍、偷录、窃听等取得的证据不得作为证据使用。现场拍摄的照片、计算机数据、录像等视听资料是否注明制作方法、制作时间、制作人及当事人或证人的确认。鉴定程序和结果是否合法。证据材料是否充分。证据之间是否互相印证、环环相扣，能否形成完整的证据链。五是程序是否合法。立案是否符合立案条件，是否履行了立案审批手续，是否违反回避的原则。调查或检查时，执法人员是否不少于两人，是否取得执法证件；有无向当事人表明身份、出示执法证件、告知当事人的权利、义务。采取先行登记保存或抽样取证时，是否具备规定条件；是否经部门主管领导审批并规范填写、出具相关执法文书；是否在规定时限内做出处理决定。抽样取证是否按规定程序进行。听取、复核、决定是否采纳当事人的陈述申辩情况。六是定性是否准确。包括审查违法事实与依据的法律、法规、规章的一致性，有无规避法律现象。适用的法律、法规、规章是否有效；引用的法律、法规、规章的条、款、项、目是否明确。七是审查处罚是否适当。包括处罚适用法律、法规、规章与定性适用法律、法规、规章是否彼此一致。量罚是否按法律、法规、规章规定的罚则（种类、幅度）进行，有无扩大、提高、降低、漏处或自立罚种现象；从重、从轻、减轻或不处罚是否有事实和证据证明。八是其他审查的事项。包括案卷材料是否完备、文书格式是否规范，表述是否准确，用词是否严谨等。

实务问题：实行行政处罚同级法制机构审核制度，是全面落实国务院《全面推进依法行政实施纲要》完善行政执法机关的内部监督制约机制的要求。尽管目前大部分药品监督管理部门在案件承办过程中都增加了法制审核过程，但在相关法律、法规和规章中并未做出明确规定。实践中，此种做法有利于提高办案质量，避免行政处罚权滥用。

（3）讨论决定　讨论决定的过程有三项程序性的工作：一是处罚决定的讨论；二是处罚的事先告知；三是陈述申辩。根据案件大小和案情复杂程度的不同，处罚决定讨论形式有两个层次：一个层次是一般案件，采用合议讨论决定；另一个层次是重大复杂案件，由药品监管部门负责人集体讨论决定。

合议，是在案件调查终结经法制审查后，由执法机构负责人组织案件承办人及有关人员对案件违法行为的事实、性质、情节、社会危害程度、办案程序等进行综合分析和审议的过程。一般案件，直接提出给予处罚、移送、退回补证或撤销案件的意见；重大复杂案件，提出合议建议，提请领导集体讨论决定。一般案件合议认为需要提请领导集体讨论的，也可以提请领导集体讨论。合议的过程形成《案件合议记录》，经参加合议的人员和记录人核对无误后签字确认。合议由执法机构负责人或其指定的人员主持，也可由主管行政处罚的领导主持。

告知，根据给予行政处罚合议的意见，制作《行政处罚事先告知书》，说明违法的事实、性质、情节、证据、适用法律、处罚的理由，告知当事人拟给予行政处罚的种类、罚没款的幅度和陈述申辩的权利及期限。向当事人送达《行政处罚事先告知书》，并由受送达人在签收栏上签字。

陈述申辩，认真听取当事人对案件事实、处罚理由和依据、执法程序等进行的陈述和申辩，准确记录陈述申辩原话原意，制作《陈述申辩笔录》。当事人在陈述申辩中提出新的事实、证据，应重新进入调查取证阶段，再走一遍程序，经复核成立的应予采纳。当事人委托陈述申辩人的，应当出具当事人的委托书。如当事人是法人或其他社会组织，陈述申辩人不是法人代表或负责人的，应持有法人代表或负责人的授权委托书。当事人提供文字陈述申辩材料的，应当随卷保存。

重大复杂案件，是指重大、复杂、拟给予较重行政处罚的案件。重大是指社会影响大、危害后果严重、涉及面广，复杂是指案情复杂、曲折、调查困难、认定困难。处罚较重是指责令停产停业、吊销许可证或者批准证明文件、较大数额罚款。重大复杂案件应集体讨论决定，由药品监管部门负责人召开会议，根据合议建议，对重大复杂案件和合议认为需要提请讨论的其他案件违法行为的事实、性质、情节、社会危害程度、办案程序等进行综合分析和讨论，作出给予处罚、移送、退回补证或撤销案件的决定。讨论过程形成《重大案件集体讨论记录》，经参会人员和记录人核对无误后签字确认。集体讨论由药品行政监督机关主要负责人或其指定的人员主持，案件主办人员列席会议。重大案件集体讨论在药品监督行政处罚程序中的次序，现有的法律法规中尚无明确统一的规定，一般应按照上级药品监督管理部门或同级政府法制部门的要求执行，也可以本部门工作制度的形式予以规定。

合议和集体讨论的主要程序是：主持人宣布开会、案件主办人汇报案情、讨论发言、主持人归纳合议意见或讨论决定。一般案件与重大复杂案件的区分在法律法规中没有具体的规定，通常由各级药品行政监督机关根据各自的实际情况确定。不同级别不同地区的药品行政监督机关对重大复杂案件的划分有不同标准。多数情况下，符合听证程序的案件一般会作为重大案件。

实务问题：《行政处罚法》第三十八条第二款规定："对情节复杂或者重大违法行为给予较重的行政处罚，行政机关的负责人应当集体讨论决定。"由于法律对此进行了明确，所以对于应进行集体讨论决定的案件没有经过集体讨论的，也可能会在后续的行政诉讼过程中，被法院裁定为程序违法。实践中情节复杂和重大违法行为给予较重的行政处罚问题往往不太容易把握，建议在实践中尽量降低门槛。对当事人有较大争议、当事人要求听证、证据还有疑问、对适用法律有不同意见等，都可以视为"情节复杂"；罚没款、没收药品价值达到一定数额、责令停产停业整顿、吊销许可证等，都可以视为"给予较重的行政处罚"。

2. 处罚决定的审批　制作《行政处罚审批表》或《撤案申请表》，一般案件经承办机构负责人审核后，报主管行政处罚的领导审批；重大复杂案件经承办机构负责人审核后，由药品行政监督机关主要负责人或主管行政处罚的领导根据集体讨论的决定审批。《行政处罚审批表》审批日期，即为作出行政处罚决定的日期。

知识链接

药品案件审理委员会制度

药品案件审理委员会制度是根据《行政处罚法》、《药品监督行政处罚程序规定》等有关法律、法规、规章的规定，为确保重大复杂违法案件能够客观、公正、科学的得到处理，制定的对案情重大、复杂的行政处罚案件进行集体讨论决定的制度。药品案件审理委员会制度的内容主要包括：

（1）药品案件审理委员会是药品行政监督机关审查行政处罚案件的最高决策机构，负责对案情重大复杂的行政处罚案件进行集体讨论决定。

（2）药品案件审理委员会召开会议集体讨论决定的药品重大复杂案件的涉及范围。

（3）药品案件审理委员会的主要职责。

（4）药品案件审理委员会召开会议的规定人数，行政处罚案件讨论决定的程序、会议的主持人为药品行政监督机关主要负责人或其指定的人员。

（5）药品案件审理委员会人员的基本构成：药品行政监督机关的全体领导，药品稽查、政策法规、纪检监察及其他药品监管机构负责人。案件主办人列席会议。

在一些人数比较少的县级药品行政监督机关，药品案件审理委员会制度规定除现场处罚的案件外，其他所有案件都经案审会讨论决定。

3. 决定书的制作　案件承办人员根据审批的《行政处罚审批表》制作正式的《行政处罚决定书》，注明被处罚的当事人及有关情况、违法的事实和证据、处罚的依据和种类、履行处罚的方式和期限、相关的权利和义务等。制作《行政处罚决定书》时通常一并制作《送达回执》。

4. 处罚决定的送达　《行政处罚决定书》应当在宣告后当场交付当事人，并由当事人在《送达回执》上签字。当事人不在场的，应当在 7 日内依照规定，将《行政处罚决定书》送达当事人。根据《民事诉讼法》、《药品监督行政处罚程序规定》，送达的方式主要有五种：直接送达、留置送达、委托送达、邮寄送达、公告送达。

（1）直接送达　《行政处罚决定书》应当直接送交当事人。当事人是公民的，本人不在交他的同住成年家属签收；当事人是法人或者其他组织的，应当由法人的法定代表人、其他组织的主要负责人或者该法人、组织负责收件的人签收；当事人有代理人的，可以送交其代理人签收。

（2）留置送达　是指当事人无理拒收文书时，送达人依法将《行政处罚决定书》放置在当事人的住所并产生送达法律效力的送达方式。当事人或者其同住成年家属拒绝接受的，送达人应当邀请有关基层组织或者所在单位的代表到场，说明情况，在送达回执上记录拒收事由和日期，由送达人、见证人签名或者盖章，把文书留在当事人的住所，即视为送达，送达回执上记录的日期即为送达时间。

（3）委托送达　是指委托当事人就近的药品监督管理部门送达的方式。比较多的是基层药品监督管理部门接受上级机关的委托，对撤销药品批准文号、吊销许可证等行政处罚决定的送达。

（4）邮寄送达　是指将《行政处罚决定书》通过邮政局并用挂号信、特快专递等寄给当事人的方式。邮寄送达，应当附有送达回执。挂号信回执上注明的收件日期与送达回执上注明的收件日期不一致的，或者送达回执没有寄回的，以挂号信回执上注明的收件日期为送达日期。需要注意的是，邮寄送达是特指通过邮政局寄送，而非其他快递公司；所附的送达回执应注明所送达的文书名称、编号和主要内容。

（5）公告送达　是指药品监督管理部门以张贴公告、登报等公众媒介将《行政处罚决定书》公诸于众，发布之日起满60日即为送达。采用公告送达必须是受送达人下落不明，或者用其他方式无法送达时，才能适用。公告应制作影印件并收入案卷。

实践中，受送达人是被监禁的，应通过其所在监所或者劳动改造单位转交。受送达人是被劳动教养的，通过其所在劳动教养单位转交。代为转交的机关、单位交受送达人签收后，以在送达回证上的签收日期，为送达日期。上述送达方式，也可用于其他执法文书的送达。如《立案通知书》、《行政处罚事先告知书》、《听证告知书》等。

三、听证程序

听证程序是根据案情的需要在一般程序之中增设的一段特殊程序。是指药品监督管理部门在给予较重行政处罚前，经当事人要求，公开举行由有关利害关系人参加的听证会广泛听取意见，从而进一步准确适用法律的一种特殊的方法、步骤。具有特定的适用范围和应当事人要求两方面的特征。

（一）听证程序的适用范围

药品监督管理部门拟作出下列行政处罚的，应适用听证程序：责令停产停业、吊销许可证、撤销药品批准证明文件、较大数额没收、较大数额罚款。在基层适用听证程序比较多的是较大数额的罚款。较大数额的划定标准在不同的省、自治区、直辖市会有所不同，应根据所在省、自治区、直辖市的具体规定执行。应适用听证程序而未适用的，属于违反法定程序，所作出的行政处罚决定无效。

（二）听证程序的实施步骤

1. 听证告知　凡适用听证程序的，在作出行政处罚决定前，应当告知当事人有要求举行听证的权利。告知的方法就是向当事人送达《听证告知书》，《听证告知书》的主要内容应包括：当事人的基本情况，违法事实、行政处罚的理由、依据和拟作出的行政处罚决定，要求听证的权利，提出听证要求的期限和听证组织机关等。提出要求听证的期限一般不少于3个工作日，听证组织机关一般为本机关的法制部门。

2. 听证通知　当事人在规定期限内提出听证要求的，应在听证会召开前 7 天，向当事人送达《听证通知书》，载明当事人的基本情况，举行听证的时间、地点和方式，听证人员的姓名，申请回避的权利，应准备的证据、通知证人等事项。当事人在规定期限内未提出听证要求的，应视为放弃听证。放弃听证的，应按陈述申辩的规定听取当事人的陈述申辩，并在《陈述申辩笔录》中申明不要求听证。当事人可以亲自参加听证，也可以委托一至二人代理。

3. 组织听证　首先应确定听证主持人，按规定非案件承办人即可。但随着法制机构和法制人员队伍的建立健全，通常由法制人员主持听证。其次应确定参加听证的人员，主要有案件调查人员、当事人及其委托代理人、记录员，也可邀请媒体、社区代表及相关人员列席听证。再次是听证会的流程：记录员清点会场，确认应到会的人员是否到会，宣布听证会纪律，主持人核对参加听证人员身份、宣读听证会主题、告知权利义务，双方陈述、举证质证、展开辩论；最后陈述，审查核对听证记录。

4. 听证结果　听证结束，主持人应根据听证情况，提出听证意见并填写《听证意见书》，与《听证笔录》一同作为听证结果，提交主管行政处罚的领导，直至主要领导。如果听证过程中当事人提出了新的证据，且足以改变拟给予的行政处罚，或事实认定不清、证据不足等应当采纳的，应重新回到调查取证阶段，并按规定程序继续以后的调查审理。调查结果符合听证程序的，应重新适用听证程序，反之应按原处罚建议作出处罚决定。

四、执行程序

执行程序是指当事人主动履行和药品监督管理部门强制当事人履行药品监督行政处罚决定的方法、步骤。执行程序是行政处罚的最后阶段，是行政处罚决定的最终实现。在行政处罚决定执行的过程中，当事人有主动履行的义务，也有申请延期、分期缴纳罚没款和申请行政复议或者提起行政诉讼权利；药品行政监督机关对于当事人不主动履行或拒绝履行行政处罚决定的，除依法作出进一步的处理外，具有强制当事人履行的权力。

（一）声誉罚的执行

声誉罚的内容主要是警告，是没有物质和行为限制的一种惩戒。通常以《行政处罚决定书》的送达就意味着执行结束。但从实现行政处罚的目的看，仅此是不够的，作出行政处罚决定的药品行政监督机关应在《行政处罚决定书》送达后的一定时间内，对当事人进行回访，察看所警告的行为是否已经改正。

（二）财产罚的执行

主要是罚没物资的执行和罚没款的执行。

没收物资的执行程序。行政处罚事项中有没收药品及涉案的原材料、包装、制假器材等有关物品的，《行政处罚决定书》应当附有《没收物品凭证》。对于所没收的物品，在送达《行政处罚决定书》的同时将其带回。如果应没收的物品先期已异地先行登记保存或查封扣押至药品行政监督机关的，将《行政处罚决定书》送达即可。对依法没收的药品及涉案的原材料、包装、制假器材等物品处理，应当在当事人收到《行政处罚决定书》满3个月，即超过诉讼期限后进行。处理的方式应根据不同的物品区别对待，假劣药品必须销毁，非法经营的药品如经检验是合格的，虽然可以拍卖或捐赠，但考虑到药品的特殊性，多以销毁为宜。对于其他的物品，能回收利用的可作为废旧物品处理，不能利用的同样应予以销毁。处理前应当核实品种、数量，填写《没收物品处理审批表》及《没收物品处理清单》，经主管领导审批后才能进行处理。

罚没款的执行程序。除当场代为收缴罚款外，当事人应在收到《行政处罚决定书》之日起15日内主动到指定银行缴纳。当事人对行政处罚决定不服，申请行政复议或者提起行政诉讼的，一般不停止行政处罚的执行。当事人缴纳罚没款有困难的，可申请延期、分期缴纳。由当事人提出书面申请，说明延期、分期的理由、时间，经案件承办人员合议，报主管领导批准后，下达同意延期、分期缴纳罚没款的通知。

财产罚执行有困难的，应申请人民法院强制执行。强制执行的申请由作出行政处罚决定的药品行政监督机关向所在地有管辖权的基层法院提出。当事人在法定期限内不申请行政复议或者未提起行政诉讼，又不履行行政处罚决定的，药品行政监督机关可以自期限届满之日起三个月内，申请人民法院强制执行。逾期申请的除有正当理由外法院一般不予受理。因此，下达处罚决定的药品行政监督机关同意延期或分期缴纳罚没款的，延期或是最后一期缴纳罚没款的时限通常应在申请强制执行的期限之内。对于同意延期或分期缴纳罚没款的时限超过申请强制执行期限的，如当事人不遵守延期或分期缴纳的约定，延期届满仍未缴纳罚没款，或分期缴纳了3个月及以上时间不再缴纳的，申请法院强制执行的时间可从同意延期届满，或最后一笔罚没款缴纳后第1日起的3个月内。但这种情况属于非一般情况，法律没有明确的规定，应属于药品行政监督机关的正当理由，如要实施，应事先与法院沟通取得认识上的一致。

1. 强制执行申请前的工作　一是提醒当事人按期履行义务。当事人在收到行政处罚决定书之日起满十五日或接近十五日未缴纳罚没款的，下达行政处罚决定的药品行政监督机关应提醒当事人缴纳罚没款期限已满或将满，再不缴纳应承担加处罚款的责任等。二是加处罚款。当事人到期不缴纳罚款的，每日按罚款数额的百分之三加处罚款。

实务问题：一是罚款的百分之三加处罚款，不是罚没款的百分之三，计算时应不含没收的部分；二是加处罚款的数额累计不得超出罚款数的总额；三是应与接收罚款的银行协调好，逾期缴纳罚款的应加收加处罚款的部分。四是仍不缴纳的，应在申请人民法院强制执行前下达《履行行政处罚决定催告书》，书面催告当事人履行义务，告知当事人履行义务的期限、方式、金钱给付的金额、金钱给付方式、依法享有的陈述和申辩权。当事人进行陈述、申辩的，药品监督管理部门应制作《陈述申辩笔录》，当事人提出的事实、理由或证据成立的，药品监督管理部门应当采纳。催告书送达十日后当事人仍未履行义务的，可向人民法院申请强制执行。

2. 强制执行的申请　申请时应向人民法院提供《强制执行申请书》、《行政处罚决定书》、当事人的意见及催告当事人履行义务情况、申请强制执行标的情况等法律、法规规定的其他材料。强制执行的申请文件应由执法机构制作，法制机构审查，主管行政处罚的领导签发，加盖单位印章，并注明日期。

3. 执行结果的处置 药品行政监督机关对执行结果无异议的，作为行政处罚的结案依据。对人民法院不予受理或不予执行的裁定有异议的，可以在十五日内向上一级人民法院申请复议。

（三）行为罚的执行

撤销药品批准文号、吊销许可证的行政处罚，由批准和核发的药品监督管理部门作出。执行时，作出行政处罚决定的药品监督管理部门直接送达处罚决定的，应在送达的同时收缴药品批准文件、许可证正副本；委托当事人所在地的药品监督管理部门送达行政处罚决定的，应由受委托的药品监督管理部门在送达的同时收缴，并转交至委托的药品监督管理部门。无论是直接收缴还是委托收缴，或未能收缴，都应当由作出处罚决定的药品监督管理部门将撤销药品批准文号、吊销许可证的处罚决定予以公告。公告后才表示执行的结束。

五、结案

行政处罚决定履行或执行后，案件承办人应填写《行政处罚结案报告》，报请主管领导批准后，将有关材料进行整理装订，归档保存。

（一）结案的条件

药品行政处罚案件有下列情形之一的，可予以结案：

（1）当事人自觉履行行政处罚决定的；

（2）当事人未履行行政处罚决定，由人民法院依法强制执行的；

（3）因客观原因，如当事人死亡或被注销、被解散，难以通过法定程序申请执行的。

（二）立卷归档的要求

（1）承办人员应按照一案一卷的原则，将案件查处过程中形成的全部文书材料按照形成时间的先后顺序并结合类别顺序排列，装订成册，立卷归档。

（2）文书材料经系统排列后，要逐页编号，案卷封面、卷内目录、备考表、卷底等不编页码。页号统一使用阿拉伯数字，单面书写的文书材料在右上角；双面书写的文书材料正面在右上角，背面在左上角。

（3）立卷归档时，不能装订的录音、录像、拍照、图纸等实物证据，应当放入证物袋中，在证物袋中上注明有关名称等详细内容，随卷归档并予以说明。

⭐ **小贴士**

药品监督行政处罚程序图

药品监督行政处罚程序流程

药品监督行政处罚程序流程图。主要流程节点包括：

- 监督发现（符合立案条件的应在7日内填写《立案申请书》）
- 检验发现（符合立案条件的应在7日内填写《立案申请书》，必要时制作调查笔录）
- 举报投诉（及时填写《举报投诉登记表》，进行分析筛选）
- 交办、报送、移送
- 披露
- 其他

- 立案（确定两名以上执法人员进行调查）
- 填《立案通知书》送达当事人
- 报批
- 承办提报立案
- 不立案（终止受理或移交及时移送有关部门）

- 查封扣押（填《查封扣押审批表》报主管领导批准并当事人出具《查封扣押决定书》或《先行登记保存物品通知书》同时使用财务）
- 先行登记保存（填《先行登记保存物品审批表》批准并出具《先行登记保存证物通知书》）
- 现场检查（填写《现场检查笔录》，调查对象签名或盖章，意见不同据实注明，意见签名或盖章）
- 抽样检验（及时检验，检验期的应当面告知当事人）
- 调查（调查询问须注明身份并注明制作时证号，据调查对象签名，盖章）
- 提取证据（及时提取证据，如有困难应当准，在复制件上注明"与原件相同"字样并签字盖章）
- 协查（以公函形式向有关部门提出协查要求，同时据实书面回复查结果）

- 下达《责令改正通知书》
- 人库 仓储管理部门

- 案件调查终结报告（内容包括案件事实、违反法律法规条款、处理建议及承办人签字）
- 案件合议（3人以上提出处罚或不予处罚或继续调查的意见）
- 撤案（承办人填《撤案申请书》报主管领导批准）
- 提出处罚意见
- 补证（按照程序继续补充证据）
- 解除控制（报主管领导批准）
- 没收
- 移送（填《案件移送审批表》报主管领导批准并请《案件移送书》，涉嫌犯罪的，移送公安机关）
- 转办（属于下级管辖情况的案件及时批准转办并上报查办）

- 事先告知（填《行政处罚告知书》先告知当事人有陈述申辩权和重在前面告知）
- 听证告知（填《听证告知书》当事人有要求听证的权利，自放弃听证申辩权仍享有陈述申辩权）
- 要求听证（5日内确定时间地点方式《听证》目前送达）
- 重大复杂案件（对于数量处罚案件集体讨论，启动重大案件集体讨论程序）

- 陈述申辩（填《陈述申辩笔录》，先行陈述申辩因陈述申辩不得加重处罚）
- 放弃陈述
- 听证会（非承办人书记员，主持人书记员，填《听证笔录》，参加人签字，填《听证意见书》）
- 意见一致 / 不一致

- 采纳 / 不采纳
- 继续调查
- 承办人填写《行政处罚审批表》报主管领导审批
- 处罚决定（填章的《行政处罚决定书》，没有没项目财物收证，并附物品清单）
- 继续调查

- 当场行政处罚填《当场行政处罚决定书》，定处罚，执法人员，对公民处以50元以下或对其它组织处以1000元以下罚款
- 简易程序：违法事实清楚、证据确凿，法应当制作出警告或出警告公民处以50元以下或对其它组织处以1000元以下罚款。当场送达，制作《调查笔录》告知其享有陈述申辩权。

- 直接送达（《送达回执》内送达章由受送个人签收）
- 留置送达（拒收时邀请有关组织或执法人员到场，注明拒收事由和日期，送证人与见证人共同签字）
- 委托送达（委托送达有困难直接送达的药品监督或者管理部门代送或者用"双挂号"邮寄送达）
- 公告送达（受送达人下落不明，或依法无法送达，可以公告方式送达）
- 将违法违规行为录入不良行为档案

- 备案（须在7日内填《备案案表》予以备案）

- 自动履行
- 分期交纳
- 当场收缴
- 强制执行

- 构成犯罪《结案报告》移交司法机关
- 结案报告（填写《结案报告》报主管领导审批）
- 上报（如为批准或核准案件须按规定及时上报）
- 归档

思考题

1. 简述程序对于药品监督行政处罚的意义。
2. 药品监督行政处罚程序的种类有哪些？
3. 简述简易程序的基本流程。
4. 简述一般程序的主要流程。
5. 听证程序与一般程序有哪些不同？
6. 执法文书的送达方式有哪些？怎样送达？

第六节　证据在药品监督行政处罚中的应用

证据，是一切能够证明特定事实存在的材料。证据应用在药品监督行政处罚中，就是要证明涉药违法事实的存在和违法的程度。药品监督行政处罚中的证据，是指在查处药品监管违法案件中，药品行政监督机关及其执法人员依据法律规定的程序收集的用来证明当事人违法事实的材料，是认定行为违法、适用法律规定、选择自由裁量、实施行政处罚的法律根据。

一、证据的特点

证据必须具有合法性、客观性和关联性，才能具备证明资格和证明能力，才能作为药品监督行政处罚中待证事实的定案依据。这既是证据的采用标准，也是取证的基本要求。

1. 合法性　指证据的取得必须符合法律规定和程序要求。其合法性主要表现在：一是证据取得的主体合法，证据的调取应是药品行政监督机关。二是出证的主体合法，出证的主体应具有出证内容的法定资质或权限，比如县级药品检验所如果没有检验药品的法定资质，就不能出具药品检验报告。三是证据收集和取得的方法应当合法，执法人员调查取证应当按照法律规定的程序和要求进行。四是证据的表现形式应当合法，即作为证明案件事实的证据材料形式上必须符合法律要求，要有证明出处的固定形式，如复印件与原件核对无误出具人的签名盖章。

2. 真实性　指证据形式及其所反映的内容都必须是客观真实的。形式的客观性是指证据要以一定的客观存在形式表现出来，是被固定了的看得见摸得着的；内容的真实性是指证据所证明的对象必须是客观存在的，任何主观想像、猜测和捏造的材料都不能作为证据使用。

3. 关联性　指证据与待证事实之间具有内在的逻辑关系，可以直接证明或间接证明待证事实的全部或一部分情况，并对证明案件事实有实质性的意义。与待证事实无关的材料不能作为证据。是否具有关联性，是靠药品监管执法人员按照逻辑或经验进行判断的，需要相关知识的不断丰富和执法经验的长期积累。

二、证据的种类和要求

按《行政诉讼法》中关于证据的规定，通常把药品监督行政处罚证据分为七种，分别为书证、物证、视听资料、证人证言、当事人的陈述、鉴定结论、勘验和现场笔录。

1. 书证 指以文字、符号、图形等所记载或表达的内容来证明案件事实的文件资料和其他物品。书证在药品监督行政处罚中是一种十分重要的证据，主要有以下几个方面的特征：①书证的表现形式和制作方式具有多样性。在药品监督行政处罚中，书证表现形式主要有证件，如药品批准证明文件、许可证、药师证等；票据，如药品的购销发票、随货清单、汇款凭证、收费收据、邮寄凭证等；合同，如药品的购销合同、质保协议等；记录，如购销记录、验收记录、温湿度记录等；处方，如药品生产企业的工艺处方、医生开具的治疗处方等。书证的载体主要是纸张，也有其他材料。②书证是以其记载和表达的内容证明案件事实的存在，与其载体是什么无关，载体本身没有证明力，这也是与物证的主要区别。③书证有比较强的证明力，往往是随着涉药违法行为的发生而产生，是违法行为发生过程中留下的痕迹，所记载和表达的内容能够直接证明违法事实，不仅可以作为直接证据使用，而且也是鉴别其他证据是否真实可靠的依据。

知识链接

《最高人民法院关于行政诉讼法证据若干问题的规定》第十条规定，书证应当符合下列要求：

（一）提供书证的原件，原本、正本和副本均属于书证的原件。提供原件确有困难的，可以提供与原件核对无误的复印件、照片、节录本；

（二）提供由有关部门保管的书证原件的复制件、影印件或者抄录件的，应当注明出处，经该部门核对无异后加盖其印章；

（三）提供报表、图纸、会计账册、专业技术资料、科技文献等书证的，应当附有说明材料；

（四）被告提供的被诉具体行政行为所依据的询问、陈述、谈话类笔录，应当有行政执法人员、被询问人、陈述人、谈话人签名或者盖章。

法律、法规、司法解释和规章对书证的制作形式另有规定的，从其规定。

2. 物证 指能够以其存在的形式、内在属性和外部特征来证明案件事实的物品和痕迹。主要有以下特征：①物证相对于书证比较直接简单，药品监督行政处罚中常被作为物证的有：假劣药品、原辅料、包装材料、生产假药的机器设备等。②物证具有不可替代性，一旦灭失就无法恢复。③物证具有间接性，有时需要通过勘验、鉴定或核查才能确定其证明的价值。比如假药，没有经过药品检验机构的检验和相关药品监督管理部门的核查，就不能确定其真伪，也就不能作为物证使用。一般情况下物证很少作为直接证据使用。

知识链接

《最高人民法院关于行政诉讼法证据若干问题的规定》第十一条规定，物证应当符合下列要求：

（一）提供原物。提供原物确有困难的，可以提供与原物核对无误的复制件或者证明该物证的照片、录像等其他证据；

（二）原物为数量较多的种类物的，提供其中的一部分。

3. 视听资料 指利用录音、录像所反映声音、影像来证明案件事实情况的物品。随着计算机等新科技的不断进步和广泛应用，视听资料的外延已经扩展到了计算机及其他可视可听设备储存的可以证明案件事实的电子音像信息，包括计算机数据资料，即运用计算机储存图形、数据、符号和其他信息。视听资料作为证据，在正常的药品监督行政处罚中应用不是很多，但随着数字化在药品行政监管中的广泛应用，计算机的数据资料应越来越多的作为视听证据在行政处罚中采用。需要注意的是，视听资料具有较强的制作性，极容易被剪辑修改。因此收集时应尽可能获取原始载体，如不能获取原始载体的，获取的复制件应注明制作方法、制作时间、制作人和所证明的事实，并与原始载体的内容进行核对，有语音的应附有语音的文字记录。

知识链接

《最高人民法院关于行政诉讼法证据若干问题的规定》第十二条规定，计算机数据或者录音、录像等视听资料应当符合下列要求：

（一）提供有关资料的原始载体。提供原始载体确有困难的，可以提供复制件；

（二）注明制作方法、制作时间、制作人和证明对象等；

（三）声音资料应当附有该声音内容的文字记录。

4. 证人证言 指除当事人之外的第三人向药品行政监督机关执法人员所作的与案件事实有关的陈述。证人必须是自然人，法人或单位及其他组织不得作为证人，即使有些人是法人代表或单位的领导、负责人，但作为证人提供证言时，只能以自然人的身份。无行为能力或限制行为能力的人只能提供与其智力、年龄、健康状况相适应的范围内作证人证言。证人的证言，应是证人亲听亲见，如是转告的应说明来处；应与案件有关，无关的可作为案件线索而不能作为证据。

知识链接

《最高人民法院关于行政诉讼法证据若干问题的规定》第十二条规定，证人证言应当符合下列要求：

（一）写明证人的姓名、年龄、性别、职业、住址等基本情况；

（二）有证人的签名，不能签名的，应当以盖章等方式证明；

（三）注明出具日期；

（四）附有居民身份证复印件等证明证人身份的文件。

5. 当事人陈述 指当事人就案件的有关事实向药品行政监督机关作出叙述。当事人的陈述通常会有两种可能性，一种是真实。也就是承认的陈述，因为当事人是行政法律关系的主体，比其他人更了解案件的事实真相，当事人的陈述有利于行政机关弄清事实的真相或发现新的线索。一种是不真实。当事人是案件存在的直接关系人，为了维护自身的利益有可能作出虚假的陈述。因此，对于当事人的陈述既不能随意拒绝，也不能轻易相信，应结合其他证据综合判断。当事人陈述的表现形式一般是询问笔录，需要时也可以由当事人自行书写。

6. 鉴定结论　指药品行政监督机关依法委托或指定具有鉴定资质的机构运用专门的知识和技能对案件中专门性的问题进行分析、鉴别和判断，得出能够证明案件事实的结论性意见。比较常见的是药品质量检验报告，药品造成人身伤害医疗鉴定或司法鉴定等。

知识链接

《最高人民法院关于行政诉讼法证据若干问题的规定》第十四条规定，"鉴定结论，应当载明委托人和委托鉴定的事项、向鉴定部门提交的相关材料、鉴定的依据和使用的科学技术手段、鉴定部门和鉴定人鉴定资格的说明，并应有鉴定人的签名和鉴定部门的盖章。通过分析获得的鉴定结论，应当说明分析过程。"

7. 勘验和现场笔录　指药品行政监督机关的执法人员对与案件有关的场所、物品进行观察、测量、检查、拍照、绘图等活动所作的文字记载。其特点：①勘验和现场笔录是对与案件有关的现场进行执法活动的客观记载，不应含有执法人员的主观分析。②记载的形式具有多样性，除了文字记载，还包括照相、录音、录像、绘图等。③勘验和现场笔录既是一种证据，也是固定和保全证据的方法和手段，一般不单独作为证据使用，而是与其他证据特别是通过勘验、现场检查发现的证据合并使用。

知识链接

《最高人民法院关于行政诉讼法证据若干问题的规定》第十五条规定，"现场笔录，应当载明时间、地点和事件等内容，并由执法人员和当事人签名。当事人拒绝签名或者不能签名的，应当注明原因。有其他人在现场的，可由其他人签名。法律、法规和规章对现场笔录的制作形式另有规定的，从其规定。"

三、证据的证明效力

药品行政监督机关在查处涉药违法行为的过程中，一个违法事实常常会采集、调取到数个证据，案情越复杂、当事人越不配合，需要采集、调取的证据就越多，可能获取的证据材料也会越多，且众多的证据在证明同一违法事实时就有可能出现不一致，甚至证据间出现矛盾和冲突。因此，药品行政监督机关在识别、判定、确认证据的过程中，就要优先采用证明效力高一些的证据材料，这既是药品监督行政处罚中应当遵循的基本原则，也是确保案件的准确定性和行政处罚正确实施的前提条件。

知识链接

《最高人民法院关于行政诉讼法证据若干问题的规定》

第五十七条 下列证据材料不能作为定案依据：

（一）严重违反法定程序收集的证据材料；

（二）以偷拍、偷录、窃听等手段获取侵害他人合法权益的证据材料；

（三）以利诱、欺诈、胁迫、暴力等不正当手段获取的证据材料；

（四）当事人无正当事由超出举证期限提供的证据材料；

（五）在中华人民共和国领域以外或者在中华人民共和国香港特别行政区、澳门特别行政区和台湾地区形成的未办理法定证明手续的证据材料；

（六）当事人无正当理由拒不提供原件、原物，又无其他证据印证，且对方当事人不予认可的证据的复制件或者复制品；

（七）被当事人或者他人进行技术处理而无法辨明真伪的证据材料；

（八）不能正确表达意志的证人提供的证言；

（九）不具备合法性和真实性的其他证据材料。

第五十八条 以违反法律禁止性规定或者侵犯他人合法权益的方法取得的证据，不能作为认定案件事实的依据。

第六十三条 证明同一事实的数个证据，其证明效力一般可以按照下列情形分别认定：

（一）国家机关以及其他职能部门依职权制作的公文文书优于其他书证；

（二）鉴定结论、现场笔录、勘验笔录、档案材料以及经过公证或者登记的书证优于其他书证、视听资料和证人证言；

（三）原件、原物优于复制件、复制品；

（四）法定鉴定部门的鉴定结论优于其他鉴定部门的鉴定结论；

（五）法庭主持勘验所制作的勘验笔录优于其他部门主持勘验所制作的勘验笔录；

（六）原始证据优于传来证据；

（七）其他证人证言优于与当事人有亲属关系或者其他密切关系的证人提供的对该当事人有利的证言；

（八）出庭作证的证人证言优于未出庭作证的证人证言；

（九）数个种类不同、内容一致的证据优于一个孤立的证据。

思考题

1. 简述证据的特点。
2. 简述证据种类和要求。
3. 简述证据的证明效力？

第七节 自由裁量在药品监督行政处罚中的运用

药品监督行政处罚中自由裁量，是指药品行政监督机关在实施行政处罚的过程中，在药品管理法律、法规和规章规定的范围和幅度内，根据立法目的、原则和个案的具体情况，对行政处罚种类和幅度的选择作出自主判断和决定的权力。

一、药品监督行政处罚中自由裁量的依据

药品监督行政处罚中自由裁量的依据主要来自于两个方面，一方面是法律依据，一方面是运用依据。法律依据赋予了行政处罚自由裁量的空间，运用依据限制了在空间中选择的自由度。

1. 法律依据 药品行政监督机关行政处罚中的自由裁量权，来自于药品管理法律、法规和规章对处罚种类的设定和处罚幅度的规定，这些种类和幅度是药品行政监督机关具体实施自由裁量的法律依据。法律依据的另一层面是《行政处罚法》对自由裁量权的行使作了条件性规定，明确了在什么情况下应选择什么样的处罚种类和幅度。也就是说药品行政监督机关在实施具体的处罚行为时，自由裁量权的行使范围应依据药品管理法律、法规和规章的相关规定，行使条件应依据《行政处罚法》的相关规定。

2. 运用依据 运用依据是支撑自由裁量选择处罚种类和幅度的证据。自由裁量不是无原则的裁量，不是无节度的随心所欲，每一个量的裁定都应该有充足的理由并有充分的证据支撑。比如从轻还是从重，理由是什么，有没有充分的证据予以支撑。证据既可以支持自由裁量，又可以防止自由裁量的滥用。因此，药品行政监督机关在实施行政处罚的过程中，要十分注意违法情节方面证据的采集和调取，充分发挥证据在自由裁量运用中的支撑和制约作用。

3. 自由裁量的实施原则 自由裁量权在实施的过程中，应遵循合法原则、适度原则、公正原则。

二、药品监督行政处罚中自由裁量的种类

药品行政监督机关在实施行政处罚的过程中，主要是依据《行政处罚法》的相关规定，通过不予处罚、减轻处罚、从轻处罚、从重处罚行使自由裁量权。

1. 不予处罚 指药品行政监督机关对违法行为人不予行政处罚。不予行政处罚一般应满足下列条件之一：

（1）违法行为人不满十四周岁的，不予行政处罚；

（2）违法行为人是精神病患者，违法行为是在不能辨认或者不能控制自己行为时发生的，不予行政处罚；

（3）违法行为轻微并及时纠正，没有造成危害后果的，不予行政处罚；

（4）违法行为人的违法行为在二年内未被发现的，不再给予行政处罚。

2. 减轻处罚 指药品行政监督机关在药品管理法律、法规和规章规定的相应的处罚种类和处罚幅度外，对违法行为人选择较轻的处罚种类或低于处罚幅度进行的行政处罚。减轻处罚应属于下列情况之一的：

（1）违法行为人已满十四周岁不满十八周岁的，可以减轻行政处罚；

（2）违法行为人主动消除或者减轻违法行为危害后果的；

（3）违法行为人违法行为是受他人胁迫发生的；

（4）违法行为人配合行政机关查处违法行为有立功表现的；

（5）符合《药品管理法实施条例》第81条规定的，可以免除没收之外的其他行政

处罚。

3. 从轻处罚 指药品行政监督机关在药品管理法律、法规和规章规定的相应的处罚种类和处罚幅度内，对违法行为人选择较轻的处罚种类和较轻的处罚幅度进行的行政处罚。适用从轻处罚的条件与减轻处罚的条件基本相同。

4. 从重处罚 指药品行政监督机关在法律、法规和规章规定的处罚种类和处罚幅度内，对具有从重处罚情节的行政违法责任人，选择较重的处罚种类，给予接近处罚幅度上限或上限的行政处罚。从重处罚情节有两种类型，一是法定从重情节，二是酌定从重情节。法定从重情节，是由法律规定规定的从重处罚情节，行政机关应当执行法律规定。根据从重的内容不同，可分为对处罚种类的从重和对处罚幅度的从重，前者如《药品管理法》第七十四条"……情节严重的，吊销《药品生产许可证》、《药品经营许可证》或者《医疗机构制剂许可证》"的规定，后者如《药品管理法实施条例》第七十九条的规定。酌定从重情节是行政机关在裁量过程中灵活掌握、酌情适用的从重处罚情节。酌定从重情节虽然没有明确的法律依据，但是往往有政策方面的依据，一是规范性文件规定属于情节严重的情形，比如国家食品药品监督局印发的《药品质量监督抽验管理规定》中，就列举了监督检查和抽验中发现为劣药应按情节严重处理的数种情形。二是专项整治通知等文件规定的属于情节严重的情形，比如2008年4月国家食品药品监管局制定的《兴奋剂生产经营专项治理实施方案》中，对凡违法生产经营蛋白同化制剂、肽类激素的行为，从5个方面规定了一律吊销许可证的从重情形。三是行政机关制度化的自由裁量权规则规定的从重处罚情形。此外，药品行政监督机关的执法人员在合理性原则下，也可以根据具体案情自行判定给予从重处罚的其他情形。

知识链接

《药品管理法实施条例》第七十九条

违反《药品管理法》和本条例的规定，有下列行为之一的，由药品监督管理部门在《药品管理法》和本条例规定的处罚幅度内从重处罚：

（一）以麻醉药品、精神药品、医疗用毒性药品、放射性药品冒充其他药品，或者以其他药品冒充上述药品的；

（二）生产、销售以孕产妇、婴幼儿及儿童为主要使用对象的假药、劣药的；

（三）生产、销售的生物制品、血液制品属于假药、劣药的；

（四）生产、销售、使用假药、劣药，造成人员伤害后果的；

（五）生产、销售、使用假药、劣药，经处理后重犯的；

（六）拒绝、逃避监督检查，或者伪造、销毁、隐匿有关证据材料的，或者擅自动用查封、扣押物品的。

三、自由裁量的把握

自由裁量对处罚种类和幅度的选择，某种意义上是药品行政监督机关及其执法人员进行主观判别的活动过程，如何使这种主观过程尽可能的客观，减少或避免主观偏差，真正体现自由裁量实现立法精神和立法目的的意义，就需要正确地把控自由裁量。

1. 应具有与履职相适应的自由裁量意识　自由裁量最直接的表现是在提出处罚建议或作出处罚决定时的选择，许多情况下也会把这种选择理解为就是自由裁量。这种理解不能说错，但仅仅这样理解一定是狭义。自由裁量作为执法和执法人员的一种主观活动，实际上贯穿于整个行政处罚的始终，提出处罚建议或作出处罚决定时的选择只是之前选择的一个终结。从得到的第一个线索、从第一次进入涉案现场，就有大量的信息需要裁量。比如第一次进入涉案现场，就面临着时空上的裁量，时间上往前是不是追溯，追溯到什么时候；空间上是所有的场所、品种都检查，还是只检查重点部位、重点品种，可疑药品是不是送检、协查；情节性的证据是否采集调取等等，都需要作出符合法律精神和规定的选择。而这些选择往往都有很大的自由度。所以，自由裁量的意识首先应该对自由裁量有一个全面完整的认识。其次应该对法律法规有一个全面的理解，自由裁量是药品监督行政处罚活动的一个组成部分，并贯穿于始终，是依法进行的活动，只有建立在对法律的理解上；第三应该成为药品行政监督机关及其执法人员的自觉行为，这是自由裁量意识的最终体现。

2. 应熟知并掌握涉及自由裁量的法律规定　自由裁量的方向有免除、减轻、从轻和从重四种，每一种都有不同的法律予以具体的规定。免除、减轻、从轻适用情形，除《药品管理法实施条例》第81条规定的外，基本都集中在《行政处罚法》的相关规定中。而从重的适用情形，则主要集中在药品管理法律、法规和规章中。熟知应做到知道出处，裁量时信手拈来；掌握应做到正确理解，裁量时准确引用。

3. 应遵程序依法裁量　自由裁量是依法进行的活动，也是依法定程序进行的活动。有没有规律可循，应该有的，这个规律就是依程序进行。从多年的实践看，药品监督行政处罚中的自由裁量可以分为两类，一类是过程性自由裁量，一类是终结性自由裁量。过程性自由裁量主要是在调查取证阶段，是在调查取证过程中进行的自由裁量活动，是对涉案行为的违法方向、违法性质、违法范围、违法情节作出法律规定范围内的选择。终结性自由裁量就是以过程性自由裁量的选择结果为依据，在提出行政处罚建议和作出行政处罚决定时的选择。过程性自由裁量运用到位、控制准确，终结性自由裁量就会水到渠成。因此，自由裁量依行政处罚程序进行就显得尤为重要。

4. 应注重证据在自由裁量中作用　药品监督行政处罚中的自由裁量，最终是以证据证明的违法事实适用法律条款作出的，证据能否足以支撑自由裁量，就要看证据的完整性、证明性和与自由裁量的对应性。从目前药品监督行政处罚的实际看，重案件的定性证据，次案件的定量证据，轻定情节的证据，也就是可支撑自由裁量的证据。相当一部分案件没有情节方面的证据，即使一些案件实施了从重或从轻处罚，也没有证据证明。这就使得一些自由裁量因为没有证据而失之于度、失之于理，失去了自由裁量的本质意义。注重证据的作用，主要注重情节类证据的作用。一方面是因为容易被忽视，另一方面是因为与自由裁量有较高的关联度。情节类证据调取的方向，实质上就是法律法规规定的免除、减轻、从轻、从重处罚的若干种情形。

（1）要主动采集和调取，要有情节类证据的意识。主动采集和调取应是药品行政监督机关及执法人员的主动行为。在现场检查中，注意采集和要求当事人提供能够证明违法行为情节的文件资料；在询问中，应询问当事人有无法律法规规定的免除、减轻、从轻、从重处罚的若干种情形；在告知当事人权利义务时，同时告知违法情节对处罚决定的影响等等。

（2）要准确判断证据的真实性。为了获得免除、减轻、从轻处罚，避免从重处罚，当事人有可能提供有利于自己的虚假或不真实的证据材料，这就需要比其他证据材料更为认真仔细地的甄别判定。除了常规的甄别，应突出证据材料对证明违法行为情节轻重的甄别，与其他证据材料对应关系的甄别。

（3）要与其他证据相印证，形成完整的证据链。证明违法行为情节的证据，是建立在违法事实存在的基础上形成的证据材料，必须与证明违法事实存在的证据相印证，并与其他的证据材料形成完整的证据链，以众多证据的逻辑指向作出准确的裁量，作出最符合案情的选择，使自由裁量的结果更具有客观性、必然性和唯一性。

思考题

1. 简述药品监督行政处罚中自由裁量的种类？
2. 简述药品监督行政处罚自由裁量的依据？
3. 如何在药品监督行政处罚中动用自由裁量权？

第八节　药品监督行政处罚中法律条款的运用

药品监管过程中，常常会遇到一个违法行为同时违反多部法律、法规和规章中的多个规定，有多个处罚种类与之对应，适用哪部法律、法规和规章中的哪个条款进行处罚，怎样适用，适用的原则和方法，就是药品监督行政处罚法律条款的运用。

一、药品监督行政处罚法律条款运用的原则

药品监督行政处罚法律条款运用的原则是依据法律、法规和规章不同的效力等级及相互之间的特定关系形成的。在药品管理方面主要包括：①法律，如《药品管理法》；②行政法规，如国务院制定的《药品管理法实施条例》；③地方性法规，如《云南省药品管理条例》；④政府规章，如《浙江省医疗机构药品和医疗器械使用监督管理办法》，⑤部门规章，如《药品流通监督管理办法》等。其运用原则包含5点。

1. 上位法优于下位法　指效力等级高的法律规定优于效力等级低的法律规定。《立法法》规定，宪法具有最高的法律效力，法律的效力高于行政法规、地方性法规、规章，行政法规的效力高于地方性法规、规章。如此，《药品管理法》的法律效力高于《药品管理法实施条例》、国务院其他涉及药品管理的条例和地方制定的药品监督管理方面的条例，高于卫生部、国家食品药品监督管理局制定的部门规章；《药品管理法实施条例》、国务院其他涉及药品管理的条例的法律效力高于地方制定的药品监督管理方面的条例。一个违法行为如果同时违反了多部不同法律效力等级的法律规定且不一致时，应按照法律效力等级最高的法律规定进行判定和处罚。国家行政机关作出的规范性文件、批复，在法律、法规和规章没有规定，且并与之不矛盾、不抵触的情况下，具有一定的法律效力。

2. 特别法优于普通法　指同一机关制定的法律、法规和规章，特别法优于普通法。

就是专门的法律规定要优于一般的法律规定。一个违法行为违反两个以上相同法律效力的法律规定时，应适用专门针对违法行为或与违法行为关系最近的规定。比如生产假劣药品，就同时违反了《药品管理法》和《产品质量法》，按照特别法优于普通法的原则，就应当依据《药品管理法》的相关规定进行处罚。再就是特别条款优于普通条款，比如《药品管理法》明确国家对麻醉药品、精神药品、医疗用毒性药品、放射性药品，预防性生物制品的流通，实行特殊管理。故麻醉药品、精神药品、医疗用毒性药品、放射性药品，预防性生物制品流通的监督管理，有专门法律法规的，适用时应优先考虑专门法律法规的规定。

3. 重法优于轻法 指一个违法行为违反同一部法律、法规或规章两个以上的不同条款，应优先适用处罚种类重的法律规定。

4. 法不溯及既往 指不能用现在的法律处罚过去是合法现在是违法的行为。为满足公众不断提高的用药安全有效需求，药品的监督管理会越来越严，出台的法律法规也会越来越多，要求越来越高，会遇到新法溯旧的问题。特别是在新法实施后发现的新法实施前的行为，需要把握好这个原则。但这个行为如果有连续性的话，新法实施后的行为应依法予以追究。

5. 从旧兼从轻 指新法实施前发生的违法行为同时违反新法和旧法的相关规定时，新法与旧法规定的处罚程度一致时，适用旧法；规定的处罚程度不一致时，旧法规定的处罚轻就适用旧法，新法规定的处罚轻就适用新法。需要注意的是，如果这一行为时间上跨越了新旧法，具有连续性，新法规定的处罚轻的，可适用新法；新法规定的处罚重的，可分别适用新旧法的相关规定。

二、药品监督行政处罚法律条款运用的方法

法律条款的运用，是药品监督行政处罚必经的程序。一个违法行为对应一个法律规定时，还比较好运用，当一个违法行为有多个法律规定对应时，就有一个如何运用的问题。

1. 直接运用 是药品行政监督机关在对违法行为实施行政处罚的过程中，其行为违反一个或数个法律规定，但只有一个法律责任与之对应时，可直接引用违反条款和责任条款进行判定和处罚。

2. 竞合运用 是药品行政监督机关在对违法行为实施行政处罚的过程中，其行为违反多个法律规定，且有多个法律责任与之对应时，运用相应的法律条款进行判定和处罚的方法。

（1）从上 就是按照下位法服从上位法的原则，在一个违法行为同时违反了多部不同法律效力的多个法律规定时，适用法律效力高的法律条款进行判定和处罚。

（2）从特 就是按照特别法优于普通法的原则，在一个违法行为同时违反多部法律法规的多个相同法律效力的法律规定时，适用专门法、特别法的法律条款进行判定和处罚。

（3）从重 就是按照重法优于轻法的原则，在一个违法行为违反了同一部法律法规的不同法律规定时，适用处罚重的法律条款进行判定和处罚。

（4）从证 就是从证据，以所采集、调取到的证据的完整度、证明力、真实性作

为适用取向。在一个违法行为违反了同一部法律法规的不同法律规定，但对应的法律责任相同时，适用证据充分的法律条款进行判定和处罚。

遇到疑难复杂的案件，上述几种方法可以同时运用。

思考题

1. 简述药品监督行政处罚中法律条款的运用原则。
2. 简述药品监督行政处罚中法律条款的运用方法。

第三章

药品监督执法文书

学习要点

1. 掌握药品监督执法文书的概念、特点、分类、基本要基本原则等理论知识。

2. 正确制作各种药品监督执法文书。

3. 规范地对药品监督执法文书进行整理归档。

本章首先就药品监督执法文书的概念、特点、分类、作用、基本原则进行理论概述。然后围绕着国家食品药品监督管理局新修订的《药品监督行政处罚程序规定》，对药品监督执法文书的样式、概念、填写说明、注意事项逐一讲解，并对执法实践中可参考使用的其他文书以知识链接的形式进行了补充。为了让学员更直观地理解药品监督执法文书的制作，在本章的最后一节通过典型案例，制作相关文书，并模拟归档，制成案卷，供学员参考。

第一节　概　述

一、药品监督执法文书的概念

药品监督执法文书的概念有广义和狭义之分。广义的药品监督执法文书，是指各级药品监督管理部门按照国家法律、行政法规、规章制定的执法程序，为药品监管许可、处罚、复议、强制等行政管理活动而依法制作的具有法律效力或法律意义的文书总称。狭义的药品监督执法文书仅指药品监督行政处罚文书和服务于药品监督行政强制文书，是药品监督管理部门依法实施药品监督行政处罚和行政强制的过程中，为处理和解决相关问题而制作的具有法律效力或法律意义的法律文书。国家食品药品监督管理局依据《药品监督行政处罚程序规定》制定的《药品监督行政执法文书规范》（国食药监市〔2003〕184 号）和本章采用的都是这一狭义概念。具体包括以下几层含义。

一是药品监督执法文书制作主体必须是法律授权的各级药品监督管理部门。司法机关、其他行政执法机关等其他单位都无权制作药品监管执法文书；二是药品监督执法文书制作必须严格依法进行，不得脱离法律规定之外自行设定文书种类、形式和内容；三是药品监督执法文书是药品监督管理部门在行政执法过程中制作并使用的，服务于药品监督执法，是行政处罚和行政强制的依据；四是药品监督执法文书具有法律效力或法律意义。药品监督执法文书一经形成并送达或者经当事人签字确认，即对药品监督管理部门和管理相对人产生法律效力或意义。

二、药品监督执法文书的特点

1. 制作的合法性 任何一种药品监督执法文书都能从《行政处罚法》或《行政许可法》、《行政复议法》、《行政强制法》以及药品管理法律、法规、规章等规定中找到依据。药品监督文书的制作必须严格依照法定的程序进行。其记载的事实要确凿，证据要充分，论证要严密，结论要合法。

2. 格式的规范性 药品监督执法文书在长期执法实践中逐步形成了相对稳定的格式，主要体现在结构和用语相对固定。依照法律的规定，将特定的内容和项目简明扼要、条理清晰地表达出来，这既是形式的需要，也是执法文书管理规范化和科学化得需要。为此，国家食品药品监督管理局统一设计了药品监督执法文书。

3. 语言的精确性 与法律语言一样，药品监督执法文书其语言风格一般比较朴实简练，通俗易懂，各种修辞手法或文言文基本不用，造句多用肯定、陈述、判断等句式。文字表述必须精准，不可模棱两可、含糊其辞。

4. 效力的权威性 药品监督执法文书具有由法律保障其生效执行的权威性。药品监管执法文书一经制作完毕并送达当事人或者经当事人签字确认即发生法律效力，非经法律程序不得变更或撤销。

三、药品监督执法文书的分类

按照不同的标准，药品监督执法文书可以划分为不同的种类。

依制作主体的不同，可分为以药品监督管理部门名义制作的文书、以执法人员名义制作的文书。以执法人员名义制作的文书主要是对外的笔录类文书，如现场检查笔录、调查笔录等文书；依写作和表达方式的不同，可分为文字叙述式文书、填空式文书、表格式文书和笔录式文书。最典型的文字叙述文书就是行政处罚决定书，绝大对数药品监督执法文书为填空式文书，常见的表格式文书有物品清单，笔录式文书有现场检查笔录、调查笔录、听证笔录、合议笔录、重大案件讨论笔录等；依文种的不同可分为报告类文书、通知（告知）类文书、决定类文书等。报告类文书有结案报告、案件调查终结报告等，通知（告知）类文书大量出现在药品监督执法文书书中，如立案通知书、行政处罚事先告知书、听证通知书等等，决定类药品监督执法文书有行政处罚决定书、查封（扣押）决定书等。

四、药品监督执法文书的作用

药品监督执法文书的作用，指的是药品监督执法文书在药品监管执法中的客观价值。它主要集中体现在承载作用、规范作用、证据作用、监督与评价作用和借鉴作用等。

1. 承载作用 是指药品监督执法文书具有以文字忠实记录和表现行政相对人法律行为、行政执法活动过程、行政处理行为结果的作用;规范作用。是指药品监管执法文书具有进一步规范执法行为、引导执法人员严格依法行政的作用。

2. 证据作用 是指药品监督执法文书具有反映执法活动与处理结果的文字凭证作用;监督与评价作用。是指药品监管执法文书具有评价执法文书制作质量和执法人员业务水平的作用和功能。

3. 告知作用 是指药品监督执法文书具有帮助行政执法主体履行行政执法告知义务的作用和效能。

4. 借鉴作用 是指药品监督执法文书对于行政执法本身所具有的观摩、比照,学习和参考功能,其目的是取长补短、吸取经验教训。

五、药品监督执法文书制作的基本原则

1. 依法制作原则 药品监督执法文书是药品监管活动的每一个环节中解决实体问题和程序问题的书面记录。在程序公正合法的前提下,还应当准确适用药品管理实体法,达到最后做出的行政处罚决定的公正。具体要做到:制作主体合法、适用对象合法、执法程序合法、制作内容合法、制作时间合法。

2. 遵循事实原则 药品监督执法文书所根据和陈述的事实必须真实确凿,绝不能弄虚作假。即使部分失实,也可能会给公共利益造成重大损失,给法律权威带来伤害。药品监督执法文书要尊重客观现实。不管是当事人的请求还是药品监督管理部门作出的决定,都必须从客观事实出发,以事实为根据。对客观事实不能任意扩大,也不能任意缩小,更不能歪曲事实。另外,对真实的材料,还必须进行认真的分析和研究,抓住其本质特征,根据法律给予合乎事实的处理,才能做到有根有据。

3. 公正公开原则 执法公正指药品监督管理部门不因当事人地位、权势、名望、有无"关系"等方面的不同而在执法过程中厚此薄彼,要合理、合法地运用自由裁量权。执法公开是现代执法工作的一项重要原则,制作药品监督执法文书也是如此,除涉及国家机密、商业秘密或者个人隐私,药品监督执法文书应当按照《政府信息公开条例》的要求进行公开。

六、药品监督执法文书制作的基本要求

药品监督执法文书从传统的写作学角度来分析,可以从主旨、材料、结构、表达方式、语言运用等多方面明确其制作的基本要求。

1. 遵循格式,主旨鲜明,材料真实 药品监督执法文书的格式,一般包括体例、行款、结构和各部分要求写明的各种要素;而在行款方面则因文书体例的不同则有所区别。从文书的体例上划分,大致可分为致送式、宣告式、表格式和实录式等。从结构上一般包括首部、正文、尾部三部分。制作药品监督执法文书,首先必须要鲜明地明确其主旨,贯穿整个文书的写作全过程,在内容阐述上做到详略精当。事实是案件

的依据。执法文书选用的材料一定要真实。对案件事实的阐述要做到,事实基本要素齐全、关键情节清楚明晰、因果关系交代清楚、争执焦点归纳准确、财物数量记叙确切、叙述事实平实有序、材料选择真实典型。

2. 依法说理,叙议为主,说明为辅 理由是药品监督执法文书的灵魂,也是主旨的集中体现。说理必须以事实为依据,以法律为准绳,既要充分透彻,又要切中要害,既要入情入理,又要依法论理。具体要求是,列举事实证据确凿,分析事理以法为据,据案引法依法论理,前后照应统领全文。执法文书采用的是记叙、议论、说明三种表达方式综合运用,记叙、议论为主,说明为辅的一种表达方式。尤其是行政处罚决定书,其归根结底还是一种说理文,目的是以当事人违法事实为根据,运用法律论证当事人违法成立,应当给予何种行政处罚。说明的表达方法主要运用于说明介绍客观事实或观点,要求做到明确、具体、简洁、完整,排斥模糊、疏漏、繁琐。

3. 章法多样,语言精准,朴实庄重 药品监督执法文书虽有统一的格式,固定的结构,但部分以说理为主的执法文书(主要是行政处罚决定书、调查终结报告、事先告知书和听证告知书)行文章法却是多种多样。主要有三种:一是由事而理,由理而断;二是突出重点,兼顾一般;三是把握焦点,明辨是非。执法文书对语言的运用有很高的要求,归纳起来即六个字:"精准、朴实、庄重",表现在 4 个方面。

(1)文书解释单一 与其他法律文书一样,药品监督执法文书在写作上最大的禁忌就是出现解释歧义。因此,文书解释一定要做到意思精准,对该文书上无论是通过文意解释,还是目的解释等解释方法,其结果应是单一的。

(2)文字言简意赅 言简就是语言简洁精练准确,意赅就是文意概括完备。既不能过分引用,事无巨细,详略不当,也不能因简害义,事情一定要表达清楚,理由一定要阐述充分,依据一定要引用齐全。

(3)文风朴实庄重 朴实就是既不夸大,也不缩小,实事求是,恰如其分。庄重就是语言应尽量使用程序化的固定用语,除笔录类文书自身需要,尽量避免口语化。庄重中应避免平板呆滞、枯燥无味。

(4)语言规范工整 药品监督执法文书的语言为规范化的书面语言,它既要求符合语法规则,句子工整,成分齐全,又要符合药品监管专业化的要求,如对药品的名称表述,一定要使用药品的通用名称。

思考题

1. 药品监督执法文书的概念、特点和种类?

2. 从传统的写作学的角度分析制作药品监督执法文书的基本要求?

第二节　药品监督执法文书种类

一、案件移送审批表

1. 样式

中华人民共和国药品监督行政执法文书

案件移送审批表

（　　）案移审〔　　〕　号　①

案　由：＿＿＿＿＿＿＿＿＿＿②＿＿＿＿＿＿＿＿＿＿＿＿

案件来源：＿＿＿＿＿＿＿③＿＿＿＿＿＿＿＿＿＿＿＿＿

当事人：＿＿＿＿④＿＿＿＿　法定代表人（负责人）：＿＿＿⑤＿＿＿

地　址：＿＿＿⑥＿＿＿　联系方式：＿＿＿＿⑦＿＿＿＿

受移送机关：＿＿＿＿＿＿＿＿＿⑧＿＿＿＿＿＿＿＿＿＿

主要案情及移送理由：⑨

经办人：＿＿＿＿＿

年　月　日

审批意见：⑩

主管领导：＿＿＿＿＿

年　月　日

2. 适用范围　《案件移送审批表》，依据《行政处罚法》第二十条、第二十一条、第二十二条、《行政执法机关移送涉嫌犯罪案件的规定》（国务院令第310号）第五条、《药品监督行政处罚程序规定》第八条第一款、第十条第二款制作，是发现受理的案件不属于本行政机关管辖时，呈请主管领导批准移送的内部填写文书。此文书为内部文书、择用文书。食品药品监管部门发现受理的案件不属于本部门主管或管辖，依据法律规定需要移送给有管辖权的部门，报请主管领导批准移送时使用此文书。此文书为内部文书、择用文书。食品药品监督管理部门对行政违法案件已经受理；受理案件的食品药品监管部门没有管辖权；移送案件的食品药品监管部门认为受移送的部门有管辖权。主要包括以下情形：①属于其他行政机关主管的范围；②已经构成犯罪需要追究刑事责任的，如《刑法》第140、141、142、145、225条；③不属于受案部门地域管辖；④超出受案部门级别管辖。

实践中要注意：①案件中部分违法行为涉及其他部门管辖的，只对没有管辖权的部分移送；②两个或两个以上食品药品监管部门都有管辖权，本着"先立案，先管辖的原则"，后立案的部门应将案卷移送先立案部门管辖；③自案件受理到做出行政处罚决定，随时发现，随时移送。

3. 填写说明 ①填写文书编号：地区简称＋执法类别＋填写年份＋顺序号。如：（赣贵）药案移审［2011］8号。赣贵→代表江西省贵溪市食品药品监督管理局，药→代表药品类案件，案移审→代表案件移送审批，2011→代表2011年，8→代表案件移送审批文书排序第8；②应当按照《中华人民共和国药品管理法》、《中华人民共和国药品管理法实施条例》的"法律责任"和及国家食品药品监督管理局行政规章中的规范用语填写。书写形式为：涉嫌＋具体违法行为＋案，例如：涉嫌销售假药案；③选择填写：监督检查中发现；检验机构检验发现；公民、法人及其他组织举报；上级部门交办；下级部门报请查处；有关部门移送；其他形式、途径披露；④填写法人、其他组织全称或公民姓名；⑤法人选择填写法定代表人姓名，其他组织选择填写负责人姓名，公民将此栏去；⑥法人或者其他组织填写单位地址，公民填写家庭住址，个体工商户，填写经营地址；⑦填写固定电话或者移动电话号码或者电子邮箱等；⑧填写具有管辖权的药品监督管理部门、其他行政机关或司法机关；⑨简述主要案情及移送理由，最后由经办人签字并填写时间；⑩由主管领导签署意见并填写时间。

4. 注意事项

（1）文书编号中的年份不能简写，如1998不能简写为98。

（2）在立案、调查取证阶段，案由应当加"涉嫌"二字，自作出行政处罚决定，填写《行政处罚审批表》开始，不再用"涉嫌"二字。

（3）法定代表人或负责人、住所（地址）以营业执照登记或事业单位登记或医疗机构执业登记为准。公民地址填写户籍登记地址，户籍所在地地址与经常居住地地址不一致的，填写经常居住地地址。

（4）经办人签字不得少于2名执法人员。

（5）涉嫌犯罪案件移送应当由正职负责人或主持工作的副职签字，非主持工作的副职不得审批。

5. 范例

中华人民共和国药品监督行政执法文书

案件移送审批表

（X）药案移审［2010］X号

案　　由：　涉嫌从不具有药品生产经营资格的个人处购进药品案

案件来源：　群众举报

当事人：　X药店　　法定代表人（负责人）：　XX

地　　址：　XX市XX路XX号　　联系方式：XXXXXXXXXXX

受移送机关：　XX市食品药品监督管理局

主要案情及移送理由：

　　2010年9月7日，我局接到群众李X举报，反映外地人王某在本市X路X号租住处私设仓库经营药品。我局当即联合公安机关执法人员赶赴现场，发现存放大量药品和销售票据。执法人员制作了现场检查笔录，对现场库存的药品进行了清点并予以扣押，提取了相关票据，对现场进行了摄像，并对王某制作了调查笔录。经查王某从厂家购进药品，以XX医药公司的名义，向本辖区的5家零售药店和辖区外XX市的X药店销售药品。本局依法对王某等人在我市无证经营药品的违法行为进行取缔，并依法进行处罚。本辖区的5家零售药店和辖区外XX市的X药店从不具有药品经营资质的王某手中购进药品，违反了《中华人民共和国药品管理法》第三十四条的规定，我局对本辖区的5家零售药店进行了立案调查。XX市的X药店涉嫌向不具有药品生产经营资格的个人购进药品的违法行为应当由具有行政处罚权的XX市食品药品监督管理局管辖。依据《药品监督行政处罚程序规定》第八条的规定，拟将本案移送至XX市食品药品监督管理局。

　　拟随案移送的有《现场检查笔录》复印件1份、《调查笔录》复印件1份、销售票据复印件6份等证据。

经办人：　肖X、闵X

2010年11月17日

审批意见：

同意。

主管领导：　龚XX

2010年11月17日

二、案件移送书

1. 样式

中华人民共和国药品监督行政执法文书

案件移送书

（　）案移送〔　〕　号①

_____②_____：

_____③_____

_____一案，经初步调查，_____④_____，根据

《中华人民共和国行政处罚法》的规定，现移送你单位处理。案件处理结果请函告我局。

附件：案情简介及有关材料_____件。

⑤

（公　章）

年　月　日

注：本文书一式三联。第一联存档，第二联交被移送单位，第三联备查。

2. 概念　《案件移送书》，依据《行政处罚法》第二十条、第二十一条、《药品监督行政处罚程序规定》第八条第一款制作，是将案件移送有管辖权的部门时填写的文书。

3. 填写说明　①填写文书编号：地区简称+执法类别+填写年份+顺序号；②填写本文书的接收部门：具有管辖权的药品监督管理部门、其他行政机关或司法机关；③填写形式为：涉嫌+具体违法行为+案；④填写移送理由：本案不属于本部门主管、管辖或属于本部门管辖但还涉及其他部门须追究相关责任；⑤简述案情。

4. 注意事项

（1）移送涉嫌犯罪的案件不宜再使用此文书，应当使用《涉嫌犯罪案件移送书》；

（2）使用本文书前应当填写《案件移送审批表》，相关内容应当与审批的内容相一致。

（3）依据《药品监督行政处罚程序规定》第八条第二款的规定，受移送的药品监督管理部门如果认为移送不当，应当报请共同的上一级药品监督管理部门指定管辖，不得再次移送。

（4）本文书应当与《送达回执》配套使用。

5. 范例

中华人民共和国药品监督行政执法文书

案件移送书

（X）药案移送［2010］X号

<u>XX市食品药品监督管理局</u>：

　　　　　　　<u>X药店涉嫌从不具有药品生产经营资格的个人处购进药品</u>

　　　　　　　　　　　　<u>一案，经初步调查，违法行为发生地在XX市</u>，根据《中华人民共和国行政处罚法》的规定，现移送你单位处理。案件处理结果请函告我局。

附件：案情简介及有关材料<u>3</u>件。

（公　章）

二〇一〇年十一月二十日

注：本文书一式三联。第一联存档，第二联交被移送单位，第三联备查。

附件：

一、案情简介

2010年9月7日，我局接到群众李X举报，反映外地人王某在本市X路X号租住处私设仓库经营药品。我局当即联合公安机关执法人员赶赴现场，发现存放大量药品和销售票据。执法人员制作了现场检查笔录，对现场库存的药品进行了清点并予以扣押，提取了相关票据，对现场进行了摄像，并对王某制作了调查笔录。经查王某从厂家购进药品，以XX医药公司的名义，向本辖区的5家零售药店和辖区外XX市的X药店销售药品。本局依法对王某等人在我市无证经营药品的违法行为进行取缔，并依法进行处罚。本辖区的5家零售药店和辖区外XX市的X药店从不具有药品经营资质的王某手中购进药品，违反了《中华人民共和国药品管理法》第三十四条的规定。

二、有关证据材料

（1）《现场检查笔录》复印件1份，共2页。

（2）对王某的《调查笔录》复印件1份，共4页。

（3）销售票据复印件6份，共6页。

三、涉嫌犯罪案件移送书

1. 样式

中华人民共和国药品监督行政执法文书

涉嫌犯罪案件移送书

涉刑移送［　　］　号①

_____公安局：

　　_____②_____涉嫌③_____一案，经初步调查，当事人涉嫌构成_____④_____犯罪，根据《行政执法机关移送涉嫌犯罪案件的规定》第三条、《关于在行政执法中及时移送涉嫌犯罪案件的意见》第一条、《刑法》第_____⑤_____条的规定，现移送你单位依法查处。

　　根据《行政执法机关移送涉嫌犯罪案件的规定》第八条的规定，你单位如认为当事人没有犯罪事实，或者犯罪事实显著轻微，不需要追究刑事责任，依法不予立案的，请说明理由，并书面通知我局，相应退回案卷材料。

　　根据《行政执法机关移送涉嫌犯罪案件的规定》第十二条的规定，我局将在接到你局立案通知书之日起3个工作日内将涉案物品及与案件有关的其他材料移交你局。

（公章）

年　月　日

附件：

- -

签收回执

_____号《涉嫌犯罪案件移送书》已于　年　月　日收悉。

（公章）

年　月　日

注：本文书一式四份。第一份由公安机关签收后留存；第二份由公安机关签收后由药品监督管理部门存档；第三份抄送公安机关的同级人民检察院，由检察院签收后留存；第四份由检察院签收后，药品监督管理部门存档。

2. 概念　《涉嫌犯罪案件移送书》，依据《行政处罚法》第二十二条、国务院《行政执法机关移送涉嫌犯罪案件的规定》第三条、第六条第（一）项、《药品监督行政处罚程序规定》第十条制作，系药品监督管理部门向公安机关移送涉嫌犯罪案件时所使用的文书。

3. 填写说明　①填写为年份＋顺序号；②填写当事人名称；③填写药品违法案由；④填写涉嫌犯罪的罪名；⑤填写涉嫌犯罪罪名所依据的《刑法》分则条款。

4. 注意事项

（1）涉嫌犯罪有多名嫌疑人的，应按其在所涉嫌犯罪中作用大小的顺序排列。单位涉嫌犯罪的，单位名称应为其法定名称。

（2）使用前应当填写《案件移送审批表》，并内容与其保持一致。

（3）涉嫌犯罪的罪名应当以最高法院、最高检察院公布的罪名为准。

5. 范例

中华人民共和国药品监督行政执法文书

涉嫌犯罪案件移送书

X 药涉刑移送 ［X］X 号

XX 市公安局：

　　章 XX 　　　　涉嫌未取得《药品经营许可证》经营药品一案，经初步调查，当事人涉嫌构成　　　　非法经营罪　　　　犯罪，根据《行政执法机关移送涉嫌犯罪案件的规定》第三条、《关于在行政执法中及时移送涉嫌犯罪案件的意见》第一条、《刑法》第　二百二十五条　的规定，现移送你单位依法查处。

　　根据《行政执法机关移送涉嫌犯罪案件的规定》第八条的规定，你单位如认为当事人没有犯罪事实，或者犯罪事实显著轻微，不需要追究刑事责任，依法不予立案的，请说明理由，并书面通知我局，相应退回案卷材料。

　　根据《行政执法机关移送涉嫌犯罪案件的规定》第十二条的规定，我局将在接到你局立案通知书之日起 3 个工作日内将涉案物品及与案件有关的其他材料移交你局。

（公章）

X 年 X 月 X 日

附件：

签收回执

　涉刑移送 ［X］X　号《涉嫌犯罪案件移送书》已于　X　年　X　月　X　日收悉。

（公章）

X 年 X 月 X 日

注：本文书一式四份。第一份由公安机关签收后留存；第二份由公安机关签收后由药品监督管理部门存档；第三份抄送公安机关的同级人民检察院，由检察院签收后留存；第四份由检察院签收后，药品监督管理部门存档。

四、查封（扣押）物品移交通知书

1. 样式

中华人民共和国药品监督行政执法文书

查封（扣押）物品移交通知书

（ ）查扣移通 〔 〕 号①

_____②_____：

因你（单位）违法行为涉嫌犯罪，根据《中华人民共和国行政强制法》第二十一条规定，我局已将查封（扣押）的你（单位）的有关物品（见　　号《查封扣押物品清单》）移交给_____公安局。

（公 章）

年 月 日

本通知书已于_____年_____月_____日_____时_____分收到。

接收人签字：_____、_____　　执法人员签字：_____

注：本文书一式二联，第一联由药品监督管理部门存档，第二联交当事人。

2. 概念　《查封（扣押）物品移交通知书》，依据《行政强制法》第二十一条、国务院《行政执法机关移送涉嫌犯罪案件的规定》第六条第（三）项制作，系药品监督管理部门向公安机关移送涉嫌犯罪案件时移交查封、扣押物品通知当事人所使用的文书。

3. 填写说明　①填写文书编号：地区简称＋执法类别＋填写年份＋顺序；②填写法人、其他组织全称或公民姓名。

4. 注意事项　移送查封、扣押物品一定要在接到公安机关立案通知书之日起3个工作日内。

5. 范例

中华人民共和国药品监督行政执法文书
查封（扣押）物品移交通知书

（X）药查扣移通［X］X号

章XX：

因你~~（单位）~~违法行为涉嫌犯罪，根据《中华人民共和国行政强制法》第二十一条规定，我局已将查封（扣押）的你~~（单位）~~的有关物品（见（X）药查扣决［X］X号《查封扣押物品清单》）移交给XX市公安局。

（公　章）
年　月　日

本通知书已于X年X月X日X时X分收到。

执法人员签字：肖X、闵X　接收人签字：郑XX

注：本文书一式二联，第一联由药品监督管理部门存档，第二联交当事人。

五、举报登记表

1. 样式

中华人民共和国药品监督行政执法文书
举报登记表

（　）举登　［　］　号①

举报人：＿＿＿②＿＿＿　联系方式：＿＿＿③＿＿＿
举报形式：＿＿＿④＿＿＿　时　间：＿＿＿⑤＿＿＿

举报内容：⑥

记录人：＿＿⑦＿＿
年　月　日

处理意见：⑧

负责人：＿＿⑨＿＿
年　月　日

2. 概念 《举报登记表》，依据《药品监督行政处罚程序规定》第十三条制作，是执法人员接到电话、信函、来人等各种渠道的举报所作的文字记录文书。

3. 填写说明 ①填写文书编号：地区简称＋执法类别＋填写年份＋顺序号；②填写举报人自述单位名称或姓名。匿名举报的，填写为匿名；③填写固定电话、移动电话号码或者者电子邮箱等；④填写电话、信函（包括电子邮件）或来人等形式；⑤填写受理时间，一般至少应具体到时；⑥应当写明主要违法事实，包括案发单位（人）、负责人、案发时间、案发地点、重要证据、造成的危害、后果及其影响；⑦由受理工作人员签字；⑧填写办理意见；⑨由负责人稽查处（科）负责人签字。

4. 注意事项

（1）举报人不愿意留下姓名或要求保密以及声明举报材料的可靠程度等内容，应在举报内容栏反映出来。承办人员既要注意为举报人保密，也要警惕诬告和恶意举报，并向其说明诬告和恶意举报的法律责任。

（2）案情复杂，可要求举报人提交书面举报材料。

（3）此文书由专人保管，为举报人保密。

（4）来信（包括信封）、来电录音以及举报的证据材料应作为此文书的附件一并保存。

5. 范例

中华人民共和国药品监督行政执法文书

举报登记表

（X）药举登［2010］X号

举报人：　　　**黄 X**　　　　　　联系方式：<u>XXXXXXXX</u>

举报形式：　　**来访举报**　　　时　间：2010 年 X 月 X 日

举报内容：
　　反映其 XX 小区经常有货车出入，并深夜搬运药品，怀疑是地下窝点。

记录人：<u>陈 XX</u>

2010 年 X 月 X 日

处理意见：
　　由王×、钱×同志负责调查。

负责人：程 X

2010 年 X 月 X 日

六、立案申请表

1. 样式

中华人民共和国药品监督行政执法文书

立案申请表

（ ）　立申〔 〕　号①

案由：＿＿＿＿＿＿＿＿＿＿＿＿＿②＿＿＿＿＿＿＿＿＿＿＿＿＿

　　当事人：＿＿＿＿③＿＿＿＿法定代表人（负责人）：＿＿＿＿④＿＿＿＿

　　地　址：＿＿＿⑤＿＿＿联系方式：＿＿＿＿＿＿⑥＿＿＿＿＿＿

　　案件来源：＿＿＿＿＿＿＿＿＿⑦＿＿＿＿＿＿＿＿＿

案情摘要：

⑧

　　经初步审查，当事人的行为涉嫌违反了＿＿＿＿＿＿＿＿＿⑨＿＿＿＿＿＿＿＿＿
的规定，申请予以立案。

经办人：＿＿＿⑩＿＿＿

年　月　日

审批意见：＿＿＿＿＿＿＿＿＿＿＿，本案自＿＿年＿＿月＿＿日起立案，由＿＿＿＿＿、

＿＿＿＿＿、＿＿＿＿＿承办。

主管领导：

年　月　日

2. 概念　《立案申请表》，依据《行政处罚法》第三十六条、《药品监督行政处罚程序规定》第十四条制作，是呈请主管领导决定是否立案的内部文书。

3. 填写说明　①填写文书编号：地区简称＋执法类别＋填写年份＋顺序号；②填写形式为：涉嫌＋具体违法行为＋案；③填写法人或者其他组织全称或者公民姓名；④法人选择填写法定代表人，其他组织选择填写负责人，公民则将此栏杠去；⑤法人或者其他组织填写单位地址，公民填写家庭地址；⑥填写固定电话、移动电话号码或

者电子邮箱等；⑦填写监督检查、举报投诉、检验机构检验、上级药品监管部门交办、下级药品监管部门报请查处、其他行政机关或其他药品监管部门移送、其他方式、途径披露等；⑧写明通过举报、投诉、监督检查或者抽查检验等已初步掌握的违法事实情节及相应的证据材料。由案件受理人员填写；⑨填写违反的法律、法规或规章的条、款、目；⑩由案件受理人员签字并经由处（科）负责人复核签字。

4. 注意事项

（1）经办人签字不得少于 2 名执法人员。

（2）药品监督管理部门发现违法行为符合下列条件的，应当在 7 个工作日内立案：①有明确的违法嫌疑人；②有客观的违法事实；③属于药品监督管理行政处罚的范围；④属于本部门管辖。

5. 范例 见第四节。

七、调查笔录

1. 样式

中华人民共和国药品监督行政执法文书

调查笔录

第　　页共　　页

案由：_____①_____

调查地点：___②___ 被调查人：___③___ 性别：_____ 职务：_____

被调查人工作单位：_____④_____ 被调查人联系方式：_____⑤_____

被调查人地址：_____⑥_____

调查人：_____、_____ 记录人：_____ 监督检查类别：___⑦___

调查时间：___年___月___日___时___分至___时___分

我们是_____的执法人员_____执法证件名称、编号是：_____我们依法向你调查_____有关问题，请予配合。

调查记录：

注：被调查人在检查笔录上逐页签字，在修改处签字或者按指纹，并在笔录终了处注明对笔录真实性的意见；调查人应在笔录终了处签字。

被调查人签字：

2. 概念 《调查笔录》，依据《行政处罚法》第三十六条、《药品监督行政处罚程序规定》第十八条制作，是在进行案件调查时依法向案件当事人、直接责任人或者知情人调查了解有关情况时所制作的一般采用问答式的文字笔录文书。

3. 填写说明 ①应当按照《中华人民共和国药品管理法》、《中华人民共和国药品管理法实施条例》的"法律责任"和及国家食品药品监督管理局行政规章中的规范用语填写。书写形式为：涉嫌＋具体违法行为＋案；②可以是执法检查现场或当事人所在地或行政机关办公场所；③应当填写其在公安机关户籍登记时的法定姓名，有别名的可注明，可核对其有效身份证件；④填写工作单位全称；⑤填写固定电话、移动电话号码或者电子邮箱地址等；⑥填写家庭地址；⑦应当准确注明是药品的生产、经营或使用的检查。

4. 制作要求及注意事项

（1）有调查起止的时间、地点，起止时间应记录精确到分。笔录必须当场制作，不得事后追记和补缺。

（2）有被调查人的基本情况。首次调查时，应当问明被调查人的姓名、性别、出生日期、民族、籍贯、学历、工作单位、职务、身份证号码等基本情况；必要时，还应当问明以前是否因药品违法受过行政处罚等情况。

（3）有调查人、记录人基本情况。应写明姓名及其工作单位。

（4）有向当事人出示证件、表明身份的记录，有告知当事人享有申请回避的权利的记载。建议将回避权力告知增加为固定格式。

（5）有调查内容。第一次调查当事人时，首先要询问被调查人或者其所在单位有无违法行为，然后向其提出问题。调查笔录应全面、客观、准确、详略得当。"全面"是要求调查围绕案件事实的时间、地点、人员、情节、手段、前因后果、涉案药品生产、销售或使用的来龙去脉、购销价格、财物去向等展开，避免疏漏。应当如实记录调查人员使用证据揭露被调查人的谎言和狡辩，打开缺口，最终促使其如实陈述的过程，从而可从笔录中了解被调查人在调查中的态度和思想变化的过程。如被调查人不回答或者拒绝回答的，应当写明被调查人的态度，如"不回答"或者"沉默"等，并用括号标记，必要时可把被调查人拒绝回答的神态、表情、动作等反映在记录上，如低头、叹气、哭泣、摇头、冷笑、抓头发、捶胸等；"客观"是要求对被调查人陈述的记录应一是一、二是二，不添枝加叶，被调查人陈述不清楚的地方，可以补充提问，不得随意猜测；"准确"是要求记录应如实反映被调查人陈述的内容，关键情节的描述和用语。记录应当使用被调查人的原话，不能随意将其陈述的内容进行分析综合整理加工；"详略得当"是要求记笔录不可有言必录，应详细记录对案件的重要事实和关键性问题，对被调查人重复的话，可适当省略。

（6）有被调查人对笔录的审阅确认意见及逐页签字和日期，调查人、记录人在笔录终了处签字并注明日期。调查笔录应当交被调查人核对，对没有阅读能力的，应当向其宣读。如记录有误或者遗漏，应当允许被调查人更正或者补充，并由被调查人在所有涂改的地方捺指印。被调查人核对无误后在调查笔录终了处注明"以上笔录看过，与我说的一样"的字样，逐页签字或按指印、注明日期，并在页码处按指印。

（7）每份《调查笔录》只能对应一个被调查人。对多个被调查人进行调查时，应分别进行。必要时，可以对被调查对象进行多次调查，每一次调查都应当分别制作调查笔录，并注明调查的次数和顺序数。

（8）调查不满十六周岁的未成年人时，应当通知其父母或者其他监护人到场，其父母或者其他监护人不能到场的，可以通知其教师到场。确实无法通知或者通知后未到场的，应当在调查笔录中注明。调查聋哑人，应当有通晓手语的人参加，并在调查笔录中注明被调查人的聋哑情况以及翻译人的姓名、住址、工作单位和联系方式。对不通晓当地通用的语言文字的被询问人，应当为其配备翻译人员，并在调查笔录中注明翻译人的姓名、住址、工作单位和联系方式。

（9）调查不得采用利诱、欺诈、胁迫、暴力等不正当手段，迫使当事人按照调查人员事先虚构、设想的事实进行问答。

（10）制作笔录时，书写字迹要端正，保证被调查人、其他人员可以正常阅读。调查笔录的字与字之间应连接紧密，不能留有可容纳一字以上空白，句子前后要顶格但不能超格，不能随意空行，以避添字、去字的嫌疑。

5. 范例 见第四节。

八、现场检查笔录

1. 样式

中华人民共和国药品监督行政执法文书

现场检查笔录

第 页共 页

被检查单位（人）：_____①_____

检查现场：_____②_____

法定代表人（负责人）：_____③_____ 联系方式：_____④_____

检查人：_____ 记录人：_____ 监督检查类别：_____⑤_____

检查时间：_____年_____月_____日_____时_____分至_____时_____分

我们是_____的执法人员_____、_____

执法证件名称、编号是：_____

我们依法就_____有关问题，进行现场检查，请予配合。

现场检查记录：

注：本文书一式二联，第一联存档，第二联交被检查单位。被检查人在检查笔录上逐页签字，在修改处签字或者按指纹，并在笔录终了处注明对笔录真实性的意见；检查人应在笔录终了处签字。

被检查人： 检查人：

2. 概念　《现场检查笔录》，依据《行政处罚法》第三十六条、《药品监督行政处罚程序规定》第十九条制作，是执法人员对涉嫌违法活动的现场及相关证物进行实地检查，或者对药品生产、经营及使用单位（人）进行日常监督检查时所作的文字记录文书。

3. 填写说明　①填写法人或者其他组织全称或者公民姓名；②应写清楚检查的具体部位。如，某医院西药房，某医药公司阴凉库，某药厂提取车间等；③法人选择填写法定代表人姓名，其他组织选择填写负责人姓名，公民则将此栏杠去。法定代表人或负责人以营业执照、事业单位或医疗机构执业登记的为准；④填写固定电话、移动电话号码或者电子邮箱地址等；⑤应当准确注明是药品的生产、经营或使用的检查。

4. 注意事项

（1）准确记载现场检查的时间和地点，时间应精确到分。

（2）正确填写被检查人、当时在场的现场负责人和行政执法机关的检查人、记录人等的基本情况；有其他见证人在场的，还应填写见证人的基本情况。

（3）依法进行现场检查，应由2名以上持合法有效行政执法证件的行政执法人员进行。执法人员应向被检查人出示证件、表明身份，并记录在案。

（4）应当有序、客观、全面、准确地记录现场检查的过程、内容、范围、方式，包括有关设施物品名称、数量、位置、状态、完好程度等。"有序"是要求记录记载检查情况的顺序应与检查的顺序一致，避免错记或漏记；"客观"是要求记录应如实记载在现场观察到的原始状态，具有现场感。检查人员的分析、判断、推理等不得记入笔录。如对无证经营的现场检查笔录中，应当详细记载被检查对象是否提供证照，现场是否发现药品，是否是营业状态，是否有消费者在选购，货架上的药品是否有价格标签，有发现无账册、票据，而不宜结论性地表述为："无证经营药品"；"全面"是要求记录应全面反映对案件调查有用的情况和关键细节，重点记录现场检查中发现的违法事实的各项要素。属生产经营场所的，根据需要可以制作方位图。检查时应及时提取与案件有关的证据材料，对药品等物证存放的方位、状态和程度的描写记录应依次有序、准确清楚。涉案药品的"批准文号、品种、规格、生产日期、批号、生产厂家、有效期、数量、价格"等主要信息应记录完全，直指违法性质的信息应当详细描述，如非药品冒充药品，应当详细描述其包装或说明书上有无明示或暗示适用症或功能主治，有无批准文号等特征。有采取查封、扣押、复制、先行登记保存、拍照、录像等措施或方式提取证据，以及对药品进行抽验的，应当在笔录中予以记载，以使《现场检查笔录》与其他证据互为印证、补充，形成证据链；"准确"是要求记录的文字表达应准确、客观，不用模棱两可的词句，一般不用形容词。

（5）对检查中发现的违法行为和事实应当逐项逐条写明，并采用与法律、法规、规章、规范性文件规定的内容一致的法律术语或专业术语。

（6）一个案件有多处现场的，应当分别制作笔录；对现场需进行多次检查的，每次均应制作笔录，并注明检查的次数和顺序数。

（7）为避免当事人与检查人员对检查后现场设施或财物的数量、完好程度发生争议，笔录宜注明检查后现场设施或财物保持完好无损。

（8）应当记录被检查人对笔录的意见。将笔录由被检查人阅读或向其宣读后，由被检查人逐页签字或按指印、注明日期、在页码处按指印，并在笔录终了处注明"以上笔录我看过，情况属实"的字样。如记录有误或者遗漏，应当允许被检查人更正或者补充，被检查人应在笔录所有涂改的地方捺指印。如被检查人拒绝签字的，应由行政执法人员在笔录中注明情况，并请在场人签字。检查人、记录人应在笔录终了处签字、注明日期。

5. 范例 见第四节。

知识链接

按照《行政处罚法》第三十七条规定："行政机关在调查或者进行检查时，执法人员不得少于两人，并应当向当事人或者有关人员出示证件。当事人或者有关人员应当如实回答询问，并协助调查或者检查，不得阻挠。询问或者检查应当制作笔录……执法人员与当事人有直接利害关系的，应当回避。"，但目前《药品监督行政处罚程序》设定的《现场检查笔录》和《调查笔录》在此方面还存在一些不完善之处，食品药品监督管理部门现行三套执法文书也有待于进一步整合为一。现将国家局发布的《保健食品化妆品监督行政执法文书规范（试行）》中的《现场检查笔录》样式列出，供学员参考。

中华人民共和国保健食品化妆品监督行政执法文书

现场检查笔录

第　　页共　　页

被检查单位（人）：_____

检查现场：_____

法定代表人（负责人）：_____ 联系方式：_____

检 查 人：_____ 记 录 人：_____ 监 督 检 查 类

别：_____

检查时间：_____年_____月_____日_____时_____分至_____时_____分

我们是_____的执法人员_____、_____执法证件名称、编

号是：_____，请你过目。

问：你看清楚没有？

答：

我们依法就_____有关问题，进行现场检查，请予配合。依照法律规定，对于检查人员，有下列情形之一的，必须回避，你也有权申请检查人员回避：（1）系当事人或当事人的近亲属；（2）与本人或本人近亲属有利害关系；（3）与当事人有其他关系，可能影响公正执法的。

问：你是否申请检查人员回避？

答：

现场检查记录：

注：本文书一式二联，第一联存档，第二联交被检查单位。被检查人在检查笔录上逐页签字，在修改处签字或者按指纹，并在笔录终了处注明对笔录真实性的意见；检查人应在笔录终了处签字。

被检查人签字：　　　　　　　　　　　　检查人：

九、先行登记保存物品审批表

1. 样式

中华人民共和国药品监督行政执法文书

先行登记保存物品审批表

（　　）登保审 ［　　］号①

案　由：＿＿＿＿＿＿＿＿＿＿②＿＿＿＿＿＿＿＿＿＿

当事人：＿＿＿＿③＿＿＿＿　法定代表人（负责人）：＿＿＿＿④＿＿＿＿

地　址：＿＿＿＿⑤＿＿＿＿　联系方式：⑥＿＿＿＿＿＿＿

先行登记保存物品种类：

⑦

根据《中华人民共和国行政处罚法》第三十七条第二款规定，拟对该单位（人）有关物品予以登记保存。

保存地点：⑧

保存条件：⑨

承办人：＿＿＿＿＿、＿＿＿＿＿

年　月　日

审批意见：

主管领导：＿＿＿＿＿

年　月　日

2. 概念　《先行登记保存物品审批表》，依据《行政处罚法》第三十七条第二款、《药品监督行政处罚程序规定》第二十二条第一款制作，是执法人员在案件调查过程中，对证据采取先行登记保存措施之前，报请主管领导批准的内部文书。

3. 填写说明　　①填写文书编号：地区简称＋执法类别＋填写年份＋顺序号；②应当按照《中华人民共和国药品管理法》、《中华人民共和国药品管理法实施条例》的"法律责任"和及国家食品药品监督管理局行政规章中的规范用语填写。书写形式为：涉嫌＋具体违法行为＋案；③填写法人或者其他组织全称或者公民姓名；④法人选择填写法定代表人，其他组织选择填写负责人，公民则将此栏杠去；⑤法人或者其他组织填写单位地址，公民填写家庭地址；⑥填写固定电话、移动电话号码或者电子邮箱地址等；⑦注明登记保存的药品品种、制药工具名称、证据等；⑧写明是原地保存或者异地保存，并填写详细地址；⑨注明常温、阴凉、低温、避光、冷藏保存等。

4. 注意事项　　承办人签字不得少于 2 名执法人员。

5. 范例　　（略）。

小贴士

先行登记保存与查封扣押强制措施的区别

一是法律依据和适用条件不同。先行登记保存实施的法律依据是《行政处罚法》第三十七条第二款，适用条件是"在证据可能丢失或者以后难以取得的情况下"。查封扣押的法律依据是《行政强制法》第九条和相关法律、法规的规定，其适用条件根据其设定所依据的法律、法规的规定的不同而不同，如依据《药品管理法》第六十五条第二款采取的查封、扣押措施，其适用条件是针对"有证据证明可能危害人体健康的药品及其有关材料"的情形；二是目的作用不同。先行登记保存是为了保存或取得证据，而查封扣押的作用既是为了证据保全，也是为了制止违法行为、避免危害发生、控制危险扩大；三是实施主体不同。先行登记保存的实施主体是所有具有行政处罚权的行政机关和法律、法规授权的具有管理公共事务职能的组织，也可以依照法律、法规或者规章的规定委托符合法定条件的组织实施，查封、扣押的实施主体是有关法律、法规规定的行政机关，查封、扣押权不能委托；四是实施的对象不同。先行登记保存实施的对象是物品或者设施，查封、扣押的对象既可以是物品或者设施，也可以是场所；五是期限不同。《行政处罚法》规定，先行登记保存应当在 7 日内作出处理决定。《行政强制法》规定，查封、扣押的期限为 30 日，情况复杂的，经行政机关负责人批准，可以延长 30 日；六是实施的方式不同。根据《药品监督行政处罚程序规定》查封、扣押应当使用封条，药品监督管理部门的相关规章中对先行登记保存则无此规定。其他部门规定各不相同，比如，财政部《财政部门证据先行登记保存办法》第十条规定：先行登记保存的证据应当加封财政部门证据先行登记保存封条，由被检查人就地保存。《北京市实施行政处罚程序若干规定》规定：登记保存物品时，在原地保存可能妨害公共秩序或者公共安全的，可以异地保存。

十、先行登记保存物品通知书

1. 样式

中华人民共和国药品监督行政执法文书

先行登记保存物品通知书

（　　）登保通〔　　〕　号①

_____②_____：

根据《中华人民共和国行政处罚法》第三十七条第二款规定，我局决定对你（单位）的有关物品（见《先行登记保存物品清单》）予以登记保存。未经本局批准，不得使用、销毁或者转移。

保存地点：③

保存条件：④

附件：先行登记保存物品清单

（公　章）
年　月　日

本通知书已于_____年_____月_____日_____时_____分收到。

接收人签字：_____

注：本文书一式二联，第一联存档，第二联交当事人。

2. 概念　《先行登记保存物品通知书》，依据《行政处罚法》第三十七条第二款、《药品监督行政处罚程序规定》第二十二条第一款制作，是药品监管执法人员在办案过程中，依法采取先行登记保存证据措施时，给当事人出具的书面文书。

3. 填写说明　①填写文书编号：地区简称＋执法类别＋填写年份＋顺序号；②填写法人或其他组织全称或公民姓名；③填写原地保存或者异地保存，并填写详细地址；④填写常温、阴凉、低温、避光、冷藏保存等。

4. 注意事项

（1）本文书填写前，应当填写《先行登记保存物品审批表》，相关内容应当保持一致。

（2）《先行登记保存物品通知书》应当与《（　）物品清单》和《封条》配套使用。

（3）《行政处罚法》规定，先行登记保存应当在7日内作出处理决定。但该法以及国家局规章都没有进一步明确规定处理决定的内容和方式。一般认为处理决定应大致分为四类：一是证据转化。即对先行登记保存的证据及时采取记录、复制、拍照、录像等证据保全措施，或者送交有关部门鉴定，将先行登记保存的证据转化为书证、物证、音像资料、鉴定结论等证据种类；二是依法处分。对于证据确凿、违法事实成立的案件，依法作出处罚决定，没收违法物品。反之，对于违法行为没有证明作用的，违法事实不成立的，或者违法事实虽成立但依法不应当采取行政强制措施或者没收的，应决定解除先行登记保存措施，先行登记保存的有关证据应返还当事人；三是采取强制措施。即对于不能在7日内认定违法行为是否成立，需要进一步调查取证的，而相关法律规定可以实施查封、扣押的，可以进一步采取查封、扣押措施；四是依法送检。

即对质量可疑的药品等物品及时送检验机构检验。

（4）应当由符合要求的人签字接收，当事人为法人或其他组织的，应当由法定代表人或主要负责人或该法人、组织负责收件的人签字，当事人为公民的，应当由其本人签字。当事人有委托代理人的，可交由其委托代理人签收。当事人拒绝签收，可注明情况，邀请见证人签字或采取其他方式送达。

5. 范例（略）

十一、查封（扣押）审批表

1. 样式

中华人民共和国药品监督行政执法文书

查封（扣押）审批表

（　　）　查扣审〔　　〕　号①

案　由：＿＿＿＿②＿＿＿＿＿＿＿＿＿＿＿＿＿＿＿＿＿＿

当事人：＿＿＿③＿＿＿＿＿＿法定代表人（负责人）：＿④＿

地　址：＿＿＿⑤＿＿＿＿＿＿联系方式：＿＿＿⑥＿＿＿＿

根据《中华人民共和国药品管理法》第六十五条第二款、《医疗器械监督管理条例》第三十一条，该单位（人）违法＿＿＿＿＿⑦＿＿＿＿＿＿，拟予以查封（扣押）。查封（扣押）期限拟从　年　月　日至　年　月　日。

查封（扣押）物品保存地点：

查封（扣押）物品保存条件：⑧

　根据《中华人民共和国行政强制法》第十九条，需要紧急采取查封（扣押）措施、补办批准手续的说明：⑨

承办人：＿＿＿＿＿＿、＿＿＿＿＿

年　月　日

审批意见：

主管领导：＿＿＿＿＿＿

年　月　日

2. 概念　《查封（扣押）审批表》，依据《行政强制法》第十八条第（一）项、第十九条、《药品管理法》第六十五条第二款、《药品监督行政处罚程序规定》第二十二条第二款制作，是执法人员在实施行政强制措施之前或者情况紧急，需要当场实施行政强制措施，报请主管领导批准或者补批的内部文书。

3. 填写说明　①填写文书编号：地区简称＋执法类别＋填写年份＋顺序号；②应当按照《中华人民共和国药品管理法》、《中华人民共和国药品管理法实施条例》的"法律责任"和及国家食品药品监督管理局行政规章中的规范用语填写。书写形式为：

涉嫌＋具体违法行为＋案；③填写法人或者其他组织全称或者公民姓名；④法人选择填写法定代表人，其他组织选择填写负责人，公民则将此栏杠去；⑤法人或者者其他组织填写单位地址，公民填写家庭地址；⑥填写固定电话、移动电话号码或者电子邮箱地址等；⑦填写场所、设施或财物；⑧填写常温、阴凉、冷藏、避光等储藏条件；⑨填写情况紧急。

4. 注意事项

（1）查封、扣押措施的期限不得超过 30 日，情况复杂的，经行政机关负责人批准，可以延长，但是延长期限不得超过 30 日。

（2）对物品需要进行检验的，查封、扣押的期间不包括检验的期间。

（3）承办人签字不得少于 2 名执法人员。

5. 范例　见第四节。

十二、查封（扣押）决定书

1. 样式

中华人民共和国药品监督行政执法文书

查封（扣押）决定书

（　　）　查扣决〔　　〕　号①

当事人：_____②_____　法定代表人（负责人）：_____③_____
地　址：_____④_____　联系方式：_____⑤_____

　　根据《中华人民共和国药品管理法》第六十五条第二款、《医疗器械监督管理条例》第三十一条规定，你单位（人）_____⑥_____可能危害人体健康，决定予以查封（扣押）。我局将于查封（扣押）期限内作出处理决定，在查封（扣押）期间，未经本局批准，不得擅自使用、销毁或者转移。

　　如不服本决定，可在接到本决定书之日起 60 日内依法向_____申请行政复议或 3 个月内向_____法院起诉。

　　你单位可以对本决定进行陈述和申辩。

　　查封（扣押）物品保存地点：

　　查封（扣押）物品保存条件：⑦

　　附：查封（扣押）物品清单

　　（公　章）

　　年　月　日

　　本决定书于____年____月____日____时____分收到。

　　接收人签字：_____

　　执法人员签字：_____、_____

　　注：本文书一式二联，第一联由药品监督管理部门存档，第二联交当事人。

---

　　2. 概念　《查封（扣押）决定书》，依据《行政强制法》第十六条第一款、第二十四条、《药品管理法》第六十五条第二款、《药品监督行政处罚程序规定》第二十二

条第二款规定制作，是药品监督管理部门作出对当事人其有关场所、设施或者财物实施查封或扣押的行政强制措施的文书。

3. 填写说明 本文书样式在原《查封扣押物品通知书》的基础上按照《行政强制法》的要求进行了修改。①填写文书编号：地区简称＋执法类别＋填写年份＋顺序号；②填写法人或其他组织全称或公民姓名；③法人选择填写法定代表人，其他组织选择填写负责人，公民则将此栏杠去；④法人或其他组织填写单位地址，公民填写家庭地址；⑤填写固定电话、移动电话号码或电子邮箱地址等；⑥填写场所、设施或财物；⑦填写常温、阴凉、冷藏、避光等储藏条件。

4. 注意事项

（1）本文书使用前除因情况紧急可补办审批手续，应当填写《查封（扣押）审批表》，相关内容应当保持一致。

（2）《查封扣押通知书》应当与《（　　）物品清单》和《封条》配套使用。

（3）为避免查封、扣押混同使用，单独使用查封或扣押时应将非选择项杠掉。

（4）查封、扣押限于涉案的场所、设施或者财物，不得查封、扣押与违法行为无关的场所、设施或者财物；不得查封、扣押公民个人及其所扶养家属的生活必需品。当事人的场所、设施或者财物已被其他国家机关依法查封的，不得重复查封。

（5）应当由符合要求的人签字接收，当事人为法人或其他组织的，应当由法定代表人或负责人或该法人、组织负责收件的人签字，当事人为公民的，应当由其本人签字。当事人有委托代理人的，可交由其委托代理人签收。当事人拒绝签收，可注明情况，邀请见证人签字或采取其他方式送达。

5. 范例 见第四节。

十三、封条

1. 样式

X
X
药
品
监
督
管
理
局
封
条
年
月
日
（盖章）

2. 概念　《封条》，依据《药品管理法》第六十五条第二款、《药品监督行政处罚程序规定》第二十三条第二款制作，是在实施查封、扣押时，对涉案场所、设施或者财物采取行政强制措施时使用的标识性文书。

3. 填写说明　《封条》参考尺寸：大封条长 38cm、宽 11cm，小封条长 30cm、宽 7cm。

4. 注意事项　《封条》上应当注明日期，加盖药品监督管理部门公章。

5. 范例　见第四节。

十四、物品清单

1. 样式

中华人民共和国药品监督行政执法文书

(　　①　　) 物品清单

第＿＿＿页共＿＿＿页

当事人：＿＿＿＿②＿＿＿＿　地　址：＿＿＿＿③＿＿＿＿

品　名	生产厂家	规格	批　号	数量	单　价	包　装

上述物品品种、数量经核对无误：

当事人签字（或盖章）：＿＿＿＿＿　　　　执法人员签字：＿＿＿＿、＿＿＿＿

年　月　日　　　　　　　　　　　　　　　　年　月　日

注：本文书一式二联，第一联存档，第二联交当事人。此清单用于先行登记保存、解除先行登记保存、查封扣押、解除查封扣押、没收物品时使用，在（　）中注明具体使用项目。

2. 概念 《（ ）物品清单》，依据《药品监督行政处罚程序规定》第二十三条第三款等规定制作，是药品监督管理部门在办案过程中，行政执法人员对需要详细登记的财物给予登记造册的书面凭证。

3. 填写说明 ①填写先行登记保存、解除先行登记保存、查封扣押、解除查封扣押、没收物品等；②填写法人或其他组织全称或公民姓名；③填写物品所在详细地址。

4. 注意事项

（1）本文书不能单独使用，应当与先行登记保存、查封扣押、没收物品等文书一并使用。

（2）"数量"填写应当精确，不可模糊。可填写成"规格＊计量单位"。

（3）当事人不能提供单价的，应当注明。

（4）当事人拒绝签字的，应当注明情况，并邀请有关人员见证并签字。

（5）不得少于2名执法人员签字。

5. 范例） 见第四节。

十五、立案通知书

1. 样式

中华人民共和国药品监督行政执法文书

立案通知书

（ ） 立案通 ［ ］ 号①

_____②_____：

经初步调查（检验）你（单位）_____③_____的行为，涉嫌违反了
_____④_____的规定，决定对你（单位）立案调查。

特此通知。

（公 章）

年 月 日

本通知书已于_____年___月___日___时___分收到。

接收人签字：_____

执法人员签字：_____、_____

注：本文书一式二联，第一联由药品监督管理部门存档，第二联交当事人。

2. 概念 《立案通知书》，依据《药品管理法》第六十五条第二款、《药品管理法实施条例》第六十条、《药品监督行政处罚程序规定》第二十四条第二款制作，系药品监督管理部门通知当事人作出立案决定的文书。

3. 填写说明 ①填写文书编号：地区简称＋执法类别＋填写年份＋顺序号；②填写法人或其他组织全称或公民姓名；③填写立案所依据的事实；④填写违反的法律、法规、规章的具体条文。

4. 注意事项

（1）此文书系在原《行政处理通知书》的基础上，依据《行政强制法》进行修改

后而成。原《行政处理通知书》仅限于对查封、扣押物品案件的应用，为保障当事人的知情权，该文书更名为《立案通知书》，不论是否涉及查封、扣押均应告知当事人是否已经立案。

（2）引用的法律、法规、规章要写全称，规章还应当写明制作主体机关。引用条文要具体到条、款、项、目。案件涉及多个违法行为的，应当分别按照有关法律、法规或者规章的规定，依次分项列明；

（3）应当由符合要求的人签字接收，当事人为法人或其他组织的，应当由法定代表人或主要负责人或该法人、组织负责收件的人签字，当事人为公民的，应当由其本人签字。当事人有委托代理人的，可交由其委托代理人签收。当事人拒绝签收，可注明情况，邀请见证人签字或采取其他方式送达。

5. 范例 见第四节。

十六、查封扣押延期审批表

1. 样式

中华人民共和国药品监督行政执法文书

查封（扣押）延期审批表

（ ）查扣延审 ［ ］ 号①

案　由：_____②_____

当事人：_____③_____　法定代表人（负责人）：_____④_____

地　址：_____⑤_____　联系方式：_____⑥_____

　　根据《中华人民共和国行政强制法》第二十五条第一款规定，我局拟对（ ）查扣决 ［ ］ 号《查封（扣押）决定书》查封（扣押）的物品延长查封（扣押）期限至＿＿＿年＿＿月＿＿日。

延期查封（扣押）理由：⑦

经办人：_____、_____
　　　年　月　日

审批意见：

主管领导：
　　　年　月　日

2. 概念 《查封（扣押）延期审批表》，依据《行政强制法》第二十五条第一款制作，系药品监督管理部门决定对查封、扣押延期进行审批的内部文书。

3. 填写说明 本文书系依据《行政强制法》规定新增的一种文书。①填写文书编号：地区简称＋执法类别＋填写年份＋顺序号；②应当按照《中华人民共和国药品管理法》、《中华人民共和国药品管理法实施条例》的"法律责任"和及国家食品药品监督管理局行政规章中的规范用语填写。书写形式为：涉嫌＋具体违法行为＋案；③填写法人或者其他组织全称或者公民姓名；④法人选择填写法定代表人，其他组织选择填写负责人，公民则将此栏杠去；⑤法人或者者其他组织填写单位地址，公民填写家庭地址；⑥填写固定电话、移动电话号码或者电子邮箱地址等；⑦填写案情复杂或其他客观原因。

4. 注意事项

（1）一定要严格把握查封、扣押期限，立案决定并不能顺延查封、扣押期限。超期查封、扣押属于违法行为，需承担法律责任。

（2）物品需要检验、检测或其他技术鉴定的，其期间不计算在查封、扣押期限内，不需要办理延期审批，但应告知当事人检验、检测或其他技术鉴定期限。

5. 范例

中华人民共和国药品监督行政执法文书

查封（扣押）延期审批表

（X）药 查扣延审［2012］X 号

案 由：	涉嫌使用劣药案		
当事人：	XX 市人民医院	法定代表人（负责人）	王 X
地 址：	XX 市 XX 路 XX 号 联系方式：	XXXXXXXX	

根据《中华人民共和国行政强制法》第二十五条第一款规定，我局拟对（滨）药 查扣决［2012］1 号《查封（扣押）决定书》查封（扣押）的物品延期查封（扣押）至 2012 年 3 月 1 日。

延期查封（扣押）理由：案情复杂，药品来源需要进一步调查。

经办人：肖 X、闵 X

二〇一二年 X 月 X 日

审批意见：同意。

主管领导：李 X

二〇一二 年 X 月 X 日

十七、查封（扣押）延期通知书

1. 样式

中华人民共和国药品监督行政执法文书

查封（扣押）延期通知书

（ ）查扣延通［ ］ 号①

当事人：	②	法定代表人（负责人）：	③
地 址：	④	联系方式：	⑤

根据《中华人民共和国行政强制法》第二十五条第一款规定，我局决定对（ ）查扣决[ ]号《查封（扣押）决定书》查封（扣押）的物品，延长查封（扣押）期限至＿＿＿＿＿年＿＿＿＿＿月＿＿＿＿＿日。在查封（扣押）期间，未经本局批准，不得擅自使用、销毁或者转移。

你（单位）可以对本决定进行陈述和申辩。

如不服本决定，可在接到本通知书之日起 60 日内依法向＿＿＿＿＿＿＿＿申请行政复议或 3 个月内向＿＿＿＿＿＿＿＿法院起诉。

延期查封（扣押）理由：

查封（扣押）物品保存地点：
查封（扣押）物品保存条件：

（公　章）
年　月　日

本通知书于＿＿＿＿＿年＿＿＿＿＿月＿＿＿＿＿日＿＿＿＿＿时＿＿＿＿＿分收到。

接收人签字：＿＿＿＿＿＿＿＿＿＿

执法人员签字：＿＿＿＿＿＿＿＿＿＿

注：本文书一式二联，第一联由药品监督管理部门存档，第二联交当事人。

2. 概念　《查封（扣押）延期通知书》，依据《行政强制法》第二十五条第二款制作，系药品监督管理部门决定延长查封、扣押期限，通知当事人的文书。

3. 填写说明　本文书系依据《行政强制法》规定新增的一种文书。①填写文书编号：地区简称＋执法类别＋填写年份＋顺序号；②填写法人或者其他组织全称或者公民姓名；③法人选择填写法定代表人，其他组织选择填写负责人，公民则将此栏杠去；④法人或者者其他组织填写单位地址，公民填写家庭地址；⑤填写固定电话、移动电话号码或者电子邮箱地址等；⑥文书标题查封和扣押应选择使用，将另一项加上删除线。

4. 注意事项

（1）使用前应当填写《查封（扣押）延期审批表》；

（2）查封、扣押延长期限不得超过 30 日。

5. 范例

中华人民共和国药品监督行政执法文书

查封（扣押）延期通知书

（X）药　查扣延通〔2012〕X 号

当事人：_____XX 市人民医院_____　法定代表人（负责人）：_____王 X_____

地　址：_____XX 市长江街道黄河路 88 号_____　联系方式：_____XXXXXXX_____

　　根据《中华人民共和国行政强制法》第二十五条第一款规定，我局决定对（滨）药查扣决〔2012〕X 号《查封（扣押）决定书》查封（扣押）的物品，延长查封（扣押）期限至 2012 年 X 月 X 日，在查封（扣押）期间，未经本局批准，不得擅自使用、销毁或者转移。

　　你（单位）可以对本决定进行陈述和申辩。

　　如不服本决定，可在接到本通知书之日起 60 日内依法向滨海市食品药品监督管理局申请行政复议或 3 个月内向_____XX 市 XX 区人民_____法院起诉。

　　延期查封（扣押）理由：案情复杂，药品来源需进一步调查。

　　查封（扣押）物品保存地点：XX 市 XX 区食品药品监督管理局

　　查封（扣押）物品保存条件：常温

（公　章）

二〇一二年 X 月 X 日

本通知书于 2012 年 X 月 X 日 X 时 X 分收到。

接收人签字：_____王 X_____

执法人员签字：_____肖 X_____、_____闵 X_____

　　注：本文书一式二联，第一联由药品监督管理部门存档，第二联交当事人。

十八、检验（检测、技术鉴定）告知书

1. 样式

中华人民共和国药品监督行政执法文书

检验（检测、技术鉴定）告知书

（　）　检告〔　〕　号①

_____②：

我局决定对（　）查扣决〔　〕　号《查封（扣押）决定书》查封（扣押）的物品进行检验，检验期限自_____年_____月_____日至_____年_____月_____日。根据《中华人民共和国行政强制法》第二十五条第三款规定，该期限不计入查封（扣押）期限。

特此告知。

（公　章）

年　月　日

本告知书于_____年_____月_____日_____时_____分收到。

接收人签字：_____

执法人员签字：_____

注：本文书一式二联，第一联由药品监督管理部门存档，第二联交当事人。

2. 概念　《检验（检测、技术鉴定）告知书》，依据《行政强制法》第二十五条第三款制作，系药品监督管理部门决定对查封、扣押物品进行检验、检测或者其他技术鉴定，告知当事人的文书。

3. 填写说明　①填写文书编号：地区简称＋执法类别＋填写年份＋顺序号；②填写法人或者其他组织全称或者公民姓名。

4. 注意事项　检验期间应当符合国家局的规定。

5. 范例　见第四节。

十九、解除先行登记保存物品通知书

1. 样式

中华人民共和国药品监督行政执法文书

解除先行登记保存物品通知书

（　）　解保通〔　〕　号①

_____②_____：

我局于_____年_____月_____日，以《先行登记保存物品通知书》｛（　）　登保通〔　〕

号｝中对《先行登记保存物品清单》所列物品予以登记保存，现予以全部（或部分）③解除登

记保存。

附件：解除先行登记保存物品清单

（公　章）
年 月 日

本通知书于_____年_____月_____日_____时_____分收到。

接收人签字：_____

注：本文书一式二联，第一联存档，第二联交当事人。

2. 概念　《解除先行登记保存物品通知书》，依据《药品监督行政处罚程序规定》第二十四条第四款制作，是对先行登记保存物品，提取证据或排除违法嫌疑后，向当事人发出解除物品控制的文书

3. 填写说明　①填写文书编号：地区简称＋执法类别＋填写年份＋顺序号；②填写法人或其他组织全称或公民姓名；③将非选择项杠去。

4. 注意事项

（1）《解除先行登记保存物品通知书》同时填写《（解除）物品清单》；

（2）应当由符合要求的人签字接收，当事人为法人或其他组织的，应当由法定代表人或主要负责人或该法人、组织负责收件的人签字，当事人为公民的，应当由其本人签字。当事人有委托代理人的，可交由委托代理人签收。当事人拒绝签收，可注明情况，邀请见证人签字或采取其他方式送达。

5. 范例　略。

二十、解除查封（扣押）决定书

1. 样式

中华人民共和国药品监督行政执法文书

解除查封（扣押）决定书①

（　）　解查扣决〔　〕　号②

_____③_____：

我局于_____年_____月_____日，以（　）查扣决〔　〕　号《查封（扣押）决定书》对《查封（扣押）物品清单》所列物品予以查封（扣押），现予以全部（或部分）解除查封（扣押）。

附：解除查封（扣押）物品清单

（公　章）
年　月　日

本决定书已于_____年_____月_____日_____时_____分收到。

接收人签字：_____

执法人员签字：_____、_____

注：本文书一式二联，第一联由药品监督管理部门存档，第二联交当事人。

2. 概念　《解除查封（扣押）决定书》，是依据《行政强制法》第二十七条、第二十八条、《药品监督行政处罚程序规定》第二十四条第三款制作，对查封场所或者查封、扣押物品，出现排除违法嫌疑、已经作出处理决定或者查封、扣押期限已经届满等其他不再需要查封的情形后，向当事人作出解除决定的文书

3. 填写说明　本文书样式在原《解除查封扣押物品通知书》的基础上按照《行政强制法》的要求进行了修改。①将查封或扣押的非选择项杠去；②填写文书编号：地区简称＋执法类别＋填写年份＋顺序号；③填写法人或其他组织全称或公民姓名。

4. 注意事项

（1）依据《行政强制法》第二十八条，"下列情形药品监督管理部门应当及时作出解除查扣押决定：（一）当事人没有违法行为；（二）查封、扣押的场所、设施或者财物与违法行为无关；（三）行政机关对违法行为已经作出处理决定，不再需要查封、扣押；（四）查封、扣押期限已经届满；（五）其他不再需要采取查封、扣押措施的情形。"

（2）解除查封、扣押应当立即退还财物；已将鲜活物品或者其他不易保管的财物

拍卖或者变卖的，退还拍卖或者变卖所得款项。变卖价格明显低于市场价格，给当事人造成损失的，应当给予补偿。

（3）《解除查封（扣押）决定书》的对象是物品时，需同时填写《（ ）物品清单》。

（4）应当由符合要求的人签字接收，当事人为法人或其他组织的，应当由法定代表人或主要负责人或该法人、组织负责收件的人签字，当事人为公民的，应当由其本人签字。当事人有委托代理人的，可交由委托代理人签收。当事人拒绝签收，可注明情况，邀请见证人签字或采取其他方式送达。

5. 范例

中华人民共和国药品监督行政执法文书

解除查封（扣押）决定书

（X）药 解查扣决 ［X］X 号

　XX 大药房　：

　　我局于＿＿＿X＿＿年＿X＿月＿X＿日，以（X）药查扣决［X］X 号《查封（扣押）决定书》对《查封（扣押）物品清单》所列物品予以查封（扣押），现予以全部（或部分）解除查封（扣押）。

　　附：解除查封（扣押）物品清单

（公　章）

X 年 X 月 X 日

本决定书已于＿＿＿＿＿X＿＿＿＿＿年 X 月 X 日 X 时 X 分收到。

接收人签字：　王 X　

执法人员签字：　　肖 X　　、　闵 X　

　　注：本文书一式二联，第一联由药品监督管理部门存档，第二联交当事人。

（解除扣押）物品清单（略）

二十一、案件合议记录

1. 样式

中华人民共和国药品监督行政执法文书

案件合议记录

第　　页共　　页

案　由：＿＿＿＿＿＿＿＿＿＿＿①＿＿＿＿＿＿＿＿＿＿＿＿＿＿＿

当事人：＿＿＿＿＿＿＿＿＿＿②＿＿＿＿＿＿＿＿＿＿＿＿＿＿＿＿＿

合议时间：＿＿③＿＿主持人：＿＿④＿＿地点：＿＿⑤＿＿＿＿

合议人员：＿＿＿＿＿＿⑥＿＿＿＿＿＿＿＿＿＿记录人：＿＿＿＿＿

承办人员汇报案情（事实、证据、依据、办案程序）：

⑦

讨论记录：

⑧

合议意见：

⑨

主持人签字：

合议人员签字：　　　　　　　　　　　　　　记录人签字：

2. 概念　《案件合议记录》，依据《药品监督行政处罚程序规定》第二十七条制作，是在案件调查终结后，由处（科）负责人组织案件承办人及有关人员对案件进行综合分析、审议时，记录案件讨论情况的文书。

3. 填写说明　①应当按照《中华人民共和国药品管理法》、《中华人民共和国药品管理法实施条例》的"法律责任"和及国家食品药品监督管理局行政规章中的规范用语填写。书写形式为：涉嫌＋具体违法行为＋案；②填写法人或其他组织全称或公民姓名；③填写具体日期；④填写主持人姓名；⑤填写合议的办公场所地点；⑥填写参加合议人员的姓名；⑦简易描述案情；⑧要记载参加合议人员依次发表的意见，对不同意见和保留意见应当如实记录；⑨是在合议人发表意见后形成的综合处理意见，应当写明对违法行为的定性结论，违反的法律、法规和规章条款以及处罚的依据和具体的处罚意见。

4. 注意事项　合议结束后，记录人将合议记录交主持人和参加合议人员核对无误后，分别签字。

5. 范例　见第四节。

二十二、撤案申请表

1. 样式

中华人民共和国药品监督行政执法文书

撤案申请表

（　　）撤申〔　　〕号①

案　由：＿＿＿＿＿＿＿＿＿②＿＿＿＿＿＿＿＿＿

当事人：＿＿＿③＿＿＿法定代表人（负责人）：＿＿④＿＿＿

地　址：＿＿＿⑤＿＿＿联系方式：⑥＿＿＿＿

案件来源：＿＿＿⑦＿＿＿立案时间：＿＿＿年＿＿月＿＿日

案情调查摘要：⑧

撤案理由：⑨

承办人：＿＿＿＿、＿＿＿＿

年　月　日

审核意见：	审批意见：
机构负责人：	主管领导：
年　月　日	年　月　日

2. 概念　《撤案申请表》，依据《行政处罚法》第三十八条第一款第（三）项、《药品监督行政处罚程序规定》第二十七条第（三）项制作，是案件立案后，经调查确认违法事实不能成立，承办人报请主管领导批准撤案的文书。

3. 填写说明　①填写文书编号：地区简称＋执法类别＋填写年份＋顺序号；②应当按照《中华人民共和国药品管理法》、《中华人民共和国药品管理法实施条例》的"法律责任"和及国家食品药品监督管理局行政规章中的规范用语填写。书写形式为：涉嫌＋具体违法行为＋案；③填写法人或其他组织全称或公民姓名；④法人选择填写法定代表人，其他组织选择填写负责人，公民则将此栏杠去；⑤法人或者其他组织填写单位地址，公民填写家庭地址；⑥填写固定电话、移动电话号码或者电子邮箱地址等；⑦填写监督检查、举报投诉、检验机构检验、上级药品监管部门交办、下级药品监管部门报请查处、其他行政机关或其他药品监管部门移送、其他方式、途径披露等；⑧简要填写案情经过；⑨填写违法事实不能成立的理由及法律依据。

4. 注意事项

（1）立案时间应与立案审批表中主管领导批准的时间一致。

（2）承办人签名不得少于 2 名执法人员。

5. 范例

中华人民共和国药品监督行政执法文书

撤案申请表

（X）药 撤申〔2010〕X 号

案　　由：＿＿＿＿＿涉嫌从取得药品生产经营资质的个人处购进药品案＿＿＿＿＿

当事人：＿＿＿＿＿XX 药店＿＿＿＿＿　法定代表人（负责人）：吴 XX

地　　址：＿＿XX 市 XX 路 XX 号＿＿　联系方式：＿＿XXXXXXXXXX＿＿

案件来源：药品日常监督检查发现　　立案时间：2010 年 X 月 X 日

案情调查摘要：

2010 年 X 月 X 日，我局执法人员在对××药店进行检查时，××药店无法提供所销售的 XX 胶囊的购进票据，我局依法扣押了该药品，并以××药店涉嫌向未取得药品生产经营资格的个人购进药品为由立案调查。后该药店陈述其购进 XX 胶囊的渠道合法，并向我局提供供货方资质材料、药品购销合同、销售发票等证据。我局执法人员经过核实，认定 XX 药店销售的 XX 胶囊确系从具备药品经营资格的 XX 医药公司购进。

撤案理由：

XX 药店购进 XX 胶囊渠道合法，违法事实不能成立，根据《中华人民共和国行政处罚法》第三十八条第一款第（三）项、《药品监督行政处罚程序规定》第二十七条第（三）项规定，建议撤案。

承办人：肖 X、闵 X

2010 年 X 月 X 日

审核意见：
同意撤案，报局领导审批。

审批意见：同意撤案。

机构负责人：程 X
2010 年 X 月 X 日

主管领导：李 X
2010 年 X 月 X 日

知识链接

对于已经立案的，经调查违法事实不能成立的，建议以《撤案通知书》的形式通知当事人，以给当事人一个明确的结论。本教材设计了样式，供学员们参考。

中华人民共和国药品监督行政执法文书

撤案通知书

（　）　　撤案通〔　〕　　号

_____：

　　你（单位）因涉嫌违法，决定立案（文书编号：_____），经调查确认违法事实不能成立，决定予以撤案。

　　特此通知。

（公　章）
年　月　日

本通知书已于_____年_____月_____日_____时_____分收到。

接收人签字：

注：本文书一式二联，第一联由药品监督管理部门存档，第二联交当事人。

二十三、行政处罚事先告知书

1. 样式

中华人民共和国药品监督行政执法文书

行政处罚事先告知书

（　）　　罚先告〔　〕　　号①

　　②_____：

　　你（单位）_____③_____

_____的行为，违反了_____④_____

的规定。

　　依据_____⑤_____的规定，我局拟对你（单位）

进行_____⑥_____的行政处罚。

　　依据《中华人民共和国行政处罚法》第六条第一款、第三十一条规定，你（单位）可在_____年_____月_____日⑦之前到_____进行陈述和申辩。逾期视为放弃陈述和申辩。

　　特此告知。

（公　章）
年　月　日

本告知书已于_____年_____月_____日_____时_____分收到。

接收人签字：_____

注：本文书一式二联，第一联存档，第二联交当事人。

2. 概念 《行政处罚事先告知书》，依据《行政处罚法》第三十一条、《药品监督行政处罚程序规定》第二十八条第一款制作，是作出行政处罚决定之前，告知当事人作出行政处罚决定的理由、违法事实、依据（拟处罚种及罚没款幅度）以及当事人依法享有陈述申辩权利的文书。

3. 填写说明 ①填写文书编号：地区简称 + 执法类别 + 填写年份 + 顺序号；②填写法人或其他组织全称或公民姓名；③填写主要违法事实；④引用违法事实定性所依据的法律、法规、规章条文；⑤引用行政处罚量罚所依据的法律、法规、规章条文，一般在法律责任或法则一章；⑥填写作出行政处罚的方式、种类、幅度；⑦结合案情酌定，一般可在 3 日内。

4. 注意事项

（1）违法事实填写应当写清性质、违法物品数量、金额、违法所得以及其他可能影响处罚裁量的情节。

（2）引用法律、法规、规章要写全称，规章宜写明规章的制作主体机关，引用条文要具体到条、款、项、目。案件涉及多个违法行为的，应当分别按照有关法律、法规或者规章的规定，依次分项列明。

（3）拟处罚决定内容不能笼统，要写清方式、种类、幅度。例如，不可以表述为，我局拟对你单位进行罚款或我局拟对你单位进行 5000 ~ 20000 元罚款，而应当表述为，我局拟对你单位进行 10000 元罚款。

（4）应当由符合要求的人签字接收，当事人为法人或其他组织的，应当由法定代表人或主要负责人或该法人、组织负责收件的人签字，当事人为公民的，应当由其本人签字。当事人有委托代理人的，可交由委托代理人签收。当事人拒绝签收，可注明情况，邀请见证人签字或采取其他方式送达。

5. 范例 见第四节。

二十四、陈述申辩笔录

1. 样式

中华人民共和国药品监督行政执法文书

陈述申辩笔录

第　页共　页

案　由：_____①_____

当事人：_____②_____

陈述、申辩人：_____③_____　联系方式：_____④_____

陈述和申辩时间：_____年_____月_____日_____时_____分至_____时_____分⑤

陈述和申辩地点：_____⑥_____

承办人：_____⑦_____　记录人：_____⑧_____

　陈述和申辩内容：⑨

_____

陈述申辩人签字：_____承办人签字：_____⑩_____

　　　　　　　　　　记录人签字：_____

　　年　月　日　　　　　　　　　　年　月　日

2. 概念 《陈述申辩笔录》，依据《行政处罚法》第三十二条、《行政强制法》第十八条第（六）项、《药品监督行政处罚程序规定》第二十八条第二款制作，是在向当事人送达行政处罚事先告知书、查封、扣押决定书或履行行政处罚决定催告书后，记录当事人陈述申辩意见的文书。

3. 填写说明 ①应当按照《中华人民共和国药品管理法》、《中华人民共和国药品管理法实施条例》的"法律责任"和及国家食品药品监督管理局行政规章中的规范用语填写。书写形式为：涉嫌＋具体违法行为＋案；②填写法人或其他组织全称或公民姓名；③填写陈述申辩人法定姓名；④填写固定电话、移动电话号码或者电子邮箱地址等；⑤填写陈述申辩起止时间，应当准确到分；⑥填写陈述申辩具体地点，可以是药品监督管理部门办公场所或者当事人住所等；⑦承办人姓名；⑧记录人姓名；⑨记录陈述申辩情况；⑩分别由陈述申辩人、承办人、记录人签字并注明时间。

4. 注意事项

（1）该文书可既可以适用于实施行政处罚活动，也可以适用于实施行政强制活动。

（2）当事人对案件事实、行政处罚或行政强制措施理由和依据、执法程序等进行陈述申辩时，执法人员应当认真听取，准确记录陈述申辩原话原意。对当事人提出新的事实和证据要记录完整。

（3）当事人委托陈述申辩人的，应当出具当事人的委托书。

（4）《陈述申辩笔录》填写完毕后，应当将笔录交给当事人核对或者当场宣读，当事人确认无误后，应当在笔录终了处顶格注明"以上情况属实"的字样，并在笔录上逐页和修改处签字或者按指纹，写明日期。执法人员应当在笔录终了处右下角签字、注明日期。

（5）当事人提供文字陈述申辩材料的，应当随卷保存。

（6）承办人签字不得少于2名执法人员。

5. 范例 见第四节。

二十五、行政处罚审批表

1. 样式

中华人民共和国药品监督行政执法文书

行政处罚审批表

案　由：＿＿＿＿＿＿＿＿＿＿＿＿＿＿①＿＿＿＿＿＿＿＿＿＿＿＿＿＿

当事人：＿＿＿＿＿＿＿＿＿＿＿＿＿＿②＿＿＿＿＿＿＿＿＿＿＿＿＿＿

主要违法事实：③

　　该单位（人）上述行为违反了 ＿＿＿＿＿＿＿＿＿＿＿＿④＿＿＿＿＿＿＿＿＿＿＿＿ 的规定，依据＿＿＿＿＿＿＿＿⑤＿＿＿＿＿＿＿＿ 的规定，经合议，建议给予以下行政处罚：

⑥

　　案件承办人：＿＿＿⑦＿＿＿

年　月　日

审核意见：	审批意见：
机构负责人：	主管领导：
年　月　日	年　月　日

2. 概念　《行政处罚审批表》，依据《药品监督行政处罚程序规定》第二十九条制作，是对依法适用行政处罚的案件，由承办人报请处（科）负责人审核，并经主管领导审批的文书。

3. 填写说明　①应当按照《中华人民共和国药品管理法》、《中华人民共和国药品管理法实施条例》的"法律责任"和及国家食品药品监督管理局行政规章中的规范用语填写。书写形式为：涉嫌＋具体违法行为＋案；②填写法人或其他组织全称或公民姓名；③简要叙述案件违法事实；④引用违法事实定性所依据的法律、法规、规章条文，一般在法律责任或罚则一章；⑤引用行政处罚量罚所依据的法律、法规、规章条文；⑥填写作出行政处罚的方式、种类、幅度；⑦由承办人签字，并注明日期。

4. 注意事项

（1）引用法律、法规、规章要写全称，规章还应当写明制作的主体机关，引用条文要具体到条、款、项、目。案件涉及多个违法行为的，应当分别按照有关法律、法规或者规章的规定，依次分项列明。

（2）承办人签字不得少于2名执法人员。

（3）对案件的审核应由案件承办机构负责人与法制机构负责人共同进行。

（4）主管领导审批日期，即为药品监督管理部门作出行政处罚决定的日期。行政处罚决定日期与生效日期是不一样的，决定日期是《行政处罚决定书》上的落款日期，而生效日期是送达之日。

5. 范例　见第四节。

二十六、重大案件集体讨论记录

1. 样式

中华人民共和国药品监督行政执法文书

重大案件集体讨论记录

第 页共 页

案　由：＿＿＿＿＿＿＿＿＿＿①＿＿＿＿＿＿＿＿＿＿＿＿＿＿

当事人：＿＿＿＿＿＿＿＿＿＿②＿＿＿＿＿＿＿＿＿＿＿＿＿＿

讨论时间：＿＿＿＿③＿＿＿＿　地　点：＿＿＿＿④＿＿＿＿

主持人：＿＿＿＿＿＿汇报人：＿＿＿＿＿＿＿记录人：＿＿＿＿＿＿＿

参加人：＿＿＿＿＿＿＿＿＿＿＿＿＿＿＿＿＿＿＿＿＿＿＿＿＿＿

主要违法事实（证据、依据、办案程序及处罚意见）：

⑤

讨论记录：

⑥

讨论决定：

⑦

主持人签字：

参加人员签字：　　　　　　　　　　　　　记录人签字：

2. 概念 《重大案件集体讨论记录》，依据《行政处罚法》第三十八条第二款、《药品监督行政处罚程序规定》第二十九条第二款制作，是对于重大、复杂、拟给予较重行政处罚的案件，由药品监督管理部门负责人集体讨论时所填写的文书。

3. 填写说明 ①应当按照《中华人民共和国药品管理法》、《中华人民共和国药品管理法实施条例》的"法律责任"和及国家食品药品监督管理局行政规章中的规范用语填写。书写形式为：涉嫌＋具体违法行为＋案；②填写法人或其他组织全称或公民姓名；③填写具体日期；④讨论的办公场所；⑤事实及证据、法律依据、办案程序等；⑥要记载参加讨论人员依次发表的意见，对不同意见和保留意见应当如实记录；⑦是在主持领导对案件讨论的总结发言后形成的综合处理意见，应当写明对违法行为的定性结论，违反的法律、法规和规章条款以及处罚的依据和具体的处罚意见。

4. 注意事项

（1）重大是指社会影响大，危害后果严重，涉及面广等。复杂是指案情复杂、曲折、调查困难、认定困难等。处罚较重是指责令停产停业、吊销许可证或者批准证明文件、较大数额罚款、没收违法所得、没收财物。

（2）讨论记录可以使用《重大案件集体讨论记录》，也可以采用会议纪要形式。

（3）药品监督管理部门应当成立重大案件审理委员会，负责重大、复杂、拟给予较重行政处罚案件的讨论，主任由局长担任，成员由局领导和各处、科（室）负责人担任。

（4）《重大案件集体讨论记录》和《案件合议记录》都是作出行政处罚决定的内部依据，但集体讨论决定的效力高于合议意见，如果合议意见被集体讨论决定否定的，则按照《重大案件集体讨论记录》的内容作出行政处罚决定。

5. 范例 略。

二十七、行政处罚决定书

1. 样式

中华人民共和国药品监督行政执法文书

行政处罚决定书

（ ） 行罚 ［ ］ 号①

被处罚单位（人）： ②

地 址（住址）： ③ 联系方式： ④

法定代表人（负责人）： ⑤ 性别 年龄： 职务：

经查，你单位有下列违法事实：

⑥

有关证据：

⑦

违反法律、法规、规章的条、款、项、目：

⑧

处罚决定：

⑨

请在接到本处罚决定书之日起 15 日内到＿＿＿＿＿＿＿＿＿＿银行缴纳罚没款。逾期每日按罚款数额的 3% 加处罚款。逾期不履行处罚决定，我局将申请人民法院强制执行。

如不服本处罚决定，可在接到本处罚决定之日起 60 日内依法向＿＿＿＿＿＿＿＿＿＿＿⑩

＿＿＿申请行政复议或 3 个月内向＿＿＿＿＿＿＿⑪＿＿＿＿＿＿＿法院起诉。

（公　章）

年　月　日

注：本文书应为制作式，一式三份，分别用于存档、交被处罚单位（人）、必要时交人民法院强制执行。

2. 概念　《行政处罚决定书》，依据《行政处罚法》第三十九条第一款、《药品监督行政处罚程序规定》第三十条制作，是药品监督管理部门对事实清楚、证据确凿的违法案件，依照法定程序对违法当事人作出行政处罚决定的文书。

3. 制作说明　①文书编号，其形式为：地区简称＋执法类别＋填写年份＋顺序号；②法人或其他组织表述名称，并注明其住所（地址）、法定代表人或负责人姓名。公民记载姓名、性别、出生日期、民族、籍贯、学历、工作单位、职务、身份证号码等基本信息；③法人或其他组织地址或公民家庭地址；④固定电话、移动电话号码或电子邮箱地址等；⑤法人选择表述法定代表人姓名，非法人或其他组织选择表述负责人姓名，公民则不需表述此项；⑥应当详述违法事实、时间、地点、情节、违法物品数量、货值金额及剩余物品数量和价值等内容；⑦必须是与违法事实相关联的证据，如：现场检查笔录、调查笔录、销售凭证、检验报告书、照片以及各种物证等；⑧⑨应当用"上述行为违反了 XXX 法第 X 条第 X 款第 X 项……的规定，（案件办理中未下达《责令改止通知书》的，增加"依据《中华人民共和国行政处罚法》第二十三条的规定，责令当事人改正或者限期于 年 月 日前改正"的内容），依据 XXX 法第 X 条第 X 款第 X 项……的规定，决定处罚如下：1、……；2、……；3、……"的表述方式制作；⑩填写行政复议受理机关。复议受理机关为该药品监督管理部门的本级人民政府或上一级主管部门，省、自治区、直辖市另有规定的，依照省、自治区、直辖市的规定办理。对药品监督管理部门依法设立的派出机构依照法律、法规或者规章规定，以自己的名义作出的具体行政行为不服的，行政复议受理机关为设立该派出机构的药品监督管理部门或者该部门的本级地方人民政府。如对 XX 市食品药品监督管理局 XX 分局作出的具体行政行为不服的，行政复议受理机关为 XX 市食品药品监督管理局或者

XX 市人民政府，而不是 XX 区人民政府；⑪填写行政诉讼受理法院，一般为药品监督管理部门所在地的基层人民法院，所在地中级人民法院管辖本辖区重大复杂案件。

4. 注意事项

（1）本文书一律采用制作式，不得填充制作。

（2）被处罚当事人为法人或其他组织，应当写明其法定名称全称，不可缩写或简写。需要工商登记的药品生产、经营企业或营利性医疗机构，应当注明营业执照上的注册号、法定代表人或者负责人或者投资人或者执行合伙企业事务的合伙人姓名、住所（营业场所）。药品生产许可证、药品经营许可证、医疗机构执业许可证登记的名称、法定代表人或者负责人姓名、注册地址与营业执照登记的不一致的，以营业执照登记的名称、法定代表人或者负责人姓名、住所（营业场所）为准。国有事业单位医疗机构，其法定名称为事业单位法人登记名称，医疗机构执业许可证登记的名称与事业单位法人登记的名称不一致的，事业单位登记的名称为法定名称。无需工商注册登记的非营利性非国有医疗机构的法定名称为《医疗机构执业许可证》上登记的名称。被处罚当事人为公民，应当表述公民在公安机关户籍登记时的法定姓名。被处罚当事人为个体工商户，则应当表述为营业执照上登记的业主姓名，有字号的，可表述成："姓名 XX（系 XX 字号业主），性别、出生日期、民族、籍贯、学历、身份证号码。

（3）法人依法设立并领取营业执照的分支机构可以按其他组织作为被处罚当事人。法人非依法设立的分支机构，或者虽依法设立，但没有领取营业执照的分支机构，以设立该分支机构的法人为被处罚当事人。

（4）引用法律、法规、规章要写全称，规章宜写明制作的主体机关，引用条文要具体到条、款、项、目。案件涉及多个违法行为的，应当分别按照有关法律、法规或者规章的规定，依次分项列明，清楚说明案件的各个事实。

（5）引用法律、法规、规章条文要完整。从轻、减轻或从重处罚的，不要遗漏引用《行政处罚法》和《药品管理法实施条例》等法律法规的相关条文。医疗机构使用假劣药品的，既要引用《药品管理法》第四十八条或第四十九条第一款，又要引用《药品管理法实施条例》第六十八条。

（6）引用法律或条文要注意先后顺序。先引所依据的主要法律，再引用所依据的辅助法律，先引用主要条文，再引用辅助条文。

（7）实施行政处罚时，应当责令当事人改正或者限期改正违法行为。可以下发《责令改正通知书》，或是在《行政处罚决定书》中予以表述。有没收物品的应当注明"见《没收物品凭证》"。

（8）当事人不服处罚决定，提起行政复议的期限为收到《行政处罚决定书》之日起 60 内，不能表述为 2 个月内，提起行政诉讼的期限为收到《行政处罚决定书》之日起 3 个月内，不能表述为 90 日内。

（9）本文书应当在药品监督管理部门负责人作出批准处罚决定后及时制作，文书上注明的日期为负责人签署日期。

（10）《行政处罚决定书》应当在宣告后当场交付，当事人不在场的，7 日内依照民事诉讼法的有关规定送达当事人。

5. 范例 见第四节。

知识链接

说理性行政处罚决定书

　　行政处罚决定书是行政机关在行政执法中针对具体违法行为制作的具有法律强制力的法律文书。增强行政处罚决定书的说理性有利于进一步推进依法行政，提高执法办案质量，展示行政执法机关良好的执法形象，体现执法者的办案水平和业务素质，充分发挥法制宣传教育作用。为此，本教材将说理式行政处罚决定书制作的基本原则、基本格式以及应把握的重点环节作个简要介绍，供学员们学习参考。

　　一、基本原则

　　制作说理性行政处罚决定书要体现叙事完整、层次清晰、结构合理、详略得当、用字准确、语句流畅、说理充分、逻辑严密的原则。

　　二、基本格式

　　说理性行政处罚决定书由首部、正文和尾部三部分组成，其中正文包括事实、理由和处罚决定。

　　（一）首部

　　首部应当简明扼要、准确规范。首部包括标题、文号，介绍当事人的基本情况（有委托代理人的应写明其基本情况）和案件来源，使所办案件的来龙去脉清楚明白。

　　（二）正文

　　1. 事实

　　（1）事实的叙述　要在充分调查核实的基础上，按照案件发生的时间顺序叙述，客观、全面、真实地反映案情，详述主要情节和因果关系，做到阐述翔实、推理严密、抓住重点、把握要害。陈述违法事实时，要对案件当事人何时、何地、从事何类违法活动，违法行为的具体表现，涉案标的物数量、金额、违法所得等情况叙述清楚，并对当事人从事违法行为的主观意图、采取的手段、造成的社会后果作出客观表述，确保事实清晰、证据确凿、考量合理。此外，叙述事实不应加任何主观的评论性语言，对当事人的主观意图和悔改表现等影响到量罚的从轻或者减轻情节也应当写明。

　　（2）证据的列举　对于认定违法事实的证据要求明确、具体、严谨，并应围绕违法行为构成要件进行列举和分析。应按照"一事一证"的要求逐一罗列证据，说明该证据具体证明案件的哪些"违法事实"；如有否认案件"违法事实"的证据，则另起一段罗列并进行分析。在证据分析的基础上，要运用逻辑推理和经验法则对证据的有效性逐一作出有效或无效的确认，然后用有效的证据推定出案件的"违法事实"，对不予采信的证据则说明理由；最后阐述通过证据分析证明的违法事实，不要笼统写成"上述事实，有当事人调查笔录、书证、物证及证人证言证明"。

　　（3）当事人的陈述、申辩及听证　如果当事人放弃上述权利，则一笔带过即可。若当事人行使了上述权利，则应将当事人陈述、申辩的内容予以叙述。当事人在陈述、申辩或者听证中对行政机关调查认定的事实、定性、适用法律、证据、程序等提出的相关质疑意见及其证据，也应当进行描述。

　　（4）说明执法程序　案件查办所经过的程序，如立案、强制措施、抽样取证、先行处理、处罚告知、听证告知、文书送达等，应在事实部分按照发生的时间顺序进行表述。

2. 理由　理由部分重在说理，应写明处罚的理由和处罚的法律依据，做到法理透彻，事理明晰，情理感人，法理、事理、情理"三理并重"。

（1）讲透适用法律的法理　在认定事实的基础上，结合有关法律、法规或规章的具体规定，客观分析当事人的违法性质，对案件性质进行准确定性。案件性质认定要从违法行为的构成要件着手阐明理由，结合具体案情事实，对适用某一法律条款作为处罚依据进行解释，必要时要对法律条款进行法理解释，以向当事人说明所选用法条的理由及其内涵。法律依据应当完整准确，符合法律适用原则，详细引用禁则和罚则的法条原文，根据条、款、项、目的顺序写明适用到哪一层级。从而使当事人清楚地对照法律条文，知道自己到底违反了什么规定，根据法律应该接受怎样的处罚。

（2）说清当事人质疑意见　当事人进行陈述、申辩或者听证中提出的质疑意见及其证据是否予以采纳应当在本部分进行明确，并阐明采纳或者不采纳的理由。尤其对采纳的理由要援引法律法规，并进行必要的法理分析说清、说透。

（3）讲明处罚裁量的情理　对当事人从事违法行为的主观意图、手段、社会后果作出客观评价后，应对从轻或减轻、从重或加重处罚的情节、理由、法律依据作必要的说明，使自由裁量权的行使合法合理。

3. 处罚决定　处罚决定应表述清楚、具体、明确，具有可执行性。

（三）尾部

应写明行政处罚的履行方式和期限，告知当事人不服行政处罚的救济途径，标明复议机关和诉讼法院的详细称谓、作出处罚决定的药品监督管理部门名称和制作日期，并加盖行政处罚机关印章。

三、应把握的重点环节

（一）注重调查取证

调查取证是增强行政处罚决定书说理性的前提。要针对"何人、何时、何地、何事、何果"五个方面有计划地开展调查取证，广泛收集证据，精心提取证据，认真审查证据。收集证据应当满足违法事实的认定并根据违法事实加以取舍，提取证据应当符合法定程序，审查证据应当强调关联性，保证证据链完整才能相互印证，防止随意性、片面性，确保证据真实、合法。

（二）注重法律论证

法律论证是增强行政处罚决定书说理性的主要体现。要坚持"以事实为依据，以法律为准绳"的原则，就案件事实运用法律原理进行周密严谨、深入透彻、说理充分的分析论证，主要在违法与合法、情节轻重与危害性大小等核心问题上分清是非、明确责任，使所办案件客观公正地适用法律，让当事人释疑服罚、口服心服。

（三）写好案件调查终结报告

写好案件调查终结报告是增强行政处罚决定书说理性的基础，是对行政处罚案件的事实和证据、适用法律、实体和程序、过程和结论等问题的全面、综合的反映和体现。各单位必须高度重视，认真写好案件调查终结报告。

知识链接

《行政处罚法》第三十八条第一款第（二）项规定，调查终结，违法行为轻微，依法可以不予行政处罚的，不予行政处罚。据此，药品监督管理部门在作出不予处罚决定时，应当制作《不予行政处罚决定书》，并送达给当事人。《不予行政处罚决定书》的格式可参照《行政处罚决定书》。

二十八、没收物品凭证

1. 样式

中华人民共和国药品监督行政执法文书

没收物品凭证

（　　）　没物［　　］　号①

案　　由：＿＿＿＿＿＿＿＿＿②＿＿＿＿＿＿＿＿＿

当事人：＿＿＿③＿＿＿　地　址：＿＿＿④＿＿＿

执行机关：＿＿＿＿＿＿＿⑤＿＿＿＿＿＿＿

根据《行政处罚决定书》{（　　）　行罚［　　］　号} 的决定，对你（单位）的涉案物品执行没收。

　　附件：没收物品清单

（公　章）

年　月　日

注：本文书一式三联，第一联存档，第二联交被处罚单位，第三联必要时交人民法院强制执行。

2. 概念　《没收物品凭证》，依据《药品监督行政处罚程序规定》第三十条第四款制作，是在行政处罚决定中适用没收物品罚种时填写的文书。

3. 填写说明　①填写文书编号，其形式为：地区简称＋执法类别＋填写年份＋顺序号；②应当按照《中华人民共和国药品管理法》、《中华人民共和国药品管理法实施条例》的"法律责任"和规章中的规范用语填写。书写形式为：涉嫌＋具体违法行为＋案；③填写法人或者其他组织名称或者公民姓名；④填写法人或者其他组织地址或公民家庭住址；⑤填写案件承办的药品监督管理部门全称。

4. 注意事项　处罚决定下达时，需要没收的物品已经被扣押或者先行登记保存在药品监督管理部门控制之下的，《没收物品凭证》开具日期应当与《行政处罚决定书》日期一致；需要没收的物品没有被药品监督管理部门控制的，执行没收的日期，即控制物品的日期为《没收物品凭证》的开具日期。

5. 范例 见第四节。

二十九、没收物品处理审批表

1. 样式

中华人民共和国药品监督行政执法文书

没收物品处理审批表

（ ） 没处审 〔 〕 号①

根据《中华人民共和国行政处罚法》第五十三条规定，建议对＿＿＿＿＿＿②＿＿＿＿＿＿单位（或个人）依据《行政处罚决定书》〔（ ） 行罚 〔 〕 号〕没收的物品做销毁□ 移交□ 上交□ 拍卖□等处理。

物品名称	没收时间	没收数量	折合金额	拟处理方式

负责人：＿＿＿＿＿＿
年　月　日

审批意见：

主管领导：＿＿＿＿＿＿
年　月　日

2. 概念 《没收物品处理审批表》，依据《行政处罚法》第五十三条、《药品管理法实施条例》第八十二条、《药品监督行政处罚程序规定》第三十一条制作，是对没收的物品进行处理前，由承办人报请处（科）负责人审核，并经主管领导审批的文书。

3. 填写说明 ①填写文书编号，其形式为：地区简称＋执法类别＋填写年份＋顺序号；②填写被处罚单位（人）的全称或姓名；③应当注明销毁（焚烧、深埋、粉碎、毁型、无害化处理）、移交、上交、拍卖等。

4. 注意事项

（1）没收的物品应当在超过诉讼期限或法院强制执行后处理。

（2）空白处应当用杠线对角划去。

5. 范例　见第四节。

三十、没收物品处理清单

1. 样式

中华人民共和国药品监督行政执法文书

没收物品处理清单

（ ）　没处〔 ］　号①

根据《行政处罚决定书》｛（ ）　行罚〔 ］　号｝

当事人：＿＿＿＿＿②＿＿＿＿＿　地 址：＿＿＿＿＿＿＿　电话：＿＿＿＿＿

执行处置单位：＿＿＿＿③＿＿＿＿　地　址：＿＿＿＿＿＿＿　电话：＿＿＿＿＿

没收物品处理情况明细表

物品名称	规格	单位	数量	处理方式	地点	经办人	备注
				④	⑤	⑥	

特邀参加人签字：⑦＿＿＿＿＿＿＿＿＿＿　承办人签字：＿＿＿＿＿＿＿＿＿

　　　　　　年　月　日　　　　　　　　　　　　　　年　月　日

注：此文书共二联，第一联存档，第二联备查。

2. 概念 《没收物品处理清单》，依据《行政处罚法》第五十三条、《药品管理法实施条例》第八十二条、《药品监督行政处罚程序规定》第三十一条制作，是记录没收物品具体处理情况的文书。

3. 填写说明 ①填写文书编号，其形式为：地区简称＋执法类别＋填写年份＋顺序号；②填写法人或者其他组织名称或者公民姓名；③填写负责处置的药品监督管理部门全称，或是受委托单位、部门的名称；④应当注明销毁（焚烧、深埋、粉碎、毁型、无害化处理）、移交、上交、拍卖等；⑤仅指物品销毁地点。⑥是具体实施处理物品的人。不同的处理方式可有不同的经办人。⑦特邀参加人是指第三方人员，可以是被处罚人的基层组织有关人员，也可以是上级药品监督管理部门派出人员，还可以是当地国有资产管理部门的工作人员。特邀参加人一般为2人以上，应当在《没收物品处理清单》上签字见证。

4. 注意事项

（1）使用前应当填写《没收物品处理审批表》，相关内容应当与其保持一致。

（2）《没收物品处理清单》应当一案一单。

（3）《没收物品处理清单》不得少于2名承办人签字，并邀请第三方人员（特邀参加人）参加并签字。

5. 范例 见第四节。

三十一、责令改正通知书

1. 样式

中华人民共和国药品监督行政执法文书
责令改正通知书

（ ） 责改通 ［ ］ 号①

_____②_____:

你（单位）_____③_____的行为，违反了_____④_____的规定。

根据《中华人民共和国行政处罚法》第二十三条之规定，责令你（单位）于_____年_____月_____日前改正。改正内容及要求如下：

⑤

（公 章）

年 月 日

本通知书已于_____年_____月_____日_____时_____分收到。

接收人签字：_____

注：本文书一式二联，第一联存档，第二联交当事人。

2. 概念　《责令改正通知书》，依据《行政处罚法》第二十三条、《药品监督行政处罚程序规定》第三十二条制作，是在药品监督检查时或者案件调查中对已经查明的违法行为，责令当事人立即改正或限期改正时填写的文书。

3. 填写说明　①填写文书编号，其形式为：地区简称＋执法类别＋填写年份＋顺序号；②填写法人或者其他组织全称或公民姓名；③填写违法事实；④引用违法事实定性所依据的法律、法规、规章的具体条文；⑤改正内容。

4. 注意事项

（1）责令限期改正的必须有合理的期限和复查的文字记录。

（2）引用的法律、法规、规章依据一般只引用定性的条文，除非量罚与定性在同一个条文。

（3）应当由符合要求的人签字接收，当事人为法人或其他组织的，应当由法定代表人或主要负责人或该法人、组织负责收件的人签字，当事人为公民的，应当由其本人签字。当事人有委托代理人的，可交由委托代理人签收。当事人拒绝签收，可注明情况，邀请见证人签字或采取其他方式送达。

5. 范例

中华人民共和国药品监督行政执法文书

责令改正通知书

（X）药　责改通 ［2010］X 号

___XX 大药房___　　：

你（单位）2010 年 X 月 X 日未经批准变更质量负责人_____

_____的行为，违反了

《中华人民共和国药品管理法实施条例》第十六条_____

_____的规定。

根据《中华人民共和国行政处罚法》第二十三条之规定，责令你（单位）于2010 年 X 月 X 日前改正。改正内容及要求如下：

补办变更登记手续

（公　章）

二○一○年 X 月 X 日

本通知书已于 2010 年 X 月 X 日 X 时 X 分收到。

接收人签字：汪 XX

注：本文书一式二联，第一联存档，第二联交当事人。

三十二、听证告知书

1. 样式

中华人民共和国药品监督行政执法文书

听证告知书

（　）听告〔　〕　号①

_____②_____：

　　你（单位）_____③_____

的行为，违反了_____④_____的

规定。

　　依据_____⑤的规定，

拟对你（单位）进行_____⑥

_____的行政处罚。

　　根据《中华人民共和国行政处罚法》第四十二条第一款的规定，你（单位）有权要求举行听证。

　　如你（单位）要求听证，应当在收到本告知书后3日内告之我局。逾期视为放弃听证权利。

　　机关地址：_____　邮政编码：_____

　　联系电话：_____　联系人：_____

（公　章）
年　月　日

本告知书已于_____年_____月_____日_____时_____分收到。

接收人签字：_____

注：本文书一式二联，第一联存卷备查，第二联交当事人。

2. 概念　《听证告知书》，依据《行政处罚法》第四十二条第一款、《药品监督行政处罚程序规定》第三十三条、三十五条制作，是对符合听证条件的案件，在作出行政处罚决定之前，告知当事人有权要求听证的文书。

3. 填写说明　①填写文书编号，其形式为：地区简称＋执法类别＋填写年份＋顺序号；②填写法人或其他组织名称或公民姓名；③填写违法事实；④引用违法事实定性所依据的法律、法规、规章条文；⑤引用行政处罚量罚所依据的法律、法规、规章条文，一般在法律责任或法则一章；⑥填写作出行政处罚的方式、种类、幅度。

4. 注意事项

（1）2004年9月，最高法院《关于没收财产是否应当进行听证及没收经营药品行为等有关法律问题的答复》一文指出，没收财产数额较大的，处罚决定前，应当告知当事人有权要求举行听证。据此，只要罚款金额加上没收违法所得金额加上没收财产的金额超过当地规定的较大数额的,处罚决定前,应当告知当事人有权要求举行听证。

(2)违法事实填写应当写明性质、违法物品、金额、违法所得以及其他影响处罚裁量的情节。

(3)引用法律、法规、规章要写全称,规章宜写明制作主体机关,引用条文要具体到条、款、项、目。案件涉及多个违法行为的,应当分别按照有关法律、法规或者规章的规定,依次分项列明。

(4)处罚决定内容要写清楚方式、种类、幅度。

(5)告知当事人有权要求举行听证的权利的同时,还应当告知当事人仍然可以在规定的期限内行使陈述和申辩权利。两项权利可以一并告知,也可以分别告知。

(6)应当由符合要求的人签字接收,当事人为法人或其他组织的,应当由法定代表人或主要负责人或该法人、组织负责收件的人签字,当事人为公民的,应当由其本人签字。当事人有委托代理人的,可交由其委托代理人签收。当事人拒绝签收,可注明情况,邀请见证人签字或采取其他方式送达。

5. 范例 略。

三十三、听证通知书

1. 样式

中华人民共和国药品监督行政执法文书

听证通知书

（　　）　听通［　　］　　号①

_____②_____：

根据你(单位)提出的听证要求,本局决定于_____年_____月_____日_____时_____分,在_____③_____举行听证。请你(单位)法定代表人或委托代理人准时出席。不按时出席听证,且事先未说明理由,又无特殊原因的视为放弃听证权利。委托代理听证的,应当在听证举行前向本局提交听证代理委托书。

本案听证主持人_____书记员:_____

根据《中华人民共和国行政处罚法》第四十二条的规定,你单位如申请主持人、记录员回避,可在听证举行前向本局提出回避申请并说明理由。

本局地址:_____　邮政编码:_____

联系电话:_____　联 系 人:_____

（公　章）

年　月　日

本通知书已于_____年_____月_____日_____时_____分收到。

接收人签字:_____

注:本文书一式二联,第一联存卷备查,第二联交当事人。

2. 概念 《听证通知书》，依据《行政处罚法》第四十二条、《药品监督行政处罚程序规定》第三十六条制作，是通知当事人参加听证的文书。

3. 填写说明 ①填写文书编号，其形式为：地区简称＋执法类别＋填写年份＋顺序号；②填写法人或者其他组织全称或者公民姓名；③填写听证地点。

4. 注意事项

（1）听证通知书应当7日前送达给当事人，期间不包括途上时间。

（2）主持人、书记员应当非本案件承办人员。法律、法规、规章对主持人、书记员有资格要求的，应当从其规定。

（3）应当由符合要求的人签字接收，当事人为法人或其他组织的，应当由法定代表人或主要负责人或该法人、组织负责收件的人签字，当事人为公民的，应当由其本人签字。当事人有委托代理人的，可交由委托代理人签收。当事人拒绝签收，可注明情况，邀请见证人签字或采取其他方式送达。

5. 范例

中华人民共和国药品监督行政执法文书

听证通知书

（滨）药听通［2012］1号

<u>滨海市人民医院</u>　　　：

根据你（单位）提出的听证要求，本局决定于<u>2012</u>年<u>2</u>月<u>19</u>日<u>8</u>时<u>30</u>分，在<u>滨海市食品药品监督管理局三楼会议室</u>举行听证。请你（单位）法定代表人或委托代理人准时出席。不按时出席听证，且事先未说明理由，又无特殊原因的，视为放弃听证权利。

委托代理听证的，应当在听证举行前向本局提交听证代理委托书。

本案听证主持人　付飞　书记员：陈蓉

根据《中华人民共和国行政处罚法》第四十二条的规定，你单位如申请主持人、记录员回避，可在听证举行前向本局提出回避申请并说明理由。

本局地址：<u>滨海市大地街道雄石路18号</u>　邮政编码：<u>335411</u>

联系电话：<u>0701－3779239</u>　联系人：<u>肖鸣、闵磊</u>

（公　章）
二〇一二年二月十日

本通知书已于2012年2月10日9时16分收到。

接收人签字：　<u>王甲</u>

注：本文书一式二联，第一联存卷备查，第二联交当事人。

三十四、听证笔录

1. 样式

中华人民共和国药品监督行政执法文书
听证笔录

第　页共　页

案　由：_____①_____

当事人：_____②_____

法定代表人（负责人）：__③__性别：_____年龄：_____联系方式：_____

工作单位：_____地　址：_____

委托代理人：_____性别：_____年龄：_____职务：_____联系方式：_____

工作单位：_____地　址：_____

案件承办人：_____科　室：_____职　务：_____

案件承办人：_____科　室：_____职　务：_____

听证主持人：_____书记员：_____

听证时间：_____年_____月_____日_____时_____分至_____时_____分

听证方式：_____④_____

记录：
⑤

注：听证笔录经当事人审核无误后逐页签字，修改处签字或按指纹，并在笔录终了处注明对笔录真实性的意见。案件承办人和听证主持人在笔录终了处签字。

当事人或委托代理人签字：

2. 概念　《听证笔录》，依据《行政处罚法》第四十二条第一款第七项、《药品监督行政处罚程序规定》第四十二条第一款制作，是对听证全过程的记录。

3. 填写说明　①应当按照《中华人民共和国药品管理法》、《中华人民共和国药品管理法实施条例》的"法律责任"和及国家食品药品监督管理局行政规章中的规范用语填写。书写形式为：涉嫌＋具体违法行为＋案；②填写法人或者其他组织全称或公民姓名；③法人选择填写法定代表人姓名，其他组织选择填写负责人姓名，公民则将此栏杠去；④注明公开或者不公开；⑤全面、客观、真实记录听证全过程。

4. 注意事项

（1）听证主持人与书记员应当与听证通知书保持一致。如有更换，应当重新填写听证通知书。

（2）委托代理人应当将当事人授权委托书在听证前交给听证机关，并注明委托权限，是一般委托还是特别委托，不可笼统称为全权代理。

（3）书记员要准确记录发言人的原意。记录要简明扼要，对案件承办人员和当事人提出的主要事实、主要观点、主要证据，要重点记录。所有证据都要经过质证，并制作证据目录附后。

（4）听证笔录正文部分，主要包括：①举行听证的内容和目的；②介绍和核实听证参加人的姓名和身份；③告知当事人、委托代理人和其他听证参加人依法享有的权利；宣布听证的纪律；④案件调查人员陈述当事人违法的事实、证据和处罚依据及处罚建议；⑤当事人对案件涉及的事实、证据等进行陈述、申辩的内容；⑥案件调查人员和当事人双方质证、辩论的内容和证据；⑦当事人的最后陈述意见。

（5）《听证笔录》填写或制作完毕后，应当将笔录交给听证参加人核对或者当场宣读，参加人员确认无误后，应当在笔录终了处顶格注明"以上笔录看过，与我说的一样"的字样，并在笔录上逐页和修改处签字或者按指纹，写明日期。

（6）当事人提供了书面发言材料和书面陈述申辩材料的，应当附在《听证笔录》后。

5. 范例

中华人民共和国药品监督行政执法文书
听证笔录

第 1 页共 X 页

案　　由：涉嫌生产劣药案

当事人：XX 药业公司

法定代表人（负责人）：王 X　性别：男　年龄：XXXXXX 联系方式：XXXXXXXXXXXXXXX

工作单位：XXXXXXXXXXXX　　　　地　址：XXXXXX 市 XXXXX 街道 XXXXX 路 XXXXX 号

委托代理人：胡 XX 性别：男年龄：X 职务：律师联系方式：XXXXXXXXXXXXXXXXX

工作单位：XXXXXXXXXXXXXXXX　　　地　址：XXXX 市 XXXX 街道 XXXX 路 XXX 号

案件承办人：肖 X　科　室：稽查科　职　务：科员

案件承办人：闵 X　科　室：稽查科　职　务：科员

听证主持人：付 X　书记员：陈 X

听证时间：2012 年 X 月 X 日 8 时 30 分至 11 时 49 分

听证方式：公开

记录：

    陈：XX 药业公司法定代表人王 X 及其委托代理人胡 X 是否到会？

    王：到会。

    胡：到会。

    陈：现在宣布听证会纪律：

    1. 服从听证主持人，未经主持人允许不得发言、提问；

    2. 未经主持人允许不得录音、录像和摄影；

    3. 参加听证人员未经主持人允许不得退场；

    4. 旁听人员不得大声喧哗，不得鼓掌、哄闹或者进行其他妨碍听证秩序的活动。

    5. 对违反以上听证纪律的，主持人有权予以制止；情节严重的，责令其退场。

王 X　2012. X. X

中华人民共和国药品监督行政执法文书
（听证笔录）副页

第 2 页共 X 页

    付：现在开始听证。核对当事人法定代表人身份（姓名、性别、年龄、职务、联系方式）。

    王：我叫王 X，男，X，董事长，联系电话：XXXX

    付：现核对当事人委托代理人身份及代理权限。

    胡：胡 X，XX 律师事务所律师，特别代理，代为承认、放弃或变更听证请求。

    付：现核对调查人员身份。

    肖：我叫肖 X，XX 市食品药品监督管理局稽查科科员。

    闵：我叫闵 X，XX 市食品药品监督管理局稽查科科员。

    付：今天本局根据《中华人民共和国行政处罚法》第 42 条之规定在 XX 市食品药品监督管理局

三楼会议室依法公开组织听证当事人 XX 药业公司涉嫌生产劣药一案。本次听证会由 XX 市食品药品监督管理局法制科付 X 主持，陈 X 担任听证会记录。

    现在宣读听证参加人有关听证的权利与义务。参加人在听证会上有下列权利：

    1. 有要求或放弃听证的权利；

    2. 有申请回避的权利；

    3. 有陈述、申辩和质证权利；

    4. 有核对听证笔录权利。

    参加人在听证会上有下列义务：

    1. 依法听证；

    2. 如实回答听证主持人的询问；

    3. 遵守听证纪律。

    有关听证的权利与义务是否听清楚了？

    王：听清楚了。

    胡：听清楚了。

    肖：听清楚了。

注：该文书为相关执法文书的续页。

王 X　2012. X. X

中华人民共和国药品监督行政执法文书

（听证笔录）副页

第 X 页共 X 页

付：当事人、委托代理人你们是否对主持人、记录员提出回避申请？

王：不需要。

付：现在进行听证调查。请本案调查人员提出当事人违法的事实、证据、拟作出的行政处罚的依据和行政处罚建议。

肖：经查明，……………，以上事实有………. 为证，足以认定。当事人 XX 药业公司生产劣药，违反了《药品管理法》第四十九条第一款之规定，依据《中华人民共和国行政处罚法》第二十三条，责令当事人立即改正违法行为。鉴于……，依据…………，本局决定，拟给予处罚：……。〔注：一般要求调查人员撰写并宣读《调查报告》，则可记录为，"肖：宣读《调查报告》（附听证笔录后）"〕

付：现在进行举证、质证。请案件调查人员举证，举证时应当说明证据的来源、所要证明的对象，并简要宣读证据的内容。

闵：……。

付：请案件调查人员将出示的证据拿给申请人、委托代理人辨认。

闵：……。

付：现在请申请人、委托代理人对案件调查人员提供的证据进行质证，质证时应当围绕证据的真实性、关联性、合法性进行质疑、说明、辨驳，对有异议的证据，双方均可当场发问质疑，当场质证、辨论。

王：无异议。

胡：无异议。

付：当事人及其委托代理人是否有其他证据需要提供？

王：没有。

胡：没有。

（注：如有提供，1. 请工作人员将当事人及委托代理人出示的证据提供给主持人过目；2. 请工作人员将当事人及委托代理人出示的证据拿给案件调查人员辨认，并请调查人员进行质证。）

付：经过质证，以上证据真实性、合法性均无异议，可作为本案证据，下面进行辩论，首先由调查人员发言。

注：该文书为相关执法文书的续页。

王 X   2012. X. X

中华人民共和国药品监督行政执法文书

（听证笔录）副页

肖：本案事实清楚，证据确凿，定性准确，依据正确，程序合法，处罚适当。

付：下面由当事人、委托代理人发表意见！

胡：本案依据实施条例 81 条处理理由充分，请主持人予以采纳。

肖：………。

付：双方如无新的观点，请当事人作最后的陈述。

王：请贵局能够减轻或免除处罚。

肖：请依法维持处罚建议。

付：听证会到此结束，本主持人将根据听证笔录写出听证报告上报本局负责人。

现在请听证参加人员留下来核对听证记录并签名。

以上笔录看过，与我说的一样。

当事人：王 X　2012. X. X

委托代理人：胡 X　2012. X. X

调查人员：肖 X　闵 X 2012. X. X

主持人：付飞　2012. X. X

书记员：陈蓉　2012. X. X

（以下空白）

注：该文书为相关执法文书的续页。

三十五、听证意见书

1. 样式

中华人民共和国药品监督行政执法文书

听证意见书

案　由：＿＿＿＿＿＿＿＿＿＿＿①＿＿＿＿＿＿＿＿＿＿＿

当事人：＿＿＿＿②＿＿＿＿　法定代表人（负责人）：＿＿＿③＿＿＿

听证时间：＿＿＿＿＿年＿＿＿月＿＿＿日＿＿＿时＿＿＿分至＿＿＿时＿＿＿分

听证主持人：＿＿＿＿＿＿＿＿　听证方式：＿＿＿＿＿④＿＿＿＿＿

案件基本情况：⑤

案件承办人主要意见：⑥

当事人主要理由：⑦

听证意见：⑧

听证主持人签字：_____

年　月　日

2. 概念　《听证意见书》，依据《行政处罚法》第四十三条、《药品监督行政处罚程序规定》第四十三条制作，是在听证结束后，听证主持人根据听证情况，提出听证意见的内部文书。

3. 填写说明　①应当按照《中华人民共和国药品管理法》、《中华人民共和国药品管理法实施条例》的"法律责任"和及国家食品药品监督管理局行政规章中的规范用语填写。书写形式为：涉嫌＋具体违法行为＋案；②填写法人或者其他组织全称或公民姓名；③法人选择填写法定代表人姓名，其他组织选择填写负责人姓名，公民则将此栏杠去；④注明公开或者不公开；⑤简述案情；⑥案件承办人对案件事实认定、相关证据、理由以及处理意见；⑦当事人陈述申辩的理由和要求；⑧是听证主持人综合听证双方意见，确认案件事实是否清楚、证据是否确凿、程序是否合法、适用法律是否准确，并明确提出的处理意见。

4. 注意事项

（1）听证意见应当独立、客观、公正作出；

（2）《听证意见书》应当与《听证笔录》内容一致，并附有《听证笔录》备查。

5. 范例　略。

三十六、当场行政处罚决定书

1. 样式

中华人民共和国药品监督行政执法文书

当场行政处罚决定书

（　）　当行罚［　］　号①

被处罚单位（人）：＿＿＿＿②＿＿＿＿　地　址：＿＿＿＿＿③＿＿＿＿＿

法定代表人（负责人）：＿＿＿④＿＿＿　性别：＿＿＿年龄：⑤　职务：＿＿＿

　　经查，你（单位）有下列主要违法事实：＿＿＿＿＿＿＿⑥＿＿＿＿＿＿＿

＿＿＿＿＿＿＿＿＿＿＿＿＿＿上述事实已经违反了＿＿＿＿＿⑦＿＿＿＿＿

＿＿＿＿＿＿＿＿之规定，责令立即停止违法行为。依据＿＿＿＿＿⑧＿＿＿＿

＿＿＿＿＿＿＿的规定，给予以下行政处罚：＿＿＿＿⑨＿＿＿＿＿＿＿＿

　　请在接到本处罚决定书之日起 15 日内到＿＿＿＿＿⑩＿＿＿＿＿银行缴纳罚款。逾期每日按罚款数额的3%加处罚款。逾期不履行处罚决定，我局将申请人民法院强制执行。

　　如不服本处罚决定，可在接到本处罚决定之日起 60 日内依法向＿＿＿⑪＿＿＿申请行政复议或 3 个月内向⑫法院起诉。

当事人签字：＿＿＿＿＿＿　　　　执法人员签字：＿＿＿＿、＿＿＿＿

（公章）

年　月　日　　　　　　　　　　　　　　　　年　月　日

注：本文书一式三联，第一联存档，第二联交被处罚单位，第三联必要时交人民法院强制执行。

2. 概念　《当场行政处罚决定书》，依据《行政处罚法》第三十三条、《药品监督行政处罚程序规定》第四十五条制作，是执法人员按照简易程序，依法当场作出行政处罚决定时填写的文书。

3. 填写说明　①填写文书编号，其形式为：地区简称＋执法类别＋填写年份＋顺序号；②法人或者其他组织填写全称，公民填写姓名；③填写法人或者其他组织地址或者公民家庭住址；④法人选择填写法定代表人姓名，其他组织选择填写负责人姓名，公民则将此栏杠去；⑤填写公历周岁；⑥填写主要违法事实；⑦引用违法事实定性所违反的法律、法规、规章条文；⑧引用行政处罚量罚所依据的法律、法规、规章条文：一般在法律责任或罚则一章；⑨填写作出行政处罚的方式、种类、幅度；⑩可以填写为当场收缴或者某某银行，并注明地址、帐号。如果仅是警告的行政处罚，则将此栏杠去；⑪填写行政复议受理机关名称；⑫填写行政诉讼受理法院即药品监督管理部门所在地基层人民法院名称。

4. 注意事项

（1）本文书一般采用填充式。具备可以现场打印的设备，可以采用制作式。

（2）被处罚当事人为法人或其他组织，应当写明其法定名称全称，不可简写、缩写。药品生产经营企业或营利性医疗机构，其法定名称为营业执照上登记的名称。药品生产许可证、药品经营许可证、医疗机构执业许可证登记的名称与营业执照登记的名称不一致的，营业执照登记的名称为法定名称。国有事业单位医疗机构，其法定名称为事业单位登记名称，医疗机构执业许可证登记的名称与事业单位登记的名称不一致的，事业单位登记的名称为法定名称。无需工商注册登记的非营利性非国有医疗机构的法定名称为《医疗机构执业许可证》上登记的名称。被处罚当事人为公民，应当表述公民在公安机关户籍登记时的法定姓名。被处罚当事人为个体工商户，则应当表述为营业执照上登记的业主姓名，有字号的，可表述成：某某姓名（系某某字号业主）。

（3）法人依法设立并领取营业执照的分支机构可以按其他组织作为被处罚当事人。法人非依法设立的分支机构，或者虽依法设立，但没有领取营业执照的分支机构，以设立该分支机构的法人为被处罚当事人。

（4）严格掌握适用范围。当场处罚仅限于，违法事实确凿并有法定依据，对公民处以50元以下、对法人或者其他组织处以1000元以下罚款或者警告的行政处罚。从轻处罚后实际处罚的罚种、处罚幅度符合适用范围的，可以适用简易程序。减轻处罚后实际处罚的罚种、处罚幅度符合适用范围的，不适用简易程序。个体工商户不属于其他组织，按公民对待。只要处罚决定中，有没收物品和没收违法所得，不管货值或金额多小，都不可以适用当场处罚。执法人员在适用简易程序处理案件的过程中发现，当事人对违法事实、法律适用、执法程序有异议或者不符合简易程序适用条件的，应当及时适用一般程序。

（5）严格遵循法定程序。执法人员应当出示执法证件，作出当场处罚决定前，应当告知当事人作出处罚决定的事实、理由及依据，并告知当事人依法享有的权利。药品监督管理部门必须充分听取陈述和申辩的意见，并进行复核后，决定是否作出当场处罚决定。如有制作《调查笔录》，则应当在笔录中予以体现前述内容。如无需制作《调查笔录》，可在《当场处罚决定书》当事人签字一栏的上方注明，"本处罚决定作出前已依法告知你（单位）执法人员身份，出示执法证件，并告知作出本处罚决定的事实、理由、依据及处罚内容，听取了你（单位）的陈述和申辩，或者"你（单位）放弃了陈述和申辩"。

（6）严格执行罚款决定与收缴分离制度。药品监督管理部门及其执法人员不得自行收缴罚款，应当告知其向指定银行缴纳罚款。依法给予二十元以下的罚款或者不当场收缴事后难以执行的，执法人员可以当场收缴罚款。在边远、水上、交通不便地区，行政机关及其执法人员依法作出罚款决定后，当事人向指定的银行缴纳罚款确有困难，经当事人提出，行政机关及其执法人员可以当场收缴罚款。

（7）严格执行财务制度。行政机关及其执法人员当场收缴罚款的，必须向当事人出具省、自治区、直辖市财政部门统一制发的罚款收据；不出具财政部门统一制发的罚款收据的，当事人有权拒绝缴纳罚款。执法人员当场收缴的罚款，应当自收缴罚款之日起二日内，交至行政机关；行政机关应当在二日内将罚款缴付指定的银行。

（8）行政处罚决定必须当场作出，当场宣告，当场送达，不可事后制作，事后送达。执法人员签字与当事人的签字应为同一日期。若当事人拒绝签字或者按指纹的，执法人员应当在文书上注明情况，并邀请相关基层组织或者在场人员见证签名。

（9）签字的执法人员必须在执法现场，必须取得执法资格，非在场执法人员、未取得执法资格的协助执法的协管员、合同工、临时工不得签字。

（10）当场行政处罚决定书制作完毕后应当在 7 个工作日内报所属行政机关备案。

5. 范例

中华人民共和国药品监督行政执法文书

当场行政处罚决定书

（X）药　当行罚〔2010〕8 号

被处罚单位（人）：　　　XX 市 XXX 大药房有限责任公司 XX 药店地　址：XX 市 X 路 X 号

法定代表人（负责人）：　李 X　　性别：男 年龄：41 职务：经理

经查，你（单位）有下列主要违法事实：2010 年 5 月 8 日，检查中发现，未按照《药品经营质量管理规范》经营药品：企业从事营业工作的员工程 X 未经过专业培训，未经过考核合格后持证上岗。

　　上述事实已经违反了　　　《中华人民共和国药品管理法》第十六条第一款、国家食品药品监督管理局《药品经营质量管理规范》第六十五条　　　之规定，责令立即停止违法行为。依据《中华人民共和国药品管理法》第七十九条的规定，给予以下行政处罚：警告

　　请在接到本处罚决定书之日起 15 日内到＿＿＿＿＿＿＿＿＿＿＿＿＿银行缴纳罚款。逾期每日按罚款数额的 3% 加处罚款。逾期不履行处罚决定，我局将申请人民法院强制执行。

　　如不服本处罚决定，可在接到本处罚决定之日起 60 日内依法向 X 省食品药品监督管理局或者 X 市人民政府申请行政复议或 3 个月内向 X 市 X 区人民法院起诉。

　　本处罚决定作出前已依法告知你（单位）执法人员身份，出示执法证件，并告知作出本处罚决定的事实、理由、依据及处罚内容，听取了你（单位）的陈述和申辩。

　　当事人签字：　　李 X　　　　　　　　执法人员签字：　王 X　、　张 X

（公章）

2010 年 5 月 8 日　　　　　　　　　　　　　　二〇一〇年五月八日

注：本文书一式三联，第一联存档，第二联交被处罚单位，第三联必要时交人民法院强制执行。

　　备注：建议将加粗部分作为固定格式。

知识链接

　　2012 年 3 月，上海市食品药品监督管理局依据有关法律、法规，结合该市实际，新制定了《上海市食品药品监督管理局食品药品监督行政处罚简易程序若干规定》，并设计了当场行政处罚决定书样式。现将 2 种药品类文书样式进行知识链接，供大家参考与借鉴。

样式一

机构代码：

上海市食品药品监督管理局（　　　分局）

当场行政处罚决定书

第　　号（第　　联）　　第1页，共2页

当事人：　　　　　　　　　　　　　法定代表人（负责人、业主）：

地址（住址）：　　　　　　　　　　　公民身份证号：

当事人于　　　　　　（时间/期间），在　　　　　　（地点），从事了以下行为：

☐违反《药品生产质量管理规范》并存在严重缺陷；

☐擅自变更《药品生产许可证》许可事项；

☐未按照规定对接受境外制药厂商委托在中国境内加工药品的活动进行备案；

☐未建立药品不良反应报告和监测管理制度；

☐未配备专职人员负责本单位药品不良反应报告和监测工作；

☐未按照要求报告药品不良反应；

☐未按照要求报告药品群体不良事件。

当事人上述行为违反了以下规定：

☐《中华人民共和国药品管理法》第九条第一款；

☐《中华人民共和国药品管理法实施条例》第四条；

☐《药品生产监督管理办法》第三十七条；

☐《药品不良反应报告和监测管理办法》第十三条；

☐《药品不良反应报告和监测管理办法》第十三条；

☐《药品不良反应报告和监测管理办法》第十九条；

☐《药品不良反应报告和监测管理办法》第二十九条。

本机关现根据《中华人民共和国行政处罚法》第二十三条，以及以下规定：

☐《中华人民共和国药品管理法》第七十九条；

☐《中华人民共和国药品管理法实施条例》第七十四条；

☐《药品生产监督管理办法》第五十六条第（二）项；

☐《药品不良反应报告和监测管理办法》第五十八条第一款第（一）项；

☐《药品不良反应报告和监测管理办法》第五十八条第一款第（一）项；

☐《药品不良反应报告和监测管理办法》第五十八条第一款第（三）项；

☐《药品不良反应报告和监测管理办法》第五十八条第一款第（三）项。

决定责令当事人在收到本行政处罚决定书之日起　　　日内改正上述违法行为，并对当事人作出如下行政处罚：

☐警告

如不服本处罚决定，可自收到本处罚决定书之日起六十日内上海市食品药品监督管理

局或　　　　人民政府申请行政复议；或三个月内向　　　　人民法院起诉，但不得停止执行本处罚决定。

执法人员在作出处罚决定前已告知权利。

当事人是否要求陈述申辩：□是　□否

陈述和申辩的内容：

当事人签名：　　　　　年　月　日　时　分

执法人员对陈述和申辩处理意见：□采纳当事人意见 □不采纳当事人意见

当事人签收：　　　　　年　月　日　时　分　　送达方式：□直接送达 □留置送达

见证人签名：　　　　　年　月　日　时　分

（备注：本文书一般一式二份，一份交被处罚人，一份留存卷宗备）。

执法人员签名：
执法证号：
上海市食品药品监督管理局_____分局
年　月　日

样式二

机构代码：

上海市食品药品监督管理局（　　　分局）

当场行政处罚决定书

第　　号（第　联）　　第1页，共2页

当事人于　　　　　　　　　　　　　法定代表人（负责人、业主）：

地址（住址）：　　　　　　　　　　公民身份证号：

当事人于　　　　　　　（时间/期间），在　　　　　　　（地点），从事了以下行为：

□违反《药品经营质量管理规范》并存在严重缺陷（评定标准关键项目）；

□擅自变更《药品经营许可证》许可事项（□企业法定代表人的变更/□负责人的变更/□质量负责人的变更）；

□未按规定开具销售凭证；

□未凭处方销售处方药；

□药师不在岗销售处方药；

□违规搭售、赠送处方药或甲类非处方药案；

□无专职或者兼职人员负责本单位药品不良反应监测工作的。

当事人上述行为违反了以下规定：

□《中华人民共和国药品管理法》第十六条第一款；

□《中华人民共和国药品管理法实施条例》第十六条；

□《药品流通监督管理办法》第十一条第二款；

□《药品流通监督管理办法》第十八条第一款；

□《药品流通监督管理办法》第十八条第二款；

□《药品流通监督管理办法》第二十条；

□《药品不良反应报告和监测管理办法》第十三条。

本机关现根据《中华人民共和国行政处罚法》第二十三条，以及以下规定：

□《中华人民共和国药品管理法》第七十九条；

□《中华人民共和国药品管理法实施条例》第七十四条；

□《药品流通监督管理办法》第三十四条；

□《药品流通监督管理办法》第三十八条第一款；

□《药品流通监督管理办法》第三十八条第二款；

□《药品流通监督管理办法》第四十条；

□《药品不良反应报告和监测管理办法》第五十九条第（一）项。

决定责令当事人在收到本行政处罚决定书之日起 日内改正上述违法行为，并对当事人作出如下行政处罚：

□警告

□罚款 元整（大写）

现要求当事人自收到本行政处罚决定书之日起十五日内，携带本决定书，将罚款缴至本市工商银行或者建设银行的具体代收机构。逾期缴纳罚款的，依据《中华人民共和国行政处罚法》第五十一条第（一）项的规定，可每日按罚款数额的百分之三加处罚款。

如不服本处罚决定，可自收到本处罚决定书之日起六十日内上海市食品药品监督管理局或 人民政府申请行政复议；或三个月内向 人民法院起诉，但不得停止执行本处罚决定。逾期不申请行政复议也不向人民法院起诉，又不履行处罚决定的，本机关将依法申请人民法院强制执行。

执法人员签名：

执法证号：

上海市食品药品监督管理局＿＿＿＿分局

年 月 日

执法人员在作出处罚决定前已告知权利。

当事人是否要求陈述申辩：□是 □否

陈述和申辩的内容：

当事人签名： 年 月 日 时 分

执法人员对陈述和申辩处理意见：□采纳当事人意见 □不采纳当事人意见

当事人签收： 年 月 日 时 分 送达方式：□直接送达 □留置送达

见证人签名： 年 月 日 时 分

（备注：本文书一般一式三份，一份交被处罚人，一份交被处罚人转罚款代收机构，一份留存卷宗备）。

三十七、送达回执

1. 样式

中华人民共和国药品监督行政执法文书

送达回执

受送达单位（人）：＿＿＿＿＿＿＿＿＿＿①＿＿＿＿＿＿＿＿＿＿

送达文件名称及文件编号：＿＿＿＿＿＿②＿＿＿＿＿＿＿＿＿＿

送达方式：＿＿＿③＿＿＿ 送达地点：＿＿＿＿＿＿＿＿＿＿＿

送达人：＿＿④＿＿ 送达日期：＿＿＿年＿＿月＿＿日＿＿时＿＿分

收件人：＿＿⑤＿＿ 收件日期：＿＿＿年＿＿月＿＿日＿＿时＿＿分

（公 章）

年 月 日

备注：⑥

注：本文书一式二联，第一联收件人签字后随卷存档，第二联备查。

2. 概念 《送达回执》，依据《行政处罚法》第四十条、《药品监督行政处罚程序规定》第四十九条制作，是药品监督管理部门将有关文书送达当事人的凭证。

3. 填写说明

①填写法人或者其他组织全称或者公民姓名；②应当写明行政处罚决定文书等文书的名称和编号；③注明直接送达、邮寄送达、留置送达、委托送达、公告送达。④由送达人签字；⑤由收件人签字；⑥用于说明有关事项，如采取邮寄送达的，应当将挂号回执和邮寄凭证粘贴在备注上，并用文字注明。

4. 注意事项

（1）凡需送达当事人的告知类、通知类文书中已设定当事人签收栏的，由当事人签收即为送达。没有设定的，应当使用送达回执。

（2）由代收人签收的，应在签收栏或备注栏内注明代收人与被送达人的关系。

5. **范例** 见第四节。

三十八、延（分）期缴纳罚没款审批表

1. 样式

中华人民共和国药品监督行政执法文书

延（分）期缴纳罚没款审批表

（ ） 延罚审 ［ ］ 号①

当事人： _____②_____

法定代表人（负责人）：_____③_____ 职务：_____

处罚决定书号：（ ） 行罚 ［ ］ 号

当事人请求批准延（分）期缴纳罚没款的理由、期限：

④

附件：当事人申请书

合议意见：

⑤

合议人签字：_____

年 月 日

审批意见：

⑥

主管领导：_____

年 月 日

2. 概念 《延（分）期缴纳罚没款审批表》，依据《行政处罚法》第五十二条、《药品监督行政处罚程序规定》第五十三条第二款制作，是对当事人提出延期或者分期缴纳罚款的申请进行审批的文书。

3. 填写说明 ①填写文书编号，其形式为：地区简称＋执法类别＋填写年份＋顺序号；②填写法人或者其他组织全称或公民姓名；③法人选择填写法定代表人姓名，其他组织选择填写负责人姓名，公民则将此栏杠去；④简要填写当事人理由、期限；⑤注明经合议同意或者不同意延（分）期缴纳罚没款的意见，并写明理由，⑥主管领

导审批意见。

4. 注意事项

（1）本文书一定要附有当事人申请书。

（2）合议人员不得少于 3 人签字。

（3）主管领导审批意见应当及时告知当事人。

5. 范例 （略）。

知识链接

《药品监督行政处罚程序规定》并没有规定药品监督管理部门对批准当事人延（分）期罚没款申请的意见应当制作文书签发给当事人。本教材将此文书补充进来，供学员们参考。

中华人民共和国药品监督行政执法文书

延（分）期缴纳罚没款通知书

（　）　延罚通 ［　　］　号

当事人：_____

法定代表人（负责人）：_____ 职务：_____

处罚决定书号：（　　）　行罚 ［　　　　］　号

当事人请求批准延（分）期缴纳罚没款的申请收悉。根据《中华人民共和国行政处罚法》第五十二条之规定，本行政机关决定批准（部分批准）当事人的申请。

暂缓缴纳罚没款期限：

分期缴纳罚没款方法：

（公　章）

年　月　日

本通知书已于_____年_____月_____日_____时_____分收到。

接收人签字：_____

注：本文书一式二联，第一联存档，第二联交当事人。

173

三十九、履行行政处罚决定催告书

1. 样式

中华人民共和国药品监督行政执法文书

履行行政处罚决定催告书

（　）罚催告〔　〕　号

_____：

　　我局于_____年_____月_____日向你（单位）送达了_____号《行政处罚决定书》，决定对你（单位）进行如下处罚：_____，并要求你（单位）于_____年_____月_____日前到_____银行缴纳罚款。由于你单位至今未（全部）履行处罚决定，我局自_____年_____月_____日起每日按_____号《行政处罚决定书》罚款数额的3%加处罚款（加处罚款的总数额不超过原罚款数额）。逾期我局将根据《中华人民共和国行政强制法》第五十三条、第五十四条等规定，在本催告书送达10日后向人民法院申请强制执行。

　　如你（单位）对此有异议，可于_____年_____月_____日前进行陈述和申辩。

（公　章）

年　月　日

本催告书已于_____年_____月_____日_____时_____分收到。

接收人签字：

执法人员签字：_____、_____

　　注：本文书应为制作式，一式三份，分别用于药品监督管理部门存档、交当事人、交人民法院申请强制执行。

　　2. 概念　《履行行政处罚决定催告书》，依据《行政强制法》第四十六条、第五十三条制作，系药品监督管理部门催告当事人履行行政处罚决定所签发的文书。

　　3. 使用说明　略。

　　4. 注意事项

（1）该文书应当采用制作式。

（2）在规定的履行处罚决定期限届满后应当及时催告。

（3）催告书要求的缴纳罚没款及加处罚款的期限，应在送达该文书之日的十日内。

　　5. 范例　见第四节。

四十、陈述（申辩）复核意见书

1. 样式

中华人民共和国药品监督行政执法文书

陈述申辩复核意见书

（　　）　陈辩核〔　　〕　号

案　　由
陈述申辩基本情况
陈述申辩结论及处理意见
承办机构 签字：　　　　　　年　月　日

注：附陈述申辩笔录。

2. 概念　《陈述（申辩）复核意见书》，依据《行政处罚法》第三十二条第一款、《行政强制法》第三十六条制作，系药品监督管理部门对当事人对行政处罚决定前后和查封、扣押等行政强制措施所作出的陈述、申辩进行复核后，所签发的复核结论和处理意见的文书。

3. 注意事项　陈述、申辩结论和处理意见应当写明依据和理由。

4. 范例　见第四节。

四十一、行政处罚强制执行申请书

1. 样式

中华人民共和国药品监督行政执法文书

行政处罚强制执行申请书

（　　）　罚强申［　　］　号①

_____②_____人民法院：

关于_____③_____一案的行政行罚决定已于_____年_____月_____日送达，该单位逾期未履行行政处罚决定。

根据《中华人民共和国行政处罚法》第五十一条第三款规定，特申请强制执行。申请执行的内容及当事人基本情况如下：

当事人：_____④_____

地　址：_____

法定代表人（负责人）：____⑤____性别：_____年龄：_____职务：_____

申请执行内容：⑥

附件：⑦

（公　章）

年　月　日

申请机关地址：_____

联系人：_____联系方式：_____

注：本文书共二联，第一联存档，第二联交法院。

2. 概念、依据　《行政处罚强制执行申请书》，依据《行政处罚法》第五十一条、《行政强制法》第五十三条、《药品监督行政处罚程序规定》第五十九条制作，是药品监督管理部门向人民法院提请行政强制执行时填写的文书。

3. 填写说明　①填写文书编号，其形式为：地区简称＋执法类别＋填写年份＋顺序号；②填写有管辖权的法院名称，一般为药品监督管理部门所在地的基层人民法院；③填写案件名称；④填写法人或者其他组织全称或公民姓名；⑤法人选择填写法定代表人姓名，其他组织选择填写负责人姓名，公民则将此栏杠去；⑥应当写明申请执行的事项，包括罚没款数额、没收物品名称及数量等；⑦应当分项列明作为执行依据的《行政处罚决定书》、《没收物品凭证》、《没收物品清单》、《送达回执》、《履行行政处罚决定催告书》、《陈述申辩笔录》和《陈述（申辩）复核意见书》等文书，以及法院认为需要提供的其他相关材料。

4. 注意事项

（1）受行政处罚的单位和个人不履行行政处罚决定或者经行政复议或诉讼维持原处罚决定，受处罚人拒不执行的，作出行政处罚决定的药品监督管理部门应及时向人民法院申请强制执行，以避免发生当事人故意逃避法律制裁的现象。

（2）违法物品已经被药品监督管理部门采取扣押强制措施的，行政处罚决定予以没收，则应当视为已经执行，无需申请法院强制执行。

（3）申请强制执行的期限应当由原来执行最高人民法院《关于执行〈中华人民共和国行政诉讼法〉若干问题的解释》第 88 条规定的 180 日内，改为《行政强制法》第五十三条规定的，当事人申请行政复议或提起行政诉讼期限届满之日起 3 个月内。

（4）申请强制执行前应当履行催告程序，并在该文书中注明。

（5）该文书应当记录当事人的陈述和申辩意见和复核结论，如当事人放弃陈述、申辩权利应注明。

（6）该文书应当由行政机关负责人签名。

（7）加处罚款的数额不得超出金钱给付义务的数额。

4. 范例 见第四节。

四十二、行政处罚结案报告

1. 样式

中华人民共和国药品监督行政执法文书

行政处罚结案报告

案由： _____① _____

案件来源： _____② _____

被处罚单位： _____③_____ 法定代表人（负责人）： _____④_____

立案日期： ____ 年 ____ 月 ____ 日 处罚日期： ____ 年 ____ 月 ____ 日

处罚文书号： _____ 结案日期： ____ 年 ____ 月 ____ 日

承办人： _____ 填写人： _____

处罚内容：⑤

执行结果：⑥

执行方式：1. 自动履行 2. 复议结案 3. 诉讼结案 4. 强制执行 5、其他

归档日期： ⑦ 档案归类： ⑧ 保存期限：⑨

审批意见：⑩

主管领导签字：_____
年 月 日

注：本文书一式二联，第一联随卷存档，第二联上报。

2. 概念 《行政处罚结案报告》，依据《药品监督行政处罚程序规定》第六十条制作，是行政处罚决定履行或执行后，报请主管领导批准结案填写的文书。

3. 填写说明 ①应当按照《中华人民共和国药品管理法》、《中华人民共和国药品管理法实施条例》的"法律责任"和及国家食品药品监督管理局行政规章中的规范用语填写。书写形式为：涉嫌 + 具体违法行为 + 案；②填写监督检查、举报投诉、检验机构检验、上级药品监管部门交办、下级药品监管部门报请查处、其他行政机关或其他药品监管部门移送、其他方式、途径披露等；③填写法人或其他组织全称或公民姓名；④法人选择填写法定代表人姓名，其他组织选择填写主要负责人姓名，公民则将此栏杠去；⑤填写处罚的方式、种类和幅度；⑥注明完全履行或者部分履行（部分履行需注明何种原因）；⑦填写日期；⑧填写药品监管行政处罚；⑨填写长期或 30 年；⑩由主管领导签署意见。

4. 注意事项

（1）立案日期为立案审批表主管领导签署的日期。结案日期为本文书主管领导签署同意结案的日期。

（2）承办人签字应当为 2 名以上执法人员。

5. 范例 见第四节。

第三节 文书归档及管理

药品监督行政处罚一般程序案件应当按照一案一卷进行组卷，材料过多的，可一案多卷。简易程序案件可以多案合并组卷。卷内文书材料应当齐全完整，无重份或多余材料。案卷应当制作封面、卷内目录。封面题名应当由当事人和违法行为定性两部分组成，如 XXX 生产劣药案。卷内目录应当包括序号、题名、页号和备注等内容，按卷内文书材料排列顺序逐件填写。

一、案卷装订顺序

对于药品监督行政处罚案件的装订顺序，国家食品药品监督管理局尚没有制定统一的规范，各个地方的做法也不尽相同。有的地方的做法是，将行政处罚决定书放在最前面，其他文书则按照时间顺序装订，其优点是方便整理，缺点是文书没有进行分类，条理不够清晰，不便于审查和查阅。有的地方的做法是，按照内部文书和外部文书的执法文书分类为正卷、副卷，并按照文书的类别进行归类后，按照类别顺序装订，其优点是保密性好，条理清晰，方便审查和查阅，缺点是整理起来较为复杂。本教材按照该种做法，制定了如下装订顺序，供学员参考。

（一）正卷

（1）案卷封面。

（2）案卷材料目录。

（3）行政处罚决定书、没收物品凭证及清单（页码起始页）。

（4）立案通知书。

（5）行政处罚事先告知书、听证告知书。

（6）对当事人制发的其他法律文书（根据案情需要发给当事人的法律文书，以制发的日期为序）　①先行登记保存通知书及物品清单；②查封（扣押）决定书及物品清单；③检验（检测、技术鉴定）告知书、查封（扣押）延期通知书；④查封（扣押）延期通知书；⑤查封（扣押）物品移交通知书；⑥解除先行登记保存通知书及物品清单；⑦解除查封（扣押）决定书及物品清单；⑧责令改正通知书；⑨听证通知书；⑩延（分）期缴纳罚没款通知书；⑪履行行政处罚决定催告书等。

（7）送达回证。

（8）陈述申辩笔录、听证笔录。

（9）证据材料　①立案前初步调查获取的证据；②现场检查笔录；③调查笔录（同一人的多份调查笔录按调查的时间顺序排列）、被调查人的身份证明材料（包括被调查人的身份证复印件、授权委托书、委托人的身份证复印件）；④药品生产许可证、药品经营许可证或者医疗机构执业许可证复印件、营业执照或者组织机构代码证复印件等主体证明材料；⑤检验报告（包括药品检验报告书、抽样取证记录等，如在立案前，则放在第一顺序）；⑥有关书证（包括帐册复印件、原始凭证及图片、合同、协议、票据复印件等）；⑦有关物证（包括实物、实物照片等）；⑧视听资料、计算机数据（包括制作人、证明对象、证明内容等说明）；⑨其他证据材料（与案件定性有关联，具有证明力的其他证据材料）。

（10）财物处理单据　①转退还财物清单、当事人收回财物收据；②没收物品处理清单。

（11）其他有关材料　①罚没款收据复印件；②案件处理中，形成的应该归档并可以公开的其他材料。

（12）行政处罚强制执行申请书。

（二）副卷

（1）案卷封面。

（2）案卷材料目录。

（3）案源材料：举报登记表、上级机关交办或者有关部门移送的材料等。（页码起始页）。

（4）案件调查终结报告。

（5）各类审批表 ①有关事项审批表［包括立案、查封扣押、解除查封扣押、先行登记保存、没收物品处理、延（分）期缴纳罚款、查封扣押延期、案件移送等］；②陈述（申辩）复核意见书、听证意见书；③行政处罚审批表。

（6）其他材料 ①案件合议笔录；②重大案件集体讨论笔录；③案件移送书；④处罚决定书发文稿；⑤案件处理过程中形成的其他不宜对外公开的材料。

（7）行政处罚结案报告。

二、案卷管理要求

不能随文书装订立卷的录音、录像等证据材料应当放入证据袋中，并注明录制内容、数量、时间、地点、制作人等，随卷归档。当事人申请行政复议和提起行政诉讼或者行政机关申请人民法院强制执行的案卷，可以在案件办结后附入原卷归档。

卷内文件材料应当用阿拉伯数字从"1"开始依次用铅笔编写页号；页号编写在有字迹页面正面的右上角和背面的左上角。大张材料折叠后应当在有字迹页面的右上角编写页号。A4横印材料应当字头朝装订线摆放好再编写页号。

案卷装订前要做好文书材料的检查。文书材料上的订书钉等金属物应当去掉。对破损的文书材料应当进行修补或复制。小页纸应当用A4纸托底粘贴。纸张大于卷面的材料，应当按卷宗大小先对折再向外折叠。对字迹难以辨认的材料，应当附上抄件。案卷应当整齐美观固定，不松散、不压字迹、不掉页、便于翻阅。

办案人员完成立卷后，应当及时向档案室移交，进行归档。案卷归档，不得私自增加或者抽取案卷材料，不得修改案卷内容。

第四节 范 例

为使学员更加直观地认识和掌握药品监督执法文书的制作，现以虚构的一起零售药店从非法渠道采购药品案为例，制作了相关文书，并模拟整理归档，供大家参考。本范例文书分成正卷和副卷装订，实际工作中也可根据需要不做细分。

案情：2012年1月21日，某省滨海市食品药品监督管理局对滨海市聪明大药房进行监督检查，发现该药店以每盒6元的价格向未取得药品生产经营资格的个人姜涛处购进药品美洛昔康片（批准文号：国药准字H20020146，生产单位：江苏云阳集团药业有限公司，批号：20101205，规格：7.5mg，贮藏：避光，密封保存，包装：10片×1板/盒）共200盒，已以6.5元/盒的价格销售了80盒。涉案药品抽样送滨海市食品药品检验所检验合格。

滨海市食品药品监督管理局						
行政处罚案件档案（正卷）						
案件名称	滨海市聪明大药房从未取得药品生产、经营资格的个人处购进药品案					
处理结果	1. 没收药品美洛昔康片 120 盒； 2. 没收违法所得 520 元； 3. 处货值金额 3 倍罚款 3900 元。					
自 2012 年 1 月 21 日至 2012 年 7 月 15 日			保管期限		长期	
本案共 2 卷，本卷共 18 件 30 页			归档号		1234	

卷宗号	目录号	案卷号
1	1	1

卷内目录

序号	文号	责任者	题名	日期	页号	备注
1	（河滨）药行罚〔2012〕1 号	食药监局	行政处罚决定书	20120302	1 – 4	
2	（河滨）药没物〔2012〕1 号	食药监局	没收物品凭证（物品清单）	20120302	5 – 6	
3	（河滨）药立案通〔2012〕1 号	食药监局	立案通知书	20120125	7	
4	（河滨）药罚先告〔2012〕1 号	食药监局	行政处罚事先告知书	20120225	8	
5	（河滨）药查扣决〔2012〕1 号	食药监局	扣押决定书	20120121	9 – 10	
6	（滨）药检告〔2012〕1 号	食药监局	检验告知书	20120218	11	
7		食药监局	送达回执	20120218	12	
8		食药监局	送达回执	20120302	13	
9		食药监局	陈述申辩笔录	20120226	14	
10	CY20120120217	食药监局	药品检验报告书	20120217	15	
11		食药监局	现场检查笔录	20120121	16	
12		食药监局	调查笔录	20120125	17 – 19	
13		食药监局	主体证明及有关书证		20 – 25	
14		食药监局	现场照片	20120121	26	
15	（河滨）药没处〔2012〕1 号	食药监局	没收物品处理清单	20120715	27	
16	（河滨）药罚催告〔2012〕1 号	食药监局	履行行政处罚决定催告书	20120315	28	
17	（河滨）药罚强申〔2012〕1 号	食药监局	强制执行申请书	20120330	29	
18		食药监局	代收罚没款收据复印件（略）	20120601	30	

中华人民共和国药品监督行政执法文书

行政处罚决定书

（河滨）药 行罚 ［2012］1 号

被处罚单位（人）：　　　滨海市聪明大药房

地址（住址）：　滨海市长江街道黄河路 88 号　　　联系方式：　（0701）2222222

法定代表人（负责人）：王甲　　性别 男　　年龄：38 岁　职务：投资人

经查，你单位有下列违法事实：

2011 年 5 月 11 日，你单位向未取得《药品经营许可证》的个人姜涛处购进药品美洛昔康片（批准文号：国药准字 H20020146，生产单位：江苏云阳集团药业有限公司，批号：20101205，规格：7.5mg，贮藏：避光，密封保存，包装：10 片×1 板/盒）200 盒，货值金额 1300 元。该批药品以 6.5 元/盒的价格已经销售 80 盒，违法所得共 520 元，库存 120 盒，被抽样送滨海市食品药品检验所检验 9 盒，为合格药品。

有关证据：滨海市聪明大药房提供的《个人独资企业营业执照》副本复印件 1 份、《药品经营许可证》副本复印件 1 份；本局制作《现场检查笔录》1 份、《协查函》1 份、湖南市长江区食品药品监督管理局《复函》1 份、现场照片 2 张、（河滨）药查扣决［2012］1 号《扣押决定书》及被扣押的 111 盒美洛昔康片、滨海市聪明大药房提供的 2011 年 5 月《药品购进验收入记录》复印件 1 本、本局抽样记录和编号 CY20120217 滨海市食品药品检验所检验报告书 1 份。

违反法律、法规、规章的条、款、项、目：

违反《中华人民共和国药品管理法》第三十四之规定。

处罚决定：

依据《中华人民共和国药品管理法》第八十条，作出如下处罚决定：1. 没收药品美洛昔康片 120 盒；2. 没收违法所得 520 元；3. 处货值金额 3 倍罚款 3900 元。

请在接到本处罚决定书之日起 15 日内到　中国农业银行滨海市中华支行　银行缴纳罚没款。逾期每日按罚款数额的 3% 加处罚款。逾期不履行处罚决定，我局将申请人民法院强制执行。

如不服本处罚决定，可在接到本处罚决定之日起 60 日内依法向　向河东省食品药品监督管理局或者滨海市人民政府　申请行政复议或 3 个月内向　滨海市中华区人民　法院起诉。

滨海市食品药品监督管理局

（公　章）

二〇一二年三月二日

注：本文书应为制作式，一式三份，分别用于存档、交被处罚单位（人）、必要时交人民法院强制执行。

河东省滨海市食品药品监督管理局
行政处罚决定书

（河滨）药行罚〔2012〕1号

当事人：滨海市聪明大药房。

住所地：滨海市长江街道黄河路88号。

投资人：王甲。

注册号：12345678。

2012年1月21日，本局依法对当事人滨海市聪明大药房进行监督检查，检查发现2011年5月11日，滨海市聪明大药房未索取、查验、留存供货企业有关证件、资料，从未取得《药品经营许可证》的个人处以每盒6元的价格，购进药品美洛昔康片（批准文号：国药准字H20020146，生产单位：江苏云阳集团药业有限公司，批号：20101205，规格：7.5mg，贮藏：避光，密封保存，包装：10片×1板/盒）200盒，货值金额1300元。该批药品以6.5元/盒的价格销售了80盒，违法所得共计520元，库存120盒。库存120盒涉案药品于2012年1月21日被本局依法实施扣押行政强制措施，其中9盒被抽样，经滨海市食品药品检验所检验合格。

上述事实，有下列经当事人确认的证据证实：

1. 当事人滨海市聪明大药房提供的《个人独资企业营业执照》（副本）复印件1份、《药品经营许可证》（副本）复印件1份，证明当事人滨海市聪明大药房具有经营药品的合法资格。

2. 2012年1月21日对当事人滨海市聪明大药房的《现场检查笔录》1份、现场照片2张、抽样凭证1份、本局（河滨）药查扣决〔2012〕1号《扣押决定书》及扣押的药品，证明该企业销售过该批涉案药品，库存药品120盒，被本局依法扣押，其中9盒被抽样送检。

3. 本局于2012年1月29日对当事人滨海市聪明大药房投资人王甲的《调查笔录》1份、本局《协查函》1份、湖海市长江区食品药品监督管理局《复函》1份、2011年5月《药品购进验收记录》复印件1本，证明以下事实：（1）当事人滨海市聪明大药房购进药品时，未依法索取、查验、留存供货企业有关证件、资料；（2）河东省晨曦医药有限公司未向当事人滨海市聪明大药房销售过药品美洛昔康片；（3）当事人滨海市聪明大药房向不具有药品生产、经营资格的个人购进药品美洛昔康片200盒，已经销售80盒，销售价格6.50元/盒，库存120盒。

4. 本局抽样记录、河东省滨海市食品药品检验所检验报告书（编号CY20120217）证明涉案药品被抽样9盒，经检验合格。

陈述申辩中，当事人滨海市聪明大药房提出，当事人滨海市聪明大药房系一时疏忽，非主观故意，且药品合格，请求减轻或免除处罚，于法无据，本局不予采纳。

本局认为，当事人滨海市聪明大药房向不具有药品生产、经营资格的个人购进药品，违反了《中华人民共和国药品管理法》第三十四条之规定，依据《中华人民共和国行政处罚法》第二十三条，责令当事人立即改正违法行为。鉴于涉案药品抽检合格，危害后果轻微，且案发后积极配合对其违法行为查处，依据《中华人民共和国药品管理法》第八十条、《中华人民共和国行政处罚法》第二十七条第一款第（四）项之规定，本局决定，给予如下行政处罚：

1. 没收违法药品美洛昔康片120盒（见《没收物品凭证》）；

2. 没收违法所得520元；

3. 货值金额三倍罚款3900元。

以上罚没款共计4420元，当事人应当在接到本处罚决定书之日起15日内到中国农业银行滨海市中华支行缴纳罚没款。逾期不缴纳的，根据《中华人民共和国行政处罚法》第五十一条第（一）项之规定，每日按罚款数额的3%加处罚款。

当事人如不服本处罚决定，可在接到本处罚决定之日起60日内向河东省食品药品监督管理局或滨海市人民政府申请行政复议，也可在接到本处罚决定书之日起3个月内直接向滨海市中华区人民法院提起行政诉讼。根据《中华人民共和国行政强制法》第五十三条之规定，当事人在法定期限内不申请行政复议或者提起行政诉讼，又不履行行政决定的，本行政机关可以自期限届满之日起三个月内，申请人民法院强制执行。

滨海市食品药品监督管理局
（公章）
二〇一二年三月二日

附：本行政处罚决定所依据的相关法条

《中华人民共和国药品管理法》第三十四条：药品生产企业、药品经营企业、医疗机构必须从具有药品生产、经营资格的企业购进药品；但是，购进没有实施批准文号管理的中药材除外。

《中华人民共和国药品管理法》第八十条 药品的生产企业、经营企业或者医疗机构违反本法第三十条的规定，从无《药品生产许可证》、《药品经营许可证》的企业购进药品的，责令改正，没收违法购进的药品，并处违法购进药品货值金额二倍以上五倍以下的罚款；有违法所得的，没收违法所得；情节严重的，吊销《药品生产许可证》、《药品经营许可证》或者医疗机构执业许可证书。

《药品流通监督管理办法》第十条：药品生产企业、药品批发企业销售药品时，应当提供下列资料：

（1）加盖本企业原印章的《药品生产许可证》或《药品经营许可证》和营业执照的复印件；

（2）加盖本企业原印章的所销售药品的批准证明文件复印件；

（3）销售进口药品的，按照国家有关规定提供相关证明文件。

药品生产企业、药品批发企业派出销售人员销售药品的，除本条前款规定的资料外，还应当提供加盖本企业原印章的授权书复印件。授权书原件应当载明授权销售的品种、地域、期限，注明销售人员的身份证号码，并加盖本企业原印章和企业法定代表人印章（或者签名）。销售人员应当出示授权书原件及本人身份证原件，供药品采购方核实。

《药品流通监督管理办法》第十二条：药品生产、经营企业采购药品时，应按本办法第十条规定索取、查验、留存供货企业有关证件、资料，按本办法第十一条规定索取、留存销售凭证。

《中华人民共和国行政处罚法》第二十三条：行政机关实施行政处罚时，应当责令当事人改正或者限期改正违法行为。

《中华人民共和国行政处罚法》第二十七条：当事人有下列情形之一的，应当依法从轻或者减轻行政处罚：

（1）主动消除或者减轻违法行为危害后果的；

（2）受他人胁迫有违法行为的；

（3）配合行政机关查处违法行为有立功表现的；

（4）其他依法从轻或者减轻行政处罚的。

违法行为轻微并及时纠正，没有造成危害后果的，不予行政处罚。

《中华人民共和国行政处罚法》第五十一条：当事人逾期不履行行政处罚决定的，作出行政处罚决定的行政机关可以采取下列措施：

（1）到期不缴纳罚款的，每日按罚款数额的百分之三加处罚款；

（2）根据法律规定，将查封、扣押的财物拍卖或者将冻结的存款划拨抵缴罚款；

（3）申请人民法院强制执行。

《中华人民共和国行政强制法》第五十三条：当事人在法定期限内不申请行政复议或者提起行政诉讼，又不履行行政决定的，没有行政强制执行权的行政机关可以自期限届满之日起三个月内，依照本章规定申请人民法院强制执行。

备注：在实践中，本说理式《行政处罚决定书》与制式《行政处罚决定书》应选择其一。

中华人民共和国药品监督行政执法文书

没收物品凭证

（河滨）药 没物［2012］1 号

案由：　　从不具有药品生产经营资格的个人处购进药品案

当事人：　　滨海市聪明大药房　　　　　地址：　　滨海市长江街道黄河路 88 号

执行机关：　　滨海市食品药品监督管理局

　　根据《行政处罚决定书》｛（河滨）药 行罚［2012］1 号｝的决定，对你（单位）的涉案物品执行没收。

　　附件：没收物品清单

（公章）

二○一二年三月二日

注：本文书一式三联，第一联存档，第二联交被处罚单位，第三联必要时交人民法院强制执行。

中华人民共和国药品监督行政执法文书

（没收）物品清单

第　1　页共　1　页

当事人：滨海市聪明大药房　　　　地址：　河东省滨海市长江街道黄河路88号

品名	生产厂家	规格	批号	数量	单价	包装	备注
美洛昔康片	江苏云阳集团药业有限公司	7.5mg	20101205	120盒	6.5元/盒	10片×1板／盒	
（以下空白）							

上述物品品种、数量经核对无误：

当事人签字（或盖章）：　王甲　　　　　　　执法人员签字：　肖鸣、闵磊　

2012年3月2日　　　　　　　　　　　　　　　2012年3月2日

注：本文书一式二联，第一联存档，第二联交当事人。此清单用于先行登记保存、解除先行登记保存、查封扣押、解除查封扣押、没收物品时使用，在（　）中注明具体使用项目

中华人民共和国药品监督行政执法文书

立案通知书

（河滨）药　立案通〔2012〕1 号

___滨海市聪明大药房：___

　　经初步调查（检验）你（单位）___从不具有药品生产经营资格的个人处购进药品___的行为，涉嫌违反了___《中华人民共和国药品管理法》第三十四条___的规定，决定对你（单位）立案调查。

　　特此通知。

（公章）

二〇一二 年 一 月 二十五 日

本通知书已于__2012__年__1__月__25__日__10__时__12__分收到。

接收人签字：___王甲___

执法人员签字：___肖鸣、闵磊___

注：本文书一式二联，第一联由药品监督管理部门存档，第二联交当事人。

中华人民共和国药品监督行政执法文书

行政处罚事先告知书

（河滨）药　罚先告〔2012〕1 号

滨海市聪明大药房：

你（单位）　于2011年5月11日，从未取得《药品经营经营许可证》的个人姜涛处购进药品（江苏云阳集团药业有限公司生产，规格7.5mg）200盒，购进价格为每盒6元，购进后以每盒6.5元的价格销售了80盒，销售金额共计520元，货值金额共计1300元　的行为，违反了　《中华人民共和国药品管理法》第三十四条　的规定。

依据　《中华人民共和国药品管理法》第八十条　的规定，我局拟对你（单位）进行　1. 没收尚未销售的120盒药品美洛昔康片；2. 没收违法所得520元；3. 处以违法购进药品货值金额3倍的罚款计3900元　的行政处罚。

依据《中华人民共和国行政处罚法》第六条第一款、第三十一条规定，你（单位）可在 2012 年 2 月 28 日之前到　滨海市食品药品监督管理局　进行陈述和申辩。逾期视为放弃陈述和申辩。

特此告知。

（公章）
二〇一二年二月二十五日

本告知书已于 2012 年 2 月 25 日 15 时 6 分收到。

接收人签字： 王甲

注：本文书一式二联，第一联存档，第二联交当事人。

中华人民共和国药品监督行政执法文书

查封（扣押）决定书

（河滨）药　查扣决 ［2012］1 号

当事人：　滨海市聪明大药房　　　　法定代表人（负责人）：　王甲　

地址：　滨海市长江街道黄河路 88 号　　联系方式：　0701－2222222　

根据《中华人民共和国药品管理法》第六十五条第二款、《医疗器械监督管理条例》第三十一条规定，你单位（人）违法　销售的药品美洛昔康片　可能危害人体健康，决定予以查封（扣押）。我局将于查封扣押期限内作出处理决定，在查封（扣押）期间，未经本局批准，不得擅自使用、销毁或者转移。

你单位可以对本决定进行陈述和申辩。

如不服本决定，可自接到本决定书之日起 60 日内依法向　河东省食品药品监督管理局或滨海市人民政府　申请行政复议或者 3 个月内向　滨海市中华区　人民法院提起行政诉讼。

查封（扣押）物品保存地点：滨海市食品药品监督管理局

查封（扣押）物品保存条件：常温

附：查封（扣押）物品清单

（公章）

二〇一二年一月二十一日

本决定书于　2012　年　1　月　21　日　15　时　38　分收到。

接收人签字：　王甲　

执法人员签字：　肖鸣、闵磊　

注：本文书一式二联，第一联由药品监督管理部门存档，第二联交当事人。

中华人民共和国药品监督行政执法文书

（扣押）物品清单

第　1　页共　1　页

当事人：　滨海市聪明大药房　　　　地址：　滨海市长江街道黄河路 88 号

品名	生产厂家	规格	批号	数量	单价	包装	备注
美洛昔康片	江苏云阳集团药业有限公司	7.5mg	20101205	120 盒	6.5 元每盒	10 片 × 1 板／盒	
（以下空白）							

上述物品品种、数量经核对无误：

当事人签字（或盖章）：　王甲　　　　　　　　执法人员签字：　肖鸣、闵磊　

2012 年 1 月 21 日　　　　　　　　　　　　　　2012 年 1 月 21 日

注：本文书一式二联，第一联存档，第二联交当事人。此清单用于先行登记保存、解除先行登记保存、查封扣押、解除查封扣押、没收物品时使用，在（　　　）中注明具体使用项目

滨海市食品药品监督管理局封条 2012 年 1 月 21 日（盖章）

中华人民共和国药品监督行政执法文书

检验（检测、技术鉴定）告知书

（河滨）药检告〔2012〕1 号

滨海市聪明大药房：

我局决定对（河滨）药查扣决〔2012〕1 号《查封（扣押）决定书》查封（扣押）的物品进行检验，检验期限自　2012　年　1　月　21　日至　2012　年　2　月　20　日。根据《中华人民共和国行政强制法》第二十五条第三款规定，该期限不计入查封（扣押）期限。

特此告知。

（公章）

二〇一二 年 一 月二十一日

本告知书于　2012　年　1　月　21　日　15　时　38　分收到。

接收人签字：　王甲

执法人员签字：　肖鸣、闵磊

注：本文书一式二联，第一联由药品监督管理部门存档，第二联交当事人。

中华人民共和国药品监督行政执法文书

送达回执

受送达单位（人）：　滨海市聪明大药房

送达文件名称及文件编号：　药品检验报告书（编号：CY20120217）

送达方式：　直接　　　　送达地点：　滨海市聪明大药房

送达人：　肖鸣、闵磊　　送达日期：　2012　年　2　月　18　日　14　时　42　分

收件人：　王甲　　　　　收件日期：　2012　年　2　月　18　日　14　时　42　分

（公章）

二〇一二年二月十八日

备注：

注：本文书一式二联，第一联收件人签字后随卷存档，第二联备查。

中华人民共和国药品监督行政执法文书

送达回执

受送达单位（人）：　<u>滨海市聪明大药房</u>

送达文件名称及文件编号：　<u>《行政处罚决定书》（河滨）药行罚字［2012］1号</u>

送达方式：<u>直接送达</u>　　　　送达地点：<u>滨海市聪明大药房</u>

送达人：<u>肖鸣、闵磊</u>　送达日期：<u>2012</u>年<u>3</u>月<u>2</u>日<u>16</u>时<u>16</u>分

收件人：<u>王甲</u>　　　　收件日期：<u>2012</u>年<u>3</u>月<u>2</u>日<u>16</u>时<u>16</u>分

（公章）

二〇一二年三月二日

备注：

注：本文书一式二联，第一联收件人签字后随卷存档，第二联备查。

中华人民共和国药品监督行政执法文书

陈述申辩笔录

第 1 页共 1 页

案由： 涉嫌从不具有药品生产经营资格的个人处购进药品案

当事人： 滨海市聪明大药房

陈述、申辩人： 王甲 　　联系方式： 1390000000

陈述和申辩时间： 2012 年 2 月 26 日 10 时 10 分至 10 时 30 分

陈述和申辩地点： 滨海市食品药品监督管理局稽查科

承办人： 肖鸣、闵磊 　　　　　　　　记录人： 车灵芝

陈述和申辩内容：

问：我们是滨海市食品药品监督管理局的执法人员肖鸣、闵磊，现向你出示"河东省行政执法证"，证号分别为1234567、2345678。请问您在滨海市聪明大药房担任什么职务？

答：我是该药店的投资人。

问：请你谈谈陈述申辩意见？

答：我药店对《行政处罚事先告知书》认定的违法事实、处罚的理由和依据没有异议。但看在我店系一时疏忽，非主观故意，且药品合格，请求减轻或免除处罚。

问：你还有补充的吗？

答：今后我要从该案中吸取教训，引以为戒，加强药品法律法规学习，守法经营。

（以下空白）

以上笔录看过，与我说的一样。

陈述申辩人签字： 王甲 　　　　　　　　承办人签字： 肖鸣、闵磊

　　　　　　　　　　　　　　　　　　　　记录人签字： 车灵芝

　2010 年 2 月 26 日 　　　　　　　　　2010 年 2 月 26 日

报告编号：CY20120217

滨海市食品药品检验所
检验报告

检品名称：美洛昔康片
供样单位：滨海市聪明大药房
检验目的：监督抽样
签发日期：2012 年 2 月 17 日

滨海市食品药品检验所
药品检验报告书

报告书编号：CY20120217

检品名称	美洛昔康片		
批 号	20121205	规 格	7.5mg
生产单位	江苏云阳集团药业有限公司	包 装	铝塑板
供样单位	滨海市聪明大药房	效 期	2014.11
检验目的	监督抽验	检品数量	3 盒×10 片/盒
检验项目	全检	收验日期	2012.1.22
检验依据	《中国药典》2010 年版二部	报告日期	2012.2.17

检验项目	标准规定	检验结果
【性状】	应为淡黄色片或黄色片或薄膜衣片，除去包衣后显淡黄色或黄色。	为淡黄色片
【鉴别】		
（1）化学反应	应呈正反应	呈正反应
（2）紫外光谱	应在 270nm 与 362nm 的波长处有最大吸收，在 312nm 的波长处有最小吸收。	在 270nm 与 362nm 的波长处有最大吸收，在 312nm 的波长处有最小吸收。
（3）薄层色谱	应检出美洛昔康	检出美洛昔康
【检查】		
有关物质	应符合规定	符合规定
含量均匀度	应符合规定	符合规定
溶出度	限度为标示量的80%	符合规定
【含量测定】		
	含美洛昔康（$C_{14}H_{13}N_3O_4S_2$）应为标示量的 90.0%～110.0%。	98.0%

＊＊＊以下空白＊＊＊

结论：本品按《中国药典》2010 年版二部检验上述项目，结果符合规定。

授权签字人：程民　　　　　　　　　　　　　日期：2012 年 2 月 27 日

中华人民共和国药品监督行政执法文书

现场检查笔录

第 1 页共 1 页

被检查单位（人）：　滨海市聪明大药房　

检查现场：　滨海市聪明大药房　

法定代表人（负责人）：　王甲　　　　　　　　　　　联系方式：　0701 – 2222222　

检查人：　肖鸣、闵磊　　　记录人：　闵磊　　　监督检查类别：　药品使用　

检查时间：　2012　年　1　月　21　日　14　时　30　分至　16　时　8　分

我们是　滨海市食品药品监督管理局　的执法人员　肖鸣、闵磊　

执法证件名称、编号是：　河东省行政执法证，河 1234567、河 2345678　

我们依法就　你企业销售药品美洛昔康片　有关问题，进行现场检查，请予配合。

现场检查记录：

1. 该企业提供本企业的《药品经营许可证》（副本）复印件 1 份、《个人独资企业营业执照》（副本）复印件 1 份。

2. 现场库存美洛昔康片（批准文号：国药准字 H20020146，生产单位：江苏云阳集团药业有限公司，批号：20101205，规格：7.5mg，贮藏：避光，密封保存，包装：10 片×1 板/盒）120 盒，价格标签为 6.5 元每盒，被依法实施扣押，其中抽样送检 9 盒，现场拍摄照片 2 张。

3. 该企业现场无法提供所经营的美洛昔康片供货单位的《药品生产许可证》或《药品经营许可证》、《营业执照》、销售人员授权委托书等相关资质复印件和销售凭证。

4. 该医院 2011 年 5 月份《药品购进验收记录》中无上述批次药品验收记录，对该记录予以复制至本局。

5. 本次检查由该企业投资人王甲陪同，检查依法进行，现场财产设施保持完好无损。

以上笔录我看过，情况属实。

被检查人：王甲（公章）2012 年 1 月 21 日

检查人：肖鸣、闵磊 2012 年 1 月 21 日 记录人：闵磊 2012 年 1 月 21 日

注：本文书一式二联，第一联存档，第二联交被检查单位。被检查人在检查笔录上逐页签字，在修改处签字或者按指纹，并在笔录终了处注明对笔录真实性的意见；检查人应在笔录终了处签字。

中华人民共和国药品监督行政执法文书

调查笔录

第 1 页共 2 页

案由： 涉嫌从不具有药品生产经营资格的个人处购进药品案
调查地点： 本局稽查科调查室 被调查人： 王甲 性别： 男 职务： 投资人
被调查人工作单位： 滨海市聪明大药房 被调查人联系方式： 0701－2222222
被调查人地址： 滨海市大江路滨江小区13栋5单元502室
调查人： 肖鸣、闵磊 记录人： 车灵芝 监督检查类别： 药品经营
调查时间： 2012 年 1 月 29 日 9 时 10 分至 10 时 17 分

我们是 滨海市食品药品监督管理局 的执法人员 肖鸣、闵磊
执法证件名称、编号是： 河东省行政执法证、河1234567、河2345678
我们依法向你调查 你企业经营药品美洛昔康片 有关问题，请予配合。

调查记录：
问：请你介绍下自己的姓名、性别、职务、工作单位、联系方式、家庭地址？
答：我叫王甲，男，38岁，滨海市聪明大药房投资人，手机号码：1390000000，住本市大江路66号滨江小区内。
问：如果你认为办案人员与本案有直接利害关系，你有权申请办案人员回避的权利。听清楚了吗？
答：听清楚了。
问：是否需要申请回避？
答：不需要。
问：今天找你来，主要是调查你企业经营药品美洛昔康片（批号：20101205）的相关情况，请如实回答？
答：好。
问：你们药房有没有采购并销售过河江苏云阳集团药业有限公司生产的批号为20101205的药品美洛昔康片？
答：有。
问：这批药品是什么时间从哪里采购的？
答：2011年5月11日，从河东省晨曦医药有限公司采购的，业务员叫姜涛。
问：购进时有没有索取、查验和留存供货商和销售人员资质证件？
答：姜涛说出来时匆忙，忘记带，以后一定会补上。

注：被调查人在检查笔录上逐页签字，在修改处签字或者按指纹，并在笔录终了处注明对笔录真实性的意见；调查人应在笔录终了处签字。

被调查人签字：王甲 2012－1－29

中华人民共和国药品监督行政执法文书

（调查笔录）副页

第 2 页共 2 页

问：后面把资质证件补过来没有？

答：我催过几次，都没补上，后面就没联系上了。

问：河东省晨曦医药有限公司是不是你企业的首营企业？

答：是。

问：有没有履行首营企业审批手续？

答：没有，怕麻烦。

问：一共购进了多少？

答：销量不大，才200盒。

问：购进的价格？

答：6块（元）。

问：已经销售了多少？

答：卖了80盒。

问：还有多少库存？

答：剩下的120盒被你们都带走了。

问：这些药品售出后有没有接到质量问题投诉或不良反应报告？

答：没有。

问：你还有什么需要补充的吗？

答：没有，希望你们从轻处理，毕竟我们不是故意的。

问：记录你自己看一看，和你刚才讲的对不对？

答：是。以上记录给我看过，对的。

以上笔录看过，与我说的一样。被调查人：王甲

2012.1.29

调查人：肖鸣、闵磊　记录人：车灵芝

2012.1.29

（以下空白）

注：该文书为相关执法文书的续页。

被调查人签字：王甲　　　2012－1－29

主体证明资料及其他有关书证（略）

目录

现场照片（图片、影像资料）证据

照片（图片）

照片（图片）

说明反映的问题：现场库存药品美洛昔康片	附底片
拍摄地点：滨海市聪明大药房　拍 摄 人：闵磊	
当事人或见证人：王甲	
执法人员：肖鸣、闵磊	
执法证号：河 1234567、河 2345678	
拍摄时间：2012 年 1 月 21 日 14 时 40 分	

中华人民共和国药品监督行政执法文书

没收物品处理清单

（河滨）药　没处［2012］1号

根据《行政处罚决定书》｛（河滨）药行罚［2012］1号｝

　　当事人：滨海市聪明大药房　地址：滨海市长江街道黄河路88号　电话：0701-2222222

　　执行处置单位：滨海市食品药品监督管理局　地址：大地街道雄石路18号　电话：3779239

没收物品处理情况明细表

物品名称	规格	单位	数量	处理方式	地点	经办人	备注
美洛昔康片	7.5mg	盒	120	销毁	垃圾焚烧站	肖鸣、闵磊	

特邀参加人签字：　　张维　　　承办人签字：　　肖鸣、闵磊　　

　　　2012年7月15日　　　　　　　2012年7月15日

注：此文书共二联，第一联存档，第二联备查。

中华人民共和国药品监督行政执法文书

履行行政处罚决定催告书

（河滨）药　罚催告〔2012〕1 号

滨海市聪明大药房：

　　我局于 2012 年 2 月 20 日向你单位送达了（河滨）药行罚〔2012〕1 号《行政处罚决定书》，决定对你单位进行如下处罚：没收违法药品美洛昔康片 120 盒、没收违法所得 520 元和罚款 3900 元的行政处罚。由于你单位至今未履行处罚决定，自 2012 年 3 月 15 日起每日按（河滨）药行罚〔2012〕1 号《行政处罚决定书》罚款数额的 3% 加处罚款（加处罚款的总数额不超过原罚款数额）。逾期我局将根据《中华人民共和国行政强制法》第五十三条、第五十四条等规定，在本催告书送达 10 日后向人民法院申请强制执行。

　　如你（单位）对此有异议，可于二〇一二年三月十八日前进行陈述和申辩。

（公　章）

二〇一二年三月十五日

本催告书已于__2012__年__3__月__15__日__11__时__5__分收到。

接收人签字：__王甲__

执法人员签字：__肖鸣__、__闵磊__

　　注：本文书应为制作式，一式三份，分别用于存档、交被处罚单位（人）、交人民法院强制执行。

中华人民共和国药品监督行政执法文书

行政处罚强制执行申请书

（河滨）药　罚强申［2012］1 号

滨海市中华区人民法院：

关于滨海市聪明大药房从不具有药品生产经营资格的个人处购进药品一案的行政行罚决定已于 ___2012___ 年 __3__ 月 __2__ 日送达，

该单位逾期未履行行政处罚决定。经催告当事人履行义务，催告书送达 10 日后当事人仍未履行义务，并放弃陈述和申辩的权利。

根据《中华人民共和国行政处罚法》第五十一条第三款、《中华人民共和国行政强制法》第五十四条的规定，特申请强制执行。申请执行的内容及当事人基本情况如下：

当事人： ___滨海市聪明大药房___

地　址： ___滨海市长江街道黄河路 88 号___

法定代表人（负责人）： __王甲__ 　性别： __男__ 　年龄： __38__ 　职务： __投资人__

申请执行内容：

1. 没收违法所得 520 元；

2. 罚款 3900 元；

3. 自 2012 年 3 月 15 日起，每日按罚款数额 3900 元的 3%（117 元）加处罚款。

附件：1.《行政处罚决定书》｛（河滨）药行罚［2012］1 号｝；

　　　2.《送达回执》；

　　　3.《履行行政处罚决定催告书》。

局长：龚勤

（公　章）

二〇一二年三月三十日

申请机关地址： ___滨海市大地街道雄石路 18 号___

联系人： ___肖鸣、闵磊___ 　联系方式： ___3779239___

注：本文书共二联，第一联存档，第二联交法院。

备注：建议采取制作式，加粗部分为对现行文书的修改部分。

	滨海市食品药品监督管理局		
	行政处罚案件档案（副卷）		
案件名称	滨海市聪明大药房从不具有药品生产经营资格的个人处购进药品案		
处理结果	1. 没收违法药品美洛昔康片 120 盒； 2. 没收违法所得 520 元； 3. 货值金额三倍罚款 3900 元。		
自 2011 年 1 月 21 日至 2012 年 7 月 15 日		保管期限	长期
本案共 2 卷，本卷共 9 件 14 页		归档号	1234

全宗号	目录号	案卷号
1	1	1

卷内目录

序号	文号	责任者	题名	日期	页号	备注
1		食药监局	案件调查终结报告	20120223	1－2	
2	（河滨）药立申〔2012〕1 号	食药监局	立案申请表	20120121	3	
3	（河滨）药查扣审〔2012〕1 号	食药监局	查封（扣押）审批表	20120122	4	
4	（河滨）药陈辩核〔2012〕1 号	食药监局	陈述申辩复核意见书	20120226	5	
5	行政处罚审批表	20120302	6			
6	（河滨）药没处审〔2012〕1 号	食药监局	没收物品处理审批表	20120715	7	
7		食药监局	案件合议记录	8－9		
8	（河滨）药行罚〔2012〕1 号	食药监局	行政处罚决定书签发稿（略）	20120223	10－13	
9		食药监局	行政处罚结案报告	20120202	14	

中华人民共和国药品监督行政执法文书

案件调查终结报告

单位：滨海市聪明大药房　　　　地址：河东省滨海市长江街道黄河路 88 号
投资人：王甲　　　　　　　　　联系方式：0701 - 2222222
案由：涉嫌从不具有药品生产经营资格的个人处购进药品案
承办人：肖鸣、闵磊

案情：

2012 年 1 月 21 日，我局依法对当事人滨海市人民医院进行监督检查，当事人无法提供正销售的药品美洛昔康片（批准文号：国药准字 H20020146，生产单位：江苏云阳集团药业有限公司，批号：20101205，规格：7.5mg，贮藏：避光，密封保存，包装：10 片×1 板/盒）供货企业的相关资质文件，遂立案调查。

违法事实：

2012 年 1 月 21 日，本局依法对当事人滨海市聪明大药房进行监督检查，检查发现 2011 年 5 月 11 日，滨海市聪明大药房未索取、查验、留存供货企业有关证件、资料，从未取得《药品经营许可证》的个人姜涛处以每盒 6 元的价格，购进药品 200 盒，货值金额 1300 元。该批药品以 6.5 元/盒的价格销售了 80 盒，违法所得共计 520 元，库存 120 盒。库存 120 盒涉案药品于 2012 年 1 月 21 日被本局依法实施扣押行政强制措施，其中 9 盒被抽样，经滨海市食品药品检验所检验合格。

证据：

1. 当事人滨海市聪明大药房提供的《个人独资企业营业执照》（副本）复印件 1 份、《药品经营许可证》（副本）复印件 1 份，证明当事人滨海市聪明大药房具有经营药品的合法资格。

2. 2012 年 1 月 21 日对当事人滨海市聪明大药房的《现场检查笔录》1 份、现场照片 2 张、抽样凭证 1 份、本局（河滨）药扣［2012］1 号《扣押决定书》及扣押的药品，证明该企业销售过该批涉案药品，库存药品 120 盒，被本局依法扣押，其中 9 盒被抽样送检。

5. 本局于 2012 年 1 月 29 日对当事人滨海市聪明大药房投资人王甲的《调查笔录》1 份、本局《协查函》1 份、湖海市长江区食品药品监督管理局《复函》1 份 2011 年 5 月《药品购进验收记录》复印件 1 本，证明以下事实：（1）当事人滨海市聪明大药房购进药品时，未依法索取、查验、留存供货企业有关证件、资料；（2）河东省晨曦医药有限公司未向当事人滨海市聪明大药房销售过药品美洛昔康片；（3）当事人滨海市聪明大药房从不具有药品生产、经营资格的个人处购进药品美洛昔康片 200 盒，已经销售 80 盒，销售价格 6.50 元/盒，库存 120 盒。

6. 本局抽样记录、河东省滨海市食品药品检验所检验报告书（编号 CY20120217）证明涉案药品被抽样 9 盒，经检验合格。

法律依据：

《中华人民共和国药品管理法》第三十四条、第八十条、《中华人民共和国行政处罚法》第三十八条第一款第（一）项、第二十七条第一款第（四）项。

处罚建议：

鉴于涉案药品质量合格，危害后果轻微，且案发后积极配合对其违法行为查处，符合我省自由裁量关于从轻的标准，依据上述法律、法规，建议处罚如下：

1. 没收违法药品美洛昔康片 120 盒；
2. 没收违法所得 520 元；
3. 货值金额三倍罚款 3900 元。

案件承办人：肖鸣　闵磊
二〇一二年二月二十三日

中华人民共和国药品监督行政执法文书

立案申请表

（河滨）药　立申［2012］1 号

案由：　涉嫌从不具有药品生产、经营资格的个人处购进药品案
当事人：　滨海市聪明大药房　法定代表人（负责人）：　王甲
地址：　河东省滨海市长江街道黄河路 88 号　联系方式：　0701－22222222
案件来源：　监督检验

案情摘要：2012 年 1 月 21 日，我局依法对当事人滨海市聪明大药房进行监督检查，当事人无法提供正销售的药品美洛昔康片（批准文号：国药准字 H20020146，生产单位：江苏云阳集团药业有限公司，批号：20101205，规格：7.5mg，贮藏：避光，密封保存，包装：10 片×1 板/盒）供货企业的相关资质文件。

经初步审查，当事人的行为涉嫌违反了《中华人民共和国药品管理法》第三十四条规定，申请予以立案。

经办人：　肖鸣、闵磊
2012 年 1 月 21 日

审批意见：　同意立案　，本案自　2012　年　1　月　21　日起立案，由　肖鸣　、　闵磊
　　　　　、承办。

主管领导：　李林
2012 年 1 月 21 日

中华人民共和国药品监督行政执法文书

查封（扣押）审批表

（河滨）药 查扣审 ［2012］1 号

案由：　涉嫌从不具有药品生产、经营资格的个人处购进药品案

当事人：　滨海市聪明大药房　　　法定代表人（负责人）：　王甲

地址：　滨海市长江街道黄河路 88 号　　　联系方式：　0701 - 22222222

根据《中华人民共和国药品管理法》第六十五条第二款、《医疗器械监督管理条例》第三十一条，该单位（人）违法 药品美洛昔康片 120 盒 ，拟予以查封（扣押）。查封（扣押）期限拟从 2012 年 1 月 21 日至 2012 年 2 月 19 日。

查封（扣押）物品保存地点：滨海市食品药品监督管理局

查封（扣押）物品保存条件：常温

根据《中华人民共和国行政强制法》第十九条，需要紧急采取查封（扣押）措施、补办批准手续的说明：情况紧急

承办人：　肖鸣　、　闵磊

2012 年 1 月 22 日

审批意见：同意。

主管领导：　李林

2012 年 1 月 22 日

中华人民共和国药品监督行政执法文书

陈述申辩复核意见书

(河滨)药 陈辩核 [2012] 1 号

案由	涉嫌从不具有药品生产、经营资格的个人处购进药品案
陈述申辩基本情况	2012 年 2 月 26 日上午 10 时许,当事人滨海市聪明大药房投资人王甲来我局陈述申辩称,对《行政处罚事先告知书》认定的违法事实、处罚的理由和依据没有异议。但看在其药店系一时疏忽,非主观故意,且药品合格,请求减轻或免除处罚。
陈述申辩结论及处理意见	该药店在购进药品过程中未按照规定索取、查验、留存供货企业有关证件、资料,直接向未取得《药品经营许可证》的个人采购药品,不具有减轻或免除处罚情节,故对提出的意见不予采纳,维持原处罚意见。
承办机构	同意维持原处罚意见。 签字:肖鸣、闫磊 2012 年 3 月 1 日

注:附陈述申辩笔录(略)。

中华人民共和国药品监督行政执法文书

行政处罚审批表

案由：从不具有药品生产经营资格的个人处购进药品案

当事人：滨海市聪明大药房

主要违法事实：2012 年 1 月 21 日，本局依法对当事人滨海市聪明大药房进行监督检查，检查发现 2011 年 5 月 11 日，滨海市聪明大药房未索取、查验、留存供货企业有关证件、资料，从未取得《药品经营许可证》的个人姜涛处以每盒 6 元的价格，购进药品 200 盒，货值金额 1300 元。该批药品以 6.5 元/盒的价格销售了 80 盒，违法所得共计 520 元，库存 120 盒。库存 120 盒涉案药品于 2012 年 1 月 21 日被本局依法实施扣押行政强制措施，其中 9 盒被抽样，经滨海市食品药品检验所检验合格。

该单位（人）上述行为违反了 《中华人民共和国药品管理法》第三十四条 的规定，依据 《中华人民共和国药品管理法》第八十条 的规定，经

承办人合议，并通过重大案件讨论，建议给予以下行政处罚：

1. 没收违法药品美洛昔康片 120 盒；

2. 没收违法所得 1520 元；

3. 货值金额三倍罚款 3900 元。

案件承办人：肖鸣、闵磊

2012 年 3 月 1 日

审核意见：拟同意。 法制机构审核意见：拟同意。 机构负责人：程朋付飞 2012 年 3 月 1 日	审批意见：同意。 主管领导：龚勤 2012 年 3 月 2 日

中华人民共和国药品监督行政执法文书

没收物品处理审批表

（河滨）药没处审［2012］1 号

根据《中华人民共和国行政处罚法》第五十三条规定，建议对<u>滨海市聪明大药房</u>单位~~（或个人）~~
依据《行政处罚决定书》｛（中）药行罚［2012］1 号｝
没收的物品做销毁☑ 移交□ 上交□ 拍卖□等处理。

物品名称	没收时间	没收数量	折合金额	拟处理方式
美洛昔康片	2012.3.2	120 盒	780 元	焚烧
（以下空白）				

负责人：程朋

2012 年 7 月 15 日

审批意见：同意处理。

主管领导： 李林

2012 年 7 月 15 日

中华人民共和国药品监督行政执法文书

案件合议记录

案由：　涉嫌从不具有药品生产经营资格的个人处购进药品案

当事人：　滨海市聪明大药房

合议时间：　2012 年 2 月 24 日　　主持人：　程朋　　地点：　局稽查科

合议人员：　程朋、肖鸣、闵磊　　记录人：　闵磊

承办人员汇报案情（事实、证据、依据、办案程序）：

经查明，2012 年 1 月 21 日，本局依法对当事人滨海市聪明大药房进行监督检查中发现，2011 年 5 月 11 日，滨海市聪明大药房未索取、查验、留存供货企业有关证件、资料，从未取得《药品经营许可证》的个人姜涛处以每盒 6 元的价格，购进药品 200 盒，货值金额 1300 元。该批药品以 6.5 元/盒的价格销售了 80 盒，违法所得共计 520 元，库存 120 盒。库存 120 盒涉案药品于 2012 年 1 月 21 日被本局依法实施扣押行政强制措施，其中 9 盒被抽样，经滨海市食品药品检验所检验合格。

以上事实有当事人滨海市聪明大药房提供的《个人独资企业营业执照》（副本）复印件 1 份、《药品经营许可证》（副本）复印件 1 份、2012 年 1 月 21 日对当事人滨海市聪明大药房的《现场检查笔录》1 份、现场照片 2 张、抽样凭证 1 份、本局（河滨）药扣〔2012〕1 号《扣押决定书》及扣押的药品、本局于 2012 年 1 月 29 日对当事人滨海市聪明大药房投资人王甲的《调查笔录》1 份、本局《协查函》1 份、湖海市长江区食品药品监督管理局《复函》1 份、2011 年 5 月《药品购进验收记录》复印件 1 本、本局抽样记录、河东省滨海市食品药品检验所检验报告书（编号 CY20120217）等为证，足以认定。本案应当适用一般程序。

讨论记录：

程：现在召集大家就滨海市聪明大药房涉嫌从不具有药品生产经营资格个人处购进药品一案进行合议，请案件承办人就该案的办理程序、违法事实、证据等进行汇报并提出处罚建议，然后请大家讨论。

肖：滨海市聪明大药房向不具有药品生产经营资格的个人购进药品一案事实清楚，证据确凿，违反了《药品管理法》第 34 条之规定，应当依据《行政处罚法》第 23 条，责令当事人立即改正违法行为。本案应当适用一般程序。鉴于涉案药品合格，危害后果轻微，且案发后积极配合对其违法行为查处，符合我省自由裁量关于从轻的标准，依据《药品管理法》第 80 条之规定，建议给予如下行政处罚：1. 没收违法药品美洛昔康片 120 盒；2. 没收违法所得 520 元；3. 货值金额 3 倍罚款 3900 元。

闵：同意肖鸣意见。

程：同意你们俩意见。

合议意见：

滨海市聪明大药房向不具有药品生产经营资格的个人购进药品，违反了《药品管理法》第三十四条之规定，依据《中华人民共和国行政处罚法》第二十三条，责令当事人立即改正违法行为。鉴于涉案药品合格，危害后果轻微，且案发后积极配合对其违法行为查处，依据《中华人民共和国药品管理法》第八十条、《行政处罚法》第二十七条第一款第（四）项，经合议后，建议给予处罚：1. 没收违法药品美洛昔康片 120 盒；2. 没收违法所得 520 元；3. 货值金额三倍罚款 3900 元。

主持人签字：程朋

合议人员签字：程朋、肖鸣、闵磊　　　　　　记录人签字：闵磊

中华人民共和国药品监督行政执法文书

行政处罚结案报告

案由：　从不具有药品生产经营资格的个人处购进药品案

案件来源：　监督检查

被处罚单位：　滨海市聪明大药房　　法定代表人（负责人）：　王甲

立案日期：　2012 年 1 月 21 日　　处罚日期：　2012 年 3 月 2 日

处罚文书号：　（河滨）药行罚〔2012〕1 号　　结案日期：　2012 年 7 月 15 日

承办人：　肖鸣、闵磊　　填写人：　闵磊

处罚内容：

1. 没收违法药品美洛昔康片 120 盒；

2. 没收违法所得 520 元；

3. 货值金额三倍罚款 3900 元。

执行结果：完全执行

执行方式：1. 自动履行 2. 复议结案 3. 诉讼结案 4. 强制执行 5、其他

归档日期：2012 - 7 - 15　　档案归类：药品监管行政处罚　　保存期限：长期

审批意见：

同意结案。

主管领导签字：　龚勤

2012 年 7 月 15 日

注：本文书一式二联，第一联随卷存档，第二联上报。

中华人民共和国药品监督行政执法文书

现场检查笔录

第 1 页共 1 页

被检查单位（人）：　XX 市 XX 医药公司流湾镇药品配送站

检查现场：　×镇×路×号

法定代表人（负责人）：　张×× 联系方式：　×××××××

检查人：　王×、张×　 记录人：　张×　 监督检查类别：　日常检查

检查时间：　2010 年　 11 月 8 日 9 时 10 分至 10 时 45 分

我们是XX 市食品药品监督管理局 XX 分局的执法人员王×、张×，执法证件名称、编号是：江西省行政执法证，证号：×××，×××，向你出示。

我们依法就你单位销售假药 XX 有关问题，进行现场检查，请予配合。

现场检查记录：2010 年 11 月 8 日上午，我局执法人员根据监督抽验对 XX 市 XX 医药公司流湾镇药品配送站检查。检查情况如下：

1. 在该企业库房内发现有 100 盒药品 XX；

2. 该企业共购进 800 盒药品 XX，已销售 600 盒，获取违法所得 6000 元；

3. 企业当场提供 XX 省 XX 医药公司加盖原印章的的药品经营许可证、营业执照、授权委托书等相关资质复印件、销售清单、发票以及该企业的销售记录和验收入库记录。

以上笔录我看过，情况属实。

张××　　　　　　　　　　　　　　检查人：王×、张×

2010 年 11 月 8 日　　　　　　　　2010 年 11 月 8 日

注：本文书一式二联，第一联存档，第二联交被检查单位。被检查人在检查笔录上逐页签字，在修改处签字或者按指纹，并在笔录终了处注明对笔录真实性的意见；检查人应在笔录终了处签字。

中华人民共和国药品监督行政执法文书

行政处罚事先告知书

（X）药罚先告〔2010〕 ×号

　XX 市 XX 医药公司流湾镇药品配送站　 ：

你（单位）2010 年 1 月 8 日至 2010 年 11 月 8 日期间，销售假药的行为，违反了《药品管理法》第四十八条的规定。

依据《药品管理法》第七十四条的规定，我局拟对你（单位）进行1、没收尚未销售的药品 XX100 盒；没收违法所得 6000 元；3、给予销售药品货值金额 2 倍的罚款计 16000 元的行政处罚。

依据《中华人民共和国行政处罚法》第六条第　 款、第二十一条规定，

你（单位）可在　2010　年　11　月　21　日之前到XX 市食品药品监督管理局 XX 分局进行陈述和申辩。逾期视为放弃陈述和申辩。

特此告知。

（公 章）

2010 年 11 月 14 日

本告知书已于　2010　年　11　月　14　日　15　时　30　分收到。

接收人签字：　张××

注：本文书一式二联，第一联存档，第二联交当事人。

中华人民共和国药品监督行政执法文书

行政处罚决定书

（x）药 行罚〔2010〕×号

被处罚单位（人）：　XX 市 XX 医药公司流湾镇药品配送站

地址（住址）：　流湾镇×路×号　联系方式：　电话×××××

法定代表人（负责人）：　张××　性别　男　年龄：　38　职务：＿＿＿＿

经查，你单位有下列违法事实：

2010 年 1 月 8 日至 2010 年 11 月 8 日期间，从 XX 省 XX 医药公司购进药品 XX800 盒，经 XX 药品检验所检验，XX 含量为零，依据《药品管理法》第四十八条之规定，认定为假药。该批假药以每盒 10 元的价格批发给医疗机构，共 600 盒，获取违法所得 6000 元，尚有库存 100 盒未销售。

有关证据：1、对 XX 市 XX 医药公司流湾镇药品配送站的《现场检查笔录》；2、XX 市 XX 医药公司流湾镇药品配送站的销售记录；3、XX 市 XX 医药公司流湾镇药品配送站库存的药品 XX。

违反法律、法规、规章的条、款、项、目：

XX 市 XX 医药公司流湾镇药品配送站的销售假药 XX 的行为，违反了《药品管理法》第四十八条的规定。

处罚决定：依据《药品管理法》第七十四条的规定，决定处罚如下：

1. 没收尚未销售的假药 XX100 盒；

2. 没收违法所得 6000 元；

3. 处以违法销售药品货值金额二被罚款计 16000 元。

请在接到本处罚决定书之日起 15 日内到　XX 市××　银行缴纳罚没款。逾期每日按罚款数额的 3% 加处罚款。逾期不履行处罚决定，我局将申请人民法院强制执行。

如不服本处罚决定，可在接到本处罚决定之日起 60 日内依法向XX市食品药品监督管理局或 XX 市 XX 区人民政府申请行政复议或 3 个月内向 XX 法院起诉。

（公　章）

2010 年 11 月 20 日

注：本文书应为制作式，一式三份，分别用于存档、交被处罚单位（人）、必要时交人民法院强制执行。

思考题

1. 《行政强制法》实施后，查封、扣押文书应当作哪些调整和补充？

2. 制作《调查笔录》、《现场检查笔录》分别有哪些要求？需要注意哪些事项？两者有何区别？

3. 如何制作说理性行政处罚决定书？

4. 案例：2008年8月，为支持农村药品供应网络建设，XX市XX医药公司经江西省药监局批准成立了"XX市XX医药公司流湾镇药品配送站"，并以"XX市医药公司流湾分公司"（以下简称该企业）名义在当地工商部门取得《营业执照》（工商部门认为配送站不能作为分支机构名称）。2010年10月6日，XX市药监局XX分局对该企业销售的XX药品抽样送检，结果为假药。同年11月8日，XX市药监局XX分局遂立案调查。立案当日该局执法人员王某、张某、李某即到该企业亮明执法证件，送达检验报告书，并对其仓库进行检查，现场发现常温库库存该药100盒。该企业现场提供的销售记录显示，已经销售该药600盒，批发价格为每盒10元。该企业还现场提供了该药供货企业XX省XX医药公司加盖原印章的药品经营许可证、营业执照、授权委托书等相关资质复印件、销售清单、发票以及该企业的验收入库记录（2010年1月8日购进），都显示共购进该批药品800盒。执法人员制作了《现场检查笔录》。同年，11月10日，该局执法人员合议后认为该案事实清楚、证据确凿，建议对该企业依据《药品管理法》给予罚款16000元（货值金额2倍）、没收违法所得6000元、没收违法药品100盒的行政处罚。经主管领导审批同意后，于同年11月14日下达《行政处罚事先告知书》。同年11月16日，该企业到该局陈述申辩，称药品是从合法公司采购，企业对假药并不知情，案发后，积极组织召回，且能配合案件调查，希望按照《药品管理法实施条例》第81条免除罚款的处罚。该局执法人员制作了《陈述申辩笔录》。同年11月20日，该局对该企业下达《行政处罚决定书》。

问题：

（1）请指出该案在调查取证上以及执法程序上错误和不完善的地方？除了上述执法文书外，还需要制作哪些文书？请分别制作。

（2）请指出该局执法人员制作的下列执法文书错误和不规范的地方？

第四章
药品抽验管理技能

学习要点

1. 熟悉药品抽验相关政策法规。
2. 掌握药品抽验的工作程序、步骤要求,掌握提高药品抽检的靶向性技能。
3. 掌握抽样文书的填写及注意事项。
4. 了解药品常用剂型的分类及应进行的相应检查项目。
5. 掌握药品送样交接及检验报告书的传递流程。
6. 通过对相关知识的掌握,使学员能够正确解读药品检验报告书。

技术监督与行政监督一样,都是开展药品监督管理工作不可缺少的部分,而药品质量检验(以下简称药品检验)是技术监督的重要内容。在药品研制、生产、经营和使用等监管环节,都需要药品检验这一技术支撑。通过药品检验,不仅为药品技术审评、质量评价等工作提供技术依据,也是加强药品质量监控、发现假劣药品的重要途径和措施,为打击制售假劣药品等违法犯罪行为提供法律依据。因此,药品检验是保证药品质量、保障人体用药安全、维护人民身体健康和用药合法权益的有效手段,也是加强药品监督管理工作的重要体现。

与药品检验密切相关的,是药品质量抽查工作(以下简称药品抽查),包括药品监督检查和抽样。药品抽查是实施检验的前序性工作。药品抽查质量的高低,直接影响药品检验结果的科学性和权威性,影响药品行政监管的效益。鉴于两者密切的关联,通常我们将药品抽查和药品检验统称为"药品抽验"。简单地说,药品抽验是指按一定的原则抽取一定数量的药品作为其整体的代表性样品进行质量检验的过程。药品抽验服务于药品行政监管。本章所谓"药品抽验管理技能",是指在药品抽验过程中及其检验结果处理时需要遵照的依据、原则、程序和要求,以及药品抽验和行政执法人员的工作经验、技巧和方法的统称。药品抽验管理技能是药品监督管理工作水平的体现,也是衡量药品监督管理工作效能的标准之一。

当然,除了药品监督管理机构对从事药品生产、经营、使用活动的单位或者个人实施监督检查所开展的药品抽验工作之外,在药品研制、注册环节和在药品生产过程中,为达到质量内控目的或者为实施行政审批提供技术依据,也涉及药品的质量抽查和检验。本章叙述的内容仅限于前者。

第一节　药品抽验的法律依据和职责分工

药品抽验工作，是法律法规赋予药品监督管理部门的法定职责，按法定要求可分为一般性抽验和专属性抽验。一般性抽验，《药品管理法》第六十五条规定，"药品监督管理部门根据监督检查的需要，可以对药品质量进行抽查检验"。专属性抽验，指的是在某些情况下依法必须对标的药品每批实施的强制性检验，比如，上法第四十一条规定，对于国务院药品监督管理部门规定的生物制品、首次在中国销售的药品以及国务院规定的其他药品，在销售前或者进口时，国家食品药品监督管理局（以下简称国家局）指定药品检验机构进行检验；检验不合格的，不得销售或者进口。对于除上述品种之外的进口药品，在抵达口岸时经口岸药品监督管理部门登记备案后，海关凭该部门出具的批准证明文件先可放行、销售，但《药品管理法》第四十条同时规定，口岸药品检验机构必须在接到药品监督管理部门通知后对进口药品（逐批）进行抽查检验，等。

《药品质量监督抽查检验管理规定》按照抽验目的的不同，将药品抽验分为计划抽验和日常抽验。计划抽验是指药品监督管理部门根据药品抽验计划，针对确定的药品品种、类别、环节或区域进行的监督抽验。根据抽验计划下达的部门不同，可分为国家计划抽验和地方计划抽验。根据抽验的目的不同，又可分为评价抽验、跟踪抽验等。日常抽验是指药品监督管理部门在日常监督管理工作中，针对特定的质量可疑药品进行的有针对性的监督抽验。

在抽验管理中，药品监督管理部门及其设置或者确定的药品检验机构的工作分工如下：

（1）国家药品抽验计划由国家局负责制定并组织实施，地方药品抽验计划由省（区、市）药品监管部门负责制定并组织实施。中国食品药品检定研究院（以下简称中检院）负责拟定国家药品抽验计划的实施方案，地方药品抽验计划应报国家局稽查局备案。

（2）地方药品监督管理部门应当运用药品快检技术加强对辖区基层涉药单位药品质量的监管，运用药品快检技术进行的监督检查和检验检测工作应当作为日常辖区监督及抽验工作的重要组成部分，纳入上市后药品抽验的工作计划。

（3）药品检验机构承担依法实施药品质量监督检查所需的药品检验工作。口岸药品检验机构还承担对抵达其负责药品检验的口岸的进口药品的抽样检验工作。此外，中国食品药品检定研究院还承担对药品质量抽查检验工作的药品检验机构的工作进行指导、协调、督查，并对检验质量进行考核。省（自治区、直辖市）药品检验机构对辖区内承担药品质量抽查检验工作的下级药品检验机构的工作进行指导、协调、督查，并对检验质量进行考核。

《药品管理法实施条例》第五十七条规定，药品监督管理部门实施药品抽查时，被抽检方应当提供抽检样品，不得拒绝。药品被抽检单位没有正当理由拒绝抽查检验的，国务院药品监督管理部门和被抽检单位所在地省、自治区、直辖市人民政府药品监督管理部门可以宣布停止该单位拒绝抽检的药品上市销售和使用。

抽查检验应当按照规定抽样，不得收取任何费用，所需费用按照国务院规定列支。但是，在实施某些强制性检验时，可以收取费用。

抽查检验的结果应当给予公告。从法定权限上我国实行二级公告制，即根据《药品管理法》第六十六条规定，国务院和省、自治区、直辖市人民政府的药品监督管理部门应当定期公告药品质量抽查检验的结果；公告不当的，必须在原公告范围内予以更正。

思考题

1. 药品抽验通常分为哪几类？
2. 药品监督管理部门及其设置或者确定的药品检验机构的工作如何分工？

第二节 药品抽样管理要求

药品抽样是指在标的药品中抽取部分样品代表标的整体的过程。药品抽样是开展药品监督管理的一项重要工作，是实施药品质量检验、判定药品质量状况的必经步骤。所抽取的样品除供检验之用外，必要时还可作为查处假劣药品的物证之用。抽样管理的内容主要包括抽样原则，抽样前的准备工作、抽样工作程序、抽样文书的填写等。

一、药品抽样的基本原则

药品抽样是一项专业性、技术性很强的工作。根据国家局《药品质量监督抽查检验管理规定》和《药品抽样指导原则》，我们将药品抽样应当遵循的 5 项原则性要求。

1. 合法性原则 包括主体合法和程序合法。药品抽样由药品监督管理部门或其设置或者确定的药品检验机构实施。监督抽验的抽样工作由药品监督行政部门承担，评价抽验的抽样工作可由药品检验机构承担。开展药品抽样工作时，应当由 2 名以上经过专业法规和抽样技能培训的药品抽样人员完成。抽样人员应当向被抽样单位主动出示药品监督人员的证件或派遣单位出具的证明文件

2. 科学性原则 抽样应当按照《药品抽样指导原则》进行，抽样批、抽样单元数、抽样单元及抽样量的确定应科学严谨，从统计学角度确定样品与总体的代表关系，保证抽样的代表性。抽样操作应当规范、迅速、注意安全，样品的抽取和储运不得影响所抽样品和被拆包装药品的质量。

3. 规范化原则 《药品质量监督抽查检验管理规定》和《药品抽样指导原则》把经过研究和实践证明为科学实用的抽样方法、步骤相对固定下来，形成规范化的操作程序。抽样应当按照有关程序和要求进行操作。

4. 针对性原则 主要适用于监督抽验，系药品行政执法人员对质量可疑或者有其他违法情形的药品的抽样应有针对性。在抽样现场，如果发现药品所处环境或者抽样单元的包装、内容物有异常情况，也应进行针对性抽样。针对性抽样不强调样品统计

学上的代表性，更强调抽取不合格样品的靶向性。

5. 抽样与监督检查相结合原则 在履行抽样任务时，抽样人员应首先进行必要的监督检查（包括实地检查和文件资料的检查），再按规定进行抽样；对监督、抽样过程中发现违法行为的，可以提取适量物品作为行政处理的物证，某些情节可以不对标的药品进行检验。

二、抽样前的准备工作

1. 制订计划 根据当年药品抽验计划和投诉，举报记录，拟定本次抽样的区域、单位、品种、批数及每批抽样量的计划（抽样现场发现药品质量可疑时不受此计划的限制），为计算抽样量，应查阅有关药品质量标准，必要时，可与药品检验人员沟通。

2. 查阅资料 对拟抽样单位的有关情况进行查阅，例如该单位药品 GMP、GSP 的认证情况，生产、经营或使用药品的品种数量情况，以往抽验情况，药品质量投诉、举报记录等，做到心中有数。

3. 预先通知 抽样前可预先通知被抽样单位或个人，以便当事人更好地配合现场抽样。但需注意，根据监督需要预先通知不利于执法目的的抽样，应避免走漏抽样行动消息，以防当事人藏匿证据、隐瞒真实情况。

4. 准备材料 准备抽样用的单位介绍信、"药品抽样记录及凭证"及"药品封签"，携带药品监督员证或工作证。准备必要的开箱、除尘、取样工具和盛样器具以及开箱后重新包封用的工具、材料和标记。

取样工具和盛样器具的要求：直接接触药品的取样工具和盛样器具，应不与药品发生化学作用，使用前应洗净并干燥。用于取放无菌样品、需做微生物限度检查或热原检查的样品的取样工具和盛样器具，需经灭菌或除热原处理。直接接触药品的取样工具使用后，应及时洗净，不残留抽样物质，并贮于洁净场所备用。

原料药的取样工具要注意以下事项：①固体或半固体原料药的取样工具：粉末状固体原料药或半固体原料药一般使用一侧开槽、前端尖锐的不锈钢抽样棒取样，某些情况下也可使用瓷质或不锈钢质的药匙取样。②液体原料药的取样工具：低黏度液体原料药使用吸管、烧杯、勺子、漏斗等取样；腐蚀性或毒性液体原料药取样时需配用吸管辅助器。高黏度液体原料药可用玻璃棒蘸取。制剂抽样一般以完整最小包装单位为取样对象，故不需特殊抽样工具；特殊情况下需拆开最小包装取样的，应使用适合于所抽样品剂型的抽样工具，并不得对药品产生污染。

原料药使用可密封的玻瓶等适宜器具盛样。带有包装的制剂使用纸袋（盒、箱）等适宜器具盛样，但盛装从最小包装中拆包抽取的样品的，应使用可密封玻璃瓶等适宜器具盛装，并不得对药品产生污染。

拟抽取原料药时，应根据药品的具体情况准备适当净化级别的取样室，同时，抽样人员的衣着、口罩及手套等应作净化或灭菌处理。

三、药品抽样工作程序

1. 出示证件 到达被抽样单位后，药品抽样人员应当主动出示药品监督人员的证件或派遣单位出具的证明文件。

2. 必要的监督检查　认真检查药品贮存条件是否符合要求，药品包装是否按照规定印有或者贴有标签并附有说明书，字样是否清晰；标签或者说明书的内容是否与药品监督管理部门核准的内容相符；麻醉药品、精神药品、医疗用毒性药品、放射性药品、外用药品和非处方药的标签是否印有规定的标志等。同时，应当核实被抽取药品的库存量。对监督检查中发现涉嫌违法行为的，应立即交由当地药品监督管理部门依法进行处理。

3. 核查或索取资料　被抽样单位应当协助药品抽样工作，并根据抽验工作的需要出具或提供以下相关文件或资料：

（1）药品生产企业　药品生产许可证、被抽取药品的批准证明文件、质量标准、批生产记录、药品出厂检验报告书、批生产量、库存量、销售量和销售流向，以及主要原辅料的有关证明文件（包括发票或合同、调拨单、原料的批准证明文件、进口药品的进口注册证和药品检验报告书或者备案证明）等相关资料；

（2）医疗机构制剂生产单位　医疗机构制剂许可证、被抽取制剂的批准证明文件、质量标准、批配制记录、制剂检验报告书、批配制量、库存量和使用量，以及主要原辅料的有关证明文件（包括发票或合同、调拨单、原料的批准证明文件、进口药品的进口注册证和药品检验报告书或者备案证明）等相关资料；

（3）药品经营企业　药品经营许可证、被抽取药品的进货凭证、药品合格证明和其它标识（包括发票或合同、调拨单、进口药品的进口注册证和药品检验报告书或者备案证明）、进货量、库存量、销售量和销售流向等相关资料；

（4）医疗机构　医疗机构执业许可证、被抽取药品的进货凭证、药品合格证明和其它标识（包括发票或合同、调拨单、进口药品的进口注册证和药品检验报告书或者备案证明）、进货量、库存量和使用量等相关资料；

（5）药材经营企业或经销商　被抽取的药材的来源或产地凭证、进货量、库存量、销售量和销售流向等相关资料；

（6）其他认为需要提供的资料。　提供的复印件，应当与原件核对，确认无误后，由被抽样单位有关人员签字，并加盖被抽样单位公章。被抽样对象为个人的，由该个人签字、盖章。抽样人员对被抽样单位或者个人提供的资料负责保密。

4. 确定抽样地点　药品抽样应当在被抽样单位存放药品的现场进行，被抽样单位应当派专人协助抽样。抽样地点由抽样人员根据被抽样单位的特点确定，一般为药品生产企业的成品仓库和药用原、辅料仓库，药品经营企业的仓库和药品零售企业的营业场所，药品使用单位的药房和药库，以及其他认为需要抽样的场所。同时，核实拟抽取药品的库存量，确定抽样批。

5. 抽取样品

（1）按照国家局制定的《抽样指导原则》进行抽样，科学计算、确定抽样单元数、抽样单元及抽样量，保证抽样的代表性。抽样操作应当规范，并对样品进行规范包装，确保样品在抽取和储运过程中，所抽取的药品质量不受影响。

（2）药品抽样量的确定，其参考值：（根据《中华人民共和国药典》（以下简称《中国药典》2010 年版）计算，所列数量均为全检三倍量，分为三包封装：①中药材（饮片）的抽样数量：一般中药材（饮片）抽取 300～1500g（含挥发性成分的抽取

1500g）；粉末状中药材（饮片）抽取 75～150g；贵重中药材（饮片）可酌情减量，一般抽取 15～30g。②各种常见制剂的抽样数量参考表 4-1。

表 4-1 常见制剂抽样数量参考

药品剂型	类别	抽样量	备注
片剂	/	300 片（如为中成药则总重不得低于 120g）	且中成药的一倍量中必须为 4 个最小包装以上
注射剂（包括粉针剂）	/	120 瓶（支）规格小于 10ml 的则为 300 支	/
酊剂	/	30 瓶且总量不得低于 120ml	/
胶囊剂（硬、软）	/	300 粒（如为中成药则总重不得低于 120g）	且中成药的一倍量中必须有 4 个最小包装以上
软膏剂、乳膏剂、糊剂	/	90 支且总重不得低于 120g	/
眼用制剂	液体制剂	300 支且规格小于 5ml 不得低于 270ml	/
	固体制剂	330 支 且总重不得低于 270g	/
丸剂	大 蜜 丸（中成药）	90 丸且总重不得低于 150g	且一倍量中必须有 4 个最小包装以上
	水 蜜 丸 或水 丸（中成药）	单剂量的 300 瓶（袋）；多剂量的 30 瓶；（且总重均不得低于 150g）	/
	化学药	90 丸	/
糖浆剂	/	60 瓶且总重不得低于 120g	/
颗粒剂	/	60 包且如为中成药总重不得低于 150g	/
合剂口服液、口服混悬剂、口服乳剂	单剂量	90 支（个、袋）且总重不得低于 120g（ml）	/
	多剂量	24 瓶（个）；	>50ml 取 18 瓶
散剂	单剂量	60 包（袋）且总重不得低于 150g；用于烧伤等创伤的散剂，需做无菌，增加 30 包（且不得低于 150g）	/
	多剂量	60 包（袋）且总重不得低于 150g；用于烧伤可创伤的散剂，需做无菌，增加 30 包（且不得低于 150g）。	/

药品剂型	类别	抽样量	备注
耳用制剂	固体制剂	90 个最小包装且总重不得低于 150g；用于手术、耳部伤口或耳膜穿孔的滴耳剂需做无菌，增加 30 个（且不得低于 150g。）	/
	混悬型	27 个最小包装（>50ml 为 21 个）且总量不得低于 300ml；用于手术、耳部伤口或耳膜穿孔的滴耳剂需做无菌，增加 30 个（且不得低于 150ml。）	/
	液体或半固体	27 个最小包装（>50ml 为 21 个）且总量不得低于 300ml；用于手术、耳部伤口或耳膜穿孔的滴耳剂需做无菌，增加 60 个（且不得低于 300ml）	/
鼻用制剂	混悬型或半固体	72 个最小包装且总重不得低于 300ml；用于手术或创伤的鼻用制剂，需做无菌，增加 30 个最小包装。	/
	液体	27 个最小包装；用于手术或创伤的鼻用制剂需做无菌，增加 60 个最小包装。	/
冲洗剂、洗剂、灌肠剂	/	90 个最小包装且总重不得低于 150g 或 150ml	/
搽剂、涂剂、涂膜剂	/	30 瓶或 27 瓶（>50ml）；用于烧伤或严重创伤的需做无菌，增加 60 个最小包装。	/
煎膏剂（膏滋）	/	30 瓶或 27 瓶（>50ml）且总重不得低于 150g	/
酒剂	/	30 瓶或 27 瓶（>50ml）	/
膏药	/	21 张	/
贴膏剂	/	90 张	/
滴丸剂	/	60 袋且不得少于 120 丸	/
流浸膏剂与浸膏剂	/	27 瓶（>50ml 或 50mg 为 21 瓶）	/
露剂	/	27 瓶（>50ml 或 50mg 为 21 瓶）	/
膜剂	/	90 片	/
栓剂	/	90 粒且总重不得低于 120g	/

注：个别药品检验项目所需用量较多，要适当增加抽样数量。

（3）检查抽样单元的外观情况，如无异常，进行下一步骤；如发现异常情况（如破损、受潮、受污染、混有其他品种、批号，或者有掺假、掺劣、假冒迹象等），应当作针对性抽样。

（4）用适当方法拆开抽样单元的包装，观察内容物的情况，如无异常情况，进行下一步骤；如发现异常情况，应当作针对性抽样。

（5）用适宜取样工具抽取单元样品，进而制作最终样品，分为三份，分别装入盛样器具并签封。

（6）将被拆包的抽样单元重新包封，贴上已被抽样的标记。

6. 填写抽样文书 用"药品封签"将所抽样品签封，据实填写"药品抽样记录及凭证"，并做好现场监督检查记录。"药品封签"和"药品抽样记录及凭证"应当由抽样人员和被抽样单位有关人员签字，并加盖抽样单位和被抽样单位公章；被抽样对象为个人的，由该个人签字、盖章。

被抽样单位没有正当理由，拒绝监督检查和抽样的，按照《药品管理法实施条例》第五十七条的规定处理。

药品抽样工作流程见图4－1。

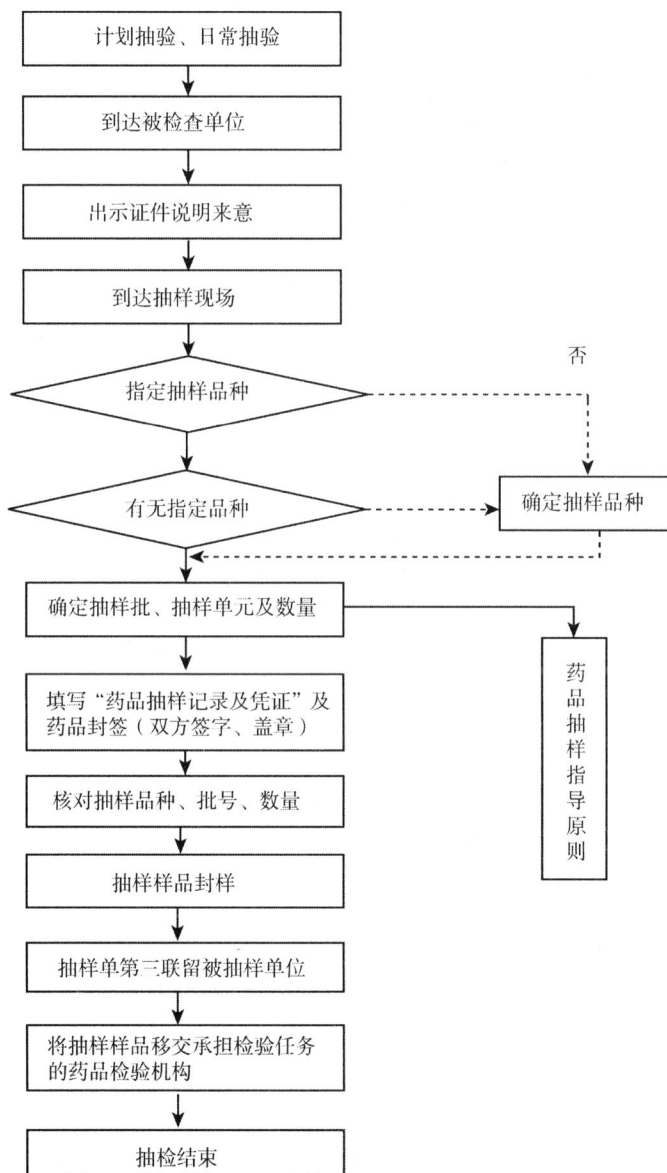

图4－1 药品抽样流程图

知识链接

进口药品（药材）和批签发生物制品抽样规定

1. 进口药品抽样规定 进口药品抽样由接受该品种报验的口岸药检所负责进行，报验单位应准备必需的工具和场地，并负责安排搬移、倒垛、开拆和恢复包装等工作及其费用。同一合同，药品名称、生产国家、厂商、包装、批号、剂型、规格、唛头标记（合同编号）均相同者，方可作为同批药品进行抽样；同一合同进口的药品分次到货者，分次抽样。供国内分装的进口药品制剂的抽样，进口单位应提供《进口药品注册证》及进口药品分装批件，按分装后的规格及数量，比照相应制剂的抽样规定办理。

2. 进口药材抽样规定 进口药材抽样由承担该品种检验的口岸药品检验所、边境口岸所在地省级药品检验所负责进行。申请人应当负责抽样所需的工具和场地的准备，以及抽样时的搬移、倒垛、开拆和恢复包装等事项。同一合同，药材名称、产地或出口地、包装规格、唛头标记以及合同编号均相同者，方可作为同批进行抽样。

3. 批签发生物制品现场抽样程序 现场抽样须认真核对：生物制品批签发申请表、生产单位质保部门负责人签字并盖章的该批产品生产及检定记录摘要、制检记录摘要和标签所示批号是否与样品批号相符、其他相关资料；抽样一般由2人以上完成，其中一人应具有中级以上职称或省级以上药品监督员。抽样人员应熟悉制品的性质，并经过培训；抽样人员抽样时，应主动向被抽检单位出示介绍信、工作证或《药品监督员》证件；抽样须在被抽样单位的药品存放现场进行；抽样时抽样人员必须认真检查样品包装情况、标签上产品的名称、批准文号、产品批号、有效期等，核实被抽样品的总量；抽样结束后，抽样人员应将部分检验项目检验所需样品和报送中检院检验的样品以及该批样品的所有批签发申报资料分别签封。封条上应填写日期，并由抽样人（二人以上）签名；抽样人员应当据实填写《生物制品批签发现场抽样记录表》抽样完成后，抽样人应及时或者委托被抽样单位将样品及资料送中检院按有关程序批签发；承担部分检验项目检验的省级药品检验所应按《中国生物制品规程》的要求，于15日内完成检验工作，并将检验结果先以传真的方式报中检院相关科室，随后将原件尽快送达。

四、抽样文书的内容及填写要求

1. 药品抽样记录及凭证 "药品抽样记录及凭证"（图4-2）是药品抽验最原始的记录，有关信息反映了被抽样单位的质量管理状况以及被抽取样品现场所处的质量状态，是完成样品检验后判定有关批次药品整体或者局部质量状况以及认定法律责任的重要参考依据，同时也是实施行政处罚的法律证据。因此，"药品抽样记录及凭证"有关信息的填写是否齐全、准确，很大程度地影响药品监管的效能和行政执法的公正性、权威性，药品抽样人员必须认真对待。

"药品抽样记录及凭证"书写的基本要求有：记录原始、信息完整、内容正确、书写规范、字迹清晰。填写时必须用深蓝或黑色签字笔或钢笔，不能用圆珠笔或纯蓝墨水笔填写，字迹工整清晰，不得简写。加盖公章应该清晰可辨。要保持页面整洁，不能任意增删。记录出现错误时，应采取"杠"改形式进行改正，即在错字处划双线，并在其上方填写正确内容，由修改人在更改处盖章或签字。如抽样药品为涉案或投诉的，则在备注中详细说明。"药品抽样记录及凭证"的具体内容及其填写要求如下：

抽样单位：   检验单位：

样品编号：   抽样日期：   年   月   日

1、样品信息   （注：是√ 否×）

样品名称：   商品名：

生产单位名称：

生产单位地址：   省   市   县   路（街）   号

样品规格：   包装规格：   有效期：

批号：   生产日期：   有效期至：

批准文号：   生产（购进）数量

2、被抽样单位信息   生产□ 批发□ 零售□ 使用□

单位名称：

地址：   省   市   县   路（街）   号

联系人：   电话：   邮编：

3、抽样地点：仓库□ 营业场所□

样品保存状态：温度 ℃ 湿度 %

4、抽样情况 抽样数量：

样品包装：玻瓶□ 纸盒□ 塑料袋□ 铝塑□ 其他：

5、抽样依据

6、抽样说明

抽样单位经手人签名：   被抽样单位经手人签名：

抽样单位盖章：   被抽样单位盖章：

检验单位经手人签名：

注：本凭证一式四联，第一联（白）存根，第二联（红）随检品，第三联（绿）交上级药检所，第四联（黄）交被抽样单位。

图4-2 药品抽样记录及凭证

（1）抽样单位 必须填写抽样单位全称，以抽样单位营业执照或者许可证登记的名称为准。

（2）检验单位 必须填写检验单位全称，以本次抽样药品的检验报告书出具单位的机构许可证为准。如：＊＊市药品检验所。

（3）样品编号 抽样单位对抽验样品编制的抽样编号，具有连续性、唯一性。如2012-0001

（4）抽样时间 必须填写完整。如：2012年03月02日。

（5）样品名称 填写药品通用名称，不包括商品名，且须与送检样品标签名称一致。如六味地黄丸、红药片。

（6）商品名 填写药品商品名称，以药品包装、标签和说明书标示的药品商品名为准，无商品名的将此项扛去或写"无"。注意不能将注册商标与药品商品名混淆。

（7）生产单位名称　填写药品包装、标签和说明书标示的生产企业名称的全称，不能简写。如：吉林省六福堂昌隆生化药业有限公司。委托加工的药品填写委托单位和受托单位的全称。如：委托方：三九医药股份有限公司　受托方：湖南三九南开制药有限公司。

对于医院制剂，则填写配制该制剂的医院名称，而且要写全称，不要简写。例如：某局抽样人员在当地医院抽验医院制剂炉甘石洗剂时，该制剂已经标明××市人民医院配制，而抽样人员却将配制单位填写为"市人医"。正确应填写为"××市人民医院"。

对于中药材（饮片），应填写原产地或最终加工的企业。

（8）生产单位地址　填写药品包装、标签和说明书标示的生产地址全称，不能简写。如：贵阳市花溪大道南段239号。（非完整包装时，注意索取说明书）。若是委托生产的，应该同时注明委托方与受托方的地址。

（9）样品规格　按药品说明书中的［规格］项填写。如：每粒装0.5克。复方制剂规格填写"复方"；中药制剂按照包装上标注的填写。若没有标注规格的则填写"/"，中药材（饮片）则填写"/"。

（10）包装规格　从样品的最小包装开始从里向外描述，注意不能与制剂规格混淆。如：6片/板×2板/盒。避免将制剂规格与包装规格混淆。

（11）有效期　按照药品说明书上的【有效期】如实填写。如：36个月。

（12）批号　填写样品最小包装打印的批号，如有分批号不能省略，如20110601-1。中药材（饮片）如果无批号，则填写"/"。

（13）生产日期　填写样品包装上打印的日期，不能省略，有年月日的必须写全。如：2012年03月02日。

（14）有效期至　填写样品包装上打印的批号，不能省略，有年月日的必须写全。如：2015年03月01日

（15）批准文号　填写药品包装、标签和说明书标示的批准文号，不能简写，"国药准字"四字要写全。如：国药准字H19990011。

（16）生产（购进）数量　根据被抽样单位出具或提供的相关文件或资料如实填写。

（17）被抽样单位信息　根据被抽样单位性质如实填写。

（18）被抽样单位名称　填写被抽样单位全称，且应与被抽样单位公章一致，如不一致，应备注说明，以填写为准还是以公章为准。

（19）被抽样单位地址　填写被抽样单位的地址。被抽样单位是医疗机构的以《医疗机构执业许可证》上的为准；被抽样单位是药品经营单位的以《药品经营许可证》上的为准；被抽样单位是药品生产单位的以《药品生产许可证》上的为准。

（20）被抽样单位联系人、电话、邮编　准确填写，不可空缺。除固定电话号码外，最好能填上移动电话号码，以方便联系。

（21）抽样地点　记录具体在哪个地方抽取，要据实勾选，不能空缺。

（22）样品保存状态　要以抽样现场的温湿度计显示为准。

（23）抽样数量　抽样数量填写实际送样数量，由大或小包装的，填写小包装的数

量。如：4瓶。如果是从原包装中抽取一定量的原料药或中药材（饮片），可填写具体的抽取重量，并应加注"分装"。对于一些具引湿性或见光易分解的原料药，如某些抗生素原料，须用干燥的棕色玻璃瓶并加内塞蜡封，以免吸湿后造成药品性状等的改变而造成检测结果不准。

（24）样品包装 为药品最小包装，根据药品药品说明书上的【包装】项如实填写。

（25）抽样单位经手人签名、盖章 字迹清楚、至少两人签名。在该处加盖抽样单位的公章或者由当地政府法制部门核准的对外用章。如：＊＊市食品药品监督管理局抽样专用章。

（26）被抽样单位经手人签名、盖章 字迹清楚。被抽样单位经手人应为"药品抽样记录及凭证"上填写的被抽样单位的工作人员。被抽样单位的公章应与被抽样单位的名称一致，不一致的应备注说明。

（27）检验单位经手人签名 由承担检验任务的药品检验机构样品交接人员签名。

为便于管理，需要对"药品抽样记录及凭证"进行编号，可以采用年度＋顺序号的方式。如2012年抽验的第一批药品，抽样编号可以编成"20120001"。

知识链接

"药品抽样记录及凭证"常见的填写错误

2006年某市药品检验所对接收的1873份"药品抽样记录及凭证"核查，发现存在缺陷的记录和凭证391份，比例高达20.88%。有的一份中存在多项缺陷，缺陷项目总计423项。抽验的药品共有480批不合格，其中存在缺陷的抽样单有122份，占不合格总数的25.42%；缺陷项目为137项。

1. 存在的主要问题

（1）项目方面在"药品抽样记录及凭证"的项目中缺乏相应的内容或漏签名，计87次，占缺陷项目总数的20.57%。缺乏的内容主要为没有填写所抽药品的效期，漏填了样品数量，缺乏被抽样单位的印章。开展药品抽样工作时，应当由药品监督管理部门派出2名以上药品抽样人员完成，即在抽样单位经手人签名栏中至少应有两个人自己的签名，但有的抽样单上仅有1人签名，并且部分抽样单中由一人代签。个别抽样单位项目没有加盖抽样单位印章。

（2）项目内容方面项目内容整体出现缺陷的总计110次，为缺陷项目总数的26%。其中在项目内容填写方面出现不应有的完全错误的，计53次，错误类型分别为批号填写错误或混批，填错效期，抽样数量的单位错误，填错被抽样单位名称或名称与印章完全不一致。在项目内容填写不规范方面，计57次，不规范的类型为用商品名或别名代替药品通用名，误将生产日期填为批号，将药品包装规格填写为制剂规格，被抽样单位的名称填写不全，或使用了不恰当的俗称、简写、缩写以及使用以前的名称。

（3）项目用字方面项目用字方面缺陷最多，达到226次，占缺陷项目总数的53.43%。其中，写错字的有43次，主要是药品名称中用了错字或别字，批号或规格中个别数字出错，将生产单位中的"医药"写为"制药"，将被抽样单位的"药店"写为"药房"等。出现多字或少字的计有183次，少字的缺陷比多字的高出约六成。被抽样单位项多字或少字共有95次，大部分是"人民"、"区、县、镇、乡"等。

2. 原因探析

（1）药品名称部分药品商品名称多、包装上名称格式不规范，个别的药品通用名难以辨认，两者混淆不清，确实给业务不熟悉者造成较大干扰。

（2）效期填写的效期与样品不一致，部分与药品大、中、小包装上效期的格式、时间不一致有关。如直接接触药品的包装上用阿拉伯数字，具体到日，其他的包装上却用中文数字，时间仅到月。药品检验机构的收验人员一般只能核对到直接接触药品的包装上的效期。

（3）生产单位填写错误的原因多为：未仔细看清楚，或粗心大意；不记录其全称，用简称或缩写；出现错别字和其他问题的还有一个重要原因，即一个人读，另一个人写，误听错写，核对不严，如将某制药企业名称中的"农"写成"龙"。

（4）批号对药品包装上批号、生产日期、效期的排序并没有统一的规定。填写抽样单时，偶尔会忙中出错，看错了顺序，将生产日期抄为批号。药品包装中的塑料袋和铝塑板上的字体比较难于辨识，有时字号小或印制模糊，经揉搓变形或污染后更加难认。数字中1和7、8和5、5和6、6和3、9和8等混淆的几率稍大。混批常见的是将两个或多个同品种、同规格仅批号不同的混抽。有的是因被抽样单位的药品摆放未严格按批号分开；有的是因出厂时就是拼箱；有的是因同时进的货，但没有严格按先进先出，按批号发货，样品存量太少；还有的就是太马虎；也有的假药包装盒上的批号与盒内药品上的批号不一致，封样时对散包样品未多加注意，出现过包装大小、颜色、品名等都不相同的药品混抽在一包里的现象。

（5）规格误将药品包装的片、粒、毫升数等包装规格代替制剂规格。个别抽样人员对药品规格的规范格式不熟悉，如将2ml∶0.1g写成0.1g∶2ml。还有的误将数字后的单位名称填错，如将胶囊的"粒"写成"片"。数字错填的原因和批号类似。

（6）被抽样单位该项目的缺陷占各项之首。被抽样单位的名称，尤其是零售药店，比较混乱，其药品经营许可证上的名称、营业执照上的名称、企业印章上的名称、门店上标示的名称、企业人员自称的名称之间常有不一致的地方，有个别单位同时存在几个印章。有的抽样人员对被抽样单位的名称和用字不太清楚，或使用自己熟悉的俗称、简称、以前的名称，或认为名称太长，任意缩写，没有严格按照经许可的名称抄写，致使不同的人填写的不一致，同一人填写的互相间不一致，印章是正确的却填错了单位名称，或名称填对了却用错了印章。另外，部分防保所、急救站、卫生院之间互相错填的原因，可能是由于一些基层卫生院同时兼有防保所、急救站的任务，抽样人员在抽样时没有搞清楚。还有部分公司和连锁企业，防保所和医院等印章互相错用的原因，可能是两个单位为同一法人，在某个印章一时不在的情况下而被挪用。再者，也不排除个别抽样人员认为无所谓，因忽视而忘记盖印章，或以为只要被抽样单位有人认可就行，随意盖个印章。需要注意的是，我国单位名称中的"人民"和所属行政层级的"县、区、镇、乡"这些字的有或无，可能与该单位的经济体制有关，是不宜随意增减的。

（7）抽样人员稽查抽样队伍经常有人员补充或变动。可能是由于补充的新人或是由其他专业改行的人员，对《药品质量抽查检验管理规定》的学习不够深入，对不属于自己专业的药品知识和抽样方法不太熟悉，或缺乏足够的了解，导致部分抽样单填写不当。还有人与人之间存在差异，有的人性格不太细致，随意性较强，工作中未严格按抽样方法和程序操作，不清楚而下意识填写，这也是造成抽样单书写不规范和缺项的原因之一。另外，在稽查抽样任务较急、路途较远、抽样较多、被抽样单位下班时间临近等情况下，难以有条不紊地工作，也容易出现字迹潦草，没有规范用字以及缺项、漏签名等问题。

（8）抽样单一式三联抽样单位留存的一联，因为没有和检验机构进行对比，不易进行考核并发现其中的缺陷。抽样时送被抽样单位的一联，改错更是困难。检验机构大多只能见到其中随检品送检验单位的一联，对其他联中出现的相同缺陷，不容易修正更改。（摘自《中国药事》2008 年第 22 卷第 4 期《对"药品抽样记录及凭证"中存在问题的探讨》）。

2. 药品封签 "药品封签"（图 4 - 3）的填写要求参照"药品抽样记录及凭证"。封签的右上角必须注明该包装所封药品的数量。

样品封签	样品名称：　　　　　　　　　　　被抽样单位：
	批号（或生产日期）
	生产企业：　　　　　　　　　　　被抽样单位盖章：
	抽样单位经手人：　　　　　　　　被抽样单位经手人：
	抽样签封日期：　　年　　月　　日

注：大封条　长 30 cm，宽 10 cm；
小封条　长 20 cm，宽 6 cm。

图 4 - 3　药品封签

五、抽样注意事项

（一）抽样过程中的注意事项

（1）抽样时注意查看药品包装、标签情况、进货渠道等方面的信息，发现有质量或者渠道疑点的，应进行针对性抽样，并在抽样记录中注明。

（2）抽样操作应保证所取样品与抽样单元内的药品质量一致，并保证抽样单元内药品不因抽样而导致质量变化。①原料药取样应迅速，样品和被拆包的抽样单元应尽快密封，以防止吸潮、风化或氧化变质。②腐蚀性药品应避免接触金属制品。遇光易变质的药品应避光取样，样品用有色玻瓶装，必要时加套黑纸。一些具引湿性的原料药，如某些抗生素原料，须用干燥的棕色玻璃瓶并加内塞蜡封，以免吸湿后造成药品性状等的改变而造成检测结果不准。③无菌原料药应采用无菌操作法取样。④需抽真空或充氮气的药品，应预先准备相应的设备和器材，以便对样品和被拆包的抽样单元抽真空或充氮气，并立即加以密封。⑤凡直接接触药品的包装，须拆包取样时，应在下列洁净级别要求下施行：

原料药：法定药品标准中列有无菌检查项目者，应在 100 级或 10000 级背景下局部100 级；其他原料药为不低于 300000 级。

制剂：口服固体药品为 30000 级。

（3）抽样过程应注意安全操作，对毒性、腐蚀性或易燃易爆药品，抽样时须穿戴必要的防护用具（如防护衣、防护手套、防护镜或防护口罩等），小心搬运和取样，所取样品包装外应标以"危险品"的标志，以防止发生意外事故。易燃易爆药品应远离热源，并不得震动。

（二）样品封样的注意事项

封样前，对"药品抽样记录及凭证"及"药品封签"记录的信息和抽样量，逐品种、逐批号、逐瓶（盒）进行二次核对。确认无误后，方可签封，工作中尤其要注意在样品中是否混有不同批次药品。样品封样后，必要时，可用相机、摄像机等设备拍照或录像以保存凭据。

知识链接

中药材（饮片）抽样过程中应注意的几个问题

1. 抽样的代表性　严格按《药典》附录中药材取样法的规定，根据实际情况抽取有代表性的样品。如全草类药材要有根、茎、叶、花、果实、种子，蛇类药材应有头、躯干及尾部，对掺假、掺杂样品应混合均匀后取样，不能只抽取其中的一部分，甚至人为挑选。

2. 正确填写文书　"药品抽样记录及凭证"应填写中药材（饮片）药品标准收载的名称，不得填写商品名、别名、地方习惯用名以及在商品名之后加注法定名称，也不能填写含糊不清的名称，如山茱萸写成枣皮、山萸肉等。中药饮品除填写生产单位外，还应写明原产地。中药材应写明产地。

3. 样品的包装和封签　中药材（饮片）因其原包装的缺陷，为保证抽验结果的科学、准确，必须注意抽样后一定要用将其混合均匀，再分成3份，分别包装，最好用塑料袋封严（因有些须检验杂质、水分、浸出物、含量），贴上标签，最后用透明胶带作十字交叉样粘封，以防送检途中潮解、污染、损失或其他人为因素影响等。

思考题

1. 药品抽样前应做哪些准备工作？
2. 药品抽样的原则和程序有哪些？
3. 如何正确填写"药品抽样记录及凭证"？
4. 样品封样应注意哪些问题？

第三节　药品监督抽样技能

药品抽样，除服务于药品质量检验工作之外，还为药品监督管理部门打击制售假劣药品等违法行为提供物证。在药品抽样过程中，抽样人员除了需遵循规定的抽样原则、要求和程序外，一些在药品监管实践中形成的行之有效的经验、技巧和方法，为快速发现可疑信息、固定违法行为证据提供很大的帮助。特别是实施药品监督抽验时，如何提高抽验的靶向性，是提高药品监管工作效能的重要命题。药品执法人员除必须掌握基本的法律法规、药学专业、检验常识等知识外，还需了解药品生产、流通规则，关注药品市场动态，不断在抽验实践中总结和提高。

一、现阶段假药市场的特点

（一）制售假药行为的特点

近10年来，随着药品生产、流通模式的变化和药品监督管理力度的加强，逼迫假药制售行为从原始、粗放的模式逐渐向组织化、集团化、知识化、现代化、网络化、信息化和跨地域发展模式改变，具体表现为：小规模造假和"作坊式"加工被集团化规模化造假替代；组织和分工更加清晰；制假行为隐蔽，风险防范意识增加，甚至"笼络"合法药品生产企业参与其中；造假手段更加现代化、科技化，假药通过外观经验鉴别逐渐难以奏效；借助网络、邮寄等渠道进行销售；不法分子法律法规和专业化水平提高，经常钻监管"空子"制假等。

（二）假药的主要来源及特征

1. 药品生产企业制假或参与制假 一是为降低生产成本替代投料。常见的行为有：以未取得药品生产批准文号的原料药甚至以化工原料替代药用原料投料；以廉价的化学结构相似的成分替代药品标准规定的化学成分投料；以廉价的含有相同主要成分的中药材（饮片）或其他同种属非药用动植物替代标准规定的中药饮片投料；以动植物的非药用部位替代药用部位投料；以提取后的废药渣替代原饮片投料；或者复方制剂和中成药中对药品标准未设检验项目的中药饮片不投料等。这类假药往往是按照检验标准生产而不是按照处方工艺生产，所以从包装、标签、外观性状上都与合格药品无异，通过常规的药品检验方法有些难以检定，有些根据检验结果不能判定为假药，因此隐蔽性极强。二是为增强药品疗效非法添加化学物质。这种制假方法在中成药中多见。因为中成药与同用途的化学药品相比，起效速度较慢，为提高疗效、加快显效速度，不法企业在中成药中非法添加化学药品。常见非法添加的化学物质概括有以下几种类型：胃药类（盐酸雷尼替丁、西咪替丁、法莫替丁、奥美拉唑、泮托拉唑钠、多潘立酮）、糖皮质激素类（倍他米松、醋酸氟氢松、曲安奈德、盐酸曲安奈德、盐酸可的松、氢化可的松、醋酸氢化可的松、泼尼松、泼尼松龙、曲安西龙、地塞米松、醋酸地塞米松）、减肥类（芬氟拉明、酚酞、西布曲明、麻黄碱）、降糖类（罗格列酮、二甲双胍、格列吡嗪、格列本脲、吡格列酮、格列齐特、格列美脲、格列喹酮、瑞格列奈、苯乙双胍）、降血脂类（辛伐他汀、普伐他汀、阿托伐他汀、苯扎贝特、菲诺贝特、吉非罗齐、洛伐他汀）、降压类（酒石酸美托洛尔、盐酸普奈洛尔、盐酸地尔硫卓、阿替洛尔、吲达帕胺、苯磺酸氨氯地平、利血平、氢氯噻嗪、盐酸可乐定、卡托普利、尼群地平、尼莫地平、硝苯地平）、镇静安神类（马来酸米达唑仑、劳拉西泮、氯硝西泮、氯氮䓬、巴比妥、艾司唑仑、司可巴比妥钠、异戊巴比妥、苯巴比妥、阿普唑仑、硝西泮、地西泮、奥沙西泮、三唑仑）、补肾壮阳类（伪伐地那非、豪莫西地那非、羟基豪莫西地那非、他达那非、氨基他达那非、伐地那非、枸橼酸西地那非、红地那非）。这类假药缺乏安全性试验，对患者用药安全危害很大。这类假药从外观上难以识别，基层药品检验所常规的检验方法也难以判定。近年来，针对此类非法添加行为国家局陆续出台了补充检验方法，供基层药监部门在抽验中适用。

2. 编造或盗用药品批准文号制假 此类假药由不法分子"地下"生产，主要针对疑难杂症，集中在以治疗哮喘、风湿病、高血压、糖尿病、妇科病、癌症等病症的用药或宣称补肾壮阳等，通常结合虚假广告进行宣传，在农村慢性病患者、老年人群体中较有市场。这类假药包装上往往标榜"解放军医院"、"科学研究院"研发等名义，外观上疑点较明显，通过国家局网站和其他网络信息容易作出判断。

3. 仿冒知名企业产品制假 近几年一些名牌药、新特药、畅销药、高价药受到不法分子的"青睐"。这类假药从包装、标签形式的内容以及外观性状上与合法企业生产的药品相似，但与"正品"比较存在或多或少的差异，尽管造假者的印刷技术和对知名企业产品包装鉴别点的破解在不断提高，但外观鉴别仍有一定的作用，也可通过检验或与标示的合法生产企业联系作出判断。这类假药一旦查获往往案值巨大。

4. 非药品冒充药品 "非药品冒充药品"是指未取得药品批准文号的各类产品，在标签、说明书中宣称具有功能主治、适应症或者明示暗示预防疾病、治疗功能、药用疗效或采用与药品名称相同（类似）名称或标示（含有）药品成分等不法行为。主要有以下几种表现形式：①产品名称与药品名称相同或相似。如：标示为普通食品的香港慈安堂蜜炼川贝枇杷膏，标示为保健用品的鼻疾康喷剂，标示为消毒产品的皮康王乳膏，其产品名称均与药品名称相同或相似，容易误导消费者。②产品包装与药品包装相似。如标示为保健用品的"新达克宁"，不仅仿冒知名药品"达克宁"的名称，而且包装外观也与药品"达克宁"极为相似。③在标签、说明书或者广告上宣称具有功能主治或药用疗效。④产品标示或经检验含有药品成分，同时这些药品成分不在卫生部公布的《既是食品又是药品的中药材品种目录》范围。由于现行法律法规规定不明确，药品检验标准的局限等原因，对此类产品的分类定性和监管仍需进一步研究。

5. 假药的流通途径

（1）编造或盗用药品批准文号的假药多利用互联网进行销售 编造或盗用批准文号假药往往自行设计药品外包装，在有经验的稽查人员眼中，具有明显的假药"外观"，药监执法人员对其也有着丰富的辨别经验，通过多年的打击，目前此类假药多利用互联网向患者直接以邮寄的形式销售，在部分监管力量不足的地区，偶可见靠广告虚假宣传以代销形式在零售药店销售，或者偶见于农村市场。

（2）仿冒知名企业产品的假药主要销售渠道是药品批发企业和医疗机构 随着国家局对"合法票据"的解释出台，多年来各地药品监督管理部门对零售药店遵守药品经营质量管理规范情况跟踪检查的逐步深入，加之《刑法修正案（八）》的施行，绝大多数零售药店对假药的防范意识加强，零售药店主动购进仿冒知名企业产品的假药的情况大为减少。此类假药的主要流通渠是以走票形式混入批发渠道，进而进入零售终端，或者通过批发企业进入医疗机构，靠商业贿赂在医院销售。少部分假药进入了监管相对薄弱的农村市场。

（3）冒充药品的非药品产品销售终端主要是零售药店 冒充药品的非药品类产品主要以保健食品、保健用品、消毒用品、化妆品、食品等形式出现，销售终端在零售药店。零售药店对上述产品的购进渠道把关不严，票据不全，相关产品的资质证照不全，对标示其他监管部门批准的产品的真实性核查困难，若进行抽验则抽样主体的合法性亦受到质疑。

二、劣药的主要来源和产生因素

（一）药品生产企业制劣

一是在投料上偷工减料。企业为降低生产成本，不按照处方工艺要求的量投料。二是生产工艺不规范。生产设备陈旧、生产环境恶劣或在生产过程中未严格按照药品GMP要求组织生产等，导致出厂药品质量不合格。很多药品标准"制剂通则"中的检验项目不合格，如散剂、颗粒剂、胶囊剂的水分，丸剂、片剂的重量差异，片剂、胶囊剂的崩解时限（溶出时限）、注射剂的装量差异及可见异物等，都是由于生产工艺失控造成。三是药用辅料"作弊"。主要表现有：以非药用辅料替代药用辅料，以他种辅料替代处方工艺要求的辅料，擅自添加其他未经批准的辅料等。四是使用未经批准的直接接触药品的包装材料和容器。如使用不符合药用要求的安瓿、大输液容器、包装铝箔等，易与药物成分发生化学作用或者产生组分脱落或迁移到药品当中。合法企业生产的劣药，有些通过外观性状可以发现异常，有些必须经过检验后方可作出判定。但由于药用辅料的标准和相关法律法规不完善，药品检验标准也不要求对辅料进行质量控制，因此辅料非法投料的问题，用常规的手段往往难以检定。

（二）药品流通过程中的质量变异

在药品流通过程中，影响药品质量的因素有内在因素和外在因素。内在因素包括药物化学成分的结构、成分配伍、制剂剂型、包装容器的材料及质量等。这些因素影响药品的化学、物理变化的速度，是药品稳定性的决定性因素。外在因素包括温度、湿度、空气、光线、微生物等，在药品贮存不当时，极可能引起药品质量变异，使合格药品成为劣药，严重的甚至构成假药。

1. 温度的影响　温度过高加快药物成分的氧化、水解等化学变化，促进挥发性药物成分的挥发和含结晶水药物的风化，加快昆虫或微生物的繁殖速度，或者使生物制品效价降低。某些剂型在过高的温度下形态发生变异，如糖衣片熔化粘连、软膏剂的分层、胶囊剂、栓剂的粘软变形等，失去原有剂型的作用。温度过低易引起某些剂型冻结、凝固或析出沉淀，甚至变质失效。如生物制品可能因冻结失去活性，葡萄糖酸钙注射液等久置冷处析出结晶后可能不再溶解等。

2. 湿度的影响　湿度是指水蒸气在空气中的含量。湿度过大易使颗粒剂、胶囊剂等剂型水分含量超标，易使某些药物潮解、液化、稀释、变质或霉败；湿度过低会使部分含结晶水的药物成分风化，失去预期疗效或者加大用药风险。

3. 空气的影响　空气中的氧气化学性质活泼，易与某些药物成分发生氧化反应。药物被氧化后，可以发生分解、变色、异臭、异味、失效等，甚至产生毒性；空气中的二氧化碳被药品吸收，可使某些成分发生碳酸化而变质。

4. 光线的影响　光线（特别是日光中的紫外线）对化学反应常起着催化作用，能加速某些药物的氧化、分解、变色等。例如维生素C、维生素AD、氢化可的松、奎尼丁、氨茶碱、普萘洛尔、硝酸甘油、哌替啶等药物都是光敏性物质。

5. 其他因素的影响　如微生物污染、虫蛀。微生物的繁殖可导致药品酸败变质，甚至产生毒性。另外，药品制剂都有有效期，贮存时间过长导致药品超过有效期而失去使用价值。

三、药品针对性抽样技巧

在药品监督抽验中，应充分结合药品市场信息和监管信息以及假劣药的特点，善于捕捉企业管理的薄弱环节和产品异常信息，有针对性地开展监督检查和抽样，提高抽验的靶向性。

（一）以外部信息为切入点进行抽样

（1）以价格信息为切入点　比如，近几年由于血源紧张，一些血液制品（比如人血白蛋白、球蛋白等）供不应求，市场紧俏，易出现制假售假行为。2009年至2011年期间，部分中药材价格飞涨，当发现以这些中药材为主原料的中成药出厂价格或者药品集中采购中标价格又远低于同类产品时，应加强监督抽样，检验不合格的概率较大。

（2）以新闻报道信息为切入点　近几年某些地区陆续报道零售药店达美康（通用名格列齐特片）、贺普丁（通用名拉米夫定片）、博路定（通用名恩替卡韦片）等高价药被不法分子"调包"的现象，反映出这些产品是近期被仿冒制假的"热点"，不法分子甚至已形成有组织的集团，应将这些"热门"品种纳入重点监督检查和抽验对象。

（3）以监管信息为切入点　依据国家局、各省局的药品质量公告，对公告中不合格产品的相邻批号特别是不合格频次较高的产品应纳入重点监督抽样范围。某些生产工艺的问题，往往影响连续生产的几个批次药品的质量。

（4）以企业管理信息为切入点　药品生产企业（或医疗机构）质量体系发生重大变化，如，企业（或医疗机构）新增生产范围、新建车间（或制剂室）、改建或者扩建车间（或制剂室）或生产线的，或者关键生产（配制）设施等条件与状况改变，可能影响所生产（或配制）的产品质量，应加强监督检查必要时进行抽样。

（5）以举报、投诉和其他案件信息为切入点等。

（二）以进货索证、索票信息为切入点

在监督检查时或药品抽样过程中，要注意查看供货单位提供的相关证件和票据等资料。这些资料包括：《药品注册批件》（或《药品注册证》、《药品再注册批件》）复印件、《进口药品注册证》（或《医药产品注册证》、《进口药品（药材）批件》）复印件、《进口药品通关单》复印件、《药品生产许可证》或者《药品经营许可证》复印件、《药品检验报告书》（或《进口药品检验报告书》）复印件、《生物制品批签发合格证》复印件、药品销售人员法人委托书及其他身份证明、药品进货证明（包括发票、合同、调拨单）等，要检查这些资料内容是否合法、恰当及相互的关联程度，必要时结合药品流向和资金流向进一步核查。如果发现异常可针对性抽样或采取其他行政措施。在现阶段药品流通过程中，比较普遍地存在"挂靠"、"走票"经营的行为，不法分子通过这些途径将一些假劣药从非法渠道混入合法单位，使非法药品"合法化"销售，严重危害人体用药安全，扰乱药品市场秩序。这些证件、票据资料的审查技巧可参阅本教材第一章和第九章。

（三）以药品包装、标签和说明书信息为切入点

药品包装、标签及说明书必须按照国家药品监督管理局规定的要求印制，以利于药品的运输、贮藏和使用，保证群众用药安全有效，其文字及图案不得加入任何未经审批同意的内容。部分造假药品别出心裁，自行设计的药品包装、标签及说明书，其

样式、内容与法律法规要求违背，对照《药品说明书和标签管理规定》等法律法规知识，对此类假药一般即可辨识，是发现假药线索的常用方法之一。

如《药品说明书和标签管理规定》规定："同一药品生产企业生产的同一药品，药品规格和包装规格均相同的，其标签的内容、格式及颜色必须一致；药品规格或者包装规格不同的，其标签应当明显区别或者规格项明显标注。同一药品生产企业生产的同一药品，分别按处方药与非处方药管理的，两者的包装颜色应当明显区别。""药品通用名称应当显著、突出，其字体、字号和颜色必须一致，并符合以下要求：1. 对于横版标签，必须在上三分之一范围内显著位置标出；对于竖版标签，必须在右三分之一范围内显著位置标出；2. 不得选用草书、篆书等不易识别的字体，不得使用斜体、中空、阴影等形式对字体进行修饰；3. 字体颜色应当使用黑色或者白色，与相应的浅色或者深色背景形成强烈反差；4. 除因包装尺寸的限制而无法同行书写的，不得分行书写。""药品商品名称不得与通用名称同行书写，其字体和颜色不得比通用名称更突出和显著，其字体以单字面积计不得大于通用名称所用字体的二分之一。""药品说明书和标签中禁止使用未经注册的商标以及其他未经国家局批准的药品名称。药品标签使用注册商标的，应当印刷在药品标签的边角，含文字的，其字体以单字面积计不得大于通用名称所用字体的四分之一。"

包装质量也是影响药品质量的因素之一。有些药品使用了不合格包装材料直接导致药品检验不合格，或者包装材料合格但生产工艺落后，导致压模、封盖等不严密而出现不合格药品，或者药品在包材设计上出现疏忽，如无内盖或内封复合膜容易导致药品不合格。在药品流通过程中，外界因素也可能导致包装变异。检查时要注意观察药品包装容器是否完好、清洁、干燥，有无破损、变形、渗漏现象，封口处有无药液痕迹或霉迹等。比如药品外包装严重变形（受压）可能会导致颗粒剂"粒度"项目不合格，胶囊剂破裂或者片剂裂片；液体制剂瓶盖松动、漏液会导致"微生物限度"项目不合格等。应针对这些异常现象重点抽样。

（四）以药品贮存条件为切入点

药品必须按照规定的贮存条件贮存。如果贮存条件不当，可能会导致药品在有效期内发生质量变异而失去使用价值，成为劣药甚至假药。因此，监督抽样时应检查药品存放环境是否符合规定的条件。

（1）温度 在高温季节，要重点检查药品贮存的温度条件，需阴凉存放和有低温冷藏要求的品种，如大部分的生物制品、某些化学药品等。含有挥发性成分的中药制剂，软膏剂和栓剂等。低温冷藏药品的冷链管理，是目前药品生产、流通质量管理的薄弱环节，监管中应加以重视。

（2）湿度 南方雨季长、海岛地区，以及雨季，要重点关注湿度过大的影响。要重点抽查高湿度敏感的剂型和药物，例如颗粒剂、胶囊剂、胶丸剂及阿司匹林、酵母片、维生素 B_1、甘油、胃蛋白酶、胰酶片、苯妥英钠片、复方甘草片、含碘喉片等药品。北方干旱地区，要注意关注湿度过低的影响。重点抽查含结晶水易风化的药物，例如硫酸阿托品、硫酸可待因、硫酸镁、明矾等。

（3）光线 一些光敏性药物有"避光"或"遮光"存放要求，如维生素 C、维生素 AD、氢化可的松、奎尼丁、氨茶碱、普萘洛尔、硝酸甘油、哌替啶等。不少注射剂、大输液和粉针剂也都有"避光"或"遮光"存放要求。实践中发现如甲硝唑、替硝唑、氧氟沙星、诺氟沙星等注射液等品种未"避光"或"遮光"存放极易导致检验项目不合格。监督检查发现未按规定要求存放的，应纳入重点抽样对象。

（4）其他。

（五）以药品外观性状为切入点

根据药品外观性状上的异样进行针对性抽样。比如液体制剂出现浑浊、变色、沉淀、产生气体、异臭等；粉针剂出现粘瓶、结块、变色或药物溶化等；散剂颗粒剂结块、潮解、软化、异臭、异味等；片剂裂片、碎片、（糖衣）脱壳、色斑、黏结、变色等；胶囊剂失去光泽、变色、变软、变形、粘结、漏粉、异臭等；膏剂分层、流油、硬化、酸败、变色、异臭等。这些外观性状的异常，在监督检查现场抽样人员可以用目视发现。这些变异往往已影响药品内在质量，发现时必须进行抽样。

知识链接

药品外观鉴别

1. 编造或盗用批准文号假药的识别

（1）从药品外包装图案发现线索 礼品大盒（有时造假者把合法企业的瓶装改为盒装）、精美图案、夸张图案，是编造或盗用批准文号假药的常用手段，假药的精美图案设计本身，往往具有一定的宣传功能。

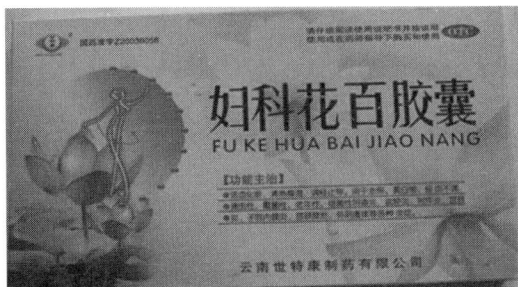

图例：该假药标示批准文号：Z20036058，标示生产企业：云南世特康制药有限公司。经查，无此生产厂家和批准文号，外包装图案设计比较精致。

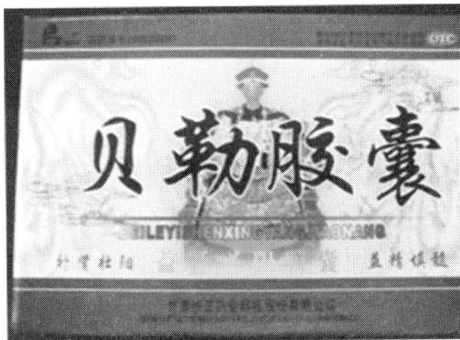

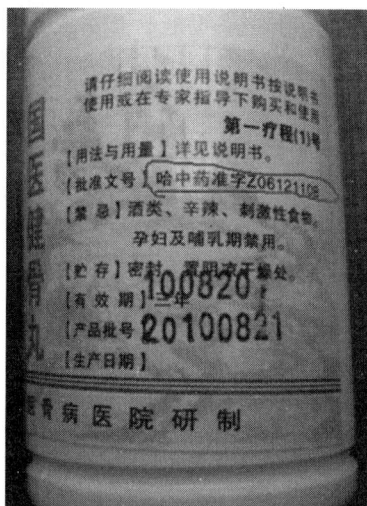

（2）从药品通用名、商品名、商标发现假药线索 按照《药品说明书和标签管理规定》要求，药品通用名称应当显著、突出，并且对字体、字号和颜色做出严格要求。编造或盗用批准文号假药往往在这里大作文章，主要情况有：杜撰药品名称；以商标名代替药品通用名；商标名与药品通用名连用、分行、大小不一、颜色不一、深浅渐变逐渐隐匿通用名；药品名称排版居中突出；使用草书、篆书等不易识别的字体；使用斜体、中空、阴影印刷等等。从稽查的角度出发，凡是发现药品名称违规的标签，必须深入追究，即便最终核查的结果不是假药，对合法药品生产企业的包装标签违规也须通知企业所在药监部门责令整改。图例：该假药自行杜撰药品名称，并且在排版字体等方面均违规。

（3）从药品批准文号发现假药线索 药品批准文号的编排具有具体含义，并且几经变更，掌握批准文号编排规律，可以快速发现编造或盗用批准文号假药的线索。

图例：国药准字无"06"的行政区划代码，该假药未分清国药准字与医疗机构制剂批准文号的区别。

（4）从药品说明书发现假药线索 编造或盗用批准文号假药在说明书上表现的破绽有：一是说明书项目不全，二是说明书项目内容书写不符合规定（包括擅自扩大功能主治或适应症、出现错别字、分子式错误、度量衡单位不符合国家标准的规定、对疾病名称、药学专业名词等表述不规范、无药品说明书核准日期和修改日期、联系电话和网址错误等）。

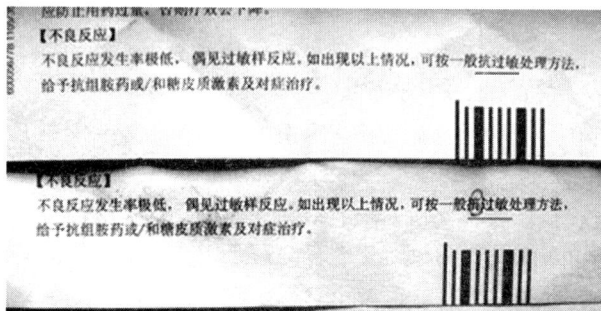

图例：此假药将合法企业药品说明书的"抗过敏"排版为"搞过敏"。

2. 对假冒合法企业药品的经验识别

假冒合法企业的假药具有包装、标签高仿性，部分假药的成分、含量等甚至与真药相同，依靠实验室检验可能"无可奈何"地出具合格药品检验报告，这种情况需要药监执法人员掌握药品防伪知识和常见易造假药品的外观鉴别点来进行鉴别。

药品包装鉴别点是部分企业出于自身打假目的而采取的防伪技术，药品行业防伪技术是一套完善的防伪体系，是在防伪工艺、耗材、软件等提供商的帮助下建立一套由防伪技术、检测手法和管理使用手段组成的系统集成。药品防伪技术包括印刷防伪、包材或特殊材质防伪、防伪标贴防伪、暗记防伪、信息查询技术防伪等。

造假与防假是企业与造假分子一个动态斗争的过程，没有长年不换的药品包装和说明书，没有永远不变的外观鉴别点，更没有一劳永逸的假药外观鉴别图谱，所以药监执法人员对假药的外观鉴别需要综合勘验，需要在执法过程中不断积累，对外应取得企业的配合，对内应横向交流共享，同时要注意对企业药品包装关键鉴别点的保密，不应在打假报道中透露。需要注意的是，外观鉴别不能直接作为假药定性依据，仅能提供抽验线索，最终还需要检验报告或行政协查来定性假药。

知识链接

防伪技术的分类

药品行业应用的防伪技术，并不仅仅是简单地在印刷时使用某种技术，而是一套完善的防伪体系，在防伪工艺、耗材、软件等提供商的帮助下建立一套由防伪技术、检测手法和管理使用手段组成的系统集成。目前可用于药品包装的防伪技术有全息防伪、油墨防伪、纸张或特殊材质防伪、定位烫印防伪、镭射膜防伪、综合技术防伪等。

1. 纸张或特殊材质防伪：在药品包装防伪中选择特殊材质的情况较为普遍，如防伪纸张及防伪包装材质等。

2. 印刷油墨防伪技术。

（1）荧光油墨　荧光油墨是由荧光材料溶于相应的树脂而制成的，其主要成分是荧光颜料，当外来光照射时，吸收一定形态的能，不转化成热能，直接激发光子，以低可见光的形式将能量释放出来，从而产生不同色相的荧光现象，一般很难进行逼真防制。

（2）热敏防伪油墨　在加热条件下，能发生变色效果的油墨称为热敏防伪油墨，根据变色所需的温度不同，可以分为手温变色油墨和高温变色油墨等。热敏防伪油墨的基本组成部分是变色颜料，因为这些颜料加热前后出现的颜色变化截然不同，以此作为判断商标或产品是否伪造的依据，不仅辨别方便，而且速度快。

（3）光学变色油墨　光学变色油墨是当今最复杂的干涉型防伪油墨，印品具有绚丽的金属光泽，色块呈现一对颜色，例如：红—绿、绿—蓝、金—银等。在白光下正看或侧视，随着人眼视角的改变，呈现两种不同的颜色，光变特性强，色差变化大，特征明显，其颜色角度效应无法用高清晰度的扫描仪、彩色复印机及其它设备复制，印刷特征用任何其他油墨和印刷方式都无法效仿。更因油墨制作工艺复杂、投资巨大，涉及机械、光学、电子、真空、超细粉碎、表面化学和高分子材料等多种领域的高科技，防伪可靠性极强，所以被世界上多个国家指定用于要求最严、难度最大的货币和有价证券的防伪上，国内一些著名的药品生产企业已使用该技术用于药品包装防伪。

（4）紫外荧光油墨　应用紫外光（200nm～400nm）照射激发而发出可见光（400nm～800nm）的特种油墨，称为紫外荧光油墨。根据激发波长不同分为短波和长波。激发波长为254nm的称为短波紫外荧光油墨，激发波长为365nm的称为长波紫外荧光油墨，按颜色的变化又分为无色、有色、变色三种，无色可显示红、黄、绿、蓝等颜色；有色可使原有颜色发亮；变色可使一种颜色变成另一种颜色。

（5）水印油墨　印刷后具有和水印纸一样效果的油墨。迎光观察可看到清晰的水印图案，极易识别无须专用仪器识别，主要用于药品说明书。

3. 印刷工艺防伪技术　缩微印刷是指将极微小的文字印在肉眼看似一条普通印刷的虚线、实线或图案的一部分，用放大镜或显微镜观察，可以看见缩微的文字、代码或图像。缩微印刷由于笔划极细，只有严格控制胶片制作、印版晒制、印刷工艺等过程，才能使缩微文字不虚不糊，综合全国各地打假经验看，造假者目前在缩微印刷技术上破绽很多。

4. 全息防伪　包括全息防伪、彩虹全息防伪、透明全息防伪等。常用的是全息防伪，是指应用光的干涉和衍射原理，将物体发出的光波干涉条纹的形式记录下来成为"全息图"，并在一定的条件下再现出和原物逼真的三维立体衍射像的技术，全息图像有白光显像型和激光显像型两种。由于技术和管理上的诸多原因，不法分子仿制全息防伪标识的手段越来越强，但毕竟不法分子获取原版全息图像方面和制作工艺还不同程度地存在问题，主要表现为粗糙和呆板，比较容易发现破绽。

5. 激光防伪技术　激光防伪技术在药品中应用非常广泛，主要是在药品包装上贴上激光防伪标签，戏称贴"膏药"，多数药盒的封签处都可见。

6. 喷码防伪　喷码技术是将液体油墨通过极细小的喷嘴喷射到承印物上，并以非接触方式实现图文制作，大部分的印刷都由计算机控制。将生产日期、批号等信息喷印在产品的外包上，通过调整喷印位置防伪。如果喷码的时候使用防伪油墨可以收到更好的防伪效果。喷码时喷印字体的大小和形状可以通过计算机编码实现，还可以随机形成一个数据组，这个数据组与喷印字体的大小和形状相对应，即可形成秘诀方位。

7. 电话电码标识防伪　电话电码防伪技术是将包装信息网络化的一种防伪包装技术，也是一种最利于消费者识别的一种防伪技术。国内一些知名企业已加入像"兆信"等电码防伪全国网络，以便查询本企业产品质量。查询操作也很简单，揭开或刮开电码电话防伪标识表面层，拨打提示电话，从左至右，从上到下依次输入一组防伪密码，即刻便能得到语音答复，也可用于手机短信或互联网查询。

8. 条形码识别防止伪造　条形码是由一组宽度不同，反射率不同的条和空，按一定的编码组合起来的，用于表示一组数据的符号（详见第七章）。

9. 射频识别技术防伪　射频识别技术（RFID）是从二十世纪九十年代兴起并逐渐走向成熟的一项自动识别技术。它利用射频方式进行非接触双向通讯，以达到识别目的并交换数据。无线射频标签为药品提供了几乎不能被复制的标识，通过RFID技术实现对产品的防伪管理，产品销售源头追溯，同时还可以实现工厂出入库数据自动采集，大大加快的企业仓储物流的速度与准确性，从而降低管理成本。射频识别技术由于在国内成本较高，目前尚未用于药品领域。

10. 药品电子监管码　药品电子监管码采取每盒药品随机赋码的识别码技术，由行政手段推行，随着药品电子监管码的逐步推行，它将是遏制药品造假的最有效手段之一（详见第七章）。

思考题

1. 现阶段假药市场的特点有哪些?
2. 劣药的主要来源和产生因素?
3. 药品针对性抽样有哪些技巧?
4. 目前用于药品包装的防伪技术有哪些?

第四节　药品送样及检验报告书的传递

药品抽样后,抽样单位应当及时将所抽取的样品移交承担检验任务的药品检验机构。药品检验机构接收样品后,在规定期限内按照法定药品标准完成检验,并出具药品检验报告书。

一、样品送样交接的注意事项

(1) 抽样单位不得延误药品的送样时间,以免外界环境引起药品质量变异。

(2) 样品送检量应能满足一次检验量的三倍量。

(3) 药品检验机构应当检查样品"药品封签"的完整性,核对样品信息与"药品抽样记录及凭证"记录内容的相符性等,符合要求的予以收检。

(4) 药品检验机构收样后向供样单位提供回执,注明受理人和收样时间。

(5) 对不符合受理要求的样品不予受理。

二、常见的药品剂型及相应的检查项目

药品检验机构收样后,需及时安排质量检验。由于本系列其他教材中对药品检验管理有系统性的介绍,药品检验技术等方面的内容本章不予重复。以下仅对药品抽验中常见的制剂剂型含义及其《中国药典》(2010年版)"制剂通则"中规定需要检验的项目作简要介绍。

(一) 常见的药品剂型

1. 片剂　系指药物与适宜的辅料混匀压制而成的圆片状或异形片状的固体制剂。片剂以口服普通片(也包括糖衣片、薄膜衣片)为主,另有含片、舌下片、口腔贴片、咀嚼片、分散片、可溶片、泡腾片、阴道片、阴道泡腾片、缓释片、控释片与肠溶片等。

2. 注射剂　系指药物与适宜的溶剂或分散介质制成的供注入体内的溶液、乳状液或混悬液,以及供临用前配制或稀释成溶液或混悬液的粉末或浓溶液的无菌制剂。

注射剂可分为注射液、注射用无菌粉末和注射用浓溶液。

注射液包括溶液型、乳状液型或混悬型注射液。注射液也称静脉输液。注射用无菌粉末系指供临用前用适宜的无菌溶液配制成溶液的无菌粉末或无菌块状物。注射用浓溶液系指临用前稀释供静脉滴注用的无菌浓溶液。

3. 酊剂 系指药物用规定浓度的乙醇浸出或溶解而制成的澄清液体制剂，亦可用流浸膏稀释制成，供口服或外用。

4. 栓剂 系指药物与适宜的基质制成供腔道给药的固体制剂。栓剂因施用腔道的不同，分为直肠栓、阴道栓和尿道栓。直肠栓为鱼雷形、圆锥形或圆柱形等；阴道栓为鸭嘴形、球形或卵形；尿道栓一般为棒状。栓剂分为普通栓剂和持续释药的缓释栓。

5. 胶囊剂 系指药物或加有辅料充填于空心胶囊或密封于软质囊材中的固体制剂。胶囊剂分为硬胶囊（通称为胶囊）、软胶囊（胶丸）、缓释胶囊、控释胶囊和肠溶胶囊，主要供口服用。

6. 软膏剂 系指药物与油脂性或水溶性基质混合制成均匀的半固体外用制剂。分为溶液型软膏剂和混悬型软膏剂。溶液型软膏剂为药物溶解（或共熔）于基质或基质组分中制成的软膏剂；混悬型软膏剂为药物细粉均匀分散于基质中制成的软膏剂。

乳膏剂系指药物溶解或分散于乳状液型基质中形成均匀的半固体外用制剂；所用基质可分为水包油型和油包水型。

糊剂系指大量的固体粉末（一般25%以上）均匀分散在适宜的基质中所组成的半固体外用制剂。可分为单相含水凝胶性糊剂和脂肪糊剂。

7. 眼用制剂 系指由药物制成的直接用于眼部发挥治疗作用的制剂。眼用制剂可分为眼用液体制剂、眼用半固体制剂和眼用固体制剂等。

眼用半固体制剂系指药物与适宜的基质制成的供眼用的半固体制剂，包括眼膏剂、眼用乳膏剂、眼用凝胶剂等；每个包装的装量应不超过5g。

眼用液体制剂系指由一种或多种药物制成供眼用的水性、油性澄明溶液或混悬液，以及在临用前以所附溶剂溶解成澄明的溶液或混悬液的制剂，包括滴眼剂、洗眼剂、眼内注射溶液等；除另有规定外；滴眼剂的装量应不超过10ml，洗眼剂应不超过200ml。

眼用固体制剂系指药物与适宜的辅料制成的供眼用的固体制剂。包括眼膜剂、眼丸剂、眼内插入剂等。

8. 丸剂 系指药物与适宜的辅料以适当方法制成的球状或类球状固体制剂，包括滴丸、糖丸、小丸等。

9. 糖浆剂 系指含有药物的浓蔗糖水溶液，供口服用。糖浆剂除应澄清，含蔗糖量应不低于45%（g/ml）。

10. 膜剂 系指药物与适宜的成膜材料经加工制成的膜状制剂。供口服或黏膜用。

11. 颗粒剂 系指药物与适宜的辅料制成具有一定粒度的干燥颗粒状制剂。分为可溶颗粒（通称颗粒）、混悬颗粒、泡腾颗粒、肠溶颗粒、缓释颗粒和控释颗粒等，供口服用。

12. 口服溶液剂 系指药物溶解于适宜溶剂中制成供口服的澄清液体制剂。口服混悬剂系指难溶性固体药物，分散在液体介质中，制成供口服的混悬液体制剂。也包括干混悬剂或浓混悬液。混悬物应分散均匀，放置后如有沉淀物经振摇应易再分散。口服乳剂系指两种互不相溶液体，制成供口服的稳定的水包油型乳液制剂。口服乳剂应呈均匀的乳白色，以半径为10cm的离心机每分钟4000转的转速离心15分钟，不应有分层现象。

13. 散剂 系指药物或与适宜辅料经粉碎、均匀混合制成的干燥粉末状制剂。散剂分为口服散剂与局部用散剂。

14. 耳用制剂 系指直接用于耳部发挥局部治疗作用的制剂。耳用制剂可分为耳用液体制剂（滴耳剂、洗耳剂、耳用喷雾剂）、耳用半固体制剂（耳用软膏剂、耳用乳膏剂、耳用凝胶剂、耳塞）、耳用固体制剂（耳用散剂、耳丸剂）等。也可以固态形式包装，另备溶剂，在临用前配成溶液或混悬液。

15. 鼻用制剂 系指直接用于鼻腔发挥局部或全身治疗作用的制剂。鼻用制剂可分为鼻用液体制剂（滴鼻剂、洗鼻剂、鼻用喷雾剂）、鼻用半固体制剂（鼻用软膏剂、鼻用乳膏剂、鼻用凝胶剂）、鼻用固体制剂（鼻用散剂、鼻用粉雾剂和鼻用棒剂）。也可以固态形式包装，另备溶剂，在临用前配成溶液或混悬液。

16. 洗剂 系指含药物的溶液、乳状液、混悬液，供清洗或涂抹无破损皮肤用的制剂。

冲洗剂系指用于冲洗开放性伤口或腔体的无菌溶液。

灌肠剂系指灌注于直肠的水性、油性溶液或混悬液，以治疗、诊断或营养为目的的液体制剂。

17. 搽剂 系指药物用乙醇、油或适宜的溶剂制成的溶液、乳状液或混悬液，供无破损皮肤揉擦用的液体制剂。

涂剂系指含药物的水性或油性溶液、乳状液、混悬液，供临用前用纱布或棉花蘸取涂于皮肤或口腔与喉部黏膜的液体制剂。

涂膜剂系指药物溶解或分散于含成膜材料溶剂中，涂搽患处后形成薄膜的外用液体制剂。

18. 凝胶剂 系指药物与能形成凝胶的辅料制成均一、混悬或乳状液型的稠厚液体或半固体制剂。除另有规定外，凝胶剂限局部用于皮肤及腔体。

19. 贴剂 系指可粘贴在皮肤上，药物可产生全身性或局部作用的一种薄片状制剂。其中用于完整皮肤表面，能将药物输送透过皮肤进入血液循环系统的贴剂称为透皮贴剂。

20. 中成药丸剂 系指饮片细粉或提取物加适宜的黏合剂或其他辅料制成的球形或类球形制剂，分为蜜丸、水蜜丸、水丸、糊丸、蜡丸和浓缩丸等类型。

21. 中成药散剂 系指饮片或饮片提取物经粉碎、均匀混合制成的粉末状制剂，分为内服散剂和外用散剂。

22. 中成药颗粒剂 系指饮片提取物与适宜的辅料或饮片细粉制成具有一定粒度的颗粒状制剂，分为可溶颗粒、混悬颗粒和泡腾颗粒。

23. 中成药片剂 系指饮片提取物、饮片提取物加饮片细粉或饮片细粉与适宜辅料混匀压制或用其他适宜方法制成的圆片状或异形片状的制剂，有浸膏片、半浸膏片和全粉片。

24. 煎膏剂（膏滋） 系指饮片用水煎煮，取煎煮液浓缩，加炼蜜或糖（或转化糖）制成的半流体制剂。

25. 中成药糖浆剂 系指含有饮片提取物的浓蔗糖水溶液。含蔗糖量应不低于45%（g/ml）。

26. 贴膏剂 系指提取物、饮片或（和）化学药物与适宜的基质和基材制成的供皮肤贴敷，可产生局部或全身性作用的一类片状外用制剂。

贴膏剂包括橡胶膏剂、凝胶膏剂和贴剂等。橡胶膏剂系指提取物或（和）化学药物与橡胶等基质混匀后，涂布于背衬材料上制成的贴膏剂。凝胶膏剂系指提取物、饮片或和化学药物与适宜的亲水性基质混匀后，涂布于背衬材料上制成的贴膏剂。贴剂系指提取物或（和）化学药物与适宜的高分子材料制成的一种薄片状贴膏剂。

27. 合剂 系指饮片用水或其他溶剂，采用适宜方法提取制成的口服液体制剂（单剂量灌装者也可称"口服液"）。合剂若加蔗糖作为附加剂，除另有规定外，含蔗糖量应不高于20%（g/ml）。

28. 中成药胶囊剂 系指将饮片用适宜方法加工后，加入适宜辅料填充于空心胶囊或密封于软质囊材中的制剂，可分为硬胶囊、软胶囊（胶丸）和肠溶胶囊等，主要供口服用。

29. 酒剂 系指饮片用蒸馏酒提取制成的澄清液体制剂。生产内服酒剂应使用符合食品标准的谷类蒸馏酒。

30. 膏药 系指饮片、食用植物油与红丹（铅丹）或官粉（铅粉）炼制成膏料，摊涂于裱背材料上制成的供皮肤贴敷的外用制剂。前者称为黑膏药，后者称为白膏药。

31. 中成药注射剂 系指饮片经提取、纯化后制成的供注入体内的溶液、乳状液及供临用前配制成溶液的粉末或浓溶液的无菌制剂。注射剂可分为注射液、注射用无菌粉末和注射用浓溶液。

32. 搽剂、洗剂、涂膜剂 均为外用液体制剂。搽剂系指饮片用乙醇、油或其他适宜溶剂制成的供无破损患处揉擦用的液体制剂。其中以油为溶剂的又称油剂。

洗剂系指饮片经适宜的方法提取制成的供皮肤或腔道涂抹或冲洗用的液体制剂。

涂膜剂系指饮片经适宜溶剂和方法提取或溶解，与成膜材料制成的供外用涂抹，能形成薄膜的液体制剂。

33. 中成药眼用制剂 系指由饮片提取物、饮片制成的直接用于眼部发挥治疗作用的制剂。

可分为眼用液体制剂（滴眼剂）、眼用半固体制剂（眼膏剂）等，也有以固态药物形式包装，另备溶剂，临用前配成溶液或混悬液的制剂。

（二）常见药品剂型相应的检查项目

1. 化学药制剂、抗生素制剂、生化药品常见剂型及其检查项目（图4-4）

	重量差异	装量	装量差异	干燥失重	渗透压摩尔浓度	粒度	外观均匀度	可见异物	金属性异物	溶化性	不溶物	不溶性微粒	沉降体积比	甲醇量	崩解时限	溶散时限	融变时限	无菌	热原或细菌内毒素	微生物限度
片剂	√													√						
注射剂		√	√		√			√				√		√				√	√	
酊剂		√												√				√		
栓剂		√												√						√
胶囊剂			√												√					
软膏剂		√					√											√		√
眼用制剂	√				√	√		√	√			√						√		
丸剂	√															√				
糖浆剂		√																		√
颗粒剂		√	√	√			√			√										√
口服溶液剂	√											√								√
散剂		√	√	√			√	√										√		√
耳用制剂	√														√			√		√
鼻用制剂	√														√			√		√
搽剂、洗剂、涂膜剂		√																√		√
凝胶剂		√					√											√		√

图4-4 化学药制剂、抗生素制剂、生化药品常见剂型及其检查项目

2. 中成药制剂常见剂型相应的检查项目（图4-5）

	重量差异	装量	装量差异	含膏量	水分	相对密度	渗透压摩尔浓度	粒度	外观均匀度	可见异物	金属性异物	溶化性	不溶物	不溶性微粒	总固体	耐热性	赋形性	黏附性	甲醇量	崩解时限	溶散时限	融变时限	无菌	热原或细菌内毒素	微生物限度
丸剂	√	√	√		√																√				√
散剂		√	√		√			√	√														√		√
颗粒剂		√	√		√				√			√													√
片剂	√																			√					√
煎膏剂（膏滋）		√				√							√												√
胶剂					√																				√
糖浆剂		√																							√
贴膏剂	√			√												√	√	√							√
合剂		√																							√
滴丸剂	√		√																		√				√
胶囊剂			√		√																√				√
酒剂		√													√				√						√

酊剂	√										√			√
流浸膏剂与浸膏剂	√													√
凝胶剂	√												√	
软膏剂	√				√								√	√
注射剂	√	√		√		√		√					√	√
搽剂、洗剂、涂膜剂	√												√	√
栓剂	√											√		√
鼻用制剂	√												√	
眼用制剂	√				√	√		√	√				√	

图 4-5 中成药制剂常见剂型相应的检查项目

知识链接

部分药品检查项目简介

1. 崩解时限检查法 崩解系指口服固体制剂在规定的条件下全部崩解溶散或成碎粒，除不溶性包衣材料或破碎的胶囊壳外，应全部通过筛网。如又少量不能通过筛网，但已软化或轻质上漂且无硬心者，可作符合规定论。本法适用于片剂（包括口服普通片、薄膜衣片、糖衣片、肠溶衣片、结肠定位肠溶片、含片、舌下片、可溶片及泡腾片）、胶囊剂（硬胶囊剂、软胶囊剂及肠溶胶囊剂）以及滴丸剂的溶散时限检查。凡规定检查溶出度、释放度、融变时限或分散均匀性的制剂，不再进行崩解时限检查。

2. 融变时限检查法 系用于检查栓剂、阴道片等固体制剂在规定条件下的融化、软化或溶散情况。

3. 溶出度检查法 溶出度系指活性药物从片剂、胶囊剂或颗粒剂等制剂在规定条件下溶出的速率和程度。凡检查溶出度的制剂，不再进行崩解时限的检查。

4. 含量均匀度检查法 含量均匀度系指小剂量或单剂量的固体制剂、半固体制剂和非均相液体制剂的每片（个）含量符合标示量的程度。除另有规定外，片剂、胶囊剂或注射用无菌粉末，每片（个）标示量不大于 25mg 或主药含量小于每片（个）重量 25% 者；内容物非均一溶液的软胶囊、单剂量包装的口服混悬液、透皮贴剂、吸入剂和栓剂，均应检查含量均匀度。复方制剂仅检查符合上述条件的组分。凡检查含量均匀度的制剂，一般不再检查重（装）量差异。

5. 微生物限度检查法 系检查非规定灭菌制剂及其原料、辅料受微生物污染程度的方法。检查项目包括细菌数、霉菌素、酵母菌数及控制菌检查。

6. 无菌检查法 系用于检查药典要求无菌的药品、医疗器具、原料、辅料及其他品种是否无菌的一种方法。若供试品符合无菌检查法的规定，仅表明了供试品在该检验条件下未发现微生物污染。

7. 溶液颜色检查法　本法系药物溶液的颜色与规定的标准比色液相比较，或在规定的波长处测定其吸光度，以检查其颜色。品种项下规定的"无色或几乎无色"，其"无色"系指供试品溶液的颜色与所用溶剂相同，"几乎无色"系指浅于用水稀释一倍后的相应色调1号标准比色液。

8. 可见异物检查法　可见异物是指存在于注射剂、眼用制剂中，在规定条件下目视可以观测到的不溶性物质，其粒径或长度通常大于 $50\mu m$。

常见的可见异物：①白点，系指不能辨清平面或棱角的白色物体按白点计。②细小蛋白絮状物或蛋白颗粒，系指半透明的小于约1mm的絮状沉淀或蛋白颗粒。③少量絮状物或蛋白颗粒，系指在规定检查时间内，较难计数的蛋白絮状物或蛋白颗粒。④微量沉积物，系指静置后供试品中的微小沉积物，轻轻转动后有烟雾状沉淀浮起，轻摇即散失者。⑤摇不散的沉淀，系指久置后蛋白溶液出现的少量沉积物，轻轻摇动后不能分散消失者。⑥纤维，系指长度约2mm以上的纤维。

可见异物检查方法有灯检法和光散射法，但检查时发现瓶盖松动或有微量沉积物的供试品需做无菌检查；冻干制剂需按各品种正文中规定的温度及方法复溶；检查冻干制剂时，因针刺橡皮塞产生的胶屑不计为可见异物。

知识链接

合格样品的退样处理

合格样品的退样国家目前暂无相关的规定，为避免抽验合格药品的浪费，减少被抽样单位的经济负担，促进医药经济健康发展，部分省市实行了抽验合格剩余药品退回的做法。如江苏省某市食品药品监督管理局要求采取"抽三、检一、封二"的方式，抽3倍量，拿回实验室1倍量进行检验，另外两倍量封在被抽样单位。如果检验合格，由抽样单位通知被抽样单位进行解封；如果不合格，将另外两倍量调回实验室进行复检；广西省某市食品药品监督管理局规定，抽验的药品除毒性药品、麻醉药品、精神药品、放射性药品及易腐败、霉变、挥发及开封后无保留价值的药品外，经检验合格并出具报告，且复核量未经调用的情况下，复核量可以退回被抽样单位，由于抽样时因封签可能造成包装或标签的损坏，对退回样品被抽样单位应遵守相关法规妥善处理。留样量及不合格样品按规定不允许退样。这些举措既充分利用了合格药品资源，避免了因闲置和不能有效贮存、保管造成的浪费，又减少了管理相对人的经济损失，并大大改善了与管理相对人的关系，缓解了抽样工作的矛盾，实现了抽样工作与被抽样单位经济利益的"双赢"。

三、药品检验报告书的传递

（1）药品检验机构接到样品，在取得检验必要的材料后应当按照法定质量标准在规定检验周期内完成检验，并出具药品检验报告书。特殊原因不能按时完成的，应当由抽验任务下达部门批准延期或转其他单位检验。

（2）各级药品检验机构上报药品检验结果必须准确、规范、及时，不得隐瞒或篡改。

（3）进行药品检验的药品检验机构，应当在检验报告书签发之日起2个工作日内将报告书报药品送检单位。药品送检单位应在接到报告书后2个工作日内将报告书转送被抽样单位。

对检验结果不符合标准规定的，药品检验机构应当在检验报告书签发后及时将报告书报当地同级药品监督管理部门，同时抄报当地省（区、市）药品监督管理部门，省（区、市）药品监督管理部门在接到报告书后应及时将报告书转送被抽样单位。

（4）对抽验到标示为外省（区、市）药品生产企业生产的不符合标准规定药品的，药品检验机构所在地的省（区、市）药品监督管理部门在接到报告书后应及时将报告书转送该生产企业所在地的省（区、市）药品监督管理部门。生产企业所在地的省（区、市）药品监督管理部门应当在接到报告书后及时将报告书及"药品抽验结果送达及拟公告告知书"转送该生产企业。

（5）属于国家计划下达的药品抽验任务，对检验结果符合标准规定的，应当在检验报告书签发之日起2个工作日内将报告书报药品送检单位。药品送检单位应在接到报告书后2个工作日内将报告书转送被抽样单位。

对检验结果不符合标准规定的，药品检验机构应当在检验报告书签发后及时将报告书报国家局稽查局或其指定的机构，由国家局稽查局或共指定的机构将报告书分别发送药品抽样地和生产企业所在地的省（区、市）药品监督管理部门。

药品抽样地和生产企业所在地的省（区、市）药品监督管理部门应当在接到检验报告书后及时将报告书及"药品抽验结果送达及拟公告告知书"转送该药品被抽样单位和生产企业。

（6）中国食品药品检定研究院负责对国家药品抽验数据进行汇总、整理和分析，省（区、市）药品监督管理部门负责对辖区内的药品抽验工作进行汇总、整理和分析，并将汇总情况报国家局。

（7）对检验结果不符合标准规定的，接到检验报告书的药品监督管理部门，应当立即对本辖区内不符合标准规定药品的生产、销售、使用情况进行调查，依法进行处理，必要时，依法对上市销售的药品采取控制措施。涉及其他省（区、市）的，及时向相关省（区、市）药品监督管理部门通报。重大情况和采取控制措施情况由省（区、市）药品监督管理部门及时报告国家局稽查局。

属于国家计划下达的药品抽验任务，对检验结果不符合标准规定的，药品抽样地和生产企业所在地的省（区、市）药品监督管理部门应当对生产、销售、使用不符合标准规定药品的情况组织调查，依法进行处理，并将调查处理情况及时报国家局稽查局。

在流通和使用环节抽验不合格的，应跟踪到该药品的生产企业成品库抽验同批号的药品；如无库存，可抽验同批号的药品留样；若无同批号的药品留样，应抽验同品种相近批号的药品。1次跟踪抽验，原则上应同时抽取至少2个批号的样品。

对在药品生产企业抽取样品（包括留样），经按照法定质量标准或者按照国家局批准的补充检验方法和项目检验，有下列情形之一的，按生产销售假药或者生产销售劣药情节严重论处，由药品监督管理部门依法撤销该药品批准证明文件，直至吊销《药品生产许可证》：①非法添加处方以外药物成分的；②以处方外的其他成份代替处方中有效药物成份的；③减少处方药物构成的；④使用依照《药品管理法》必须取得批准文号而未取得批准文号的原料生产的；⑤一年时间内检验同一企业，同一药品有 2 个以上（含 2 个）批号发现不符合标准规定的。

四、药品检验结果的异议处理

（1）被抽样单位或药品生产企业对药品检验机构的检验结果有异议时，可以自收到检验报告书之日起 7 个工作日内提出复验申请；逾期视为放弃复验。复验申请应当向《药品管理法》第六十七条规定的药品检验机构提出；其他药品检验机构不得受理复验申请。

当事人往往主动放弃法律赋予的权利，但是在执法人员展开调查时又提出异议，影响办案进程。因此具体办案人员应制定药品检验报告送达回执，书面告知当事人依法享有申请复验权，告知当事人申请复验的时限，程序。以当事人签字并注明收件日期为药品检验报告送达时间，复验期限以药品检验报告送达之日起 7 日内以书面方式提出有效，逾期视为对检验结果无异议。

（2）对于同一样品，药品检验机构仅接受生产企业或被抽样单位一次复验申请，对已经一次复验并有复验结果的，不再受理重复的复验申请。

申请复验的单位在申请复验时应当提交以下资料：①加盖申请复验单位公章的"复验申请表"；②药品检验机构的药品检验报告书原件；③药品抽验结果送达及拟公告告知书；④经办人办理复验申请相关事宜的法定代表人授权书原件。

（3）收到复验申请的药品检验机构对复验申请资料审核通过后，应立即通知原药品检验机构在 5 个工作日内提供其签封的留样，并对收到的留样进行样品审核。样品审核通过后应立即开具"复验申请受理回执"，告知当事人是否受理复验。

（4）有下列情况之一的，不予受理复验申请：①国家药品质量标准中规定不宜复试或检验结果无法再现的项目，如微生物限度检查中检出控制菌或其他致病菌的，可见异物检查中因检出金属屑、玻璃屑、长度或最大粒径超过 2mm 纤维和块状物等明显外来的可见异物的，无菌、热原（细菌内毒素）检验不符合标准规定的；②样品明显不均匀或者不够复验检验需要量的；③已经申请过复验并有复验结论的；④申请复验时样品已过有效期或有效期不足 30 天的；⑤不按规定预先支付复验费用的；⑥国家局规定的其他不宜复验的项目。

（5）可见异物检查中因检出金属屑、玻璃屑、长度或最大粒径超过 2mm 纤维和块状物等明显外来的可见异物而被判定不符合规定，企业自收到药品检验报告书之日起 10 个工作日内可向原检验机构提出申请对被判定为不符合规定样品进行现场检验结果确认；逾期申请的不再受理。

（6）受理复验的药品检验机构应当在收到留样之日起 15 个工作日内做出复验结论，并出具复验检验报告书。特殊情况需要延期的，应当报同级药品监督管理部门批准。

受理复验的药品检验机构应在复验报告书签发后及时将复验报告书送原药品检验机构及复验申请人。原药品检验机构应在接到复验报告书后及时将复验报告书送达原检验报告书送达的相应单位。

属于国家计划下达的药品抽验任务，受理复验的药品检验机构应在复验报告书签发后及时将复验报告书报国家局稽查局指定的机构，由国家局稽查局指定的机构送达相应单位

思考题

1. 样品送样交接应注意哪些事项？
2. 药品检验报告书如何传递？
3. 药品检验结果有异议如何处理？
4. 常见的可见异物有哪些？

第五节　药品检验结果的处理

药品检验报告是对药品质量作出的技术鉴定，是具有证据效力的法律文书。《药品管理法》第七十八条规定，除某些特定情形外，"对假药、劣药的处罚通知，必须载明药品检验机构的质量检验结果。"药品监督管理部门根据质量检验结果，应当依法作出行政处理决定。药品检验报告书是质量检验结果的"载体"，检验报告书是否法定、准确、规范，直接影响药品检验结果的法律效力，影响对被抽验药品质量综合评定的科学性，同时也影响对被抽验单位的行为定性以及所应承担法律责任的确定。当然，药品检验报告书除其本身的科学性、有效性外，也需要药品监管人员正确解读其中的内容。

一、有效药品检验报告书的确定

1. 出具检验报告书的药品检验机构合法 　《药品管理法》第六条规定：药品监督管理部门设置或者确定的药品检验机构，承担依法实施药品审批和质量监督检查所需的药品检验工作。因此，出具有效药品检验报告书的检验机构为：

（1）由各级药品监督管理部门依法设置或者确定，包括中国食品药品检定研究院、各省级（食品）药品检验所、各市级（食品）药品检验所等。

（2）出具生物制品批签发检验报告的检验机构应当是国家局指定的药品检验机构，目前经授权承担生物制品批签发工作的有中国食品药品检定研究院与北京市、上海市等 8 个药品检验机构。

（3）出具进口药品检验报告的检验机构应当是国家局根据口岸检验工作需要确定的药品检验机构，目前有中国食品药品检定研究院和17个地方药品检验机构。

各级药品检验机构均应通过国家质量认证。药品检验报告书上应有省级或省级以上质量技术监督部门的"中国计量认证"等标志。

对同一药品各级药品检验机构出具的检验报告书具有同等的法律地位（用于裁定的复检除外）。药品生产企业出厂药品检验报告，是企业为进行质量内控而实施的检验，在药品监督管理部门行政执法时不能作为法定的依据。

知识链接

进口药品和生物制品批签发检验机构

1. 口岸药品检验所　口岸药品检验所是经国家局授权的负责进口药品质量检验的专业性机构，目前有中国食品药品检定研究院和陕西省、江苏省、浙江省、广东省、福建省、海南省、北京市、天津市、上海市、重庆市、广西壮族自治区、大连市、青岛市、武汉市、成都市、厦门市、广州市等17个地方药品检验机构。中检究院还负责进口药品口岸检验工作的组织、协调和指导，并对其它口岸药品检验所的检验结果进行技术复验，其复验结果为最终结论。进口药品入关检验报告书网上检索地址：http：//www.nicpbp.org.cn/ypjy/ypjyM.nsf。

2. 生物制品批签发检验机构　生物制品批签发是指国家对疫苗类制品、血液制品、用于血源筛查的体外生物诊断试剂以及国家局规定的其他生物制品，每批制品出厂上市或者进口时进行强制性检验、审核的制度。检验不合格或者审核不被批准者，不得上市或者进口。国家局主管全国生物制品批签发工作。承担生物制品批签发检验或者审核工作的药品检验机构由国家局指定。批签发检验报告书网上检索地址：http：//www.nicpbp.org.cn/nicpbpoa/bgsk.nsf。

知识链接

药品检验报告书上常见的标志

1. 计量认证标志（CMA）　CMA是China Metrology Accredidation（中国计量认证/认可）的缩写。取得实验室资质认定（计量认证）合格证书的检测机构，可按证书上所批准列明的项目，在检测（检测、测试）证书及报告上使用CMA标志，标志由CMA三个英文字母形成的图形和检验机构计量认证书编号两部分组成。

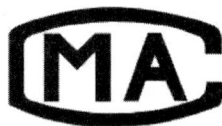

计量认证证书编号采用11位数字式编号方法：XXXX（发证年份）　XX（发证机关代码）　XXXX（发证机关发证流水号）　X（实验室领域分类代码）

第1—4位数：发证年号；

第5—6位数：发证机关代码；

31个省（区、市）的代码规定为：01北京，02天津，03河北，04山西，05内蒙古，06辽宁，07吉林，08黑龙江，09上海，10江苏，11浙江，12安徽，13福建，14江西，15山东，16河南，17湖北，18湖南，19广东，20广西，21海南，22重庆，23四川，24贵州，25云南，26西藏，27陕西，28甘肃，29青海，30宁夏，31新疆；国家认监委颁证的，代码为00。

第7—10位数，发证机关的发证流水号。

第11位是实验室领域分类字母代码，具体代码是：A—机械汽车 B—化工 C—轻纺商贸 D—电力 E—有色冶金 F—水利海洋供排水 G—国土资源 H—信息产业 J—石油 K—科研教育 L—安全生产 M—建材 N—铁道 P—交通 Q—食品、微生物 R—建设工程及室内空气 S—卫生医药 T—煤炭 U—环保 V—农牧鱼林 W—国防科工 X—公安 Y—计量校准 Z—质检系统及其他

2. 实验室认可标志（CNAS） 该标志只有国家级一种。实验室认可是指"权威机构对实验室有能力进行规定类型的检测和（或）校准所给予的一种正式承认"，实验室可根据需要自愿申请认可。我国统一负责校准和检测实验室资格认可，以及承担已获认可实验室日常监督的国家认可机构是中国合格评定国家认可委员会。获准认可的实验室由中国合格评定国家认可委员会授予资格证书，并允许实验室在其出具的检验报告或校准证书上使用"中国合格评定国家认可标识"。一般而言，只有获得国家认可的检测机构，才可受托从事国家级强制抽检。

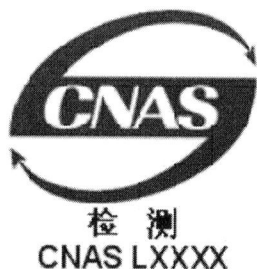

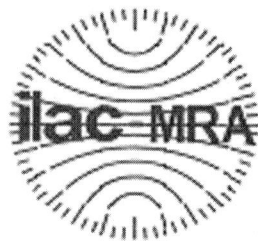

3. ILAC－MRA标志 中国合格评定国家认可委员会颁发的认可证书。证书上除原有的"CNAS"标识外，还标有"ILAC－MRA"互认标识。"ILAC"是国际实验室认可使用组织（International Laboratory Accreditation Cooperation）的简称。国际实验室认可使用组织（ILAC）成立于1996年，其宗旨是通过提高对获认可实验室出具的检测和校准结果的接受程度，以便在促进国际贸易方面建立国际合作。中国合格评定国家认可委员会于2001年1月31日与国际实验室认可合作组织（ILAC）签署了多边相互承认协议"ILAC－MRA"（ILAC Mutual Recognition Arrangement），并于2005年1月获得了ILAC批准使用ILAC－MRA国际互认标志的许可，这表明经过CNAS认可的检测实验室出具检测报告使用CNAS标志的同时也可使用ILAC－MRA标志。ILAC互认协议建立了实验室认可机构之间的信任和他们彼此从事实验室认可的能力的信任。这种信任有助于各国之间接受获认可实验室出具的检测和校准结果。

2. 检验报告应是依据法定标准检验的结果 药品检验的法定依据有《中国药典》

（包括相应的增补本）、国家局局颁标准、国家局注册标准、卫生部部颁标准、民族药国家标准、各省《中药饮片炮制规范》及国家局规定的其他补充标准等。另外，《药品管理法实施条例》第五十八条规定："对有掺杂、掺假嫌疑的药品，在国家药品标准规定的检验方法和检验项目不能检验时，药品检验机构可以补充检验方法和检验项目进行药品检验；经国务院药品监督管理部门批准后，使用补充检验方法和检验项目所得出的检验结果，可以作为药品监督管理部门认定药品质量的依据。"

知识链接

药品标准编号历史沿革的过程

国家局成立之前，药品标准由卫生部负责制订。标准号为 WS（卫生）开头，待标准转正后，在 WS 后加注下标，其中 WS1、WS2、WS3 分别表示化药、生物制品和中药，并在药品标准末尾加注年份和字母 Z，表示该标准已转正及转正时间。标准转正后，原标准即停止使用。1998 年国家局组建并承担药品监督管理职能后，在一段时间内沿用了卫生部标准号及编号原则。从 2003 年下半年开始采用新的标准号，新的标准号以 YB（药品标准）开头，其中 YBH、YBS、YBZ 分别表示化学药品标准、生物制品标准、中药标准，逐步取代原先的 WS 标准。

3. 检验报告书形式和内容上应具有完整性　①目前药品检验机构出具的药品检验报告书（图 4-6，不含进口药品检验报告书）的格式基本一致，由表头、检验项目、结论等组成。表头包括报告书编号、检品名称、批号、生产单位或产地、供样单位、检验目的、检验项目、检验依据、规格、包装、效期、检品数量、收验日期、报告日期等；检验项目有性状、鉴别、检查和含量测定四项；结论是按该药品标准检验结果是否符合规定。表头内容应填写完整；检验项目根据实际检验的项目填写；必须有明确的"符合规定"或者"不符合规定"的结论。②检验报告应盖有"药品报告专用章"或"检验报告专用章"；③复制报告应重新加盖"药品报告专用章"或"检验报告专用章"；④有该药品检验机构的授权签字人的授权签字和签发日期等。检验报告一般不得涂改。

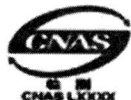

*****·QR-028-2011

省市食品药品检验所
药品检验报告书

报告书编号：**************

检品名称	盐酸普萘洛尔片	规 格	10mg
批 号	110201		
生产单位	************	包 装	塑瓶
供样单位	************	效 期	2014.01.28
检验目的	监督抽验	检品数量	3瓶×100片/瓶
检验项目	全检	收验日期	2011-09-27
检验依据	《中国药典》2010年版二部	报告日期	2011-10-15

检验项目	标准规定	检验结果
【性状】	应为白色片.	为白色片.
【鉴别】		
（1）氯化物反应	应呈正反应	呈正反应
（2）紫外光谱	应在290nm与319nm的波长处有最大吸收.	在289.5nm与319.5nm的波长处有最大吸收.
【检查】		
含量均匀度	应符合规定	符合规定
溶出度	限度为标示量的75%	符合规定
【含量测定】	含盐酸普萘洛尔 $(C_{16}H_{21}NO_2 \cdot HCl)$ 应为标示量的93.0%~107.0%.	105.5%
	以下空白	

结论：本品按《中国药典》2010年版二部检验，结果符合规定.

授权签字人： *****　　　　签发日期　*****

图4-6 药品检验报告书

📟 **知识链接**

从药品检验报告书查找"猫腻"

药品监管中发现，某些涉药单位提供的药品检验报告书，系虚假或无效的报告书，常见表现有：

1. "早产"　检验报告书签发日期早于药品生产日期，即药品还没有出厂，药品检验报告书已出炉，为典型的伪造报告书，假药的嫌疑很大。

2. "张冠李戴"　检验报告书载明的规格、批号等信息与药品包装上标示的相关信息不符。

往往是不法分子拿其他规格、批次的合格检验报告来掩人耳目，执法人员需仔细对比。

3. "学艺不精" 伪造的检验报告书印章与实际不符。如西藏自治区药品检验所的公章应当有汉文和藏文，某报告书印章上没有藏文，无疑就是伪品。某报告书盖有"北京市食品药品检验所"印章，实际上北京市药检所至今没有承担"食品"检测职能，因此也没有和许多药品检验机构一样已更名。

4. 其他"露馅" 比如某板蓝根颗粒的检验报告书，表头和结论表述的检验依据为《中国药典》二部（中药的检验标准应为药典一部）；或者检验报告书凭空多出药品标准未收载的检验项目，或者报告书中有关内容自相矛盾等。

二、如何根据药品检验报告书判定假劣药品

药品检验机构出具的检验报告书，一般只给出"符合规定"或者"不符合规定"的结论。不论某药品检验项目多少，只要其中有一项检验不合格，对该批药品的总结论即为"不符合规定"。对于不合格结论的报告书，其抽验药品可能属于法定意义的假药，也可能属于劣药。但在实施行政处罚前，必须对其性质作出准确判定。因此药品执法人员解读药品检验报告书时，不仅要看检验结论，更需要结合各具体检验项目综合分析，科学判断。以下介绍对各检验项目检验结果通常的判定方法。

1. 性状 性状项记载药品的物质形态、外观形状、颜色、臭、味、溶解性以及物理常数等。制剂剂型外观性状的变异一般判定为劣药，如糖衣片裂片、碎片、脱壳、花斑、粘连，丸剂发生潮解、粘连，胶囊剂漏粉、变软、粘结，散剂颗粒剂结块、潮解、软化，注射剂出现浑浊、色泽异常、不可逆的沉淀，粉针剂出现结块、变色或药物溶化等。溶解度等物理性质的不符合规定也应判为劣药。但有些外观性状的异常，可能由于药品变质、被污染引起，如液体制剂产生气体、异臭，膏剂酸败、异臭、出现霉斑等，应考虑判定为假药（必要时结合其他项目综合判定）。中药材（饮片）外观性状不符合规定，如果系他种药材（饮片）冒用，为假药。如果品种相符，但掺假掺杂、非药用部位过多、明显混有泥沙等杂质或者形态、色泽等与标准不符的，判为劣药。中药饮片未按照规定的药品标准加工炮制、性状与标准不符的，判为劣药。

知识链接

掺假、掺杂中药材（饮片）的性质判断

《药品管理法》第四十八条第二款第二项规定，以非药品冒充药品或者以他种药品冒充此种药品的，为假药；第四十九条第二款规定，药品成份的含量不符合国家药品标准的，为劣药。对于掺假、掺杂中药材（饮片），掺假、掺杂程度有所不同，究竟达到什么程度才构成假药，法律、法规没有明确。监管中常有发现，某些中药材（饮片）绝大部分为掺假品种，仅极少部分为正品，判定为劣药，显然不符情理。因此在立法上有待完善。

2. 鉴别 常用的鉴别方法有经验鉴别、显微鉴别、理化鉴别、薄层鉴别、色谱鉴别等。不论是原料药、单一成分制剂还是复方制剂，如果鉴别项不合格，应判定为假药；但如果鉴别项中部分项目合格，尚不能直接判定为"合格"，因为有些药品的鉴别

反应专属性不强，有可能是同一类物质或者同类物质成分的干扰作用，如氯化钾注射液和氯化钠注射液都含氯离子，都有氯化物的鉴别反应。中药材（饮片）和中成药由于所含成分复杂，前处理（分离作为检测指标的标的成分）难度大，成分之间会相互影响、干扰更加显著。因此，通常情况下，药品抽验应当要求全检，特殊情况下还应研究、申请补充检验方法和检验项目。药品执法人员结合其他检验项目进行综合分析后方可准确判定。

3. 检查 检查项一般反映药品的均一性、纯度、硬度、黏度等物理特征与微生物、内毒素等生物特征，有时也是药品在生产和流通过程中可能含有或产生并需要限定的杂质（如残留溶剂、重金属等）的控制指标。各种剂型的常见检查项目见图4-4、图4-5。单从检查项不合格考虑，所检验的药品应定性为劣药。如某些中药材（饮片）有"杂质"检查项目，杂质超标的应判为劣药。

4. 含量测定 含量测定一般针对药品中的有效成份或主要有效成份，主要有化学、仪器和生物学测定等三种测定方法。相对于药品的性状、鉴别、检查等定性项目，含量测定是一种定量方法。依据《药品管理法》的规定，药品成份的含量不符合国家药品标准的，为劣药。含量测定的结果，在检验报告书中以一个明确的数值来表示，这个数值代表检测成份的真实值，如果超出、或者低于药品标准限度的，都判定为劣药。但当有效成份含量测定结果达不到规定的10%时，这个测定值往往受仪器、检验方法、人员操作误差影响很大，事实上药品中可能并不含有被测成分，可考虑定性为假药。

根据不合格结论的药品检验报告书判定所检药品为假药或劣药，往往需要综合考虑性状、鉴别、检查、含量测定等检验结果。判定时还应遵循两个原则：①否定优先原则。即检验结果只要有一个项目不合格，即使其他检验项目全部合格，也应将药品定性为假药或者劣药。②假药优先原则。即凭某项目能够判定药品为假药的，其他反映劣药特征的项目不再作为判定依据。也就是说，某药品可定性为假药的，就没必要再定性为劣药。

当然，我们要对药品检验在药品质量控制中的定位有清晰的认识。首先，药品质量是设计、生产出来的，而并非检验出来。药品检验是事后的监管手段，因而具有监管上的滞后性。其次，药品检验结果在判定药品质量状况时具有局限性。由于药品质量标准、药品检验技术相对于不断发展变化的药品市场，永远处于"落后"、需要完善（改进）的状态，根据法定质量标准检验的结果，并非一定能科学、准确地反映药品的合法性和内在质量。许多检验报告显示"符合规定"的药品，其事实上是名符其实的假药或者劣药。因此药品执法人员既要充分利用药品检验报告书这一法律武器严惩制售假劣药品行为，又不能过于依赖和"迷信"检验结果，要从多渠道、多环节入手，综合利用各种监管方式和手段，才能有效打击制假售劣等药品违法行为，方可保人民群众用药安全无虞。

三、药品检验结果的处置

对于检验结果不合格的药品检验报告，不论判定为假药或是劣药，药品监督管理部门必须依法处置，但处置前首先要科学判断所抽验样品的"代表力"和责任主体的界定。虽然从理论上讲，同一批药品具有均质性特点，按照科学的抽样方法，所抽取的样品能代表标的药品整体，其检验结果也能作为同批号所有药品的质量依据。但事实上引起药品不合格的原因很多，这些原因可能发生在生产环节，也可能在经营和使用环节；可能在上游供货企业，也可能在被抽样单位自身。因此，实践中并不能一概凭不合格检验报告对整批药品判处"死刑"，而是要根据药品不合格项目的特点，结合药品抽样有关信息，综合分析、科学判断，必要时进行进一步核验，从而准确界定责任主体，维护药品行政执法的合法性、公正性和权威性。

直接从药品生产企业抽验的药品，检验报告对整批次药品负责。如果经检验不合格的，应对所有同批次药品进行控制并依法查处。因此通常需要对下游进货单位进行追溯。涉及单位按照其他购销行为的规范程度、主观故意程度依法追究相应的法律责任。

从药品经营企业或医疗机构抽验的药品，一般来说，检验报告首先只对该被抽样单位销售、使用的整批药品负责。是否追溯到上游供货商，应针对具体不合格项目，予以区别考虑。

1. 涉嫌生产环节出现的问题　对于含量测定、鉴别、溶出度、崩解时限、释放度、注射剂中出现无菌、热源（或内毒素）等项目不符合规定，一般可考虑检验报告对出厂的整批药品负责，药品执法人员应当从被抽样单位开始往上游供应商层层追溯直到药品生产企业。涉及单位按照其他购销行为的规范程度、主观故意程度依法追究相应的法律责任。上游供应商以及药品生产企业对检验报告的代表性有异议的，可考虑对其在库药品（或者留样）再行抽验，以清晰不合格报告书的质量追溯范围。

2. 涉嫌流通过程中质量的变异　有些检验项目，对包装质量（如纸箱的材料和通透性等）、储存环境、运输条件等因素十分敏感，因此许多不合格的原因，并非药品生产环节引起，而是在流通过程中未严格按照规定管理导致药品质量发生变异。比如，某些制剂外观性状的异常、检查项水分（干燥失重）超标、颗粒剂粒度不符要求、微生物限度超标、中药材（饮片）出现虫蛀、发霉等，应充分考虑流通环节外界因素的影响。笔者曾在某南方海岛企业抽取的数批胶囊剂、颗粒剂，经检验水分项全部不合格，但核查发现其他企业的同批号药品都无此现象。究其原因是由于海岛湿度大，企业仓库湿度超标所致。因此涉嫌流通环节的质量变异，除对被抽验单位依法追究法律责任外，是否对上游供应商和生产企业进行追溯应慎重考虑、综合分析。

当然，以上介绍的判断和处置方法，只具有一般指导意义和参考价值，实践中例外的情况很多。比如2008年云南省红河州发生的刺五加注射液事件，经检定系无菌项目不合格，（细菌内毒素）导致数人死亡。经调查并非是生产环节的问题，而是在流通过程中药品被雨水浸泡，受到细菌污染，销售人员擅自更换包装后继续销售导致悲剧的发生。即便是鉴别项目不合格，也有可能是流通过程中的因素所致。因此，不合格检验报告追溯的范围、责任主体的界定，是药品监管实践的一大难题，值得我们不断研究、探索和总结。

思考题

1. 有效药品检验报告书如何确定？
2. 如何根据药品检验报告书判定假劣药品？
3. 药品检验报告书上有哪些常见标志？
4. 药品检验结果如何处置？

第五章
药品安全突发公共事件应急管理

学习要点

1. 了解药品安全突发公共事件应急管理的基本知识。
2. 熟悉应急管理的法律法规、应对突发事件的程序和方法。
3. 掌握应急管理日常工作处理和突发事件应对处置的基本技能。

本章从药品安全突发公共事件的常识入手，重点介绍药品安全突发公共事件应急管理的基本依据，药品安全突发公共事件的分级、响应级别、预案编制、应急程序、应急保障和应急管理的日常工作等方面的知识和技能，以期满足履行药品安全突发公共事件应急管理职责的需要。

第一节　概　述

药品安全突发公共事件，是指突然发生的，因药品原因造成或者可能造成公众身心健康和生命危害，需要采取应急处置措施予以应对的危及公共安全的紧急事件。药品安全突发公共事件应急管理，是指政府及其药品监督管理部门在药品安全突发公共事件的事前预防、事发应对、事中处置和善后管理过程中，通过建立必要的应对机制，采取一系列必要措施，保障公众身心健康与生命安全，促进社会和谐健康发展的有关活动。

药品安全突发公共事件应急管理，虽然与药品监督管理有很大关系，广义上也应属于药品监督管理的一部分，但还是有很大区别的。与一般意义上的药品监督管理相比具有以下几个明显特征，一是原因性，就是引起突发事件的原因是药品，不管是药品质量的原因、药品使用方面的原因、还是药品自身缺陷或副作用等药原性的原因，一定是药品引起的。二是突发性，就是在时间、地点、危害后果未知的情况下突然发生的，超乎人们的心理预期和打乱正常的社会秩序。三是社会性，就是引发的危害是群体性的公共事件，受伤害人数多，社会影响面广，而不是单独的个体药害事件。四是系统性，应急管理是一个动态的系统管理，包括预防、预警、响应和恢复四个过程，而不仅仅是药害突发事件的应急处置。五是政府性，政府是应对突发公共事件的责任主体，是组织、动员社会力量实施应对，药品监督管理部门作为应急管理工作机构之一，是处置突发药品安全事件的责任单位，而不是全部。由于药品是药品安全突发公共事件的终结性原因，因此应急管理对药品监督管理工件就赋予了新的意义，提出了更高要求，而做好药品监督管理工作对于预防和减少药品安全突发事件的发生更是意义重大。

加强药品安全突发公共事件应急管理，提高预防和处置药品安全突发事件的能力，是关系经济社会发展全局和人民群众身心健康与生命安全的大事，是全面履行药品监督管理职能，进一步提高药品监督管理能力的重要方面。要坚持应对突发事件"预防与处置并重"的工作原则，通过加强药品安全突发公共事件应急管理，建立健全药品安全突发事件的社会预警机制、应急机制和社会动员机制，最大限度地预防和减少药品安全突发事件的发生，控制、减轻和消除药品安全突发事件造成的社会危害，保障公众的身心健康与生命安全，维护社会稳定，促进经济社会全面、协调、可持续发展。

思考题

1. 什么是药品安全突发公共事件应急管理？
2. 简述药品安全突发公共事件应急管理的特征。

第二节　药品安全突发公共事件应急管理依据

药品安全突发公共事件应急管理是一项涉及面广、影响面大，预期与结果不可预测的系统工程，虽然目前没有专门的法律法规就药品安全突发事件应急管理作出专门的规定，但现有的应对突发事件的法律法规、文件制度和应急预案，为药品安全突发公共事件的应急管理提供了基本的依据。

一、法律依据

目前国家应对突发事件的法律法规主要分为应对自然灾害、事故灾难、公共卫生事件、社会安全事件等四类，共一百余种，除了应对特定突发事件的法律法规外，最基本的是《突发事件应对法》。《突发事件应对法》是药品安全突发公共事件应急管理最基本的法律依据。但从药品安全突发公共事件引发的终结原因和分类归属看，《药品管理法》及其涉药法律法规、《突发公共卫生事件应急条例》等都是药品安全突发公共事件应急管理的法律依据。

1. 应急管理主体的法定性　根据《突发事件应对法》中关于应急管理主体的规定，县级人民政府对本行政区域内突发事件的应对工作负责，国务院有关部门根据法律、行政法规规定对特定突发事件的应对工作负责。《突发公共卫生事件应急条例》规定，突然发生的，严重影响公众健康的事件属于突发公共卫生事件；各级人民政府负责领导、指挥本行政区域内突发公共卫生事件应急处理工作，各级政府卫生行政主管部门和其他有关部门在各自的职责范围内做好突发事件应急处理的有关工作。由此可见，药品安全突发公共事件应属于突发公共卫生事件，其应急管理由各级人民政府负责领导组织，药品监督管理部门在规定的职责范围内做好相关工作。

2. 应急管理程序的法定性　应急管理的程序是指应急管理的步骤、方法和次序，核心的是应急处置的步骤、方法和次序。《突发事件应对法》规定的应急管理的基本程序主要包括预防与应急准备、监测与预警、应急处置与救援、事后恢复与重建等四个方面。这既是应急管理的程序规定，也是应急管理工作的内容规定。即便特定的突发事件，相关的法律法规针对其特定的规律特点，规定了不同的应急管理程序。

3. 应急管理结果的法定性　应急管理结果是指根据法律法规规定的内容、程序和方法，实施的应急管理具体行为产生的结果。其结果的法定性表现在，一是行为的实施主体是法律规定的实施应急管理的机关；二是行为的实施是依据法律规定的程序和内容进行的；三是行为的结果运用时具有一定的法律效力。比如药品安全突发事件应急预案、药品质量监测结果对预警的决定、药害事件对社会的危害或可能产生危害的判定等，一旦依法启动或作出判定，对社会的牵动和影响面是巨大的。

二、文件依据

作为法律法规的补充，各级政府和相关承担应急管理职能部门的文件，也是药品安全突发公共事件应急管理的依据。

1. 突发事件种类繁多，法律法规无法完全涵盖　《突发事件应对法》将突发事件分为四类，每类又可分为若干种，每种又可分为许多不同的情况，法律法规不可能对所有的情况都能规范到，因而各级政府和部门针对特定类事件的文件就是重要补充。药品安全突发公共事件应急管理就属于这种情况。

2. 地域差别，法律法规无法面面俱到　我国幅员辽阔，经济社会发展不平衡，药品使用水平和使用能力千差万别，突发事件的等级标准和应对能力也有很大的差异，在法律法规无法细致到这些不同的情况下，就需要地域性的文件进行弥补。

3. 权限限制，无可替代的选择　县级以上人民政府是药品安全突发公共事件应急管理的责任主体，但许多地方政府并无制定法规规章的权限，尤其是承担常态管理的职能部门，只得用文件指导、规范药品安全突发公共事件应急管理工作。

4. 新型事件，导致法律法规的相对滞后　随着经济社会的发展和新型行业、业态的出现，法律法规未涉及到的新型突发事件有可能出现，这就需要文件作出相对较快的反应。

三、预案依据

预案是药品安全突发公共事件应急管理的重要内容，是预先制定的应对药品安全突发公共事件的工作方案。从目前的预案构成体系看，有国务院及各级政府的总体应急预案、专项应急预案和部门应急预案。对于一个具体的行政区域而言，上述预案都是实施药品安全突发公共事件应急管理的依据。

1. 各级政府的总体应急预案　是指国务院及各级政府为提高保障公共安全和处置突发公共事件的能力，最大程度地预防和减少突发公共事件及其造成的损害，保障公众的生命财产安全，维护社会稳定，促进经济社会全面、协调、可持续发展，依据有关法律、行政法规，制定的应对本行政区域内突发事件的统领性预案。包括国家的总体应急预案，省、市、县直到乡镇政府的总体应急预案。总体应急预案所具有权威性、广泛性和组织动员社会力量能力，是指导应对其他类别突发事件的统领性方案。因此药品安全突发公共事件应急管理需要在本地政府总体应急预案的构架内，依据总体预案组织实施。

2. 专项应急预案 是指国务院及其有关部门和各级政府为应对某一类型或某几种类型突发公共事件而制定的应急预案。专项应急预案在应对特定类型突发公共事件方面，具有更强的针对性、可实施性和应对的能力。而药品安全突发公共事件应急管理属于应对特定类型突发事件的应急管理，更需要依据专项应急预案作为指导。目前与药品安全突发公共事件应急管理关系紧密的专项应急预案主要是《国家突发公共卫生事件应急预案》。

3. 部门应急预案 是指国务院及各级政府有关部门根据总体应急预案、专项应急预案和部门职责为应对突发公共事件制定的预案。部门应急预案更贴近部门的工作实际，具有更强的指导性。国家食品药品监管局制定有《药品和医疗器械突发性群体不良事件应急预案》，各省、市、自治区及所属市县的药品监督管理部门，也制定有相应的应对药品安全突发公共事件的应急预案。上级部门的应急预案是指导本级药品安全突发公共事件应急管理的业务依据。

思考题

1. 列举药品安全突发公共事件应急管理依据的法律法规。
2. 药品安全突发公共事件应急管理的依据有哪些？
3. 简述药品安全突发公共事件应急管理依据之间的关系。

第三节　药品安全突发公共事件的分级

《突发事件应对法》、《国家突发公共卫生事件应急预案》按照突发公共事件性质、危害程度、涉及范围，都将突发公共事件划分为特别重大（Ⅰ级）、重大（Ⅱ级）、较大（Ⅲ级）和一般（Ⅳ级）四个等级。国家食品药品监管局制定的《药品和医疗器械突发性群体不良事件应急预案》依照药品和医疗器械突发性群体不良事件的不同情况和严重程度，将药品和医疗器械突发性群体不良事件划分为一级事件、二级事件两个等级，分别由国家食品药品监督管理局和省级人民政府认定宣布。各省、市、自治区根据相关文件精神和各自的情况，在国家局应急预案级别划分的基础，又增加了两个等级，形成了目前药品安全突发公共事件等级共划分为四级。四个等级的划分，是与目前我们国家行政区划的级别相一致的，不同等级的突发事件，对应不同行政级别的政府认定、发布和应对。

一、特别重大事件（Ⅰ级）

国家食品药品监管局制定的《药品和医疗器械突发性群体不良事件应急预案》中一级事件的标准，在许多省份被作为特别重大药品安全事件（Ⅰ级）的标准。

（1）出现药品群体不良反应的人数超过 50 人，且有特别严重不良事件（威胁生命，并有可能造成永久性伤残和对器官功能产生永久损伤）发生，或伴有滥用行为。

（2）出现 3 例以上死亡病例。

（3）国家食品药品监督管理局认定的其他特别严重药品突发性群体不良事件。

上述情况如发生在地方，不管是哪一级，都需要逐级上报至国务院。如属于同一生产企业的同一个品种引起的，即使发生在全国不同的地方，汇集起来达到上述人数，也属于特别重大事件（Ⅰ级）。

二、重大事件（Ⅱ级）

与特别重大事件类似，许多省份把国家食品药品监管局制定的《药品和医疗器械突发性群体不良事件应急预案》中的二级事件，作为重大药品安全事件（Ⅱ级）。发生重大药品安全事件（Ⅱ级），需要逐级上报至省级人民政府。

（1）出现药品群体不良反应的人数在 30 人以上、50 人以下，且有严重不良事件（威胁生命，并可能造成永久性伤残或对器官功能产生永久损伤）发生，或伴有滥用行为。

（2）出现药品群体不良反应发生率高于已知发生率 2 倍以上。

（3）出现死亡病例。

（4）省级以上药品监管部门认定的其他药品安全事件。

上述情况如属于同一生产企业的同一个品种引起的，即使发生在全省不同的地方，汇集起来达到上述人数，也属于重大事件（Ⅱ级）。

三、较大事件（Ⅲ级）

目前尚无全国性的划定标准，一般在低于重大事件的一定程度范围内，由省级政府及药品监督管理部门根据政府的总体应急预案、上级部门的专项应急预案和部门应急预案，结合当地经济社会发展情况划分。发生较大药品安全事件，应逐级上报至市级人民政府。

（1）出现药品群体不良反应涉及到一定的人数，且有严重不良事件（威胁生命，并可能造成伤残或对器官功能产生损伤，需采取医疗措施纠正）发生，或伴有滥用行为。所涉及的人数一般定在 30 人以下，10 到 20 人之间以上。

（2）药品群体不良反应发生率高于已知发生率的情况。一般定在 1 倍以上 2 倍以下。

（3）省级以上药品监督管理部门认定的其他较大事件。

上述情况如属于同一生产企业的同一个品种引起的，即使发生在全市不同的地方，汇集起来达到上述人数，也属于较大事件（Ⅲ级）。

四、一般事件（Ⅳ级）

与较大事件一样，目前无全国性的划定标准，同样由省级政府及药品监督管理部门根据政府的总体应急预案、上级部门的专项应急预案和部门应急预案，结合当地经济社会发展情况划分。一般上报至县级人民政府。

（1）出现药品群体不良反应涉及到一定的人数，且有不良事件（有可能造成伤残或对器官功能产生损伤）发生，或伴有滥用行为。所涉及的人数一般定在10以上20人以下，或10人以下。

（2）药品群体不良反应发生率明显高于已知发生率。

（3）市级以上药品监督管理部门认定的其他一般事件。

药品安全突发公共事件等级的划分是个动态的地域性的标准，在不同的地区有不同的划分标准，即使在同一个地区随着经济社会的发展或其他事件的影响也会作出相应的调整。但不管理工作怎么调整，一般都会从药品引起的不良反应人数、造成伤害或可能造成伤害的程度、死亡人数等方面提出一个量与质的标准，不同的主要是人数和程度上的差别。这种差别除了与当地的经济社会发展程度有关外，与公众的预期、政府的意志、历史的沿袭、应对的能力有很大的关系，事实上许多省份都有自己划分突发事件等级的标准体系。

知识链接

《上海市处置突发药品安全事件应急预案》关于药品安全突发事件分级

（1）Ⅰ级（特别重大）药品安全事件

有下列情况之一的，为Ⅰ级（特别重大）药品安全事件：

①出现药品群体不良反应的人数在50人以上（含本数，下同），且有特别严重不良事件（威胁生命，并已造成永久性伤残或对器官功能产生永久损伤）发生，或伴有滥用行为；

②因不良事件或药品质量因素，出现3例以上死亡病例；

③国家食品药品监管局认定的其他药品安全事件。

（2）Ⅱ级（重大）药品安全事件

有下列情况之一的，为Ⅱ级（重大）药品安全事件：

①出现药品群体不良反应的人数在30人以上、50人以下，且有严重不良事件（威胁生命，并可能造成永久性伤残或对器官功能产生永久损伤）发生，或伴有滥用行为；

②出现药品群体不良反应发生率高于已知发生率2倍以上；

③因不良事件或药品质量因素，出现死亡病例；

④省级以上食品药品监管部门认定的其他药品安全事件。

（3）Ⅲ级（较大）药品安全事件

有下列情况之一的，为Ⅲ级（较大）药品安全事件：

①出现药品群体不良反应的人数在10人以上、30人以下，且有较为严重不良事件（威胁生命，并可能造成伤残或对器官功能产生损伤，需采取医疗措施纠正）发生，或伴有滥用行为；

②区县级以上食品药品监管部门认定的其他药品安全事件。

（4）Ⅳ级（一般）药品安全事件

有下列情况之一的，为Ⅳ级（一般）药品安全事件：

①出现药品群体不良反应的人数在10人以下，且有不良事件（有可能造成伤残或对器官功能产生损伤）发生；

②区县级以上食品药品监管部门认定的其他药品安全事件。

思考题

1. 药品安全突发公共事件共分几级，为什么？
2. 简述药品安全突发公共事件的分级依据。

第四节　药品安全突发公共事件应急预案编制

按照药品安全突发公共事件应急管理的基本依据，药品安全突发公共事件应急预案的编制应依据《突发事件应对法》、《药品管理法》、《药品管理法实施条例》、《麻醉药品管理办法》、《精神类药品管理办法》、《医疗用毒性药品管理办法》、《放射性药品管理办法》、《药品不良反应报告和监测管理办法》及相关的法律法规，政府的总体应急预案、专项应急预案和上级的部门预案，结合当地经济社会发展的实际进行。

一、编制目的

应急预案的编制目的，是为药品安全突发公共事件应急管理提供一个完整的、操作性很强的具有统领性质的文件。成功的预案应具备两个方面的功能作用，一是预防，要为全面提高政府及相关部门应对药品安全突发公共事件的能力，切实做到"早发现、早报告、早评价、早控制"，防止各种药品突发性群体不良反应和药物滥用事件发生提供切实可靠的方式方法。二是应对，在药品安全事件突发的时候，能够为政府提供紧急应对需要的组织指挥的体系、动员组织社会力量的方法、保障和救援的措施、善后恢复的机制等可直接操作的程序性方式方法，及时控制和最大限度地减轻事件造成的危害和影响，维护社会和谐稳定。

二、编制内容

应急预案编制的内容，应围绕编制目的展开，应能体现应急预案目的功能的实现。在不同级别的行政区域、不同经济社会发展水平的地区，应急预案的繁简程度会有所不同。一般来说，行政级别低、经济社会发展相对滞后，应急预案会相对简单一些，应对处置方面的内容会多一点。事实上应急预案的详略繁简，主要是根据应对可能突发的药品安全公共事件的实际需要决定的，并不涉及的内容越多越好，切不可盲目的以小套大、以下套上，脱离了本地的实际。不管怎样详略繁简，一般情况下药品安全突发公共事件应急预案至少应包括以下几个方面的内容。

1. 总则　是编制应急预案的总纲，应说明所要编制的应急预案的编制目的、编制依据、适用范围、工作原则等方面内容。

2. 事件的分级　事件分级的标准一般由上级确定，也可由本级确定，本级确定也只能确定本级或下级的。也就是说县级一般不再划分突发事件的等级标准，预案编制中直接引用上级对突发事件的划分，需要时也可确定一般事件的应对标准。市级一般也不再划分突发事件的等级标准，直接引用上级的划分，需要时可确定较大事件和一般事件的应对标准。如果自己确定，应尽可能考虑到本级政府总体应急预案和相关部门应急预案相应级别划分标准中有关量与质的要素。

3. 组织体系 是应对药品安全突发公共事件的领导机构、工作机构、专家委员会、专业技术机构的总和。预案编制的时候，应将这些机构组成人员、工作任务、工作方法、职责权限一一明确。

4. 监测、报告和预警 这一部分属于预防体系，是通过日常的监测、报告，发现可能出现突发事件的苗头、隐患，作出预警的过程。预案中应确定监测机构、监测方法、监测结果的报告，报告的途径、方法和受理的主体，预警等级的划分，发布预警的机构、等级、时机等内容。对于没有专业监测机构、监测能力相对薄弱的基层地区，这方面的内容可以相对简化一点。

5. 应急响应 主要是事件已经发生，应对时应该采取的工作步骤和措施。包括先期处置、分级响应、信息发布、响应结束。

6. 后期处置 是应对突发事件的紧急处置基本结束，对突发事件造成的影响和危害后果转入常态化需要开展的工作步骤和措施。主要包括善后处置、社会救助、抚恤补助与补偿、后期评估等。应确定各阶段工作的责任主体、工作方法、预期目标。

7. 保障措施 是在应急状态下保障紧急应对的所有系统有效运行的必要措施。主要包括通信、医疗、物资、交通、资金保障等。预案中应明确实施保障的责任单位、保障的方法、保障的最低要求。

三、编制程序

药品安全突发公共事件应急预案编制的责任单位通常为各级政府的药品监督管理部门，具体的编制工作在政府应急领导机构和工作机构的指导下进行。

1. 确定编制机构 药品监督管理部门一般会明确一个内部机构承担应急管理工作，通常这个机构就是承担应急预案编制的机构。

2. 确定编制依据 除了法律法规，政府总体应急预案、专项预案、上级部门预案，相关文件要求作为基本依据需要确定外，应急的组织领导体系、工作机制、保障体系等具体的责任主体、工作程序、工作方法等都需要作为依据通过多种方式予以确定。

3. 编制预案草稿 由承担应急预案编制的机构安排专人负责应急预案草稿的编制。编制人在编制时起点要高，要站在政府的角度，作为政府的工作方案组织应急预案内容的编制，防止编制成了部门的内部工作文件。

4. 承担部门审核 应急预案草稿形成后，作为承担政府药品安全突发公共事件常态管理的药品监督管理部门，应组织对应急预案草稿的完整性、可实施性、具体的方法措施等进行讨论审核，修改完善。

5. 政府审定发布 经审核完善的应急预案草稿，报政府突发事件应急工作机构审核，审定后由政府向社会发布，同时报上级药品监督管理部门备案。

思考题

1. 简述药品安全突发公共事件应急预案编制的目的。

2. 列举药品安全突发公共事件应急预案编制的内容。

3. 药品安全突发公共事件应急预案编制有哪些步骤？

第五节　药品安全突发事件的处置与应急预案启动

在对药品监督管理过程中，需要面对和处置的更多是药品安全突发事件，是零星的单个的尚未形成或演变为群体和社会影响的药害事件。但这些事件既有可能就地由个体事件转化为公共事件，也有可能多地汇集成公共事件，二者之间存在着转化演变的多种因素。

一、药品安全突发事件的处置

药品安全事件突然发生时，作为药品监督管理部门应立即进行处置，在不能确定是个体伤害事件、群体伤害事件，还是个体伤害事件引发的群体公共事件的情况下，可按下列时序迅速开展工作。

1. 接报信息　在接到药品安全事件的投诉、举报或信息披露通报时，应询问并迅速确定事件发生的时间、地点、人数、经过、有无伤害或死亡。形成准确、清晰的记录，并向主管领导报告。

2. 现场调查　主要是调查发生的事件与药品之间的关联性，在确认事件发生之前曾使用过药品的情况下，不管是否是药品的原因造成的，都应立即展开现场调查。

（1）控制药品　如果已经造成伤害或死亡，应对与患者所使用的同厂家、同品种、同批号药品依法进行查封扣押。如果尚未造成伤害，但有严重的不良反应，应对与患者所使用的同厂家、同品种、同批号药品依法进行先行登记保存。并对使用剩余的药品或包装作为证据进行采集。

（2）抽样　对与患者使用的同厂家、同品种、同批号药品及使用药品同厂家、同型号、同批号的医疗器械进行现场抽样。

（3）询问　现场询问医护人员、患者或患者家属，了解所使用药品的名称、剂型，药品使用的经过，事件所涉及的人数等情况。并形成询问笔录，请被询问人签字确认。

（4）调查　主要是调查药品的来源、储存环境、流向，对可以证明药品来源和储存环境的文件材料作为证据调取。同时填写《药品不良反应报告表》，对药品严重不良反应出现的症状进行调查。

3. 先期处置　在现场调查的同时或结束后，根据事件发生、发展情况进行的应对处理。

（1）告知事件的受害人，药品监督管理部门已经介入调查，对是否是药品原因造成的伤害会有明确的调查结论，抚慰受害人的情绪。

（2）通知医疗机构停止相关药品的使用，采取积极有效的措施控制事态的发展，并做好救治工作。

（3）将事件发生的时间、地点及现场调查的情况通报卫生主管部门。

（4）必要时派员守候现场，跟进事件的发展，并随时报告。

（5）将现场调查和处置的情况报告部门主管领导。

4. 评估研判 由药品监督管理部门根据已经了解掌握的情况，依据应急预案的有关规定迅速对发生的事件是否属于药品安全突发公共事件、属于哪个级别的事件进行评估、研究和判定。如果突发的事件造成的伤害特别严重，出现了群体性严重不良反应，或多人死亡，可先作出突发公共事件的判定，先行报告，再对伤害后果和事件的级别进行研判。

5. 报告提请 根据评估研判的结果，属于药品安全突发公共事件的，应立即报告政府应急管理机构和主管药品监督管理工作的政府领导，并提请启动药品安全突发公共事件应急预案。对于性质明显严重、危害后果继续发展的事件，可直接提请启动应急预案。

二、启动应急预案

政府负责应急管理的工作机构在接到提请启动应急预案的报告后，根据预案的启动程序和权限，由政府启动预案，确定响应级别，组织指挥体系、应急救援体系、保障体系的相关人员和责任单位进入应急状态，按照预案中确定的措施、方法迅速展开工作。作为承担药品安全公共事件应急管理的部门，药品监督管理部门应跟进预案启动的情况，在做好应急处置工作的同时，根据突发事件的危害情况和可能涉及的影响面，以及响应的等级，决定是否上报上级药品监督管理部门，提请上级部门启动更高等级的应急预案。遇有危害特别严重、初步判断是药品的内在问题引起的、自身的技术力量无法应对等情况时，必须向上级药品监督管理部门报告。

思考题

简述处置药品安全突发事件的工作步骤和要求。

第六节　药品安全突发公共事件应急响应

药品安全突发公共事件的应急响应，是多部门共同协作下，打破原有领导体系和工作秩序的非常态下的紧急应对。原有的领导体系和工作秩序被打破，需要按照药品安全突发公共事件应急预案建立新的领导体系和工作秩序，需要有共同遵循的原则促进应急状态下领导体系和工作秩序的形成。

一、响应原则

1. 积极响应 这是应对药品安全突发公共事件的首要原则，是能否有效应对的前提条件。积极响应的原则要求在接到启动应急预案、要求按应急预案的响应级别响应的第一时间快速作出反应：启动部门应急预案、相关领导到达指定指挥位置、应急分队到达事件现场。

2. 分工负责 根据不同的响应等级和事发状态的需要，按照应急预案中的分工，独立负责地实施紧急应对。所有的情况有人应对、所有的现场有人到达、所有的事态有人控制、所有的保障有人供给。做到事事有人做，人人有事做，忙而不乱、有条不綮，避免有事无人做、有人无事做，应对挤堆和应对盲区的现象出现。

3. 部门配合 突发事件的应对是非常态下进行的，部门间的配合尤显重要。在应对的过程中，部门间原有的职能分工有可能被打破，原有的工作职责可能需要重新组合。许多时候，事件的现场只有需要应对的事态一方和作为应对事态队伍的另一方。因而面对需要应对的事态，参与应对的所有部门应该配合成为一个整体，避免因部门间的已职与彼职之争或推卸，影响应对突发事件的大局。

4. 综合协调 突发事件的突如其来和事态发展的瞬息万变，许多时候应急预案无法预料、应急预案中的方案无法满足应对，更多的需要临场综合协调。综合协调需要协调者审时度势，在分工负责和多部门配合的基础上，充分利用可利用的应对资源适时进行协调。综合协调是多层次和多层面的，即需要应急指挥中心根据整个事态的变化进行全面协调，也需要相关人员根据现场的情况进行局部协调。这种协调是适应应对错综复杂突发事件的需要不断变化的领导体系和工作秩序。

5. 依法处置 这是在应对药品安全突发公共事件过程中处置所有问题必须遵守的基本原则。要求所有参与突发事件应对的部门依据各自的法定职责开展工作，要求所有参与应对的人员按照法定的程序履行职责，要求所有的数据经法定技术机构检验鉴定才可以发布。依法处置并不否定思想、道德层面所要做的工作，综合协调赋予的临时性任务，强调的是对突发事件发生原因的调查分析、结论的得出、责任的追究须依法进行。

二、响应级别

与药品安全突发公共事件的级别相对应，突发事件的应急响应也分为四级，分别为一级响应、二级响应、三级响应和四级响应。应急响应级别与药品安全突发公共事件相同，全国尚无统一规范的标准和要求。国家局制定的应急预案中与特别重大、重大突发事件对应，明确了一、二级响应的基本内容和标准要求，各省、市、自治区的药品监督管理部门与各自划分的突发事件级别对应，明确了相应的响应级别。从目前各地响应级别划分的情况看，除与突发事件的级别对应外，还与行政管理的级别对应，不同级别的突发事件，对应不同的响应级别；不同的响应级别，由不同级别的政府组织响应。

1. 一级响应 一级响应对应特别重大药品安全突发公共事件，一旦发生应逐级响应并上报，直至国务院或国务院药品监督管理部门最终响应。一级响应要求发现、发生药品安全突发事件的药品生、经营和医疗机构，应立即向所在地的药品监督管理部门、卫生行政部门和省级药品不良反应监测中心报告。同时在24小时内通知市场上涉嫌药品的暂停销售，并将在全国的生产和销售情况报告所在地药品监督管理部门。要求所在地的药品监督管理部门对事件发生时间、地点，不良事件表现，发生不良反应和死亡病例人数，涉嫌药品的名称、生产批号进行调查，依法对引起群体不良事件的药品采取紧急控制措施。要求药品不良反应和滥用监测机构根据药品不良反应和滥用监测的要求，在24小时内填写《药品群体不良反应/事件报告表》和《药物滥用监测调查表》，并逐级报告直至国务院药品监督管理部门及国家药物不良反应和滥用监测机构。

2. 二级响应 二级响应对应重大药品安全突发公共事件，一旦发生应逐级响应并上报，直至省政府或同级药品监督管理部门最终响应。二级响应要求发现、发生药品安全突发事件的药品生、经营和医疗机构，应立即向所在地的药品监督管理部门、卫生行政部门和省级药品不良反应监测中心报告。同时在 24 小时内通知发生地所在省级辖区内涉嫌同批号药品的暂停销售，并将在所在省的生产和销售情况报告所在地药品监督管理部门。要求所在地的药品监督管理部门对事件发生时间、地点，不良事件表现，发生不良反应和死亡病例人数，涉嫌药品的名称、生产批号进行调查，依法对引起群体不良事件的药品采取紧急控制措施。要求药品不良反应和滥用监测机构根据药品不良反应和滥用监测的要求，在 24 小时内填写《药品群体不良反应/事件报告表》和《药物滥用监测调查表》，并逐级报告至省级药品监督管理部门及省级药物不良反应和滥用监测机构。如果涉嫌药品是省辖区外生产或有销往省辖区外的，应上报到国务院药品监督管理部门。

3. 三级响应 三级响应对应较大药品安全突发公共事件，一旦发生应逐级响应并上报，直至市政府或同级药品监督管理部门最终响应。三级响应要求发现、发生药品安全突发事件的药品生、经营和医疗机构，应立即向所在地的药品监督管理部门、卫生行政部门和药品不良反应监测中心报告。要求所在地的药品监督管理部门对事件发生时间、地点，不良事件表现，发生不良反应的人数，涉嫌药品的名称、生产批号进行调查，依法对引起群体不良事件的药品采取控制措施。填写《药品群体不良反应/事件报告表》和《药物滥用监测调查表》，并逐级报告。如果涉嫌药品是市辖区外生产或有销往市辖区外的，应向省级药品监督管理部门上报。

4. 四级响应 四级响应对应一般药品安全突发公共事件，一旦发生所在地政府或同级药品监督管理部门应立即响应。四级响应要求发现、发生药品安全突发事件的药品生、经营和医疗机构，应向所在地的药品监督管理部门、卫生行政部门和药品不良反应监测中心报告。要求所在地的药品监督管理部门对事件发生时间、地点，不良事件表现，发生不良反应的人数，涉嫌药品的名称、生产批号进行调查，依法对引起群体不良事件的药品采取控制措施。填写《药品群体不良反应/事件报告表》和《药物滥用监测调查表》，并逐级报告。

药品安全突发公共事件的实际级别与响应等级密切相关，有其对应性，但也不是绝对的，许多时候应根据实际情况确定。响应等级一般由低向高递升，出现紧急情况和严重态势时，可直接提高响应等级。当药品安全突发事件发生在重要区域、重大节假日、重大活动和重要会议期间，其应急响应等级视情况相应提高。

三、响应程序

药品安全突发公共事件的应急响应通常会有两种情况，一种是自启响应，一种是被动响应。自启响应是药品监督管理部门在处置药品安全事件的过程中，认为事态比较严重，符合药品安全突发公共事件应急预案中规定的属于突发公共事件的情形，提请启动应急预案后的响应。被动响应是由上级机关或其他部门提请启动应急预案后的响应。不管哪种响应，其基本程序基本是相同的。

1. 接警 接到药品安全突发公共事件应急预案启动的警报，立即报告主管应急管理的领导，并等候指示。接警时应详细记录事件发生的时间、地点、规模、人员受伤害情况和应急响应的要求。

2. 响应级别确定　根据突发事件发生的情况和响应的要求，迅速确定响应的级别，并根据响应的级别进行响应准备。

3. 报警　有两方面的工作要做，一是根据突发事件发生的级别和具有向辖区外扩散或影响到辖区外的可能，立即向上级药品监督管理部门报告。如果级别比较低，属于本级处理且无影响辖区外可能的，也可不报告。二是向辖区内药品生产经营企业和使用单位发出警示，控制可能引发突发事件药品的销售和使用。

4. 应急启动　根据确定的响应级别迅速启动预案中相应的措施，宣布机关各内部机构、药品检验机构处于应急状态，遇到特别重大、重大突发事件，可停止相关人员的休假，召回相关休假人员。①领导指挥机构和应急工作机构立即进入运行；②应急分队立刻开赴事发现场；③检验机构绿色通道开通；④保障措施全部到位。

5. 开展救援　这里的救援是广义的救援，作为药品监督管理部门并不承担受伤害人员的治疗任务，主要是通过对事件的调查，确认事件的发生是不是药品的原因引起的，是药品的什么原因引起的，从而实现救援。根据响应的级别，确定是否派遣现场指挥组和确定应急分队的人数，并奔赴事发现场，在政府突发事件应急指挥部的统一领导下开展调查、实施救援。对于伤者的治疗，应密切与卫生主管部门的应急医疗救援分队联系，确保生命是第一位的，在医护人员实施抢救的基础上，开展现场调查工作。

6. 扩大应急　如果事态没得到有效的控制或有继续发展的趋势，应考虑扩大应急。首先要重新确认突发事件的严重程度和属于级别，如果事件级别已经上升，响应级别应相应提升。其次按新的响应级别增派应急力量，调整保障方案。第三根据需要向上级药品监督管理部门报告，或请求启动高一级别的药品安全突发公共事件应急预案，或请求派员协助突发事件的应对。

7. 应急恢复　经过各方面的工作和现场紧急应对，药品安全突发公共事件得到有效控制时，非常态的紧急应对恢复到正常的工作状态。所谓有效控制应有两个明显的标志，一个是受伤害的人员及其家属情绪稳定，暂时无群体性公共安全事件发生的可能；另一个是涉嫌药品全部控制，没有再发生与事件相关的不良反应。

8. 应急结束　药品安全突发公共事件处置基本结束，由政府突发事件应急指挥部组织相关人员及专家组，对整个事件的处置情况进行分析论证，并作出评估，确认事件已经得到控制，常态的领导体系和工作秩序可以完成后续事情的处理，报政府批准后，终止应急响应。

思考题

1. 简述药品安全突发公共事件应急响应的原则。
2. 药品安全突发公共事件应急响应的步骤有哪些？

第七节　药品安全事故的监测、报告和预警

药品安全事故的监测、报告和预警，是与日常的药品监督管理工作关系最为密切，运用日常监督管理的既有网络、平台、机制服务于药品安全突发公共事件应急管理的重要内容，是早期发现药品安全隐患、有效防止药品安全事件发生的重要手段。

一、监测

药品安全公共事件的突发，虽有时间、地点上的不可预见性，但也不是毫无缘由地突然间爆发的，在爆发之前一定有一个孕育发展的过程。这个过程在时间上有可能长也有可能短，在空间上有可能大有可能小，但不管长短还是大小，多少都会有些迹象忽隐忽现。监测就是要即时发现和抓住这些忽隐忽现的迹象，进行分析、比对、归类，进而化解。

1. 监测网络　目前覆盖面最广、参与机构最多、最权威、最专职的监测网络是药品不良反应监测系统。国家、省和部分市的药品监督管理部门设有专门的药品不良反应监测中心，市、县有专、兼职的负责药品不良反应监测的管理人员；药品生产、经营企业和医疗机构对生产、经营和使用过程中发现的药物不良反应具有报告的法定义务。其次是各级药品检验机构形成的技术监测网络，是通过检验发现药品存在的质量问题。最后是药品行政监督机关，在实施对行政相对人的日常监督、接受公众药品安全投诉举报、查办涉药违法行为的过程中，发现可能孕育药品安全事故的隐患。这样就基本形成了专业、技术、行政三大监测网络。需要注意的是除了药品监督管理系统构建的药品质量安全监测网络外，要充分利用好其他部门涉及到药品的技术监测部门，比如疾病控制部门等。

2. 主要风险点　从药品监管的角度，监测的重点是易引发药品安全事故的高风险品种、剂型、环节和人群。

（1）风险品种　主要是血液制品、生物制品、疫苗、精神类药品、麻醉药品、毒性药品和放射性药品。血液制品、生物制品生产要求高，储运条件严，易出现质量问题且后果比较严重。再就是多使用在重症患者身上，易造成伤害和死亡。疫苗的风险一在质量，万一因质量造成无效接种后果不堪设想；二在接种，多数疫苗是群体性接种，稍有不当易引发群体性事件。精、麻、毒、放类药品，更是因为其本身的特殊性、使用上的严格性和受用人群的特定性，一直是监管和监测的重点。在所有的药品监测中，疫苗类药品严于治疗类药品、血液及生物类药品严于其他药品、特殊药品严于普通药品、处方药严于非处方药、新上市的药品严于多年使用的药品。

（2）风险剂型　主要是注射剂，相对其他剂型，注射剂易引发事故的程度要明显高出许多，不管是小容量注射剂还是大容量注射剂，由于药物经过注射直接进入血液循环，治疗效果快，相应的伤害身体也快。

（3）风险环节　药品经批准其生命经历生产、经营、使用等环节。在不同的环节中有不同的风险点，这些风险点都是监测的重点。

①生产环节　药品生产环节是所有环节中最复杂、风险点最多、最难监测的环节。

相对于其他环节，药品生产的整个过程都是监测的重点，因为药品的一切质量最终都与生产有关。不同的品种有不同的工艺标准，不同的企业有不同的管理方式，没有一个标准的监测模板可以应对所有的企业。除了用《药品生产质量管理规范》认证和检查进行最基本的监管外，对生产环节的监测可以从两头切入。一头是原辅料，所有的原辅料是不是符合工艺处方的要求，有没有未经批准的原辅料用于生产的；另一头是终端产品，就是对所有的品种进行覆盖性抽验。

②经营环节　最主要的是储运环境，就是药品的储存条件和运输途中的环境是否符合药品储存对温度、湿度的要求。由于药品自身的特点和包装材料的原因，不同的药品对环境的温度、湿度有不同的要求，这些要求在药品的包装上都有具体标示。随意改变药品要求的温度、湿度，药品的质量就有可能发生变化。经营环节的关注点，药品的储运环境是否与药品包装标示的相一致，尤其是运输途中的环境；发现储运环境改变或有可能改变的，抽验确认其质量。这里所说的储运环境包括医疗机构药品的储存条件。

③使用环节　包括医疗机构使用和患者自购自用两个部分。患者自购自用除了通过销售单位的不良反应报告可以监测外，就是通过举报投诉被动监测，主动监测是难以做到的。医疗机构使用药品的风险点主要是有无出现质量问题或有可能存在质量问题的药品被使用，有无不科学使用、不合理使用和滥用行为。医疗机构药品的使用许多属于医院医疗和药事管理的内容，但这个环节往往是药品安全突发事件的发生原，需要给予更多的监测关注。

（4）高危人群　主要是指药品受用后易发生药品安全突发事件的人群，需要特别予以关注。儿童、孕产妇、疫苗接种群体、慢性病和重症患者等群体。

二、报告

报告是监测到的药品安全隐患或有关质量的不确定信息收集汇总的过程。单个的信息可能并不能说明什么问题，但汇总起来就有可能形成一种指向、一种规律、一种能够揭示或预示某种安全隐患潜在的途径。

1. 日常报告　是指正常履行药品监督管理职能过程中，对与药品安全有关的数据信息按照规定的要求、方式、途径上报的过程。主要有药品不良反应报告、药品抽验结果报告、药品监督执法过程中有关登记统计数据报告。日常报告要求数据真实完整，适时、可追溯。

2. 专题报告　对某一个或某一类涉及药品安全的问题进行专门的报告。比如发现某一品种的药品多批号质量不稳定，某一企业多品种质量不稳定，多处出现同一药品相同不良反应等。专题报告一般应有问题的来源、原因的调查、初步的分析、报告的目的等方面的内容。

3. 紧急报告　是一种非常态下的重要报告，比如查获的重大假劣药品案件、严重的药品不良反应、严重的药品质量问题等，属于重大事项有可能需要上级部门立即采取措施予以控制的报告。紧急报告可以根据报告事项的紧急程度，先电话报告，再书面报告；先概要报告，再完整报告。一般情况下是逐级报告，特别紧急的情况下，也可越级报告。在向上级主管部门报告的同时，应向政府报告，并通报有关部门。

三、预警

根据监测的数据和有关药品安全事项的专题或紧急报告,在一定的范围内发出可能发生药品安全危害的警告。预警是药品安全突发公共事件应急管理常态到临界的反应,预警一旦发出,应对药品安全突发公共事件所有相关机构应立即进入待命状态。

1. 等级 根据《突发事件应对法》中关于预警级别的规定,共分为一级、二级、三级、四级,分别用红色、橙色、黄色和蓝色标示。药品安全突发公共事件目前尚无专门的预警等级规定,但在政府的总体预案中有预警级别的划分,如果药品安全公共事件发生的可能性达到了政府总体预案中规定相关预警级别,可按政府总体预案的相关规定执行。

2. 权限 向社会公开发布预警的级别,必须由政府发布,特殊情况下政府授权也可以发布。对于向特定的药品生产、经营和使用单位发出预警的,经请示政府应急管理机构同意,或公开发布的应急预案中有规定的,药品监督管理部门也可以发出。

3. 内容 根据可能发生的药品严重不良反应造成的危害后果,有可能对某一种或某一类药品作出停用或慎用的警示,对某些药品的给药方式上、配合使用上提出警示,对使用某种药品的群体有可能造成的伤害提出警示等。

4. 范围 根据预警的内容,可以有不同的预警范围,或向社会公开发布、或向特定涉药单位发布、或在特定的区域内发布。预警的发布范围应由专家组讨论决定。在对外发布的同时,也应对内通知到相关的应急部门和机构,使其做好应急准备,进入待命状态。

思考题

1. 药品安全事故应如何监测?
2. 药品安全事故报告的类型和要求有哪些?
3. 怎样进行药品安全事故的预警?

第八节　药品安全突发公共事件应急保障

应急保障是药品安全突发公共事件得以有效应对的前提条件和实现基础,是药品安全突发公共事件应急管理工作中不可缺少的重要组成部分。应注意各种保障在应对突发事件时的作用,既要重视应急时的保障,更要重视平时的协调协作、培训演练、设备装备。

一、组织保障

药品安全突发公共事件应急的组织保障,是领导指挥应对药品安全突发公共事件的组织体系,应具有应对突发事件强有力的领导指挥能力、组织协调能力和快速决策能力。

1. 政府应急指挥部 是政府建立的统一领导指挥应急处置工作的中枢,由日常政府药品安全突发公共事件应急处置领导小组直转过来。领导小组平时组织领导突发事件的应急管理工作，事件突发时转为应急处置工作指挥部。应急处置领导小组通常由政府主管领导任组长，成员单位根据各地的情况不同，会有变化，基本的有宣传、药品监督管理、卫生、公安、民政、工商、监察、财政等部门。主要任务平时负责辖区内药品安全突发公共事件应急管理，贯彻政府和上级药品监督管理部门的有关决定，承担政府和上级药品监督管理部门下达的有关应急管理方面的工作，建立应对突发公共事件的专家委员会，及时向政府和上级药品监督管理报告情况，向社会发布相关信息。应急时，决定药品安全突发公共事件应急预案的启动，决定事件的级别和响应级别，协调各方力量，领导指挥突发事件的应急处置。

2. 应急工作机构 是应急处置领导小组下设的工作机构，是设立在药品监督管理部门的药品安全突发公共事件应急处置办公室。通常由药品监督管理部门的主管应急管理的领导任办公室主任，成员由领导小组成员单位职能机构的负责人担任。主要任务平时承担应急管理的日常工作，应急时负责应急预案启动后的具体工作，保证各种信息传输、处理系统的正常运转，建立与政府和上级药品监督管理部门、各相关专项应急指挥系统及应急现场之间的联系。

3. 药品监督管理部门 平时承担应急处置领导小组办公室的日常工作，负责组织制定药品安全突发公共事件防控技术方案，建立监测预警体系，组织药品监督抽验和生产流通秩序整顿，组织应急人员培训、演习演练和提供技术支持。应急时负责具体应急处置工作的组织实施，派遣应急分队，开展现场应急调查等。

4. 其他单位及主要任务 应急处置领导小组其他成员单位，在应急预案启动后实施应急处置的主要任务通常有以下几个方面。

（1）宣传主管部门 会同处置事件的有关部门正确引导舆论，协调新闻媒体及时对事件信息和应急处置工作进行报道，宣传普及药品安全知识。

（2）卫生主管部门 负责应急救治的组织实施，及时组织应急医疗救治队伍，指定医疗救治机构；及时做好药品安全突发公共事件的现场应急处置和药物流行病学的调查；及时将发现的药品突发事件隐患通报药品监督管理部门；及时通知医疗机构停止使用相关药品。并根据应急需要对所属的医疗卫生资源进行统计并合理调配。

（3）公安部门 负责配合药品监督管理部门对麻醉、精神药品群体性滥用事件的调查、核实，对吸毒成瘾的依法实施强制戒毒或者劳教戒毒，查处药品监督管理部门移交的涉嫌制售假劣药品引起突发公共事件的案件，维护现场安全和社会稳定，保障道路运输畅通。

（4）民政部门 负责药品安全突发公共事件发生后对受害困难家庭基本生活的临时救助工作。

（5）监察部门 负责对药品安全突发公共事件以及应急处置工作进行行政监察，查处失职、渎职等违纪行为。

（6）财政部门 负责安排药品安全突发公共事件应急处置工作以及应急体系建设所需经费，并监督管理经费的使用情况。

根据突发事件发生地点、受伤害群体的不同，应急处置领导小组的成员单位应有相应调整，任务也应该有相应的变化。比如受伤害的群体相对集中在某个行业，这个行业的政府主管部门通常应作为应急处置领导小组的成员，并承担相应的应急处置工作。

二、人员保障

应对药品安全突发公共事件必须要有一支训练有素、业务精良、足以保障的人员队伍，这支队伍就是突发事件应急队伍。药品安全突发公共事件应急队伍是应急管理体系的重要组成部分，是防范和应对突发事件不可缺少的重要力量。

1. 一定数量相对稳定的专业应急人员 药品安全突发公共事件应急队伍，由药品监督管理部门的人员为主组建，根据应急范围的需要，按照一定的人员结构确定相对稳定的人员数量。在药品监督管理部门内部，又以药品执法机构为主组建，并有负责药品不良反应监测工作的专兼职人员、负责药品生产安全监督和药品流通、负责医疗器械监督的人员参加。

2. 接受基本的应急业务学习和培训 应该说，以药品监督管理部门为主组建的药品安全突发公共事件应急队伍，具有基本的药学方面的知识和现场处置问题的经验，以及相互配合的团队精神，但应急处置不同于常规的处置，有其控制事态发展、实施紧急救援的基本特征，有需要与多部门协同协作共同应急的方法，因此需要接受基本的应急业务的学习和培训。主要内容包括药品安全突发公共事件应急管理的基本常识、应急处置工作的程序、应急现场处置工作的要求、与相关部门的协同协作等。

3. 组织应急演练，模拟突发事件的应急处置 药品安全突发公共事件的应急演练，可分两种情况，一种是药品安全突发公共事件应急处置领导小组组织的应急演练，是由应急处置领导小组所有成员单位参加的，以应急预案启动为假想的多部门协同演练。另一种是由应急领导小组办公室组织的，应急分队参加的现场处置演练。不管哪种规模的演练，都要制定演练工作方案，假设突发事件的地点、等级，确定参加演练的单位，明确演练的组织保障。演练从启动应急预案始到响应结束止，依据应急预案进行。

三、技术保障

建立专家委员会，并依托现有的与药品安全相关的技术机构，构建药品安全突发公共事件应急处置的技术支撑体系。

1. 专家委员会 由药学、医疗、公共卫生、法学、社会学、心理学等方面的专家组成，负责对事件分级和应急处置工作提出建议，参与制定应急处置技术方案，必要时参加应急处置工作，对应急响应的解除、评估提供咨询意见。

2. 技术机构 基本的由药品检验机构、药品不良反应监测机构、疾病预防控制机构、医疗机构等组成。各机构的主要职责为：

（1）药品检验机构 主要负责对药品质量进行检验和分析定性，上报检验结果，协助调查事件发生原因，配合完成应急处置的相关工作。

（2）药品不良反应监测机构 主要负责对事件相关资料进行收集、核实、分析，上报评价结果，协助调查事件危害程度，配合完成应急处置的相关工作。

（3）疾病预防控制机构 主要负责对事件的相关资料进行收集、核实、分析、评价，上报评价结果，协助调查事件危害程度，配合完成应急处置的相关工作。

（4）医疗机构 做好药品不良反应的监测工作，加强药品的管理，负责事件发生后病人的救治工作，配合完成应急处置的相关工作。

四、物质保障

物质保障是药品安全突发公共事件应急处置的物质基础，是应对能力重要组成部分。物质保障最基本的必须有 4 项。

1. 快速的交通工具 主要是能够保证应急处置分队和应急救援分队快速到达事发现场的车辆。车辆应性能完好、油料充足，载得动、拉得出。同时，应明确指挥车，特别是现场指挥车，并有明显的标志。

2. 畅通的通讯系统 除了必备的通讯设施，还必须要有畅通的通讯系统。现在的通讯系统比较发达，是个基础条件，但不代表应急处置时通讯就一定畅通。有三点需要注意：一是事发地点是否既定的通讯设施，现场应急处置人员是否携带通讯工具；二是事发地的通讯信号是否完好，能够保证通讯的需要；三是有没有明确保证应急处置需要的专用通讯设备，且是否有人值守。

3. 便携的取证工具 是保证应急人员现场处置时实施调查取证的手段。主要是照相、摄像、录音、移动硬盘等设备，抽样、封样和查封扣押的工具等。

4. 基本的经费保障 药品安全突发公共事件应急处置的经费保障渠道是政府的财政部门，在应对和处置突发事件的过程中，一方面要保证必要的经费开支，另一方面要注意启动财政供给。

思考题

1. 简述药品安全突发公共事件应急管理组织保障的主要内容。
2. 简述药品安全突发公共事件应急管理人员保障的主要内容。
3. 简述药品安全突发公共事件应急管理技术保障的主要内容。
4. 简述药品安全突发公共事件应急管理物质保障的主要内容。

第九节 药品安全突发公共事件应急管理责任追究

一、追责依据

药品安全突发公共事件应急管理的各项制度规定，主要靠各级政府和有关部门主动遵守和执行，但也离不开对应急管理过程中各种违反制度规定、不履行法定职责行为的责任追究。《突发事件应对法》、《突发公共卫生事件应急条例》等有关法律法规规定了各级政府及有关部门应对突发公共事件的法律责任。

二、追责空间

根据有关法律法规，结合药品安全突发公共事件应急管理的实际，出现下列情形之一的将有可能受到法律的责任追究。

（1）未按规定采取预防措施，导致发生突发事件，或者未采取必要的防范措施，导致发生次生、衍生事件的。

（2）迟报、谎报、瞒报、漏报有关突发事件的信息，或者通报、报送、公布虚假信息，造成后果的。

（3）未按规定及时发布突发事件警报、采取预警期的措施，导致损害发生的。

（4）未按规定及时采取措施处置突发事件或者处置不当，造成后果的。

（5）不服从上级人民政府对突发事件应急处置工作的统一领导、指挥和协调的。

（6）截留、挪用、私分或者变相私分应急救援资金、物资的。

（7）不及时归还征用的单位和个人的财产，或者对被征用财产的单位和个人不按规定给予补偿的。

（8）玩忽职守、失职、渎职的。

三、法律责任的种类

对有上述情形的政府及有关部门，由其上级行政机关或者监察机关责令改正；对直接负责的主管人员和其他直接责任人员根据情节依法给予处分；对于造成人身伤害或财产损失的，依法承担民事赔偿责任；构成犯罪的，依法追究刑事责任。

思考题

简述药品安全突发公共事件应急管理责任追究的主要内容？

第六章

药品广告审查管理

学习要点

1. 了解药品广告的相关概念。
2. 掌握药品广告的申请、审查批准、备案流程。
3. 熟悉药品广告审查的相关标准。
4. 掌握药品广告的监测检查方法。
5. 熟悉药品监管部门对违法药品广告的处置措施。

广告，顾名思义就是广而告之，目的是宣传某种商品、服务或意图。药品广告是商品广告，以促进药品这一特殊商品的销售为目的，通过向目标受众介绍有关药品信息，突出药品的特性，从而提高药品的市场占有率。同时药品又是一种特殊商品，具有治疗与损伤的双重作用，与人的生命健康息息相关。消费者若因虚假广告的误导不恰当地购买使用，不仅会造成经济损失，更可能贻误病情，造成人身损害。因此，加强药品广告监管，规范药品广告发布，既可促进广告业的健康发展，又可保障用药安全，保护消费者的合法权益。本章通过对药品广告的概念、申请、审查、监测、处置等知识的介绍，使学员了解不同部门对药品广告监督管理的职能分工，通过对相关知识的掌握，能够识别和判定违法药品广告，对违法药品广告进行依法处理。

第一节　药品广告监管概述

本节阐述药品广告的相关概念及分类，对药品广告监管相关的法律、法规及规章进行梳理，简要介绍药品广告的监管部门及相关监管职责。

一、广告的相关概念

广告有广义和狭义之分，狭义的广告指商业广告，是商品经营者或者服务提供者承担费用，通过一定媒介和形式直接或者间接地介绍自己所推销的商品或者所提供的服务的广告。广义的广告还包括公益广告、社会广告和政府广告。公益广告指宣传社会公益事业不以营利为目的的广告；社会广告是指如寻人、挂失、招领等社会生活服务的广告；政府广告即各级政府机关和部门向社会公开发布的广告。本章介绍的药品广告专指商业广告。

药品广告主要运用现代化广告学的基本原理，依据国家药品和广告管理方面的有关法律、法规，以科学、合法、合理传递药品信息为宗旨，指导受众安全、合理、有效地用药，促进药品销售，塑造药品品牌，树立企业形象。根据《药品广告审查办法》的规定，药品广告是指利用各种媒介或者形式发布的含有药品名称、药品适应症（功能主治）或者与药品有关的其他内容的广告。在药品广告活动过程中，一般涉及到三个主体，即广告主、广告经营者、广告发布者。

药品广告的广告主，是指为了推销药品而需要进行广告宣传的药品生产企业、药品经营企业或进口药品代理机构。

药品广告的经营者，是指接受广告主委托提供药品广告的设计、制作、代理服务的法人、其他经济组织或者个人，广告经营者本身并不销售药品。广告设计，指根据广告目标进行的广告创意构思，是对广告中的音乐、语言、文字、画面等方面进行创作。广告制作，指根据广告设计要求，制作可供刊播、设置、张贴、散布的广告作品。广告代理，指广告经营者接受广告主或广告发布者委托，开展的广告市场调查、广告信息咨询、企业形象策划、广告战略策划、广告媒介安排等活动。广告经营者必须依法经过核准登记，方可接受委托从事广告活动。

药品广告的发布者，是指为广告主或者广告主委托的广告经营者发布广告的法人或者其他经济组织。广告发布者，主要为"广告媒介单位"，即利用自身拥有的媒介资源发布广告的单位，这些媒介包括广播、电视、报纸、杂志、计算机网络等。此外，还有一些拥有其他广告发布形式的单位，如有户外广告牌（灯箱、霓虹灯）的影剧院、机场、车站、码头等，也可以成为药品广告的发布者。广告发布者必须办理广告业务登记，方可接受委托从事发布广告活动。

二、药品广告的分类

根据不同的标准和方法，药品广告可划分为不同的类别。

按照发布广告的药品性质不同，药品广告可以分为处方药广告和非处方药广告。我国实行处方药与非处方药分类管理制度，和非处方药广告相比，处方药广告的发布对象有着严格限制，处方药广告不得以公众为对象，发布载体限于专业性学术刊物。

按照药品广告发布媒介的不同，药品广告可分为以下几类：①印刷媒介广告，也称为平面媒体广告，即以报纸、杂志、招贴、海报、宣传单等印刷品为传播媒介的广告；②电子媒介广告，是以广播、电视、电影等电子媒介为传播载体的广告；③户外媒介广告，是利用路牌、交通工具、霓虹灯等户外场所或户外空间设施为传播媒介所作的广告；④数字互联媒介广告，是利用互联网作为传播载体的广告。互联网药品广告互动性强，传播面广，发展前景广阔。在互联网上发布药品广告信息，除遵循药品广告监管的法律外，还应当遵循互联网信息服务方面的相关规定；⑤其他媒介广告，利用体育活动、年历、各种文娱活动等形式开展的广告。

按照药品广告审批形式的不同，药品广告可以分为"视"、"声"、"文"三种类型。"视"、"声"、"文"代表用于广告媒介形式的分类代号，"视"是指以图像或图像加声音、图像加文字类型的药品广告；"声"是指以声音形式发布的药品广告；"文"是指以纯文字形式发布的药品广告。以不同的形式发布广告，审查批准的形式也有所不同。

三、药品广告监管法律体系

建国以来，有关药品广告的立法不断完善。1949 年天津市卫生局发布了《医药广告管理办法》，这是新中国成立以来第一个专门针对医药广告管理的文件。"文化大革命"以后，药品广告立法近二十年没有进展，直至1982年2月国务院颁布《广告管理条例》。该条例是我国成立以来第一个全国性的综合广告法规，以行政法规的形式正式确立了工商行政管理机关对广告管理的主体地位，规定了卫生行政机关的审批是申请发布医药广告的必备条件。1994年10月颁布的《广告法》和2001年修订的《药品管理法》是药品广告法律体系中最主要的两部法律，其他一些法律、行政法规如《消费者权益保护法》、《反不正当竞争法》、《药品管理法实施条例》等也有涉及广告方面的规定。此外，国家食品药品监督管理局、国家工商行政管理总局发布的规章，对药品广告的审查程序、异地发布药品广告的备案、药品广告的管理、法律责任等等做了规范。与药品广告监管相关的法律、行政法规和规章见表6-1。

表6-1 药品广告监管主要法律、行政法规和规章

类别	序号	法律规范名称	发布机构	施行时间
法律	1	广告法	第八届全国人民代表大会常务委员会第十次会议通过，国家主席令第34号	1995-02-01
	2	消费者权益保护法	第八届全国人民代表大会常务委员会第四次会议通过，国家主席令第11号	1994-01-01
	3	反不正当竞争法	第八届全国人民代表大会常务委员会第三次会议通过，国家主席令第10号	1993-12-01
	4	药品管理法	九届全国人大常务委员会第二十次会议修订通过，国家主席令第45号	2001-12-01
行政法规	5	药品管理法实施条例	国务院令第360号	2002-09-15
	6	广告管理条例	国发（1987）94号	1987-12-01
部门规章	7	互联网药品信息服务管理办法	国家食品药品监督管理局令第9号	2004-07-08
	8	广告管理条例施行细则	国家工商行政管理总局令第18号	2005-01-01
	9	印刷品广告管理办法	国家工商行政管理总局令第17号	2005-01-01
	10	户外广告登记管理规定	国家工商行政管理总局令第25号	2006-07-01
	11	药品广告审查办法	国家食品药品监督管理局令第27号	2007-05-01
	12	药品广告审查发布标准	国家工商行政管理总局令第27号	2007-05-01

随着社会经济发展，部分法律法规已经滞后，如《广告法》、《反不正当竞争法》

均在修订之中。除上述法律、法规和规章外，国家监管部门出台的关于药品广告监管的相关规范性文件，也是药品广告监管的重要政策依据。如国家局《关于贯彻实施〈药品广告审查办法〉和〈药品广告审查发布标准〉的通知》（国食药监市〔2007〕195号）等。

四、药品广告监管职责

（一）部门职责

按照《广告法》、《药品广告审查办法》规定，县级以上工商行政管理部门是药品广告的监督管理机关，是代表国家对广告活动进行监督管理的行政部门。对未经审查批准发布的药品广告，或者发布的药品广告与审查批准的内容不一致的，依据《广告法》等法律法规的规定进行行政处罚。《药品管理法》第六十二条规定，省、自治区、直辖市人民政府药品监督管理部门应当对其批准的药品广告进行检查，对于违反本法和《广告法》的广告，应当向广告监督管理机关通报并提出处理建议，广告监督管理机关应当依法作出处理。《药品广告审查办法》第四条规定，省、自治区、直辖市药品监督管理部门是药品广告审查机关，负责本行政区域内药品广告的审查工作；第二十六条规定，县级以上药品监督管理部门应当对审查批准的药品广告发布情况进行监测检查。

除工商行政管理部门和药品监督管理部门外，药品广告监管还涉及多个职能部门。如通信管理部门依据规定配合有关部门规范互联网药品广告，对发布虚假药品广告的网站及时删除有关信息，或关闭网站；公安机关负责打击发布虚假广告的犯罪行为；广电部门落实刊播药品广告的审查制度，清查整顿以推销药品为目的的各类节目；新闻出版行政部门对发布违法药品广告问题严重的报刊，责成其主管、主办单位监督整改，停止发布违法广告；广播影视行政部门对违规违法药品广告的播出机构进行诫勉谈话，通报批评，下达《违规播放广告整改通知单》，责令停播违规违法广告等；党委宣传部门会同新闻媒体主管部门建立和落实新闻媒体单位发布虚假违法及不良广告行为领导责任追究制，依照有关规定追究新闻媒体主管领导和相关责任人的责任；监察机关和纠风办对有关行政机关依法行政、履行监管职责情况的监督检查，对疏于监管、执法不严等行为依法依纪处理，构成犯罪的，移送司法机关追究刑事责任；新闻办发挥总协调作用，协调有关部门及时删除和关闭网上非法"性药品"广告和低俗不良药品广告及非法网站。

（二）药品监督管理部门内部层级分工

按照药品广告监管法律法规及相关文件规定，对各级药品监督管理部门在药品广告审批、监测方面的职能分工进行归纳，供各地在工作实践中参考。

1. 国家药品监督管理部门 组织开展药品广告的监测；负责接受省、自治区、直辖市药品监督管理部门审查批准药品广告的备案，对广告审查工作进行指导和监督；做出药品广告调回复审的决定，对有争议的药品广告进行裁定；与国务院卫生行政部门共同审核确认允许刊播处方药广告的医学、药学专业刊物名单。

2. 省、自治区、直辖市药品监督管理部门 负责药品广告受理、审查、备案（对经批准的药品广告向国家局、同级广告监督管理机关进行备案，接受异地发布药品广告的备案）和复审；做出并实施撤销、注销药品广告批准文号的行政处罚或行政管理措施；做出责令限期办理备案手续、停止发布药品广告的行政管理措施；组织辖区内药品监督管理部门对发布的药品广告进行检查，印发违法药品广告公告；向相关部门移送违法药品广告，协助工商行政管理部门对违法药品广告中的专业技术内容进行认定；实施辖区内广告发布企业的信用等级评定和黑名单制度。

3. 市、县药品监督管理部门 负责对辖区内发布的药品广告进行检查，发出行政告诫，向相关部门移送违法药品广告；将辖区内违法发布药品广告的情况逐级上报，对需要撤销广告批准文号的违法广告移交省、自治区、直辖市药品监督管理部门处理；对需要抽验的广告药品进行监督抽验；实施或协助上级部门开展辖区内广告发布企业的信用等级评定和黑名单制度；根据违法药品广告情节、影响程度在本辖区内发布消费安全警示；对违法药品广告所涉及的药品生产、经营企业开展执法检查。

思考题

1. 什么是药品广告？药品广告的传播媒介有哪些？
2. 简述药品广告监管部门的职责分工？
3. 简述各级药品监督管理部门对药品广告的监管职责？

第二节 药品广告审查批准

药品广告的审查，是药品监督管理部门实施的行政许可项目之一，本节主要介绍药品监督管理部门对药品广告的审查标准和步骤，对药品广告审批的程序，除适用本节的具体规定外，还应当遵循第一章有关药品行政许可实施程序的一般规定。

一、药品广告的申请

1. 申请人 根据《药品管理法实施条例》第五十三条的规定，药品广告批准文号的申请人必须是具有合法资格的药品生产企业或者药品经营企业。药品经营企业作为申请人的，必须征得药品生产企业的同意。发布进口药品广告的，由进口药品代理机构作为申请人。申请人可以委托代办人代办药品广告批准文号的申办事宜。

2. 需提交的材料 申请人应当向审查机关提交《药品广告审查表》，并附与发布内容相一致的样稿（样片、样带）和药品广告申请的电子文件，同时提交以下证明文件。

（1）申请人《营业执照》复印件。

（2）申请人《药品生产许可证》或者《药品经营许可证》复印件。

（3）申请人是药品经营企业的，应当提交药品生产企业同意其作为申请人的证明文件原件。

（4）代办人代为申办药品广告批准文号的，应当提交申请人的委托书原件和代办人的营业执照复印件等主体资格证明文件。

（5）药品批准证明文件（含《进口药品注册证》、《医药产品注册证》）复印件、批准的说明书复印件和实际使用的标签、包装盒及说明书。

（6）非处方药品广告需提交非处方药品审核登记证书复印件或相关证明文件的复印件。

（7）申请进口药品广告批准文号的，应当提供进口药品代理机构的相关资格证明文件的复印件。

（8）广告中涉及药品商品名称、注册商标、专利、网址等内容的，应当提交相关有效证明文件的复印件以及其他确认广告内容真实性的证明文件。

3. 提交材料要求 提交的上述材料必须符合以下要求。

（1）申报资料内容必须真实、合法，文字、图案清楚，并加盖证件持有单位的印章。

（2）申请材料为复印件的，由申请人（单位）在复印件上注明"此复印件与原件相符"字样或者文字说明，注明日期并加盖单位公章。

（3）电子版的药品广告申请文件须通过国家食品药品监督管理局药品广告申请软件系统制作，应与申请材料内容一致，一个广告申请对应一个电子版广告申请文件，且该电子版文件名称应体现所对应的广告申请。

二、药品广告的受理

药品监督管理部门对申请人提出的药品广告申请，应当根据下列情况分别作出处理。

（1）申请事项依法不需要取得行政许可的，应当即时告知申请人不受理。比如，仅宣传名称的药品广告无需取得审查许可，包括非处方药仅宣传药品名称（含药品通用名称和药品商品名称）的，或是处方药在指定的医学药学专业刊物上仅宣传药品名称（含药品通用名称和药品商品名称）的情形。

（2）申请事项依法不属于本部门职权范围的，应当即时作出不予受理的决定，并告知申请人向有关行政机关申请。药品广告申请应当向药品生产企业或进口药品代理机构所在地的省、自治区、直辖市（食品）药品监督管理部门提出。

（3）申请事项依法属于不予受理的，应当作出不予受理的决定。此处包括四种情形：一是因篡改内容发布广告、被广告审查机关撤销该药品广告批准文号后未满一年的；二是因提供虚假材料申请药品广告批准文号、被广告审查机关在受理审查中发现后未满一年的；三是因提供虚假材料骗取药品广告批准文号、被广告审查机关撤销该药品广告批准文号后未满三年的；四是广告审查机关撤销该药品广告批准文号的行政程序正在执行中的。

（4）申请材料不齐全或者不符合规定的，应当当场或者在5日内一次告知申请人需要补正的相关资料和内容。逾期不告知的，自收到申请材料之日起即为受理；

（5）申请事项属于本部门职权范围，申请材料齐全、符合法定形式，或者申请人按要求提交全部补正申请材料的，应当予以受理。

药品监督管理部门受理或者不予受理行政许可申请，都应当出具加盖本部门专用印章并注明日期的书面凭证，如《受理通知书》或者《不予受理通知书》。

三、药品广告的审查

省、自治区、直辖市药品监督管理部门对受理的药品广告申请，按照《广告法》、《药品管理法》、《药品管理法实施条例》、《药品广告审查办法》、《药品广告审查发布标准》等国家有关广告管理的法律法规进行审查，审查合格的核发药品广告批准文号。审查的内容包括。

1. 审查是否属于不得发布广告情形 根据规定下列药品不得发布广告。

（1）麻醉药品、精神药品、医疗用毒性药品、放射性药品。

（2）医疗机构配制的制剂。

（3）军队特需药品。

（4）国家食品药品监督管理局依法明令停止或者禁止生产、销售和使用的药品。

（5）批准试生产的药品。

（6）国务院或者省、自治区、直辖市人民政府药品监督管理部门决定暂停生产、销售、使用期间的药品。

此外，基于对未成年人的保护，未成年人出版物和广播电视频道、节目、栏目不得发布药品广告；药品广告不得以儿童为诉求对象，不得以儿童名义或形象介绍药品，不得出现儿童不在成人监护下单独用药的内容。

2. 审查是否属于处方药以公众为对象进行广告宣传 我国实行处方药和非处方药分类管理制度。处方药是指由药品监督管理部门所确定的，必须凭执业医师或执业助理医师处方才可调配、购买和使用的药品。处方药只能由医师针对每个患者的特定病症决定使用，没有医药专业知识的患者自己决定使用处方药，不但可能耽误治疗，甚至会危及自身的安全。正因为处方药的使用选择权掌握在医师手中，所以处方药的广告宣传只能以医师等医药专业人员为对象，而不能面向公众进行广告宣传。《药品管理法》规定，处方药可以在国务院卫生行政部门和国务院药品监督管理部门共同指定的医学、药学专业刊物上介绍，但不得在大众传播媒介发布广告或者以其他方式进行以公众为对象的广告宣传。

（1）处方药广告不得在大众传播媒介发布，"大众传播媒介"是指对广大公众进行信息传播的各种工具及手段，包括报纸、广播、电视、电影、杂志、互联网等。

（2）处方药广告不得以其他方式以公众为对象发布，"以其他方式进行以公众为对象的广告宣传"，包括在建筑物或公众活动场所设立的户外广告宣传，包括以张贴、散发小广告等形式进行的处方药广告宣传等。

（3）处方药广告不得以赠送医学、药学专业刊物等形式向公众发布。

（4）处方药名称与该药品的商标、生产企业字号相同的，不得使用该商标、企业字号在医学、药学专业刊物以外的媒介变相发布广告。

（5）不得以处方药名称或者以处方药名称注册的商标以及企业字号为各种活动冠名。

3. 审查是否具备药品广告发布要素 发布的药品广告，在形式上要具备以下几要素。

（1）药品的通用名称。药品广告不能仅宣传商品名，必须同时出现药品通用名称。

（2）忠告语。作为特殊商品，药品广告中必须出现警示消费者忠告语。处方药广告的忠告语是："本广告仅供医学药学专业人士阅读"，非处方药广告的忠告语是："请按药品说明书或在药师指导下购买和使用"，非处方药广告同时标明非处方药专用标识（OTC）。

（3）药品批准文号和广告批准文号。证明药品及广告均依法经过了审查批准。

（4）药品生产企业或者经营企业名称。不得单独出现"咨询热线"、"咨询电话"等内容。

上述四大要素的字体和颜色必须清晰可见、易于辨认，在电视、电影、互联网、显示屏等媒体发布时出现时间不得少于5秒；在广播电台发布的药品广告可以不播出药品广告批准文号。

4. 审查是否符合《广告法》中对广告的一般规定和基本原则　《广告法》中规定的原则、规范适用于所有产品的广告，包括药品广告。如《广告法》第七条规定广告不得有下列情形。

（1）使用中华人民共和国国旗、国徽、国歌。
（2）使用国家机关和国家机关工作人员的名义。
（3）使用国家级、最高级、最佳等用语。
（4）妨碍社会安定和危害人身、财产安全，损害社会公共利益。
（5）妨碍社会公共秩序和违背社会良好风尚。
（6）含有淫秽、迷信、恐怖、暴力、丑恶的内容。
（7）含有民族、种族、宗教、性别歧视的内容。
（8）妨碍环境和自然资源保护。
（9）法律、行政法规规定禁止的其他情形。

5. 审查是否符合《广告法》中对药品广告的特别规定　《广告法》第十四条规定药品广告不得有下列内容。

（1）含有不科学的表示功效的断言或者保证的。
（2）说明治愈率或者有效率的。
（3）与其他药品的功效和安全性比较的。
（4）利用医药科研单位、学术机构、医疗机构或者专家、医生、患者的名义和形象作证明的。
（5）法律、行政法规规定禁止的其他内容。

药品广告只能宣传产品具有什么功效，不能宣传服用产品后效果如何好、疗效具有保证、治愈率高等内容，不能与其他产品的功效或安全性相比较，不能利用医药科研单位、学术机构、医疗机构或者专家、医生、患者的名义和形象作证明。

《药品广告审查发布标准》还规定，药品广告不得含有军队单位或者军队人员的名义、形象，不得利用军队装备、设施从事药品广告宣传。非处方药广告不得利用公众对于医药学知识的缺乏，使用公众难以理解和容易引起混淆的医学、药学术语，造成公众对药品功效与安全性的误解。

6. 审查药品广告的内容是否真实、合法，是否以国务院药品监督管理部门批准的说明书为准　药品广告内容涉及药品适应症或者功能主治、药理作用等内容的宣传，应当以国务院药品监督管理部门批准的说明书为准，不得进行扩大或者恶意隐瞒的宣传，不得含有说明书以外的理论、观点等内容。根据《药品广告发布审查标准》，药品广告不得含有以下内容。

（1）违反科学规律，明示或者暗示包治百病、适应所有症状的。

（2）含有"安全无毒副作用"、"毒副作用小"等内容的；含有明示或者暗示中成药为"天然"药品，因而安全性有保证等内容的。

（3）含有明示或者暗示该药品为正常生活和治疗病症所必需等内容的。

（4）含有明示或暗示服用该药能应付现代紧张生活和升学、考试等需要，能够帮助提高成绩、使精力旺盛、增强竞争力、增高、益智等内容的。

（5）其他不科学的用语或者表示，如"最新技术"、"最高科学"、"最先进制法"等。

药品广告的内容必须真实、合法，不得含有虚假的内容。含有虚假内容的药品广告，包括对药品的成份、功效、适应症等作夸大、不实的欺骗性宣传，会使药品广告的接受者产生误解，在用药选择上作出错误的判断，其危害性甚大，必须予以禁止。

7. 审查药品广告是否宣传和引导合理用药，有无直接或者间接怂恿任意、过量地购买和使用药品 药品广告不得含有以下内容。

（1）含有不科学的表述或者使用不恰当的表现形式，引起公众对所处健康状况和所患疾病产生不必要的担忧和恐惧，或者使公众误解不使用该药品会患某种疾病或加重病情的。

（2）含有免费治疗、免费赠送、有奖销售、以药品作为礼品或者奖品等促销药品内容的。

（3）含有"家庭必备"或者类似内容的。

（4）含有"无效退款"、"保险公司保险"等保证内容的。

（5）含有评比、排序、推荐、指定、选用、获奖等综合性评价内容的。

8. 审查是否符合国家有关广告管理的其他规定 国家关于广告管理工作的一些规范性文件，如国家局《关于贯彻实施〈药品广告审查办法〉和〈药品广告审查发布标准〉的通知》（国食药监市〔2007〕195号）中明确药品广告不得使用未经注册的商标，药品广告中药品商品名、产品文字型注册商标的字体不得大于药品通用名称等规定，都是广告审查部门审查药品广告的内容之一。

四、药品广告的批准决定

药品广告的审查批准机关应当在受理之日起10日内完成对药品广告的审查工作，作出是否核发药品广告批准文号的决定。对审查合格核发广告批准文号的应及时向社会予以公布；对审查不合格的作出不予核发药品广告批准文号的决定，书面通知申请人并说明理由，同时告知申请人享有依法申请行政复议或者提起行政诉讼的权利。

药品广告审查机关对审查合格的药品广告不单独核发药品广告批准证书，而是在申请人提交的《药品广告审查表》的"审查意见"上签署意见，填发广告批准文号和有效期。广告批准文号的格式为"X药广审（视、声、文）第0000000000号"，其中"X"为各省、自治区、直辖市的简称。"0"由10位数字组成，前6位代表审查年月，后4位代表广告批准序号。"视"、"声"、"文"代表用于广告媒介形式的分类代号。药品广告批准文号有效期为1年，到期废止。

经批准的药品广告，在发布时不得更改广告内容。药品广告内容需要改动的，应当重新申请药品广告批准文号。

药品广告审查表具体样式如下：

药品广告审查表

药品名称：

通用名称_____

（商品名称）_____

广告类别：视□　声□　文□

药品分类：处方药□　非处方药□

申请人_____

代办人（盖章）_____

审查机关_____

填表说明

1、本表请通过电子版填写并打印。打印不清晰，填写项目不全的，不予受理；

2、"广告发布内容"一栏中，需在广告发布内容上加盖审查机关骑缝章方为有效。

3、本表一式五份。存档一份，送同级工商行政管理部门一份。广告审查批准后，经审查机关同意可相应增加份数。

申请人		法定代表人	
地址			
邮政编码		电话	
E－mail		传真	
代办人		法定代表人	
地址			
邮政编码		电话	
E－mail		传真	
具体经办人		经办人联系电话	

药品通用名称				
药品商品名称				
生产批准文号				
广告类别 （视、声、文）			广告时长（视、声）	秒
计划发布媒介				

序号		证明文件目录（证明文件附后）
1	☐	申请人营业执照
2	☐	药品生产许可证
3	☐	药品经营许可证
4	☐	药品注册批件
5	☐	批准的药品说明书
6	☐	实际使用的药品说明书
7	☐	实际使用的药品标签
8	☐	药品生产企业委托书（药品经营企业作为申请人时）
9	☐	进口药品注册证
10	☐	医药产品注册证
11	☐	药品商品名称批准文件
12	☐	非处方药品审核登记证书
13	☐	商标注册证
14	☐	专利证明文件
15	☐	法律法规规定的其他确认药品广告内容真实性的证明文件
	(1)	
	(2)	
	(3)	
	(4)	
	(5)	
	(6)	

备注：

1、请在提交的证明文件前的方框中打"√"；

2、在第15项中如提供了相关证明文件，请在其项下填写证明文件的名称；如所留项不够填写的，可以自行附页。

广告发布内容（样稿粘贴，样片、样带或者其他介质另附）	
审查意见：	
	审查机关签章：
	日期：
广告批准文号	药广审（　　）第　　号
有效期至	年　　月　　日

五、药品广告的备案

药品广告的备案分以下两种情形。

1. 广告审查机关的备案　对审查批准的药品广告，药品广告审查机关应当报国家食品药品监督管理局备案，同时将批准的《药品广告审查表》送同级广告监督管理机关备案。国家食品药品监督管理局发现备案的药品广告批准内容不符合药品广告管理规定的，应当责成药品广告审查机关予以纠正。

2. 异地发布广告的备案　药品生产企业或进口药品代理机构取得广告批准文号后，需要到所在地以外的省、自治区、直辖市发布药品广告的，在发布前应当到发布地省、自治区、直辖市药品监督管理部门办理备案。异地发布地广告审查机关同意备案的，在原批准的《药品广告审查表》上签注"已备案"，加盖药品广告审查专用章，并将"已备案"的《药品广告审查表》送同级广告监督管理机关备案。

异地发布地广告审查机关发现原批准的药品广告内容不符合药品广告管理规定的，应当制作《药品广告备案意见书》交由原审批的药品广告审查机关进行复核，并抄报国家食品药品监督管理局。原审批的药品广告审查机关应当在收到《药品广告备案意见书》后的 5 个工作日内，将意见告知备案地药品广告审查机关。原审批的药品广告审查机关与备案地药品广告审查机关意见无法达成一致的，可提请国家食品药品监督管理局裁定。

六、药品广告的复审

已经批准的药品广告有下列情形的，原广告审查机关应当进行复审，向申请人发出《药品广告复审通知书》，复审期间该药品广告可以继续发布。

（1）国家食品药品监督管理局认为药品广告审查机关批准的药品广告内容不符合规定的。

（2）省级以上广告监督管理机关提出复审建议的。

（3）药品广告审查机关认为应当复审的其他情形。

原广告审查机关经复审，认为已批准的药品广告与法定条件不符的，应收回《药品广告审查表》，原药品广告批准文号作废。

思考题

1. 申请药品广告，需要提交哪些材料？
2. 简述药品广告的审查内容？
3. 药品广告的备案有哪些？
4. 简述广告审查表的形式内容。

第三节　药品广告的监测管理

药品广告的监测管理包括药品广告监测、违法广告移送、报告和发布公告等。本节重点介绍药品监督管理部门如何针对不同的广告传播媒介开展药品广告监测，如何识别违法药品广告，依法履行移交或报告职责，开展或协助开展信用等级评定等监管工作。

一、药品广告的监测检查

对药品广告的监督检查是药品监督管理部门的一项法定职责，其中对广告发布情况进行动态监测是基层药品监督管理部门基础性的工作内容。通过监测可以了解辖区内药品广告发布动态，及时处理违法药品广告，防止虚假广告对消费者造成误导，保障消费者用药安全和合法权益。

1. 常规监测检查方式　药品监督管理部门监测检查对象主要是辖区内发布的药品广告，如辖区内报刊杂志、电视广播发布的药品广告；辖区内药品生产、经营企业网站发布的药品广告；辖区内药品经营企业店堂发布的印刷品广告；本辖区域内的户外药品广告等。针对药品广告的不同传播媒介，可以采取不同的监测方式。

（1）订阅辖区内报刊杂志社发行的印刷品，定期查看有无违法发布药品广告。

（2）检查辖区内药品生产、经营企业，查看经营场所内散发、摆放或张贴的印刷品广告，查看有无违法发布药品广告。

（3）配置专业的广告监测设备对电视、广播进行检查，专门的广告监测设备将计算机网络和广播、电视信号监测软件有机结合，可以对辖区内广播、电视频道的广告实现24小时全天候全覆盖监测录制，执法人员定期对录制的节目进行浏览，对违法药品广告进行截取、刻录，同时完成对违法药品广告样本的固定收集工作。

（4）检查辖区内电子显示屏、灯箱、车载数字广告、车体船体牌、车站牌等户外广告，查看有无违法发布药品广告。

（5）定期登陆互联网，浏览辖区内药品生产、经营企业的自建网站和综合性门户网站、论坛等，查看有无违法发布药品广告。

此外，各地工商行政管理部门相应建立了广告监测中心，对本辖区内的媒体广告进行监测。药品监督管理部门也可通过协作的方式实现对其广告监测数据的资源共享。

2. 特殊药品广告发布形式 以下几类药品广告发布形式比较特殊，其宣传的内容通常非法，且具有很大的蒙蔽性、欺骗性或是流动性，常规的监测检查较难发现，需要监管人员加以关注。

（1）以免费寄赠书刊名义寄送的药品宣传资料。如广告宣称"来信即寄＊＊养生书籍"，而后对主动来信索取书籍资料的"目标客户"，在寄送正规养生书籍的同时一并寄送药品广告的宣传资料。此类广告的特点是在媒体上发布的广告是合法广告，可以逃避行政部门的监测，寄送的药品广告宣传资料大多违法，且游离于行政部门监控范围之外，需深度跟踪才能发现。

（2）以会议、健康协会等名义发布药品宣传资料。如在各类健康讲座、健康协会活动上发布的药品宣传资料。

（3）利用医院、诊所等医疗机构特殊场合散发的有关药品的传单、散页等宣传印刷品。

（4）以"软文"形式刊登或播出的药品广告。软广告是相对于常规广告而言的一种特殊广告方式，即媒体刊登或播放的有偿形象稿件。主要表现形式包括新闻报道、专版、专题报道、深度报道等。涉及药品宣传的软广告，或以人物专访的形式出现，或以介绍新产品、分析新突破的通讯报道形式出现，有时附有生产企业名称或服务电话等。这些报道的特点是都会出现大段文字介绍所宣传药品的功效，突出特定的生产企业名称或是特定的商标、商品名称，这是区分软广告与真正的科普性文章、新闻报道的标志。此类违法宣传的软文广告易为消费者接受，容易使消费者放松警惕从而上当，且不易被监管部门发现，需要在监测检查中重点关注。

知识链接

广告监测系统

通过中央财政拨款或自筹资金等方式，全国绝大多数地市一级药品监督管理部门配备了监测设备，不少县区级药品监督管理部门也增添了监测设备，未配备监测设备的药品监督管理部门，或借助于专门的广告监测公司，或借助工商部门的广告监测中心平台，实现对媒体广告的监测。

性能好的药品广告监测设备能把已认定的违法药品广告制作成模板，通过点击"对比"键能够对录制节目中的相关的违法广告进行搜索，节约了人力、物力，达到了科学有效监测，提高监测效率的目的。

目前国家局对"药品医疗器械保健食品广告审批监督系统"进行升级，升级后系统与药品广告监测设备自动衔接，有效提高监测效率、提升监管效能，实现监测数据的全国共享，同时探索委托第三方来开展药品广告监测工作。

3. 对广告药品经营企业及品种的检查　虚假药品广告一直是群众反映强烈的社会热点问题。违法发布广告的药品,多数是通过药品零售企业面向消费者。因此,基层药品监管人员要将发布违法药品广告涉及的经营企业和品种列为重点监控对象,严查违法发布广告的药品,铲除违法广告得以生存的温床,切实履行好监管职责。

(1) 加大对药品经营企业的监督管理力度　通过监督检查,核实违法广告药品的购进渠道和购进凭证,检查是否存在非法渠道购进或是出租柜台行为。

(2) 加大对违法广告药品的抽验频次　对降糖降脂降血压类中成药在广告中突出夸大疗效的,还要考虑对非法添加项目的检测,检查是否存在伪劣产品。

(3) 加大对药品经营企业广告发布情况的检查　根据《印刷品广告管理办法》第十七条的规定,药品经营企业要对属于自己区域内散发、摆放和张贴的印刷品广告负责管理,对有违反广告法规规定的印刷品广告应当拒绝其发布。因此药品经营企业对在店堂散发、摆放和张贴广告的,要索取《药品广告审查表》核实真实合法性,并留存复印件备查。检查中发现药品经营企业店堂散发、张贴有违法药品广告的,药品监督管理部门应根据《印刷品广告管理办法》移交工商行政管理部门处理。

知识链接

《印刷品广告管理办法》节选

第十七条　凡发布于商场、药店、医疗服务机构、娱乐场所以及其他公共场所的印刷品广告,广告主、广告经营者要征得上述场所管理者的同意。上述场所的管理者应当对属于自己管辖区域内散发、摆放和张贴的印刷品广告负责管理,对有违反广告法规规定的印刷品广告应当拒绝其发布。

第十九条　违反本办法规定的,依照《中华人民共和国广告法》、《广告管理条例》等有关法律、行政法规以及《广告管理条例施行细则》的规定予以处罚。《中华人民共和国广告法》、《广告管理条例》等有关法律、行政法规以及《广告管理条例施行细则》没有规定的,由工商行政管理机关责令停止违法行为,视情节处以违法所得额 3 倍以下的罚款,但最高不超过 3 万元,没有违法所得的,处以 1 万元以下的罚款。

二、违法药品广告的识别和判定

《药品管理法》、《广告法》规定了药品广告的内容必须真实、合法,以国家药品监督管理局批准的说明书为准,不得含有虚假内容。《药品广告审查管理办法》对药品广告内容做了进一步明确规定。违反国家药品广告相关法律、法规、规章规定的广告为违法药品广告。主要有以下表现形式。

(1) 属不得发布广告情形的　①不得发布广告的药品发布广告的;②未成年人出版物和广播电视频道、节目、栏目发布药品广告的;③以儿童为受众,以儿童名义介绍药品,以儿童为受众的药品广告,如图 6-1。

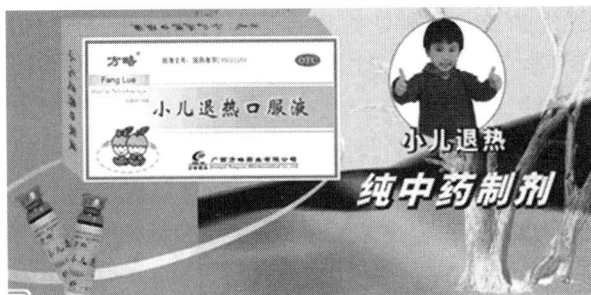

图 6-1　以儿童名义介绍药品

（2）处方药以公众为对象发布广告的。

（3）未经审查批准发布的广告，或使用伪造、冒用、失效的广告批准文号的。

（4）篡改审批内容发布的广告。

（5）违反广告发布要素规定　①未标示药品批准文号、广告审查批准文号（在电台广播发布的药品广告除外）；②未标示忠告语等；③未标示药品的通用名称；④未标示药品生产企业或者经营企业名称；⑤非处方药广告未标明非处方药专用标识（OTC）。

（6）违反《广告法》对广告的一般规定　①使用中华人民共和国国旗、国徽、国歌；②使用国家机关和国家机关工作人员的名义；③使用国家级、最高级、最佳等用语；④妨碍社会安定和危害人身、财产安全，损害社会公共利益；⑤妨碍社会公共秩序和违背社会良好风尚；⑥含有淫秽、迷信、恐怖、暴力、丑恶的内容；⑦含有民族、种族、宗教、性别歧视的内容；⑧妨碍环境和自然资源保护；⑨法律、行政法规规定禁止的其他情形。

（7）违反《广告法》第十四条对药品广告的特殊规定　①含有不科学的表示功效的断言或者保证的；②说明治愈率或者有效率的；③与其他药品的功效和安全性比较的；④利用医药科研单位、学术机构、医疗机构或者专家、医生、患者的名义和形象作证明的。

（8）其他违反《药品广告审查发布标准》规定的　如药品广告内容中含"安全无毒副作用"、"毒副作用小"等内容的；含有免费治疗、免费赠送、有奖销售、以药品作为礼品或者奖品等促销药品内容的；含有"家庭必备"或者类似内容的；含有"无效退款"、"保险公司保险"等保证内容的等等。

对监测检查中发现的涉嫌违法广告，监管人员可以通过信息检索的方式查询该药品广告是否经过审批、有无按审批的内容发布。信息检索主要有三种方式：一是登陆国家食品药品监督管理局网站——数据查询——药品广告，输入药品名称或广告审查批准文号即可查询相关药品的审批情况；二是通过国家食品药品监督管理局网站——数据查询——国产药品（进口药品或中药保护品种），输入药品名称或药品批准文号，在查询到的药品信息中点开相关数据库查询"药品广告"的链接，也可查询到相应的审批情况；三是通过各省、自治区、直辖市药品监督管理部门网站——数据查询中查询在本省审批和备案的广告。通过数据查询可以核查某一药品广告有无经过审批及相关的审批核准内容。国家食品药品监督管理局数据库还可以查询"可发布处方药广告的医学药学专业刊物名单"。

案例

某药业公司生产的处方药"前列消胶囊",该公司在未取得广告批准文号的情况下,在大众媒介上发布广告,宣称"是中国首个能够清除前列腺腺毒的药物,其独含的腺核溶解酶从内部软化崩解腺毒,恢复男性功能,有效率高达99.99%,全面根治前列腺疾病"等。

该药业公司发布的"前列消胶囊"广告,存在以下违法情形:

(1)未经批准发布广告,违反了《广告法》第三十四条、《药品管理法》第六十条第一款的规定。

(2)处方药在大众媒体发布广告,违反了《药品管理法》第六十条第二款、《药品广告审查发布标准》第四条的规定。

(3)含有不科学的表示功效的断言或者保证,说明有效率,违反了《广告法》第十四条、《药品管理法》第六十一条第二款、《药品广告审查发布标准》第十条的规定。

三、违法药品广告的分类

根据违法情形程度不同,违法药品广告可分为严重违法广告或一般违法广告。

严重违法广告包括:①任意扩大产品适应症(功能主治)范围;②含有不科学的表示功效的断言或者保证的;③含有治愈率、有效率、获奖及与其他产品进行综合性评价内容的;④利用医药科研单位、学术机构、医疗机构或者专家、医生、患者的名义和形象作证明的;⑤含有其他严重欺骗和误导消费者的内容的。

不存在上述严重违法情形的其他未经审批擅自发布广告或篡改审批内容发布的广告,为一般违法广告。

四、违法药品广告的处置

1. 违法药品广告的证据固定　药品监督管理部门对监测到的违法广告,应及时收集违法药品广告样件,固定证据。根据药品广告的发布形式与发布载体不同,可采用不同的方式对违法广告进行证据固定。

(1)对发布在报刊杂志等印刷品的违法药品广告,可以通过复印、扫描、拍照等方式固定证据,采取上述方式收集证据时要注意将报刊名称、日期一并显示,同时注明制作方法、制作人、制作时间等内容。

(2)对电视频道、广播中发布的违法药品广告需要用专门的广告监测设备进行翻录,注明翻录制作方法、制作时间、制作人和证明对象等;对声音资料的音频文件,应当附有该声音内容的文字记录。

(3)对互联网上发布的药品广告,可通过打印或锁定网页等方式固定违法广告证据,注明打印人、打印时间。

(4)对户外药品广告,可以采用拍照、录像等方式固定违法广告证据,注明制作方法、制作时间、制作人和证明对象等内容。

(5)对药品生产、经营企业经营场所内散发、摆放和张贴的违法药品广告,要制作《现场检查笔录》,提取发布违法药品广告的单页、招贴、宣传册或海报,由现场负责人签字确认。

2. 违法药品广告的移送　对应当移交广告监督管理机关处理的违法广告，执法人员应制作《违法药品广告移送通知书》，移送通知书样式及制作要求如下：

违法药品广告移送通知书

工商行政管理局：

　　经检查，＿＿＿＿年＿＿＿＿月＿＿＿＿日在(填写广告媒介单位名称、时段、版面或其他广告发布者名称、发布载体)＿＿＿＿＿＿＿＿＿＿＿发布的(填写药品生产企业名称)＿＿＿＿＿＿＿的(填写药品名称)＿＿＿＿＿＿＿＿广告，存在(填写具体的违法情形)＿＿＿＿＿违法问题。请依法处理。

　　特此通知

XXXX（食品）药品监督管理局

（公章）

年　　月　　日

接收人签字：　　　　　　　　　　　　　　签收时间：

备注：本文书一式三份，一份存档备查，一份交同级工商行政管理部门，一份抄报上级食品药品监督管理部门。

　　药品监督管理部门进行违法广告移送时要注意以下几项。

　　（1）移送对象一般为同级工商行政管理部门，各地对违法广告执法主体有特别规定的，按规定办理。

　　（2）要将收集的违法广告样件作为证据附件一并移送。

　　（3）移送时要有的对方签收记录。

3. 违法药品广告的报告　违法药品广告的报告分为二种情形：第一种情形是指市、县药品监督管理部门对监测检查中发现篡改批准内容的药品广告，报告给省、自治区、直辖市药品监督管理部门进行处理。根据《药品广告审查办法》第二十条的规定，省、自治区、直辖市药品监督管理部门接到市县药品监督管理部门的报告后，经核实符合撤销条件的，应作出撤销广告批准文号的行政处罚决定或向原审批的药品广告审查机关提出撤销药品广告批准文号的建议。第二种情形是指药品监督管理部门应每月汇总监测到的违法广告药品名称、广告中标示的广告发布者名称、药品生产企业名称、广告批准文号、刊播媒介名称、刊播时间、刊播次数、违法原因、处理部门和处理结果，制作《违法药品广告处理情况汇总表》，报告给上一级监管部门，便于国家和省、自治区、直辖市药品监督管理部门统计各类违法药品广告情形。

知识链接

一、药品广告监测管理中的告诫制度

　　对监督检查中发现的轻微违法行为，药品监督管理部门可以对广告主或发布媒体提出告诫，下发告诫书责令对方整改。对下列情形可以发布告诫：

（1）刊播的广告中不标示广告批准文号的；刊播的广告未及时备案的；经审批的广告内容未变，自行改变版面的；药品名称宣传不规范的。

（2）刊登药品通用名的字体比例不符合规定要求的。

检查中发现同时存在其他违法情形的，药监部门不能以告诫代替移送。

二、药品广告监测管理中的约谈制度

违法药品广告的约谈，是指药品监督管理部门对违法药品广告的广告主进行约谈沟通，通过宣讲广告监管法律法规、分析点评等方式，指出其发布的药品广告中存在的问题并督促其改正的行为。作为一种柔性、劝告性的行政执法手段，行政约谈具有一定的积极作用。

4. 违法药品广告的行政处罚和行政措施 根据规定省、自治区、直辖市药品监督管理部门对违法药品广告实施相应的行政处罚和行政措施，包括对违法药品广告实施的撤销药品广告批准文号的行政处罚决定；对违法药品广告开展的收回、注销药品广告批准文号的行政管理措施；对异地发布的药品广告责令备案等。具体在违反药品广告管理的法律责任一节中介绍。

5. 违法药品广告的公告 在现代信息社会背景下，公告制度作为一种督促当事人履行义务的新兴手段，发挥着日益重要的作用。公告制度在药品广告监督管理中也发挥着重要作用。根据发布的部门不同，违法药品广告公告分部门联合公告、广告监督管理机关公告和广告审查机关公告。部门联合公告由多个监管部门联合发布；广告监督管理机关公告由工商行政管理部门发布；广告审查机关公告由药品监督管理部门发布。

国家药品监督管理部门或省、自治区、直辖市药品监督管理部门对情节严重的违法药品广告可以发布公告。发布内容包括典型虚假违法广告案例曝光、违法广告提示、违法广告案例点评、涉嫌严重违法广告监测公告等。上述违法广告公告内容可以在新闻媒体上刊播，也可以在发布机关主管的报刊和主办网站上发布。

五、药品广告发布企业信用评定制度

药品广告发布企业信用评定制度指药品监督管理部门在依法履行广告审查职责的同时，通过对药品广告的监测，对药品生产、经营企业发布广告行为进行信用等级认定，并根据信用等级开展针对性监督管理工作。2007年10月16日国家食品药品监督管理局制定了《药品、医疗器械、保健食品广告发布企业信用管理办法》（国食药监市〔2007〕625号）并于2008年1月1日开始施行，其目的就是强化药品生产经营企业诚信守法意识，加大虚假药品广告宣传的药品生产经营企业的违法信用成本，促进广告发布企业信用体系建设，建立良好的广告环境，保护公众用药安全。

药品广告企业的信用等级评定流程如下：地（市）级药品监督管理部门具体负责组织对本辖区内发布药品违法广告的监测，对发布违法广告企业的不良信息进行采集、记录，建立企业不良信息记录档案，并及时将企业不良信息记录上报省、自治区、直辖市药品监督管理部门。省、自治区、直辖市药品监督管理部门汇总地（市）级药品监督管理部门上报的违法发布广告企业不良信息记录，对违法发布广告的企业进行信用等级认定。信用等级的认定周期为一年，时间从每年的1月1日到12月31日。

药品广告发布企业的信用等级分为三级：守信、失信和严重失信。守信是指企业本年度内发布的广告经药品监督管理部门监测，没有违反国家有关广告法律法规的。失信，是指企业本年度发布的药品广告有违反国家有关广告法律法规的，但违法情节不严重。严重失信，是指企业本年度内发布的药品广告违法情节严重的。药品监督管理部门对经认定为发布广告失信、严重失信等级的药品生产经营企业，责令限期改正，同时将其违法行为记录在信用档案中；逾期不改的，可以将其失信或严重失信等级向社会予以公示，并加强对其监督检查的力度。

信用等级公示的主要内容包括：广告中标示的产品名称、产品生产企业或经营企业的名称、发布违法广告媒介和时间、发布违法广告内容、简要概述、刊播次数以及药品监督管理部门采取的措施等。公示中不得涉及国家秘密、商业秘密与个人隐私。

六、违法药品广告的黑名单制度

违法药品广告的黑名单制度指药品监督管理部门通过对辖区内发布的药品广告的监测和检查，对违法情节严重的广告主或是药品品种列入黑名单，该制度是对严重失信企业或严重违法广告产品的一项监督管理措施。根据《药品、医疗器械、保健食品广告发布企业信用管理办法》（国食药监市〔2007〕625号）、《关于加快推进药品、医疗器械、保健食品广告发布企业信用体系建设工作的通知》（国食药监市〔2008〕166号）文件要求，黑名单在药品监督管理部门的政务网站或有关媒体予以公示。

黑名单公示的内容主要包括：广告中标示的产品名称、产品生产企业或经营企业的名称、发布时间、违法事实、刊播次数以及药品监管部门采取的措施等。公示中不得涉及国家秘密、商业秘密与个人隐私。

黑名单公示中消费警示语为"建议消费者不要轻信 xx 广告宣传，谨慎消费此产品"。

思考题

1. 结合辖区内药品广告的发布情况，简述如何开展药品广告的监测工作？

2. 常见的违法药品广告有哪几种类型？

3. 向工商行政管理部门移送违法药品广告时，需要注意哪些事项？

4. 案例分析：某辖区内＊＊日报刊登了心宁片（处方药）的药品广告。该广告以患者自述的方式宣称，产品经 8 大医院权威验证，4 个疗程根治心脏病。服用一个疗程，不适症状得到改善，服用二个疗程心绞痛发作次数减少，血压、血脂逐渐平稳下降，服用三个疗程后心肌心血管得到前所未有的改善，服用四个疗程，症状全部消失，冠心病、心绞痛、心肌梗塞等全面好转，并且杜绝二次复发。请分析该药品广告存在哪些违法内容，作为药品监督管理部门应该采取哪些行政措施？

第四节 违反药品广告管理的法律责任

违反药品广告管理的法律责任包括了行政法律责任、民事法律责任和刑事法律责任。承担法律责任的主体包括二方面，一是监管人员，包括药品广告的审批人员和日常监管人员；二是相对人，包括药品广告的广告主、广告经营者和广告发布者。本节阐述药品广告主、广告经营者和广告发布者违反药品广告的管理规定，依法应承担的相应法律责任。

一、违反药品广告管理的行政法律责任

药品广告的行政监管职能主要由工商行政管理部门和药品监督管理部门共同行使。对违反药品广告管理规定的广告主、广告经营者和广告发布者实施的行政制裁，也由上述两部门依职权分工行使。

1. 执法主体为药品监督管理部门（广告审查部门）　通常由省、自治区、直辖市药品监督管理部门对以下违反药品广告管理的违法行为作出相应的行政管理措施或行政处罚决定。

（1）对篡改经批准的药品广告内容的，责令广告主立即停止该药品广告的发布，由原审批的药品监督管理部门撤销广告批准文号，一年内不受理该品种的广告审批申请；属异地发布篡改经批准的药品广告内容的，发布地药品广告审查机关向原审批的药品广告审查机关提出撤销药品广告批准文号的建议。

原审批的药品监督管理部门在作出撤销药品广告批准文号之日起5个工作日内通知广告监督管理机关。

（2）对提供虚假材料申请药品广告批准证书的，被广告审查机关在受理审查中发现的，1年内不受理该企业该品种的广告审批申请。

（3）对提供虚假材料骗取药品广告批准文号的，撤销该药品广告批准文号，并3年内不受理该企业该品种的广告审批申请。

（4）对异地发布药品广告未向发布地药品广告审查机关备案的，由发布地药品广告审查机关责令限期办理备案手续，逾期不改正的，停止该药品品种在发布地的广告发布活动。

（5）对有下列情形的，由药品广告审查机关注销药品广告批准文号：《药品生产许可证》、《药品经营许可证》被吊销的；药品批准证明文件被撤销、注销的；国家食品药品监督管理局或者省、自治区、直辖市药品监督管理部门责令停止生产、销售和使用的药品。

被收回、注销或者撤销药品广告批准文号的药品广告，必须立即停止发布；异地药品广告审查机关停止受理该药品广告批准文号的广告备案。

药品广告审查机关作出收回、注销或者撤销药品广告批准文号决定的，应当自做出决定之日起5个工作日内通知同级广告监督管理机关，由广告监督管理机关依法予以处理。

2. 执法主体为工商行政管理部门（广告监督部门）　由各级工商行政管理部门对以下违反药品广告管理的违法行为作出相应的行政管理措施或行政处罚决定。

（1）对未经审查批准发布的药品广告，或者发布的药品广告与审查批准的内容不一致的，依据《广告法》第四十三条规定责令负有责任的广告主、广告经营者、广告发布者停止发布，没收广告费用，并处广告费用一倍以上五倍以下的罚款。

（2）对虚假广告或者引人误解的虚假宣传的药品广告，依据《广告法》第三十七条规定，责令广告主停止发布、并以等额广告费用在相应范围内公开更正消除影响，并处广告费用一倍以上五倍以下的罚款；对负有责任的广告经营者、广告发布者没收广告费用，并处广告费用一倍以上五倍以下的罚款；情节严重的，依法停止其广告业务。构成犯罪的，依法追究刑事责任。对利用广告或者其他其他方法对商品作引人误解的虚假宣传的经营者（广告主），可依据《反不正当竞争法》第二十四条规定，责令停止违法行为，消除影响，根据情节可处以一万元以上二十万元以下的罚款。

（3）对违反《广告法》第七条规定发布药品广告的，责令负有责任的广告主、广告经营者、广告发布者停止发布、公开更正，没收广告费用，并处广告费用一倍以上五倍以下的罚款；情节严重的，依法停止其广告业务。构成犯罪的，依法追究刑事责任。

（4）对违反《广告法》第九条至第十二条规定发布药品广告的，责令负有责任的广告主、广告经营者、广告发布者停止发布、公开更正，没收广告费用，可以并处广告费用一倍以上五倍以下的罚款。

（5）对大众传播媒介以新闻报道形式发布药品广告的，或大众传播媒介发布的广告无广告标记的，责令广告发布者改正，处以一千元以上一万元以下的罚款。

（6）对违反《广告法》第十四条发布药品广告的、不得发布广告的药品发布广告的，依据《广告法》第四十一条规定，责令负有责任的广告主、广告经营者、广告发布者改正或者停止发布，没收广告费用，可以并处广告费用一倍以上五倍以下的罚款；情节严重的，依法停止其广告业务。

（7）对广告主提供虚假证明文件的，处以一万元以上十万元以下的罚款。对伪造、变造或者转让广告审查决定文件的，没收违法所得，并处一万元以上十万元以下的罚款。构成犯罪的，依法追究刑事责任。

（8）处方药以公众为对象宣传的，依照《广告法》第三十九条规定，责令负有责任的广告主、广告经营者、广告发布者停止发布、公开更正，没收广告费用，并处广告费用一倍以上五倍以下的罚款；情节严重的，依法停止其广告业务。构成犯罪的，依法追究刑事责任。

（9）对违反《药品广告审查发布标准》的其他规定发布广告的，《广告法》没有具体规定的，对负有责任的广告主、广告经营者、广告发布者，处以一万元以下罚款；有违法所得的，处以违法所得三倍以下但不超过三万元的罚款。

（10）对发布于商场、药店等场所的违法药品印刷品广告，根据《印刷品广告管理办法》第十九条的规定，责令停止违法行为，视情节对场所负责人处以违法所得额3倍以下的罚款，但最高不超过3万元，没有违法所得的，处以1万元以下的罚款。

二、违反药品广告管理的刑事法律责任

《刑法》第二百二十二条规定，广告主、广告经营者、广告发布者违反国家规定，利用广告对商品或者服务作虚假宣传，情节严重的，处二年以下有期徒刑或者拘役，并处或者单处罚金。

"违反国家规定"，主要是指违反《广告法》、《反不正当竞争法》、《药品管理法》、

《药品管理法实施条例》等法律、行政法规中关于药品广告的规定。

"利用广告对商品或者服务作虚假的宣传"，就是指违反了上述法律及其有关法律法规规定，利用广告这种特殊的传播媒介，对所生产的产品或者提供的服务作夸张、虚伪和不实的宣扬或传播，足以产生使消费者受到欺骗或误导消费者的消费行为的作用的行为。

"情节严重"，情节严重与否构成罪与非罪的界限。根据司法解释，广告主、广告经营者、广告发布者有下列情形之一的，应认定属于情节严重情形，予以立案追诉。

（1）违法所得数额在十万元以上的。

（2）给单个消费者造成直接经济损失数额在五万元以上的，或者给多个消费者造成直接经济损失数额累计在二十万元以上的。

（3）假借预防、控制突发事件的名义，利用广告作虚假宣传，致使多人上当受骗，违法所得数额在三万元以上的。

（4）虽未达到上述数额标准，但两年内因利用广告作虚假宣传，受过行政处罚二次以上，又利用广告作虚假宣传的。

（5）造成人身伤残的。

（6）其他情节严重的情形。

违反药品广告管理规定可能构成的犯罪还包括伪造国家机关公文、证件、印章罪，销售假药罪等，此处不再多述。

三、违反药品广告管理的民事法律责任

《广告法》关于违法广告的民事责任的规定共有两条，第三十八条是关于虚假广告侵权的民事责任的规定，第四十七条是其他违法广告侵权的民事责任的规定。

1. 虚假广告侵权的民事责任　《广告法》第三十八条规定：违反本法规定，发布虚假广告，欺骗和误导消费者，使购买商品或者接受服务的消费者的合法权益受到损害的，由广告主依法承担民事责任。广告经营者、广告发布者明知或者应知广告虚假仍设计、制作、发布的，应当依法承担连带责任。广告经营者、广告发布者不能提供广告主的真实名称、地址的，应当承担全部民事责任。社会团体或者其他组织，在虚假广告中向消费者推荐商品或者服务，使消费者的合法权益受到损害的，应当依法承担连带责任。

2. 其他违法广告侵权的民事责任　《广告法》第四十七条规定，广告主、广告经营者、广告发布者违反本法规定，有下列侵权行为之一的，依法承担民事责任。

（1）在广告中损害未成年人或者残疾人的身心健康的。

（2）假冒他人专利的。

（3）贬低其他生产经营者的商品或者服务的。

（4）广告中未经同意使用他人名义、形象的。

（5）其他侵犯他人合法民事权益的。

这五项侵权行为中第一项是侵犯残疾人和未成年人的名誉权和健康权的，第二项是侵犯他人专利权的，第三项是侵犯其他生产经营者的名誉权的，第四项侵犯他人的姓名权和肖像权的，第五项是兜底条款，是条款不能一一列举的其他侵权行为。公民

和法人的人身权利和财产权利受我国民法的保护，任何人都不得侵犯。任何侵犯他人合法的民事权益的行为都应当承担侵权的民事责任，违法广告的广告主、广告经营者、广告发布者也不能例外。广告主、广告经营者、广告发布者承担上述民事侵权责任的方式，与前面所述基本一致。

思考题

1. 简述广告审查机关对违法广告所采取的行政处罚种类？
2. 简述工商行政部门对违法广告实施的处罚种类？
3. 简述虚假广告罪的构成条件？

第七章
信息化技术在药品监管中的应用

学习要点

1. 熟悉国家食品药品监督管理局数据库的应用。
2. 了解药品监管信息化技术在药监部门的基本应用。
3. 掌握药品稽查业务管理系统操作步骤和方法。
4. 掌握应用互联网辅助办案的基本方法和技巧。

药品监督管理信息化建设是整个药品监督管理工作的重要组成部分，国家食品药品监督管理局对药品监督管理信息化建设制定了总体规划：建立、健全国家药品监督管理信息系统、地方药品监督管理信息系统，并以此为重点，逐步建立"规范有序、准确权威、管理严格、资源共享"的中国药品监督管理信息系统。全面、及时、准确的药品监督管理信息能够为药品监督管理重大决策提供信息支持，为科学公正的监督提供客观依据，为医药经济的发展提供重要的信息服务。办公自动化和由此而产生的先进监督管理方式，将大大提高办公效率，为廉洁执法、规范管理行为创造良好条件。加强药品监督管理信息化建设，实现监督管理科学化、规范化，已经成为保证人民用药安全有效、促进医药经济健康发展和实现科学监管的迫切需要。本章主要介绍与药品稽查有关的药品监管信息化软件和网络信息搜索技术技巧。

第一节　药品监管信息化软件的使用

一、国家食品药品监督管理局数据库的使用

国家食品药品监督管理局网站为公众建立了药品、医疗器械、保健品、化妆品四大数据库。目前已开通的与药品相关正式数据库共 25 个，如表 7 - 1 所示。

表 7-1 药品相关数据库

国产药品数据库	进口药品数据库	国家基本药物数据库	中药保护品种数据库	注销或撤销批准文号国产药品数据库
注销或撤销注册证号进口药品数据库	国产药品商品名数据库	进口药品商品名数据库	药品行政保护数据库	OTC 中药说明书范本数据库
OTC 化学药品说明书范本数据库	药品注册受理信息	药品注册相关专利信息公开公示	申请人申报受理情况数据库	药品注册批准信息数据库
药品注册补充申请备案情况公示	药品注册批件发送信息	批准临床研究的新药数据库	药物临床试验机构名单	临床前研究单位备案名单
基本药物生产企业入网目录	药品生产企业数据库	药品经营企业数据库	GMP 认证数据库	GSP 认证数据库
批准的药包材数据库	执业药师资格人员名单	互联网药品信息服务	互联网药品交易服务	可发布处方药广告的医学药学专业刊物名单

此外，国家食品药品监督管理局网站还设有"行政许可事项综合查询"，其中与药品相关的有药品注册进度查询、中药保护品种审评费到账查询、中药保护品种年费到账查询、GMP 和 GLP 认证进度查询、委托生产审批进度查询。

国家食品药品监督管理局网站数据库查询方式：进入国家食品药品监督管理局网站（http://app1.sfda.gov.cn/）首页，从"公众服务"—"数据查询"—"更多"依次点击进入，如图 7-1。这些数据库使用简便，药品监督执法人员只需按步骤查询，即可得到各相应结果。执法人员掌握一些国家食品药品监督管理局网站数据库的应用技巧，对稽查工作可达到事半功倍的效果。

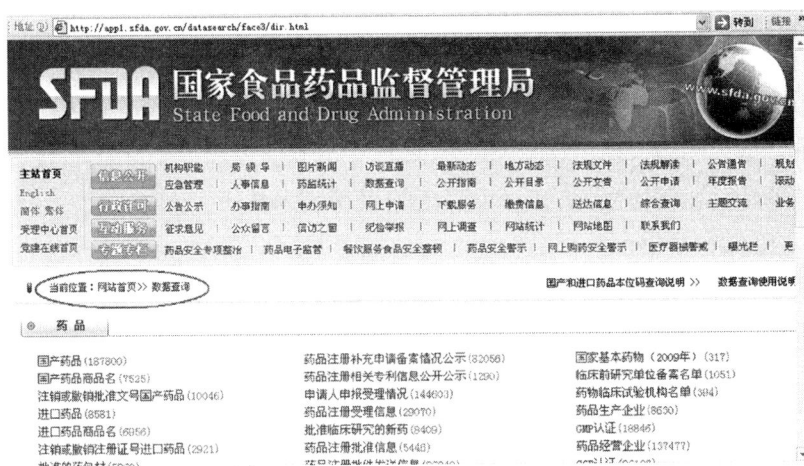

图 7-1 数据库在网站首页的位置

（一）快速查询法

通过国家食品药品监督管理局网站首页数据查询窗，可以对国产药品、进口药品、药品生产企业进行快捷查询。输入药品批准文号、原批准文号、药品本位码、产品名称、英文名称、商品名、生产单位等任何一项，均可以直接进入该药品数据，快速查询法具有便捷准确的优点。如图7-2。

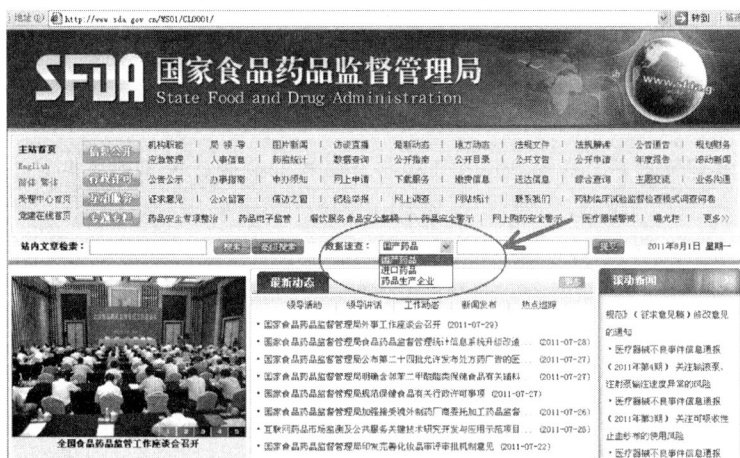

图7-2　快速查询图示

（二）药品本位码查询

进入"国产药品"和"进口药品"两个数据库，进行药品本位码查询，输入药品本位码不同的类别段，可以搜索到不同的结果，输入全部本位码，则精确定位到该药品。通过药品本位码查询能够辨别行政相对人提供的药品批件的真伪，可以发现假药及其他违法违规的线索，是一种查找案件线索的方法。如图7-3。

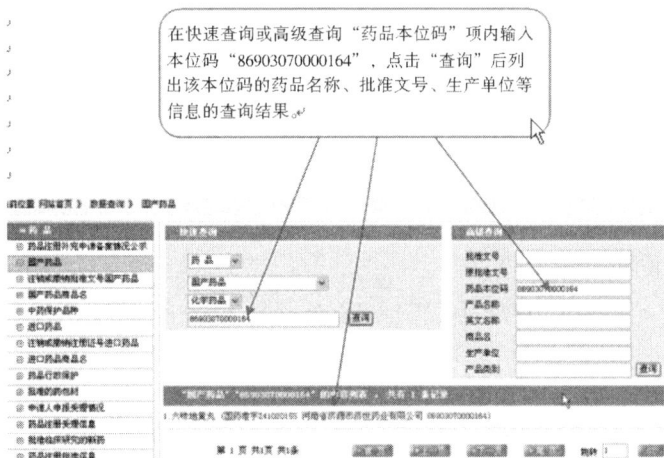

图7-3　药品本位码查询图示

知识链接

2009年，国家食品药品监督管理局对批准上市的药品实行编码管理，药品本位码属于国家药品编码的一种。药品本位码用于国家药品注册信息管理，药品首次注册登记时赋予本位码，是国家批准注册药品唯一的身份标识。国家药品编码包括本位码、监管码和分类码。本位码由药品国别码、药品类别码、药品本体码、校验码依次连接而成。

　　国家药品编码本位码国别码为"86"，代表在我国境内生产、销售的所有药品；国家药品编码本位码类别码为"9"，代表药品；国家药品编码本位码本体码的前5位为药品企业标识，根据《企业法人营业执照》、《药品生产许可证》，遵循一照一证的原则，按照流水的方式编制；国家药品编码本位码本体码的后5位为药品产品标识，是指前5位确定的企业所拥有的所有药品产品。药品产品标识根据药品批准文号，依据药品名称、剂型、规格，遵循一物一码的原则，按照流水的方式编制。校验码是国家药品编码本位码中的最后一个字符，通过特定的数学公式来检验国家药品编码本位码中前13位数字的正确性，计算方法按照"GB 18937"执行。如图7-4。

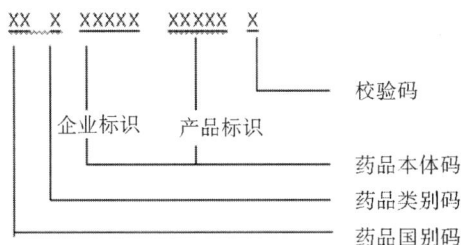

示例：86900001000019

图7-4　药品本位码的构成

（三）商品名查询

　　通过对"国产药品商品名"和"进口药品商品名"数据库的查询，可发现有无冒充药品商品名的行为，从而发现造假线索，或是发现合法药品生产企业违规使用未经批准商品名的行为。需要注意的是，对合法药品生产企业使用未经批准商品名的行为，不能按照生产劣药进行查处，应当依据《药品说明书和标签管理规定》，责令生产企业召回加以改正。

（四）药品说明书范本查询

　　目前国家食品药品监督管理局只对公众开放·OTC药品说明书范本查询，通过"OTC化学药品说明书范本"、"OTC中药说明书范本"可以进行查询，稽查移动手机也有此项查询功能，查询方法简单。擅自扩大功能主治、适应症是一些假药的特征，也是执法人员发现假药的线索之一。在查看说明书时需要比对属于药品标准的项目内容，判断是否存在"其它不符合药品标准规定的"违法行为。当发现合法药品生产企业药品说明书中的功能主治、适应症与数据库说明书范本不同时，执法人员不能一概而论以假药查处，要结合医学知识进行初步判断，并以国家食品药品监督管理局药品注册批件所附的说明书或者省局备案的说明书为依据，作出是否按假药论处的结论。

（五）注意药品查询中关联数据查询

　　执法人员在对某一药品进行核查的时候，应该对该药的广告、中药保护品种库、说明书数据库等关联数据进行多方位查询，力求全面了解，或能发现一些违法违规线索。在药品查询内容可直接点击药品广告、中药保护品种链接进入相关页面。

（六）注意"站内文章检索"的搜索

国家食品药品监督管理局网站积累了大量的文件通知，这些文件可能会包含某种药品变更、修订、修改以及监管改变等方面的政策信息，执法人员在对某一涉嫌违法药品进行核查的时候，应养成同时搜索"站内文章检索"的良好习惯。

小贴士

国家食品药品监督管理局数据库内容不能作为直接执法依据

国家食品药品监督管理局《关于进一步规范药品说明书处罚行为的通知》（国食药监市〔2005〕491号）中规定，国家食品药品监督管理局网站上公布的药品说明书和《中国药典》中刊载的药品说明书样本不能作为执法和处罚依据，应以国家药品监督管理部门批准和各省、自治区、直辖市药品监督管理部门备案、审核登记的药品说明书为执法和处罚依据。国家食品药品监督管理局数据库是是面向公众开放的信息平台，向公众提供数据的查询功能，该查询结果只能作为初步判定依据，不能作为行政执法和处罚依据。执法人员对查询查询数据需要调取证据的，应按照国家食品药品监督管理局《关于印发＜案件协助调查管理规定＞的通知》（国食药监稽〔2010〕486号）进行协查。

二、国家食品药品监督管理局稽查业务管理系统操作

（一）国家食品药品监督管理局稽查业务管理系统手机平台使用简介

国家食品药品监督管理局移动稽查业务管理系统是专为全国药监稽查系统服务的移动办公系统，通过对稽查工作中各办公要素的全面整合，实现了工作流、信息流的实时管理，提供了一个安全、专业、高效的信息化办公平台。该系统具有从案件受理到审批的全部业务管理流程，支持抽样抽验和监督检查的现场填报和查询、及时收发应急反应和通知公告、提供法律法规及药品基本信息查询等特点，同时利用智能手机可进行现场拍照取证、现场录像取证和现场连接蓝牙打印机打印文书等操作，通过稽查业务管理系统手机平台的应用，可以推动全国稽查工作的信息化、规范化。

1. 如何登录、退出稽查手机平台

（1）登录操作步骤 第一步：在"开始"菜单中找到"移动稽查系统"图标单击进入；第二步：进入登陆页面后填写"SD卡数字证书密码"（SD卡数字证书的默认密码为"88888888"）如图7－5；第三步：点击"登陆"按钮进入系统，则能够看到"移动稽查系统"的八大系统。如图7－6。

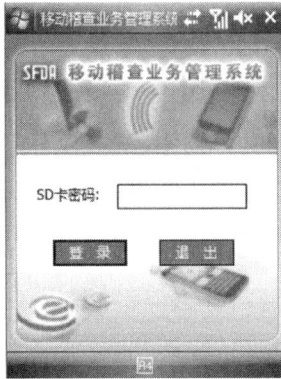

图7-5 登录稽查系统

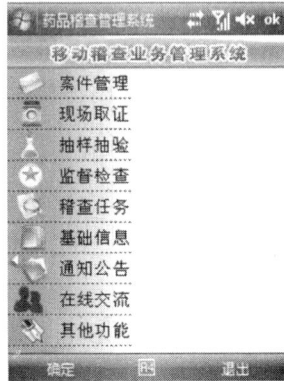

图7-6 稽查系统的八大功能菜单

（2）退出系统的步骤 第一步：点击菜单页面右下角"退出"按钮或点击右上角"ok"；第二步：在弹出的提示框里点击"是"退出系统。如图7-7。

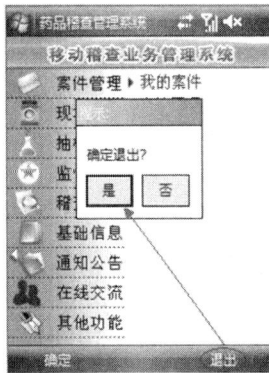

图7-7 退出系统

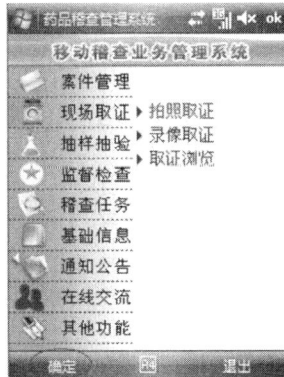

图7-8 拍照取证操作

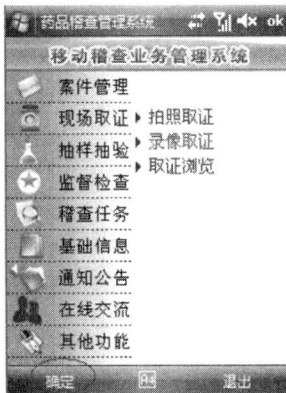

图7-9 进入录像取证

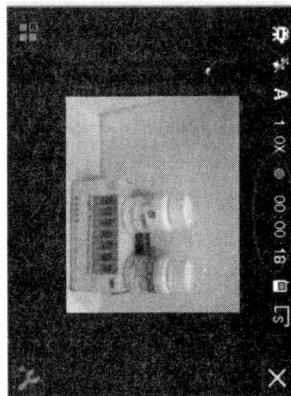

图7-10 录像取证屏幕

2. 如何使用稽查手机拍照、录像取证

（1）操作步骤

①拍照取证操作步骤 第一步：点击进入拍照取证页面，如图7-8；第二步：按相机键对取证材料进行拍照，照片会自动保存到"取证浏览"里。

②录像取证操作步骤 第一步：点击进入录像取证页面，如图7-9；第二步：进入页面后按拍照键开始录像，如图7-10，取证完毕后再次按拍照键，录像会自动保存到"取证浏览"里。

（2）取证浏览

①查看取证照片操作步骤 第一步：点击"现场取证"中"取证浏览"；第二步：进入页面后，"格式"显示为".jpg"的为照片；第三步：选择目标图片点击"查看"，如图7-11。

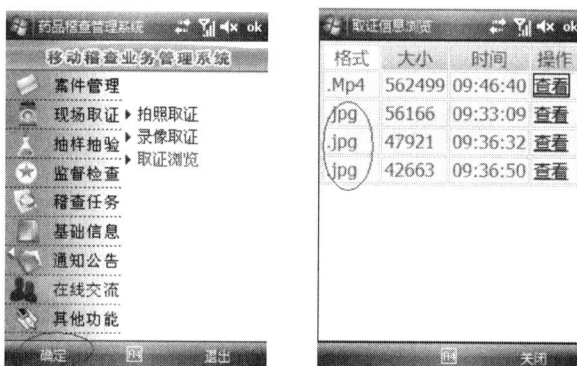

图7-11 查看取证照片

②查看取证录像操作步骤 第一步：点击"资源管理器"中"我的设备"；第二步：进入页面后，点击"Storage Card"，如图34；第三步：点击"录像取证"，如图7-12。

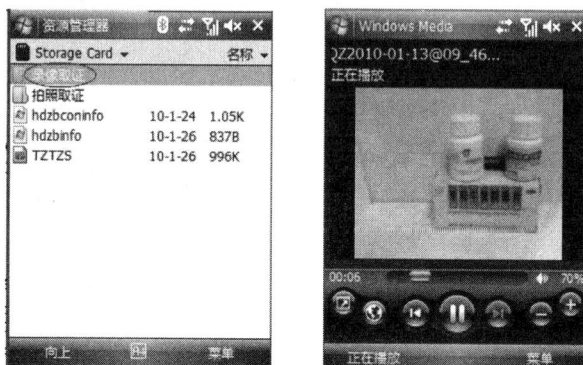

图7-12 查看取证录像

3. 如何查询药品基础信息

基础信息查询功能支持药品、医疗器械、保健食品三大数据库和法律法规的基础信息查询，如图7-13。

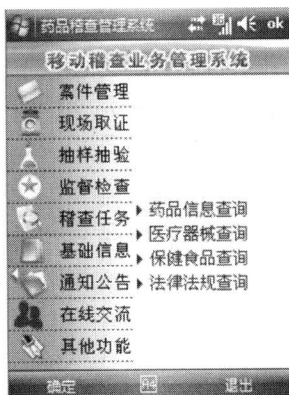

图7-13　查询药品基础信息

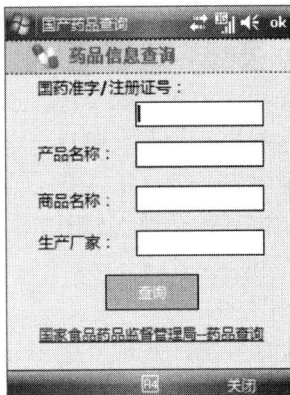

图7-14　药品查询界面

药品信息查询操作步骤：第一步：点击"基础信息"中"药品信息查询"；第二步：填写相关查找条件点击页面下方"查询"按钮。如图7-14和7-16。

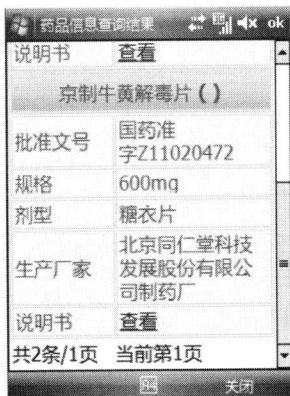

图7-15　药品信息查询

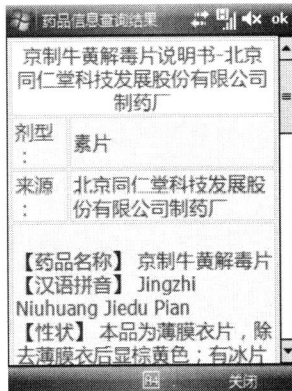

图7-16　显示药品信息

4. 如何使用在线交流功能　"在线交流"功能为使用移动稽查业务管理系统办公的稽查人员提供了一个工作交流的平台。该功能不仅支持本单位人员的工作交流，也可以与全国稽查系统其他用户进行交流。

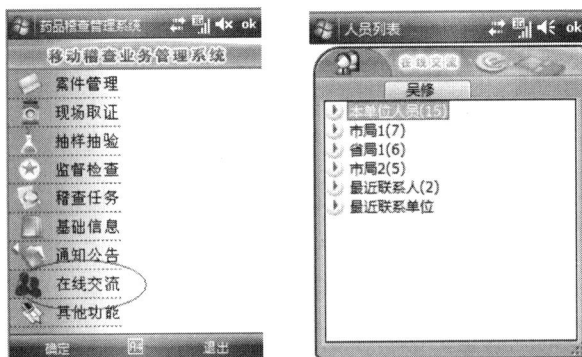

图7-17　在线交流步骤1

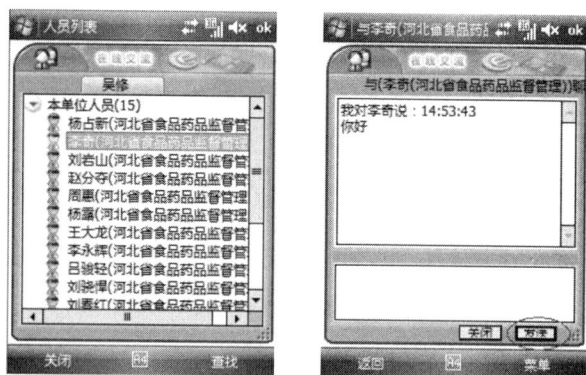

图 7 - 18　在线交流步骤 2

（1）与本单位人员在线交流　操作步骤：第一步：点击"在线交流"；第二步：点击"本单位人员"（或向右移动手机轨迹球），页面显示本单位人员列表，其中在线人员头像显示为彩色，不在线人员头像显示为灰色；第三步：点击对话人员姓名（或上下移动手机轨迹球进行选择，选定后按下轨迹球）；第四步：填写对话内容；第五步：点击"发送"。如图 7 - 17 和 7 - 18。

（2）查看收到的在线交流信息　操作步骤：第一步：点击"在线交流"；第二步：显示为彩色并闪烁的头像为未查看的信息；第三步：点击发送者姓名，进入页面进行在线交流，如图 7 - 19。

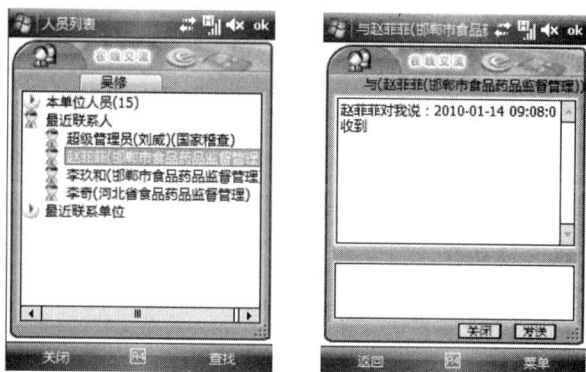

图 7 - 19　查看收到的在线交流信息

（3）查找在线交流用户　此功能支持查找指定用户进行对话，同时支持查找"单位"，与一个单位的所有用户进行对话。

①查找指定用户进行对话　操作步骤：第一步：点击"在线交流"；第二步：点击页面右下角"查找"键；第三步：点击"人员"填写查找条件（支持模糊查找和精确查找），如图 7 - 20 和 7 - 21。

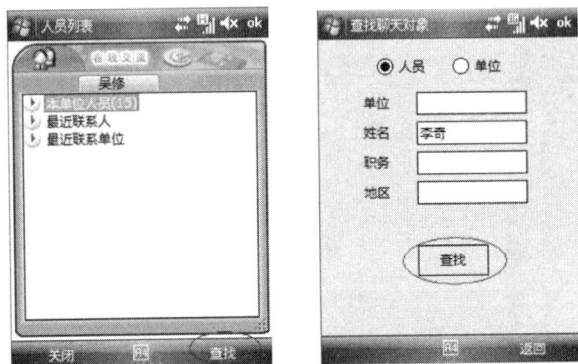

图 7-20　查找指定用户

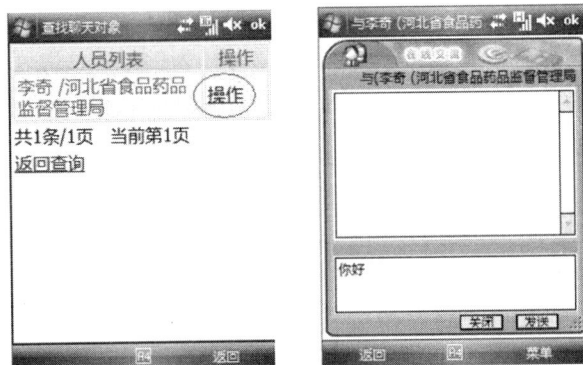

图 7-21　对指定用户进行对话

②查找单位用户进行对话　操作步骤：第一步：点击"在线交流"；第二步：点击页面右下角"查找"键；第三步：点击"单位"填写查找条件（支持模糊查找和精确查找），如图 7-22 和 7-23。

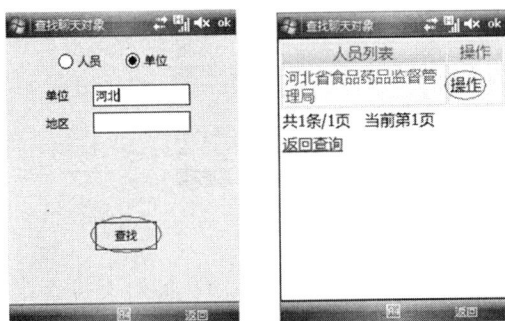

图 7-22　查找单位用户　　　　　　图 7-23　与单位用户对话

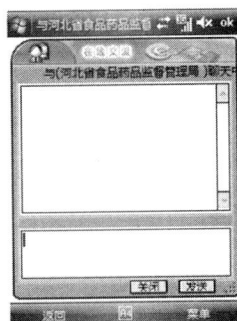

（二）国家食品药品监督管理局稽查业务管理系统桌面平台使用简介

稽查业务管理系统包括案件信息管理、抽样抽验管理、监督检查管理、稽查任务管理、通知公告管理、数据查询统计等功能。该系统对于基层局，是一个内部稽查业务管理系统，可以进行封闭的内部稽查业务的管理，同时通过应急反应管理、通知公告管理等功能又可实现全国各级药监局之间的稽查信息交互管理。

1. 登录系统　稽查系统登陆方式：第一步：用户在电脑 USB 接口插数字证书；第二步：登录 http：//www1. drugadmin. com/首页，点击"政府登录入口"，输入密码登录，如图 7 - 24。第三步：选择稽查，进入稽查管理系统，见图 7 - 25 和 7 - 26。

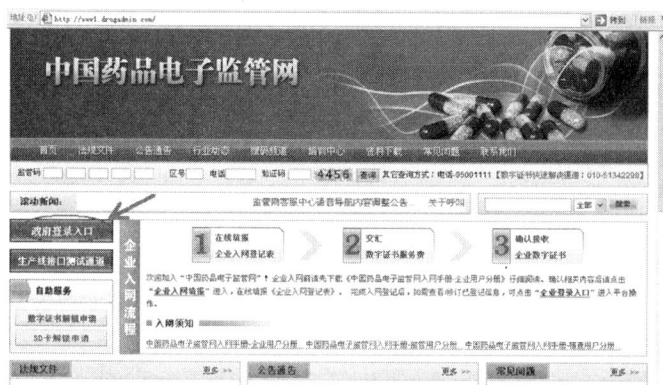

图 7 - 24　政府登录入口

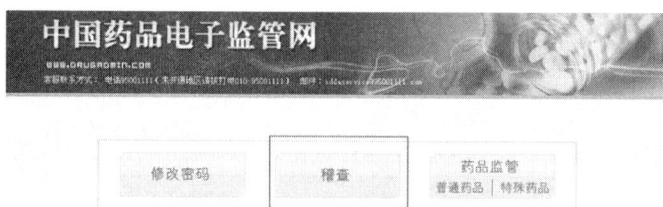

图 7 - 25　选择稽查图标

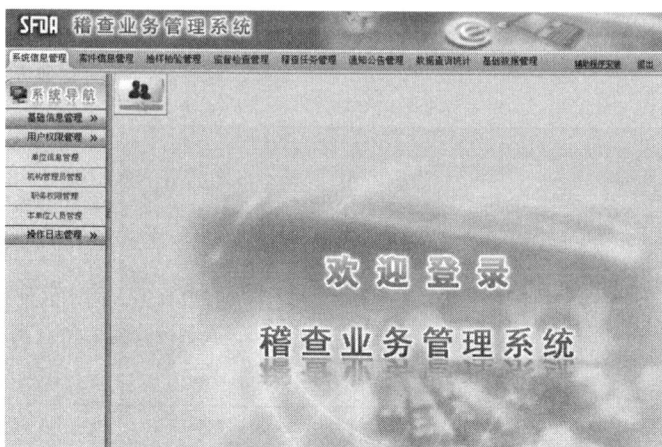

图 7 - 26　进入稽查管理系统

2. 稽查业务系统功能　稽查业务系统功能见表 7 - 2。

表7-2 稽查业务系统功能

一级菜单	二级菜单	三级菜单	功能操作
系统信息管理	基础信息管理	部门信息维护	新增、删除部门
	用户权限管理	单位信息管理	新增、编辑、搜索和查看单位信息
		机构管理员管理	新增、编辑、搜索和删除管理员信息
		职务权限管理	添加、删除稽查人员使用菜单权限
		本单位人员管理	新增、编辑、搜索和删除本单位人员信息
	操作日志管理	操作日志记录管理	搜索、查看用户登陆记录和详细登陆日志
案件信息管理	案件办理管理	案件受理管理	1. 新增举报登记、监督检查信息登记和其他类型信息登记； 2. 搜索案件记录； 3. 导出案件记录
		我的案件管理	1. 搜索本人办理案件记录； 2. 导出本人办理案件记录； 3. 办理和查看本人参与办理的各类案件信息
	案件信息查阅	我的案件查阅	1. 搜索和导出本人参与办理的各类案件记录； 2. 查看本人办理案件详细流程和文书
		其他案件查阅	1. 搜索和导出经授权的其他人处理的各类案件记录； 2. 查看经授权的其他人办理案件详细流程和文书
		协查发布	发布协查消息
	案件协查管理	发布查阅	搜索本人发布的协查消息记录
		接收查阅	1. 查看其他人向本人发布的协查消息； 2. 查看接收到的协查消息详细信息和回复情况

续表

一级菜单	二级菜单	三级菜单	功能操作
抽样抽验管理	抽验计划管理	抽验计划发布	发布抽验计划
		发布计划查阅	1. 搜索本人发布的抽验计划记录； 2. 查看本人发布的抽验计划详细信息
		接收计划查阅	1. 搜索接收到的抽验计划记录； 2. 查看接收到的抽验计划详细信息
	已抽数据查询	药品抽验查询	搜索已抽检药品的抽验记录
		器械抽样查询	搜索已抽检医疗器械的抽验记录
		保化采样查询	搜索已抽检保化的采样记录
	药品抽验管理	药品抽验记录	1. 添加药品抽样记录； 2. 搜索和导出本人添加的药品抽样记录； 3. 查看抽样药品记录及凭证
		药品抽验报告	预留药检所上传接口
	器械抽验管理	器械抽样记录	1. 添加器械抽样记录； 2. 搜索和导出本人添加的医疗器械抽样记录； 3. 查看抽样医疗器械记录及凭证
		器械抽样报告	预留药检所上传接口
	保化采样管理	保化采样记录	1. 添加保化采样记录； 2. 搜索和导出本人添加的保化采样记录； 3. 查看保化采样记录及凭证
		保化采样报告	预留药检所上传接口
监督检查管理	日常监督检查	监督检查记录	1. 添加监督检查记录； 2. 搜索和编辑日常检查记录
稽查任务管理	应急发布管理	应急反应启动	1. 发布应急反应； 2. 应急反应在线填报
		应急反应互动	1. 搜索参与互动的应急反应； 2. 查看本人发布的应急反应互动情况； 3. 查看本人发布的应急反应详细信息
		应急反应关闭	1. 搜索待关闭的应急反应； 2. 关闭已启动的本人发布的应急反应
		历史任务查阅	1. 搜索本人发布的已关闭的应急反应； 2. 查看本人发布的已关闭的应急反应详细信息和互动情况
	应急回复管理	应急任务上报	1. 搜索接收的应急任务； 2. 查看接收的应急任务详细信息和回复
		历史任务查阅	1. 搜索接收的已关闭的应急反应； 2. 查看接收的已关闭应急反应详细信息

一级菜单	二级菜单	三级菜单	功能操作
通知公告管理	通知公告管理	通知公告发布	发布通知公告
		发布公告查阅	1. 搜索本人发布的通知公告； 2. 查看本人发布的通知公告详细信息
		接收公告查阅	1. 搜索接收到的通知公告； 2. 查看接收到的通知公告的详细信息
数据查询统计	信息查询分析	药品数据查询	1. 搜索药品数据； 2. 查看药品详细资料
		伪劣药品查询	1. 搜索各地发布的不合格药品信息； 2. 添加新发现的不合格药品信息
		人员位置查询	根据 GPS 定位系统查看携带移动办公设备的稽查人员所在地理位置
数据查询统计	信息查询分析	机构人员查询	根据 GPS 定位系统查看携带移动办公设备的稽查人员所在地理位置
		群组人员查询	根据 GPS 定位系统查看携带移动办公设备的群组人员所在地理位置
		在线状态查询	查看稽查人员桌面稽查系统登录情况和移动稽查系统登录情况以及稽查人员所在地理位置
	信息统计分析	案件三率统计	1. 搜索各下属单位接收各类案件数量及三率统计； 2. 查看各下属单位处理案件统计图表
		受理情况统计	1. 按受理情况统计各下属分局办理案件数量； 2. 查看各类案件统计图表
		处罚情况统计	1. 统计各下属分局受罚案件数量和金额； 2. 查看案件统计图表
基础数据管理	基础数据维护	数据修改上报	1. 申请上报新增药品数据； 2. 搜索和导出本人上报的新增药品数据； 3. 查看本人上报的新增药品详细信息
	个人数据维护	个人密码修改	修改登陆用户个人基本信息
		个人群组管理	添加、修改和删除个人群组

3. 案件信息管理系统的使用　案件信息管理是稽查人员对案件及没收物品登记、查阅的管理，主要功能是案件办理管理。案件办理管理包括案件受理管理和我的案件管理两部分，如图 7 – 27。

（1）案件受理管理　案件受理管理可对各种渠道发现的案件进行上报，上报案件类型分为"举报登记"、"监督检查信息登记"和"其他类型信息登记"三种。三种案件都需经过领导审批方可向下进行。未审批的案件显示在三级菜单"案件受理管理"页面，审批后案件进入三级菜单"我的案件管理"页面。

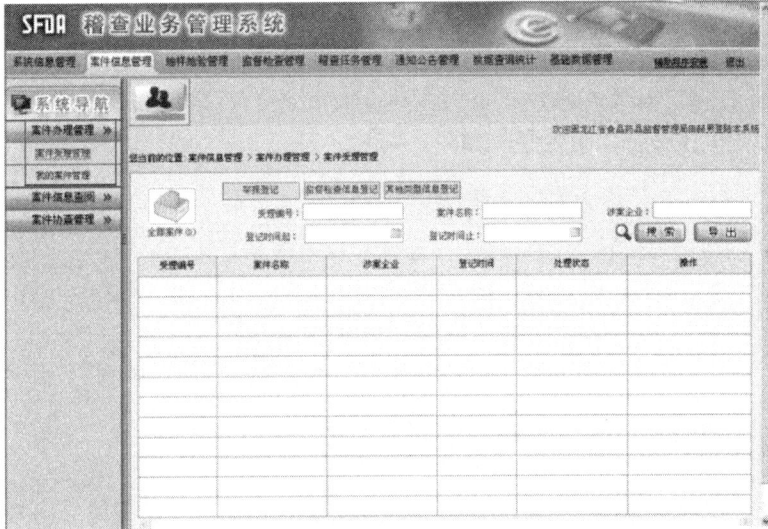

图 7 - 27　案件办理管理

①举报登记　第一步：点击三级菜单"案件受理管理"，进入页面后点击"举报登记"；第二步：进入"举报登记"页面填写文书，单击"确定"案件受理登记内容添加成功；第三步：完成文书和审批流程后，案件显示在"案件信息管理"页面。②案件审批。第一步：案件审批领导登陆稽查业务管理系统；第二步：点击三级菜单"案件受理管理"，进入页面后在操作一栏中单击"审批"；第三步：在弹出页面中填写领导意见，选择"交予指定负责人"或"直接指定办案人"（案件办理中涉及到的所有办案人员要全部选上），点击"审批"，完成该操作后此案件方可向下进行。如选择"交予指定负责人"则需要此负责人再分配办案人员。如图 7 - 28。

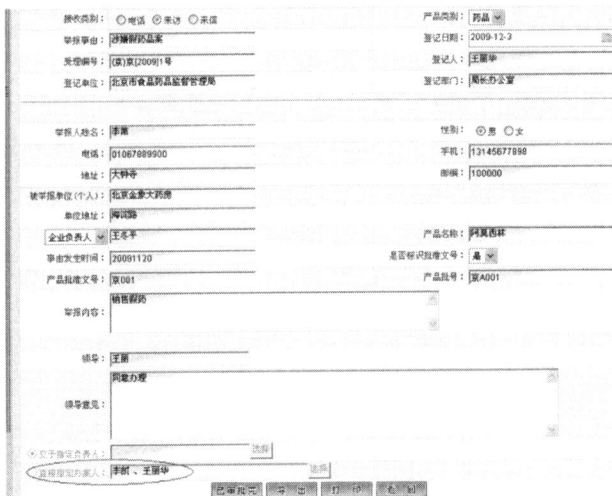

图 7 - 28　案件审批

（2）我的案件管理　点击三级菜单"我的案件管理"进入页面，此页面可以查看和办理上级领导审批和分配的案件，并支持按受理编号、案件名称、涉案企业和案件登记起止时间等条件进行搜索。案件列表中"处理状态"栏显示案件办理进度，包括现场检查、现场处罚、立案、调查取证、调查终结、案件合议、撤案、行政处罚告知、听证程序、听证会、当事人陈述、重大案件集体讨论、行政处罚、送达通知、执行处罚、结案和处理完成共 17 个状态。如图 7-29。

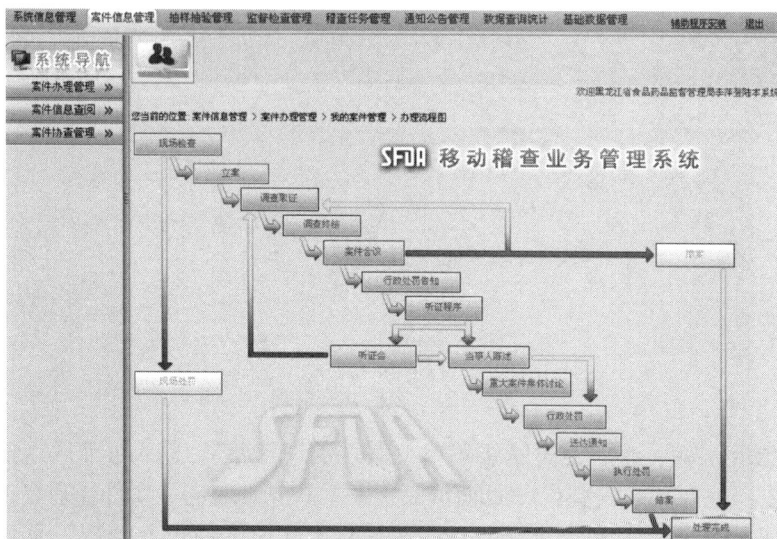

图 7-29　我的案件管理中的办案流程

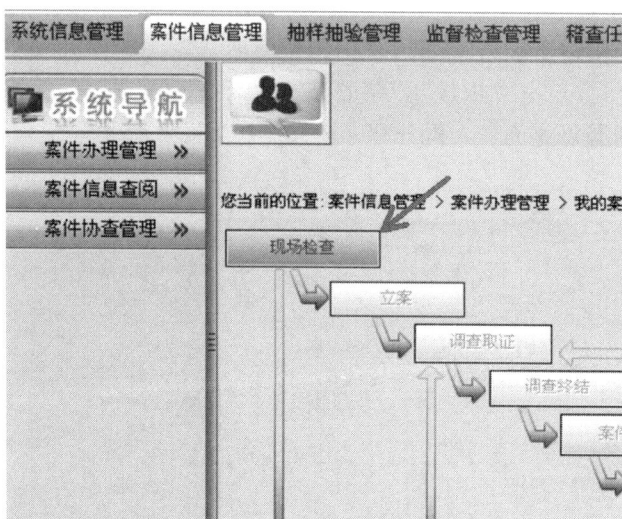

图 7-30　案件办理处于现场检查状态

①现场检查　第一步：点击三级菜单"我的案件管理"，进入页面后选择案件名称点击操作栏中"办理"键，在弹出页面中点击"现场检查"蓝色按钮，如图 7-30 所示；第二步：进入"现场检查"后选择需要填写的文书，此页面提供文书包括《调查笔录》、《现场检查笔录》、《先行登记保存物品审批表》、《先行登记保存物品通知书》、《查封扣押物品审批表》、《查封扣押物品通知书》、《行政处理通知书》、《责令改正通知书》；第三步：完成文书添加和所有审批流程后，点击页面中案件对应的下

一环节的按钮完成操作；第四步：点击"返回办理流程"按钮进入页面后点击流程中蓝色按钮进入下一环节。《先行登记保存物品审批表》提交后需上级领导审批后方可进入下一环节。《先行登记保存物品审批表》中"物品清单"的添加方法是，点击"物品清单"，进入页面点击"新增"，填写新增的物品信息，同时支持对已填写物品的搜索。见图7－31和7－32。《查封扣押物品审批表》提交后需上级领导审批后方可进入下一环节。

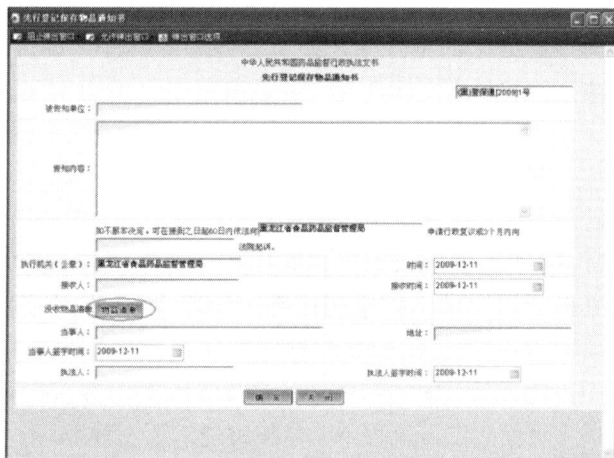

图7－31 点击物品清单

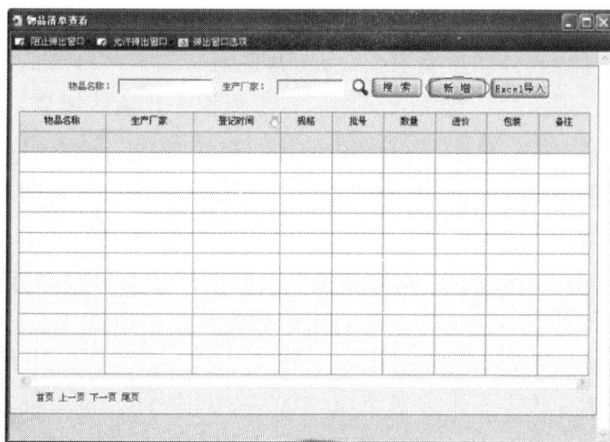

图7－32 物品清单

②立案 第一步：点击三级菜单"我的案件管理"，进入页面后，在案件列表中处理状态显示"立案"的案件中选择所要办理的案件，在其横列后方"操作"栏中点击"办理"按钮，在弹出的页面中点击蓝色的"立案"按钮；第二步：填写相关文书；第三步：确认文书填写无误后点击下一环节按钮；第四步：点击"返回办理流程"键，进入页面后点击流程中蓝色按键进入下一环节。

③调查取证 第一步：点击三级菜单"我的案件管理"，进入页面后，在案件列表中处理状态显示"调查取证"的案件中选择所要办理的案件，点击其横列后方"操

作"栏中"办理"按钮，在弹出页面中点击"调查取证"蓝色按钮；第二步：进入"调查取证"页面后选择需要填写的文书，此页面提供的文书包括《调查笔录》、《现场检查笔录》、《先行登记保存物品审批表》、《先行登记保存物品通知书》、《查封扣押物品审批表》、《查封扣押物品通知书》和《责令改正通知书》；第三步：完成文书添加及所有审批流程后，点击案件应对应的下一环节的按钮完成操作；第四步：点击"返回办理流程"进入页面后点击流程中蓝色按钮进入下一环节。

④调查终结　第一步：点击三级菜单"我的案件管理"，进入页面后，在案件列表中处理状态显示"调查终结"的案件中选择所要办理的案件，在其横列后方"操作"栏中点击"调查终结"键在弹出页面中点击"调查终结"蓝色按钮；第二步：根据调查终结情况选择并填写相关文书，此页面提供的文书为《调查终结报告》；第三步：填写文书后，单击橙色"进入案件合议环节"操作完成；第四步：点击"返回办理流程"按钮进入页面后点击流程中蓝色按钮进入下一环节。

⑤案件合议　第一步：点击三级菜单"我的案件管理"进入页面后，在案件列表中处理状态显示"案件合议"的案件中选择所要办理的案件，在其横列后方"操作"栏中点击"案件合议"键在弹出页面中点击"案件合议"蓝色按钮；第二步：填写《案件合议记录》，填写完成后，根据案件情况选择进入下一环节；第三步：点击"返回办理流程"键，进入页面后点击流程中蓝色按键进入下一环节。

⑥行政处罚告知　第一步：点击三级菜单"我的案件管理"进入页面后，在案件列表中处理状态显示"行政处罚告知"的案件中选择所要办理的案件，在其横列后方"操作"栏中点击"行政处罚告知"键，在弹出页面中点击"行政处罚告知"蓝色按钮；第二步：填写《行政处罚意见书》，点击案件对应的下一环节的按钮完成操作；第三步：点击"返回办理流程"键进入页面后点击流程中蓝色按钮进入下一环节。

⑦行政处罚　第一步：点击三级菜单"我的案件管理"进入页面后，在案件列表中处理状态显示"行政处罚"的案件中选择要办理的案件，在其横列后方操作栏中点击"办理"键，在弹出页面中点击"行政处罚"蓝色按键；第二步：填写《行政处罚审批表》和《行政处罚决定书》，点击案件对应的下一环节的按钮完成操作；第三步：点击"返回办理流程"键，进入页面后点击流程中蓝色按钮进入下一环节。《行政处罚审批表》提交后需二次审批后方可进入下一环节。

⑧送达通知　第一步：点击三级菜单"我的案件管理"进页面后，在案件列表中处理状态显示"送达通知"的案件中选择所要办理的案件，在其横列后方操作栏中点击"办理"键，在弹出页面中点击"送达通知"蓝色按钮；第二步：填写《送达回执》，点击案件对应的下一环节的按钮完成操作；第三步：点击"返回办理流程"键，进入页面后点击流程中蓝色按钮进入下一环节。

⑨执行处罚　第一步：点击三级菜单"我的案件管理"进入页面后，在案件列表中处理状态显示"执行处罚"的案件中选择所要办理的案件，在其横列后方操作栏中点击"办理"键，在弹出页面中点击"执行处罚"蓝色按钮；第二步：进入"执行处罚"页面后选择需要填写的文书，系统提供文书包括《没收物品凭证》、《没收物品处理审批表》、《没收物品处理清单》、《行政处罚强制执行申请书》和《延（分）期缴纳

罚款审批表》，点击案件对应的下一环节的按钮完成操作；第三步：点击"返回办理流程"键，进入页面后点击流程中蓝色按钮进入下一环节。

⑩结案 第一步：点击三级菜单"我的案件管理"进入页面后，在案件列表中处理状态显示"结案"的案件中选择所要办理的案件，在其横列后方操作栏中点击"办理"键，在弹出页面中点击"结案"蓝色按钮；第二步：填写《行政处罚结案报告》、《行政处罚相关信息》，上报领导审批；第三步：文书审批完成后点击"处理完成"按钮，系统显示该案件已经处理完成。

⑪现场处罚 通过"现场检查"直接进入"现场处罚"环节。第一步：点击三级菜单"我的案件管理"进入页面后，在案件列表中处理状态显示"现场处罚"的案件中选择所要办理的案件，在其横列后方操作栏中点击"办理"键，在弹出页面中点击"现场处罚"蓝色按键；第二步：填写《当场行政处罚决定书》；第三步：文书完成后点击"处理完成"按钮，系统显示该案件已经处理完成。

三 、药品电子监管码的在监管工作中的应用

（一）药品电子监管码在稽查工作的用途

稽查人员对已实施电子监管码药品可利用无线上网设备进行现场查询药品真假和其他信息。同时根据药品电子监管码实施进程，在检查中发现已要求入网但未入网的药品，督促企业入网。

1. 通过《中国药品电子监管网》查询 ①进入（http：//www1. drugadmin. com）首页的查询系统，输入需核查药品的20位监管码，输入查询人本地区号、查询人有效联系电话以及验证码后，点击查询。图7－33～图7－35。②电话查询。拨打95001111，按提示音按2进入人工报查（010－51342299）。③短信查询。输入需要查询的药品的电子监管码向《中国药品电子监管网》公布的号码106695001111发送短信，即可接到短信回复的查询结果数据。

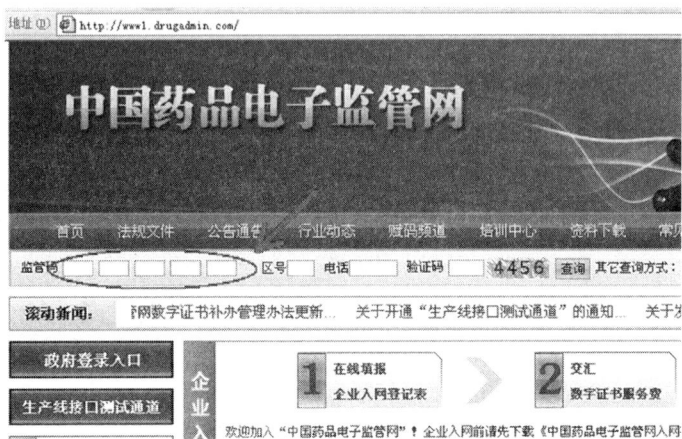

图7－33 药品电子监管码查询位置

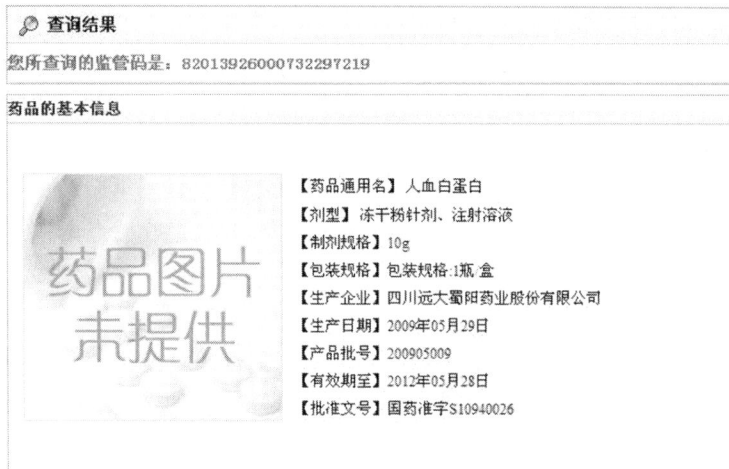

图 7 - 34　合法的药品电子监管码查询结果

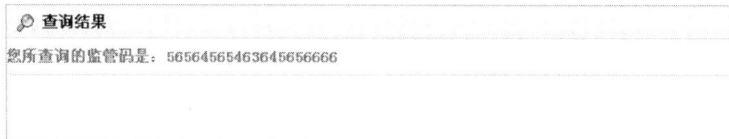

图 7 - 35　杜撰的药品电子监管码查询结果

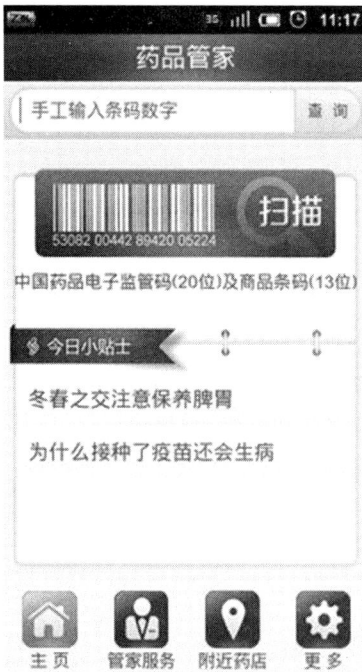

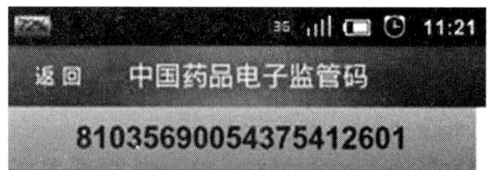

图 7 - 36　手工输入药品电子监管码查询　　图 7 - 37　输入随机杜撰的 20 位药品电子监管码查询结果

2. 手机直接扫码　从 2012 年开始，相关企业开发了名为"药品管家"的软件，可在使用安卓系统的手机或 iphone 系列手机进行应用。通过手机直接扫描药品电子监管码，进行电子监管码查询，也可以通过对一维条形码的扫描核实药品相关信息。扫描查询一个药品电子监管码只需 2 ~ 3 秒，执法人员使用后，将大大提高稽查打假效能。图 7 – 36 ~ 图 7 – 40。

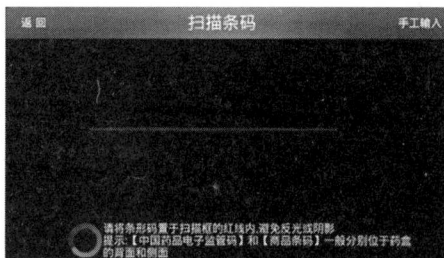

图 7 – 38　手机直接扫描药品电子监管码界面截图

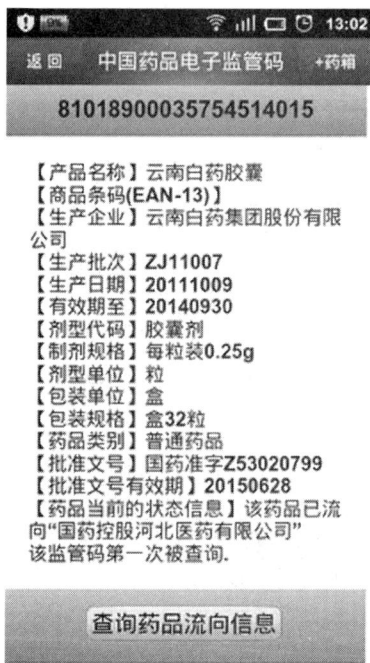

图 7 – 39　手机直接扫描药品电子监　　　　　图 7 – 40　手机直接扫描药品电子监
管码查询结果　　　　　　　　　　管码查询流向信息

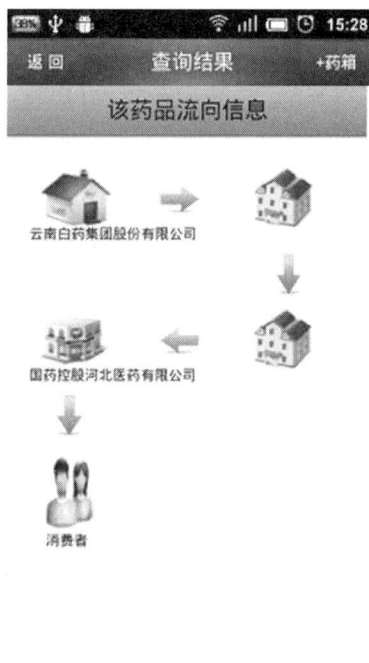

（二）药品电子监管码在药品安全监管的应用

《中国药品电子监管网》政府端主要包含的功能：入网管理、药品信息管理、企业信息管理、药品召回、预警管理、统计报表、特药计划管理、运输信息管理、消息中心、药品流向和追溯、数字证书密码管理。

（三）药品电子监管码在稽查执法中的应用展望

实施药品电子监管是构筑药品安全的一道防火墙，药品电子监管码覆盖所有的药品品种后，可以有效控制非生产企业造假的假药，在假药的辨别、追溯中发挥重要作用，同时还能迅速召回存在风险的药品。监督执法人员今后可以通过不断开发的药品监管码应用技术使用无线上网在任何检查现场对药品进行网络核对。

知识链接

什么是药品电子监管码

2010 年 6 月 17 日，国家药品监督管理局（SFDA）发布了《关于做好基本药物全品种电子监管工作的通知》凡生产基本药物品种的中标企业，要在 2011 年 3 月 31 日前加入药品电子监管网，按规定做好赋码、核注核销和企业自身预警处理的准备工作。也就是说，在继麻醉药品、精神药品、血液制品、疫苗、中药注射剂之后，307 种国家基本药物也将全面纳入电子监管的范围。

图 7 - 41 药品电子监管码样式 A

图 7 - 42 药品电子监管码样式 B

药品电子监管码是中国政府对产品实施电子监管为每件产品赋予的标识。每件产品的电子监管码唯一，即"一件一码"，好像商品的身份证，简称监管码。目前电子监管码已经从 16 位升级到 20 位，企业准确登记其产品的商品编码后，电子监管码可以建立与商品编码的对应关系，完成在零售领域的结算计价功能。生产企业通过电子监管码将产品的生产、质量等源头信息传输到监管网数据库中，流通企业通过电子监管码进行进货检查验收并将进货信息传输到监管网数据库中，在销售时将销售信息传输到监管网数据库中，这些数据信息可供消费者进行真假与质量查询，供政府进行执法打假、质量追溯和产品召回管理，供企业了解市场供求情况、渠道销售情况和涉假信息。如图7-41-图7-43。

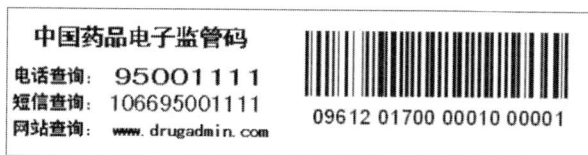

图7-43 药品电子监管码样式C

特点介绍

一件一码：突破了传统一类一码的机制，做到对每件产品唯一识别、全程跟踪，实现了政府监管、物流应用、商家结算、消费者查询的功能统一。

数据库集中存储动态信息：为突破质量信息和流通动态信息无法事先印刷的局限，监管网对产品动态信息实时集中存储在超大规模监管数据库中，同时满足了生产、流通、消费、监管的实时动态信息共享使用需求。

全国覆盖：由于产品一地生产、全国流通销售的特点，只有做到全国统一、无缝覆盖的系统网络平台才能满足全程监管的要求。

全程跟踪：监管网对产品的生产源头、流通消费的全程闭环信息采集，具备了质检、工商、商务、药监等各相关部门信息共享和流程联动的技术功能，为实现对产品的质量追溯、责任追究、问题召回和执法打假提供了必要的信息支撑。

通过监管网，生产企业和经销企业可以迅速了解产品市场情况，保护知识产权，实现品牌推广，掌握物流信息；消费者可以借助短信、电话、网络以及终端设施等形式查询产品真实性和质量信息；监管执法部门可以及时掌握有关产品假冒违法的信息并迅速采取执法行动，对质量问题进行流程追溯和责任追究，对问题和缺陷产品进行及时准确的召回管理，将政府监管、企业自律和社会监督很好地结合起来，推动了和谐社会的建设。有利于监管部门严格监控药品从生产出厂、流通、运输、储存直到药品消费的全过程实时查询每一盒、每一箱、每一批药品的生产、库存、销售及物流配送具体流向等情况，遇到问题药品时，能迅速追溯问题药品批次、数量、所在地、在线生产数量、尚余库存量等，最大限度降低召回成本。

思考题

1. 使用国家食品药品监督管理局网站数据库核查药品信息要注意养成哪些良好的查询习惯？

2. 如何利用稽查业务管理系统手机平台进行药品打假？

3. 稽查人员如何利用药品电子监管码识别假药？

第二节　网络信息技术的稽查应用

一、互联网收集假药案件信息的技巧

各地药监部门陆续对查获的假药案件进行宣传报道，此类假药案件信息时效性强，如能被稽查人员及时发现，对本辖区内市场打假有很大的参考价值。同时，研究分析假药信息也有助于开拓思维。学习利用互联网假药信息进行打假，是目前药监稽查人员的基本技能之一。

（一）掌握搜索技巧，用好搜索关键词

1. 选用好关键词　选用好搜索关键词是使用搜索引擎最基本的要求，合适的搜索关键词可以准确搜索出符合要求的信息，反之则搜索出大量无价值的信息。选择适当的搜索关键词是一项经验积累：一是要表述准确，表述准确是获得良好搜索结果的必要前提，搜索引擎会严格按照你提交的查询词去搜索；二是搜索引擎不能处理自然语言和人机对话，要把自己的想法，提炼成简单的且与希望找到的信息内容主题关联的关键词或多个关键词。

在海量的网络信息中，各地药监部门的网络报道或者文件通知能够告诉我们假药信息，①主体关键词：对自己部门的称呼常使用"食品药品监督管理局"、"食药监局"、"食药监管局"或者"药监局"；②行为关键词：这些网络信息对假药案件最常用的关键词是"查获"，其次是"查处"，其他还可以使用"检获"；③内容关键词："假药"、"假冒"、"假"、"不合格"；④时间关键词：为避免多年前的无效信息，可以加上年份搜索词，如"2011"、"二〇一一"，或者使用搜索引擎中的时间段搜索，如：搜索近三个月的网页。所以，使用关键词是"时间＋主体＋行为＋内容"，即可满足我们大部分信息需要。也可以使用搜索引擎中的"在结果内查找"功能逐步搜索。

2. 使用政府搜索功能　从发布渠道看，假药案件宣传报道最主要出现在药监部门的官方网站和当地政府网站，利用网页搜索的政府网站搜索功能可以得到多数结果。例如搜索关键词："食品药品监督管理局＋查获＋2011 site：. gov. cn"。如图 7 - 44。

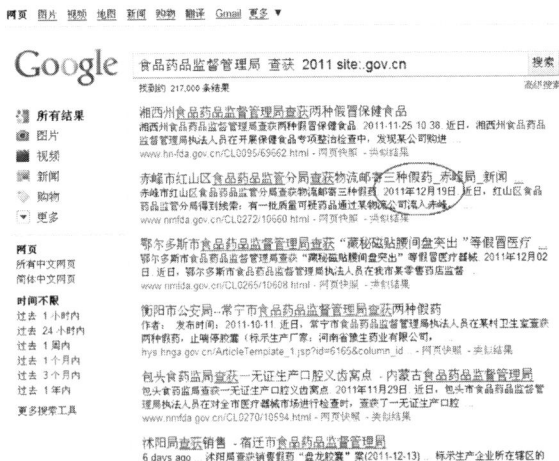

图 7 - 44　搜索日期 2011 年 12 月 20 日，得到 12 月 19 日报道的假药信息

3. 使用新闻搜索功能 假药的另外一个发布渠道是报刊电视等新闻媒体，目前多数新闻媒体已实现电子版，使用关键词进行"新闻搜索"，可以搜集媒体报道的假药信息。

（二）关注主要网站

随着政务信息公开的不断进展，一些药监部门将查获的假药案件及时曝光在官网专栏里，这些信息往往不能及时被搜索引擎收录，对于这些办得比较好的省、市、县食品药品监督管理部门网站，可以收藏并且定期浏览。在技巧上可以使用一些浏览器的特殊功能，将网站收录收藏夹中的指定收藏包，整体打开和整体刷新。

（三）关注其他来源的药品网络信息

关注各级药监部门政府网站的举报投诉栏，举报投诉来源于患者，也有来源于商业竞争，是发现药品质量案件的重要渠道之一。各省卫生部门每年药品招标审核的网络公告，可以在卫生部门网站下载，也可以选用适当搜索词使用百度文档搜索功能搜索到，药品招标审核表中可得到大量的实用信息。

二、搜索利用互联网销售假药的方法

（一）网络售假行为主要特点

根据中国互联网络信息中心（CNNIC）统计，截至 2011 年 6 月底，中国网民规模达到 4.85 亿。互联网的逐步普及，给人们的工作和生活带来了便利，也给发布违法药品医疗器械信息，包括假药的销售提供了新的平台。互联网发布的药品信息是对现实药品市场的直接反馈，同时互联网违法药品信息的发布也进一步促进了假药的流通。由于买卖双方通过网络平台实现药品交易，并不需要面对面的直接接触，从而具有更大的隐蔽性。鉴于网络的开放性与交易的隐蔽性，打击利用网络违法销售药品是项艰巨复杂的监管任务。

1. 面向终端消费者的互联网售假 直接进行交易的互联网售假与稽查人员传统概念的"邮寄假药"具有相似性，是邮寄假药的现代版和升级版，其特点为：①虚假身份信息。售假者多自办网，售假者提供身份证等个人信息向网络服务器代理商备案后，即可购买域名和租用服务器空间制作网站，往往租用域名时间不超过一年，有的利用提供自建网站服务的网站平台自建网站。提供给网络服务器代理商的个人信息已经事先造假，售假网站不标注或标注虚假 icp 备案信息，通过留下联系电话或即时通讯软件进行联系，给查处带来困难。②冒用组织机构。售假者大多利用北京、上海等城市医疗机构、科研院所相对集中的特点，假冒或伪造中国、国家、北京、上海等某疾病康复中心、科研机构、医疗单位的网站。有时还冒用卫生部、国家食品药品监管局、世界卫生组织、某医学中心或医学会等政府部门或组织机构的名义，指定或推荐该"药品"为治疗疾病、康复保健的唯一或者最佳产品等。这些假药网站大部分存在编造国家食品药品监督管理局药品审批批件现象，甚至编造篡改后的国家食品药品监督管理局网站页面。③重金广告投入。售假网站会以各种形式的广告招徕患者，利用门户网站在健康专栏投入广告，在各种报刊广告中刊登网址，点对点向患者邮寄药品广告或者试用品。此外，还通过搜索引擎的竞价排名、网站推广等方式，提高搜索点击率，只要患者输入相关疾病或药品名称，假冒网站马上靠前排列，让购药者上当。

2. 面向医药终端代理的互联网售假 目前，国内有不少取得《互联网药品信息服务资格证书》的药品招商类网站，这些网站在管理方面尚参差不齐，管理亟待提高，有的对药品生产、经营企业仅限于形式审查，索取了企业介绍信和发布信息的资质材料，却未履行实质审查的义务，售假者常利用伪造的资质材料混入正规网站推销假药。除药品招商类网站外，售假者还利用论坛、QQ、博客、微博、人脉网站、手机 wap（无线应用协议）等方式寻找各种医药代理，一个假药销售链条上的参与者可能从未谋面，给案件的追溯带来了很大困难。

（二）搜索"利用互联网销售假药"的技巧

目前常用的搜索引擎是百度和谷歌，其次是搜搜、搜狗、雅虎以及必应等，这些都是综合搜索引擎，在中文搜索领域，百度比谷歌的优势是页面的结构、布置等方面较符合中国人的习惯，但目前百度在搜索技术上尚落后于谷歌，实践证明，搜索同一关键词，得到的搜索页面数量明显少于谷歌。搜索利用互联网销售假药，应掌握以下三个技巧。

1. 选用好关键词 表述不准确的意图不能得到良好的搜索结果，百度使用关键词"销售 + 药品"，会出现 5440000 个结果，在如此海量的信息中我们难以找到有价值的信息。互联网销售假药多是治疗西医不能根治的慢性常见病，可以根据这个特点设置关键词。一是使用常见互联网销售假药药品名设置搜索关键词，二是使用互联网销售假药所治疗的常见疾病名设置搜索关键词，这两类正是售假者网站填报搜索引擎的关键词，或者是网站推广的关键词。如果在前两者基础上加入城市名，则可以定位发售城市，查找本辖区是否有利用互联网销售假药，可以加入本地城市名称。

2. 根据网页特征选择查询词 对于假药销售者来说，制作网页时假药名称需要在网页标题中出现，而其他文章报道等涉及的此关键词是在网页内容中出现，因此，更精确的查询售假者发布的信息方式是使用"intitle："（：为英文状态），它表示后接的词限制在网页标题范围内。如百度"喘必消"这一邮寄假药，找到相关结果 567 个，涉及内容繁杂，而"intitle：喘必消"，得到结果 27 个，全部为此假药发布的广告。

3. 在指定的网站中搜索售假信息 Site 指令原先是用来查询网站是否被某个搜索引擎收录，使用"关键词 + site：+ 网址"可用来搜索指定网站内的内容（：为英文状态）。门户网站或者专业的医药招商网站信息量庞大，通过"site："搜索售假关键词可以查找该网站的相关内容，从而进一步得到售假者的更多线索，这里的售假关键词可以使用常见通报的假药名。例如，在某医药招商网站 y * * * . net 网站使用常见假药通络康进行搜索，填入"通络康 site：y * * * . net"，搜索出该网站为假药风湿通络康做广告的网页。如图 7 - 45 和 7 - 46。

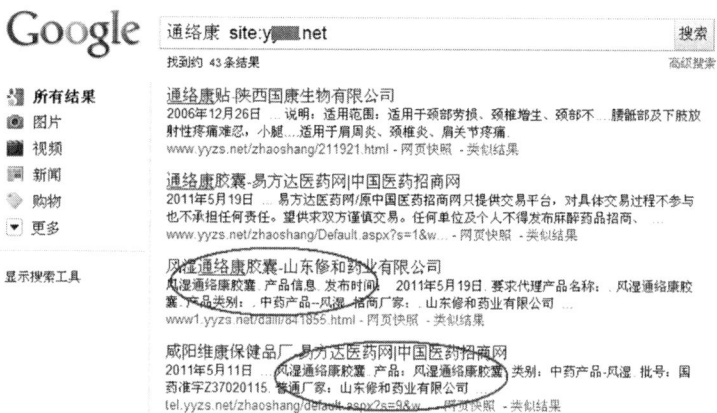

图 7 - 45   使用谷歌在某网站对假药进行 site 搜索

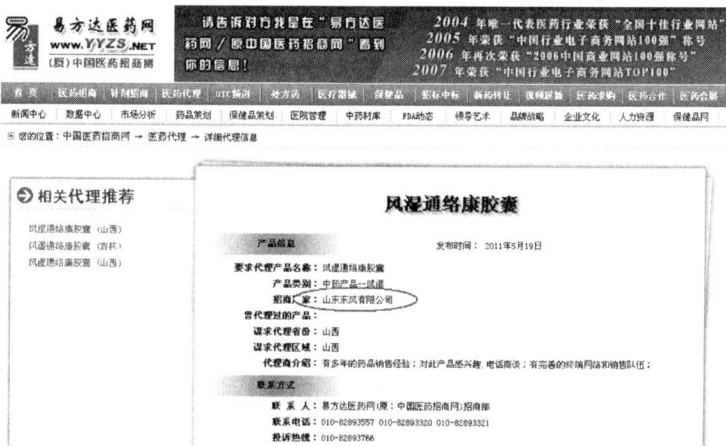

图 7 - 46   某网站为假药做广告的网页截图，搜索时间为 2011 年 10 月

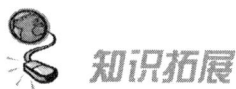

知识拓展

利用互联网销售假药的类型和判断

一、利用互联网销售假药的类型

从治疗病种分类，利用互联网销售假药类型主要包括以下几方面：

（一）声称以治疗哮喘和风湿性骨病为主的假药。该类假药最具有代表性的是河南省台前县生产的复方川羚定喘胶囊，大部分为编造批准文号、编造生产企业名称的产品，近年开始盗用合法企业药品批准文号和企业名称。药品成分主要是大量激素类药物、以胶囊剂为主，声称纯中药制剂，有成瘾性，长期服用会造成骨质疏松、脱钙、满月脸等症状。该类产品原先主要通过邮寄宣传单或免费赠药试用的方式进行，由于此种宣传手段成本高，同时互联网发布信息比较便捷，近年来已经开始转型在互联网发布药品信息，甚至组建自己的独立网站。

（二）声称以治疗高血压和糖尿病等慢性病疑难病为主的假药。该类假药最具有代表性的标示生产地址是北京各科研、医疗机构，大部分是外地不法分子所为。该类假药主要手法是雇人建立一个自己的互联网站，声称自己是国际某种疾病研究机构或北京某医疗机构，留下400联系电话或小灵通电话，通过电话联系业务，一个网站一般只宣传一种或几种假药，声称某药品能够彻底根治慢性病和疑难病，非常具有欺骗性。该类假药有的批准文号是编造的、有的是盗用合法企业批准文号。这些造假分子编造单位名称一般不会使用合法单位完全相同的名称。

（三）以壮阳补肾类功能为主的假药。该类假药其中相当一部分是以假冒保健食品和普通食品文号形式存在。如果是标注药品批准文号的假药，主要是盗用合法企业补肾丸、锁阳固精丸、桂附地黄丸等壮阳补肾类产品批准文号，在产品上另行加入自己编造的药品名称。药物主要成分是擅自添加他达拉非、西地那非类成分，甚至加入的是兽药。

（四）以妇科用胶囊为代表的一些独家生产的假药。售假者在自建的网站上，编造药品生产经营企业名称，罗列几十种假药进行宣传。一旦代理商联系代理产品，假药就流入了合法药品批发企业，造成整个药品市场假药得以正常流转。该类假药开始以治疗妇科疾病用胶囊、治疗泌尿系统疾病药品、治疗胃病药品为主，逐步转向独家生产的药品品种，盗用这些合法企业药品批准文号和企业名称，产品包装与正品完全不同，以中成药为主，一般在药品上加上甲类非处方药标识。

（五）以治疗癌症和风湿等疑难病种为主的假药。由于专利垄断，治疗癌症用进口药品价格昂贵，给造假者提供了可乘之机，所以近年来互联网销售所谓进口格列卫、易瑞沙、它赛瓦等癌症用药问题非常突出，主要手法是通过贴吧、qq群、招商网站进行宣传。同时，原来在市场绝迹多年的老牌日本、新加坡系列假药，由于互联网的普及，又沉渣泛起，大量通过互联网发布信息进行销售，危害极大，主要手法是自建网站进行销售。

（六）以假冒各种名牌药品为主的假药。一般不会通过自建网站进行宣传，大部分招商网站、qq群、贴吧、博客、论坛发布信息。从品种上囊括了所有名牌药品，甚至包括人血白蛋白、人用狂犬病疫苗、速效救心丸等急救用药。往往是通过极低价格招揽客户，一旦有人采购，假药就流入合法渠道。

二、利用互联网销售假药的判断

以上六种类型中，前五种由于包装和正品完全不同，或因产品没有经过审批根本没有正品，具有一定执法经验人员比较容易识别。

以假冒各种名牌药品为主的假药，从外包装看与正品基本一致，仅仅从互联网上很难直接辨别，往往可以根据价格等因素判读线索。

知识拓展

对利用互联网销售假药的查处方法

利用互联网销售假药违法行为，是新的形势对药品执法工作提出的新问题和新挑战。互联网销售假药遵循着一般的制售假药的规避规律，为避免当地市民投诉举报，通常不向本地或者附近地市销售，往往需要异地多部门联合办案。药品监督管理部门在打击利用互联网销售假药违法行为中的作用是，收集线索，准确定性，及时联动，辅助公安机关办案。

1. 充分做好案前侦察。要捣毁网络售假窝点，必须首先查清网络信息背后的实际经营（包括生产）场所。办案人员发现网络售假线索后，可使用患者家属身份与售假者进行电话、QQ 聊天等方式联系，在不惊动涉嫌售假者的情况下，深入实地做外围采点摸排，准确锁定目标，充分做好案前侦察工作，为后续查处工作打下基础。

2. 多方收集有力证据。药品监督执法人员对网络提供的虚拟药品文字、图片等信息，要进行无实物状态的真伪辨别，尤其是对网络销售非药品文号的假药窝点查处，更需要谨慎定性，确切判定为假药才能确保联合公安办案不落空，这对稽查人员的假药辨识水平、能力和假药意识均是考验，也是极具挑战性的任务。在从网络宣传中获得的信息不充分情况下，可以采取从外地邮购，取得涉假样品进行实物辨别或者检验。

3. 对售假者的定位。药监部门的网络搜索手段只是线索排查，可以与通信部门建立联合机制，取得进一步的资料，与公安部门联动或者移送由公安部门侦破。无论售假者在筹划之初如何隐瞒自身信息，只要他们对公众销售，留下了蛛丝马迹，公安部门均可通过手机定位、固定电话定位等技侦手段，锁定售假者位置。

（三）ICP/IP 信息备案查询

ICP/IP 信息备案查询由网址 http：//www. miibeian. gov. cn/ 进入，可以对宣传销售药品的互联网审批备案合法性进行查询。自建的利用互联网销售假药的网站 ICP 备案号多系伪造，售假者委托建站的，可以查询出受委托方信息。查询方法：进入工业和信息化部 ICP/IP 信息备案管理系统，点击"备案信息查询"，输入 网站名称、网站域名、网站首页网址、备案/许可证号、网站 IP 地址、主办单位名称等任何一项，均可查询需要核查的网站是否经过审批备案，同时可查到该网站负责人相关信息。如图 7 -47。

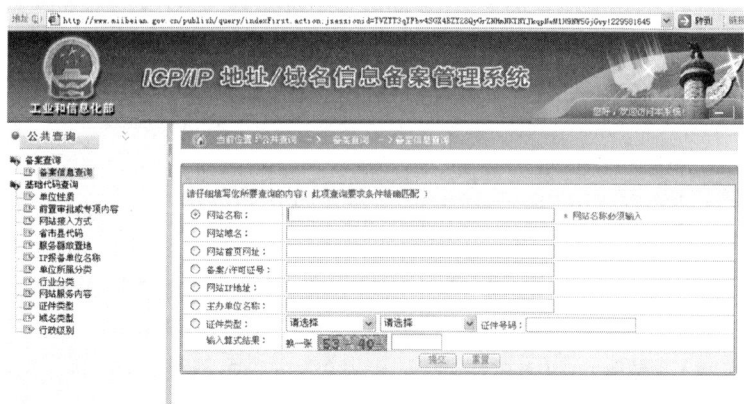

图 7 -47　ICP/IP 信息备案管理系统

《互联网信息服务管理办法》（中华人民共和国国务院令第 292 号）第四条规定：国家对经营性互联网信息服务实行许可制度；对非经营性互联网信息服务实行备案制度。未取得许可或者未履行备案手续的，不得从事互联网信息服务。

（四）售假网站地址查询

在发现利用互联网销售假药的网站后，可以通过网络查询工具查出架设网站的主机服务器地址，以便进一步追查。查互联网中已知域名网站的 IP 方法很多，较为简单的是 whois 查询工具，whois 是一个用来查询域名是否已经被注册，以及注册域名的详细信息的数据库，目前互联网域名的注册信息是公开的，搜索"whois 查询工具"，输入要查询的网站地址，可得到被查询网站 IP 地址，同时可以定位到注册人的地址（Registrant Address）和电话号码（Registrant Phone Number）。未通过 DNS 域名解析的数字型 IP 地址网站，可以直接通过 IP 地址查询出归属地。

（五）条形码查询

条形码（barcode）是将宽度不等的多个黑条和空白，按照一定的编码规则排列，用以表达一组信息的图形标识符。常见的条形码是由反射率相差很人的黑条（简称条）和白条（简称空）排成的平行线图案。条形码可以标出物品的生产国、制造厂家、商品名称、生产日期、图书分类号、邮件起止地点、类别、日期等许多信息，因而在商品流通、图书管理、邮政管理、银行系统等许多领域都得到了广泛的应用。目前世界上常用的码制有 EAN 条形码、UPC 条形码、二五条形码、交叉二五条形码、库德巴条形码、三九条形码和 128 条形码等，而商品上最常使用的就是 EAN 商品条形码。EAN商品条形码亦称通用商品条形码，由国际物品编码协会制定，通用于世界各地，是目前国际上使用最广泛的一种商品条形码。我国目前在国内推行使用的也是这种商品条形码。EAN 商品条形码分为 EAN - 13（标准版）和 EAN - 8（缩短版）两种。EAN - 13 通用商品条形码一般由前缀部分、制造厂商代码、商品代码和校验码组成。商品条形码中的前缀码是用来标识国家或地区的代码，赋码权在国际物品编码协会，如 690 - 695 代表中国大陆、471 代表我国台湾地区、489 代表香港特区。

商品条形码的编码遵循唯一性原则，以保证商品条形码在全世界范围内不重复，即一个商品项目只能有一个代码，或者说一个代码只能标识一种商品项目。不同规格、不同包装、不同品种、不同价格、不同颜色的商品只能使用不同的商品代码。

以条形码 6931234500001 为例（图 7 - 48 - 图 7 - 49），此条形码分为 4 个部分，从左到右分别为：国家代码、生产厂商代码、厂内商品代码、校验码。1 - 3 位：共 3 位，对应该条码的 693，是中国的国家代码之一。（690 - 695 都是中国的代码，由国际上分配）。4 - 8 位：共 5 位，对应该条码，代表着生产厂商代码，由厂商申请，国家分配。制造厂商代码的赋权在各个国家或地区的物品编码组织，我国由国家物品编码中心赋予制造厂商代码。9 - 12 位：共 4 位，对应该条码的 0000，代表着厂内商品代码，由厂商自行确定。第 13 位：共 1 位，对应该条码的 3，是校验码，依据一定的算法，由前面 12 位数字计算而得到。

图 7-48　商品条形码

图 7-49　商品条形码的 4 个部分

条码可在中国物品编码中心在线查询，

其网址为 http：//www. ancc. org. cn/。输入商品条形码前 8 位数，即可查出企业名称，造假者在此方面的疏忽往往是随便套用一个无关的企业条形码，或者是编造一个不存在的条形码，我们由此可发现造假线索。如图 7-50~图 7-51。

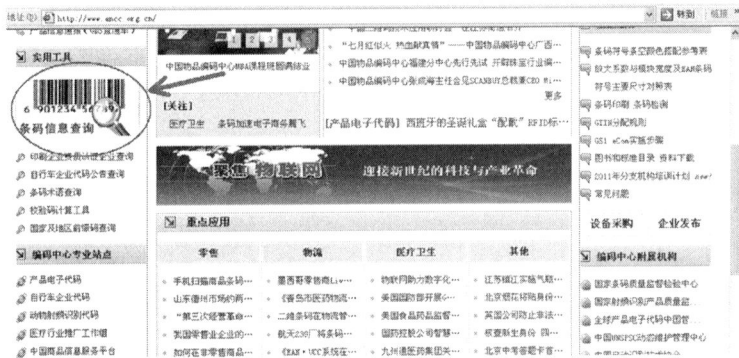

图 7-50　中国物品编码中心

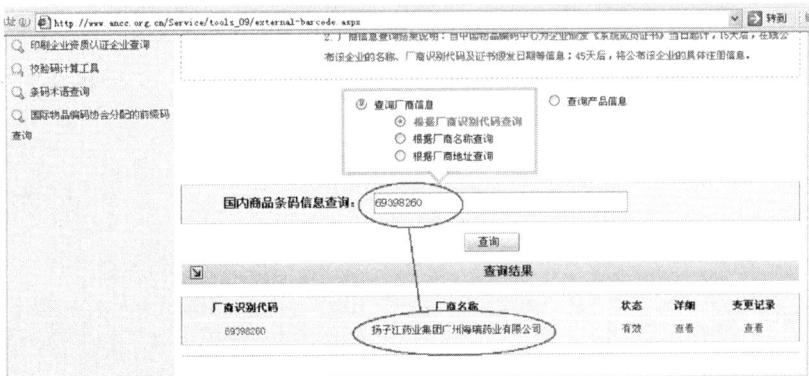

图 7-51　查询 69398260 八位数示例

商品条形码与药品电子监管码的区别：商品条形码只精确到企业的某一品种或规格，药品电子监管码精确到每一盒（瓶）药品，在药品电子监管码实施前，商品条形码在药品打假中起到很大作用。使用商品条形码打假除了用于药品，一线稽查人员还应用在避孕套等医疗器械打假中。如今，利用商品条形码查找造假线索在非药品冒充药品、保健食品和化妆品等新的稽查领域仍有很大作用。

此外，在查处通过寄递途径销售假劣药品案件中，大部分快递和物流公司都在寄递单上标注有物流代码，通过相应物流和快递公司的网站很容易查询到药品的流通过程，进而跟踪药品动态。利用这一技巧，在案件查处中会起到事半功倍的效果。

思考题

1. 如何通过网络发现本辖区是否存在利用互联网销售假药？
2. 如何查询涉药网站的是否经过 IP 备案？

第八章
药品监督行政执法与刑事司法的衔接

学习要点

1.了解药品监管行政执法与刑事司法的关系。
2.掌握药品犯罪的构成要件和入罪标准。
3.掌握药品涉嫌犯罪案件的移送程序,并在实际工作中准确应用。

随着我国法治建设和社会主义市场经济的不断发展,行政执法与刑事司法相脱节的问题逐步显现和突出,加强行政执法与刑事司法衔接机制建设已成为整顿和规范市场经济秩序的迫切需要。如何建立健全科学的行政执法与刑事司法衔接工作机制,充分发挥行政执法与刑事司法两个执法体系的作用,已成为行政执法与刑事司法衔接工作机制中亟待解决的问题。本章从立足于与药品监管直接关联的罪名入手,对犯罪的构成要件,如何做好案件移送以及相关的法律责任进行了阐述,对一些有争议但在实际工作中又必须面对的问题从实务角度进行了探讨。

第一节 概 述

行政执法是指行政主体为了执行法律、行政法规、规章和其它具有普遍性约束力的决定、命令,直接对特定的相对人和行政事务采取措施,影响相对人的权利义务,单方面作出具有法律效力的具体行政行为。刑事司法是指国家司法机关对触犯刑法的严重危害社会的犯罪行为所采取的处罚行为。实践中,行政执法和刑事司法常常紧密联系在一起,当行政违法行为达到一定危害程度并触犯刑法时,行政违法行为就转化为刑事犯罪行为,从而行政执法就过渡到刑事司法。客观上,行政执法与刑事司法确实存在一个相互衔接的问题。《行政处罚法》第二十二条明确规定:"违法行为构成犯罪的,行政机关必须将案件移送司法机关,依法追究刑事责任。"

一、行政执法与刑事司法衔接的基础

从广义上,行政执法与刑事司法都属于执行法律的活动。只不过两者在实施的主体、程序、法律依据等方面存在着明显的区别。行政执法的主体主要是各级各类行政机关及其公职人员;而刑事司法活动则是专指拥有刑事司法权的国家机关依法查处刑事犯罪案件、追究刑事责任的专门活动,其主体主要包括公安机关、人民法院和人民检察院。尽

管行政执法与刑事司法有着根本性的差异，但两者均是国家实现统治的重要职能方式，相互之间存在紧密的联系和内在的一致性，从而决定着两者之间的衔接关系。

1. 行政处罚与刑罚都是法律制裁措施　一是两者都属于公法范畴，两者都遵循相同或近似的原则。如行政处罚中"错罚相当"、"处罚法定"原则与刑罚中"罪刑相适应"原则、"罪刑法定"原则具有相似之处；二是两者都有一些类似的罚则，只是严厉程度有差异。如行政处罚中有财产罚、人身罚，刑罚中也有财产刑和人身刑，但是严厉程度不同；三是两者都以司法保障和司法救济作为维护国家权力公正运行和保障公民合法权利的最后措施，都运用了司法的最终裁决权。

2. 行政处罚与刑罚功能和目的方面具有内在一致性　行政违法与刑事犯罪都是危害行政法秩序的行为，作为分别追究这两种危害行为的行政执法与刑事司法机制，其功能和目的都是为了保障正常的行政法秩序，维护正常的社会发展。从这一终极目的上看，两者基本上都是在同一法律体系之下发挥着作为控制社会手段的机能，在统制社会的层面上，它们具有内在的一致性。而行政违法与行政犯罪之间的相互衔接性，又要求在法律制度上将这两种违法行为的责任追究机制即行政执法与刑事司法机制有机地衔接起来，以有效地实现两者共同维护行政法秩序和社会发展的功能和目的。

3. 行政处罚与刑罚都要遵循"一事不再罚"原则　"一事不再罚"原则是行政法与刑事司法的共同遵循的原则，是人权保障理念在司法上的具体体现。在行政执法中叫"一事不再罚"，根据《行政处罚法》第 24 条规定，"对当事人的同一违法行为，不得给予两次以上罚款的行政处罚"；在刑事司法中同样存在"一事不再理"原则。从行政法意义上理解，"一事不再罚"原则的价值主要体现在：1. 通过对可能膨胀的公权力进行约束来保障公民个人权利。2. 提高行政效率。从刑事司法意义上理解，"一事不再理"原则主要体现在刑事诉讼过程中，指国家不得对任何人基于同一行为进行两次刑事追究。法院作出生效判决后，不论有罪还是无罪判决，都不允许对同一行为再启动新的诉讼程序，在大陆法系称为"一事不再理"，在英美法系被称为"禁止双重危险"，是目前各国刑事诉讼法普遍遵循的基本原则。

二、犯罪构成

法律上，所谓构成，是指产生某种法律关系成立所必须的各种事实条件的总和。犯罪构成又称为犯罪构成要件，实际上就是指刑法规定的犯罪成立的条件。犯罪构成的理论在刑法学的理论体系中占有核心的地位。从构成要件上进行分析，每一种犯罪都具备四个方面的要件：即犯罪主体、犯罪的主观方面、犯罪的客观方面、犯罪客体。尽管犯罪构成要件的三阶层理论逐步得到理论界的认可，但考虑实际司法实践的需要，本书仍引用四要件构成理论对相关罪名进行了阐述。

1. 犯罪主体　是指实施犯罪行为的人。每一种犯罪，都必须有犯罪主体，有的犯罪是一个人实施的，犯罪主体就是一人，有的犯罪是数人实施的，犯罪主体就是数人。根据刑法规定，公司、企业、事业单位、机关、团体实施犯罪的，构成单位犯罪，因此，单位也可以成为犯罪主体。

2. 犯罪的主观方面　是指犯罪主体对其实施的犯罪行为及其结果所具有的心理状态。犯罪主观方面的心理状态有两种，即故意和过失。比如犯盗窃罪，犯罪人希望将他人财物窃为己有；犯故意伤害罪，犯罪人希望造成他人身体受到损伤的结果。有的犯罪是过失性质的，如失火罪，犯罪人就具有疏忽大意的心理状态。在单位构成犯罪的情况下，该单位对犯罪行为负有责任的人员也同样具有主观心理状态。

3. 犯罪的客观方面 是指犯罪行为的具体表现。比如犯诈骗罪，犯罪人具有虚构事实、欺骗他人的行为，贩毒罪具有贩卖毒品的行为，等等。

4. 犯罪客体 是指刑法所保护而被犯罪行为所侵害的社会关系。犯罪客体和犯罪对象是不同的，犯罪对象是犯罪行为所直接针对的对象，如杀人罪、伤害罪，犯罪对象是具体的被害人，而犯罪客体是指刑法所保护的公民人身权利不受非法侵害的这种社会关系。

关于单位犯罪问题，《刑法》第一百五十条规定：单位犯本节第一百四十条至第一百四十八条规定之罪的，对单位判处罚金，并对其直接负责的主管人员和其他直接责任人员，依照各该条的规定处罚。

三、行为人的刑事责任能力

犯罪所应承担的刑事责任都要遵循《刑法》第一编总则的总体规定，该法第十七条规定：已满十六周岁的人犯罪，应当负刑事责任。已满十四周岁不满十六周岁的人，犯故意杀人、故意伤害致人重伤或者死亡、强奸、抢劫、贩卖毒品、放火、爆炸、投毒罪的，应当负刑事责任。已满十四周岁不满十八周岁的人犯罪，应当从轻或者减轻处罚。因不满十六周岁不予刑事处罚的，责令他的家长或者监护人加以管教；在必要的时候，也可以由政府收容教养。

审判的时候已满七十五周岁的人，不适用死刑，但以特别残忍手段致人死亡的除外。已满七十五周岁的人故意犯罪的，可以从轻或者减轻处罚；过失犯罪的，应当从轻或者减轻处罚。

四、《药品管理法》规定追究刑事责任的条款

药品违法行为的法律责任，涉及到行政责任、民事责任，也涉及到刑事责任，三者既相对独立，但也相互联系。在药品管理法法律责任一章的表述中，对涉嫌犯罪要追究刑事责任的条款共有 11 条，分别是：①第七十三条对未取得许可证生产（含配制）销售药品的处罚；②第七十四条对生产（含配制）销售假药的处罚；③第七十五条对生产（含配制）销售劣药的处罚；④第七十七条对为生产销售假药提供便利条件的处罚；⑤第八十二条对伪造、变造、买卖、出租、出借许可证的处罚；⑥第八十七条对药品检验机构出具虚假检验报告的处罚；⑦第九十条对药品生产经营使用单位药品购销中收受非法财物或利益的处罚；⑧第九十二条对发布违法广告和不履行广告审查职责的处罚；⑨第九十四条对不符合条件者发放相关批准证明文件的处罚；⑩第九十七条对有证企业生产销售假劣药，监管部门有失职渎职行为的处罚；⑪第九十九条药品监管人员滥用职权、徇私舞弊、玩忽职守的处罚。

在我国现行的法律体制下，对于危害后果比较轻微的违法、但尚未构成犯罪的行为，刑法一般不会主动介入，而主要通过行政制裁的方式实现维护社会秩序的目的。这也是刑法谦抑性的基本要求。但是，如果行政执法机关发现某种行政违法行为通过单纯的行政制裁不能达到维护社会秩序的目的，而且根据刑法的相关规定，这种行为已经属于情节严重或者后果比较严重等情形而构成犯罪时，就需要将这些行为移送刑事司法机关，由司法机关来履行法秩序维护的最后一道保障职能。这样，就需要在法

律制度上使行政执法与刑事司法在维护法秩序统一体的功能下，实现两者之间有效的衔接。在药品行政执法实践中，对违反药品管理法律的案件，除了可能违反行政法以外，很有可能触犯刑法的规定，涉嫌犯罪。这就要求行政执法部门及时将相关案件移送司法机关追究刑事责任，也就必然涉及行政执法与刑事司法的衔接问题。

知识链接

药品监管行政处罚与刑事司法衔接的主要法律依据及规定

序号	名称	文号及发布实施日期
1	中国华人民共和国刑法	1997 年 3 月 14 日全国人民代表大会发布
2	中国华人民共和国刑法修正案（八）	2010 年 2 月 25 日发布，2010 年 5 月 1 日起施行
3	行政执法机关移送涉嫌犯罪案件的规定	国务院令第 310 号
4	最高人民法院、最高人民检察院《关于办理生产、销售伪劣商品刑事案件具体应用法律若干问题的解释》	法释〔2001〕10 号
5	最高人民法院《关于审理生产、销售伪劣商品刑事案件有关鉴定问题的通知》	法〔2001〕70 号
6	公安部、卫生部、国家工商行政管理总局、国家质量监督检验检疫总局、国家药品监督管理局、国家烟草专卖局《关于做好涉嫌犯罪案件移送工作加大打击生产销售伪劣商品违法犯罪活动力度的通知》	公通字〔2001〕79 号 2001 年 9 月 25 日
7	最高检、公安部、全国整顿和规范市场经济秩序领导小组办公室联合发布《关于加强行政执法机关与公安机关、人民检察院工作联系的意见》	2004 年 3 月
8	最高人民检察院、公安部《关于公安机关管辖的刑事案件立案追诉标准的规定（一）》	公通字〔2008〕36 号；2008 年 6 月 25 日
9	最高人民检察院、公安部《关于公安机关管辖的刑事案件立案追诉标准的规定（二)》	2010 年 5 月 7 日
10	最高人民法院、最高人民检察院《关于办理生产、销售假药、劣药刑事案件具体应用法律若干问题的解释》	法释〔2009〕9 号
11	最高人民检察院、全国整顿和规范市场经济秩序领导小组办公室、公安部、监察部《关于在行政执法中及时移送涉嫌犯罪案件的意见》	高检会〔2006〕2 号
12	公安部、卫生部、国家工商行政管理总局、国家质量监督检验检疫总局、国家药品监督管理局、国家烟草专卖局《关于做好涉嫌犯罪案件移送工作加大打击生产销售伪劣商品违法犯罪活动力度的通知》	公通字〔2001〕79 号
13	国家食品药品监督管理局《关于做好药品涉嫌犯罪案件移送有关工作的通知》	国食药监稽〔2009〕311 号

续表

序号	名称	文号及发布实施日期
14	中共中央办公厅、国务院办公厅转发国务院法制办等部门《关于加强行政执法与刑事司法衔接工作的意见》	中办发〔2011〕8 号 2011 年 2 月 9 日
15	国家食品药品监督管理局、公安部《关于做好打击制售假劣药品违法犯罪行政执法与刑事司法衔接工作的通知》	国食药监稽〔2012〕90 号

思考题

1. 犯罪构成包括哪些方面?
2. 《药品管理法》关于涉嫌犯罪追究刑事责任的表述分别对应《刑法》哪些罪名?

第二节　药品犯罪罪名及其立案追诉标准

根据目前《刑法》的规定,与药品直接相关的犯罪主要有第一百四十一条生产销售假药罪、第一百四十二条生产销售劣药罪、第一百四十条生产销售伪劣产品罪、第二百二十五条非法经营罪,与药品相关联的犯罪主要有第二百一十三条假冒注册商标罪、第二百一十四条销售假冒注册商标的商品罪、第一百一十五条以危险方法危害公共安全罪等。但是否构成犯罪需要严格按照构成要件进行判定,这点和行政违法的判定不同。

一、生产销售假药罪

生产销售假药罪是选择性罪名,生产假药构成犯罪的,是生产假药罪;销售假药构成犯罪的,是销售假药罪;既生产又销售假药构成犯罪的,是生产、销售假药罪。《刑法》第一百四十一条规定:生产、销售假药的,处三年以下有期徒刑或者拘役,并处罚金;对人体健康造成严重危害或者有其他严重情节的,处三年以上十年以下有期徒刑,并处罚金;致人死亡或者有其他特别严重情节的,处十年以上有期徒刑、无期徒刑或者死刑,并处罚金或者没收财产。该罪名与《药品管理法》第七十四条相衔接。

(一)生产销售假药罪的犯罪构成

1. 犯罪客体　不仅侵害了正常的药品生产、销售监管秩序,破坏国家药品管理制度,而且危及不特定多数人的生命健康权。

2. 犯罪客观方面　该罪为行为犯,行为人只要实施了生产、销售假药的行为既满足犯罪客观要件,而不需要附加"足以严重危害人体健康"等条件。生产销售假药罪直接指向的对象就是假药,对假药的认定将直接影响《刑法》中对生产、销售假药罪的正确认定。《刑法》第一百四十一条第二款规定:"本条所称假药,是指依照《中华人民共和国药品管理法》的规定属于假药和按假药处理的药品、非药品。"

3. 犯罪主体　包括依法取得药品生产、经营资格的单位和个人及合法的药品使用单位，也包括没有取得合法资格，非法生产、经营、贩卖假药的单位和个人。

4. 犯罪主观方面　犯罪主体要有生产销售假药的故意（包括间接故意），过失行为不能构成本罪。《刑法》第十四条规定："明知自己的行为会发生危害社会的结果，并且希望或者放任这种结果发生，因而构成犯罪的，是故意犯罪。故意犯罪，应当负刑事责任"。第十五条规定："应当预见自己的行为可能发生危害社会的结果，因为疏忽大意而没有预见，或者已经预见而轻信能够避免，以致发生这种结果的，是过失犯罪。过失犯罪，法律有规定的才负刑事责任"。对于生产者，就是明知生产的药品违反国家药品管理制度和国家药品标准而故意生产；对于销售者，则是明知是国家禁止销售的假药而故意卖给他人。如果行为人不是有意生产假药，而是过失地生产出不合质量的药品；或者因为未能识别假药而将其售给他人，则不构成本罪。如果是由于过失造成重大损失的，应作其他犯罪论处。所以在办理生产、销售假药案件时，执法人员应当对当事人是否具有主观故意进行辨析，判定当事人生产、销售假药是否属于"明知"，这里的"明知"包括"知道"或者"应知"。

（二）执法实践中需要把握的问题

《刑法修正案（八）》对第一百四十一条第一款进行了较大幅度修改：一是入罪门槛更低，取消了生产销售假药必须"足以严重危害人体健康"才能构成犯罪的规定，从而使该罪由危险犯变为行为犯；二是打击范围更宽，增加了对有其他严重情节的和有其他特别严重情节的规定，从而使人身伤害因果关系难以确定的案件有了更宽泛的判定标准。三是量刑幅度更重。由最低可以判单处罚金变为并处罚金，量刑标准最低变成拘役，加大了打击力度。四是罚金标准更高。取消了根据销售金额来定罚金的规定，解决了罚金低于罚款的问题，为进一步司法解释预留了空间。这些规定都有利于进一步对制售假药犯罪活动的打击，为净化药品市场必将发挥巨大作用。但在执法实践中，由于新规定出台后，还缺乏一些具体司法解释作为支撑，给药品行政执法与刑事司法衔接工作带来一定难度。如果不同部门、不同地区对具体法律规定的理解不一致，可能会出现一系列问题。比如，应该追究刑事责任的案件仅仅作为行政案件办理；应该作为行政案件办理的生产销售假药案件作为刑事案件办理；同一案件甲地作为刑事案件办理，乙地作为行政案件办理；不同部门对条款理解不一致，导致衔接不顺畅，出现放纵犯罪份子现象发生；由于执法人员对条款把握不准，造成不及时移交刑事案件，甚至造成行政执法人员被追究。即使采取逐案会商的办法，这种时间间隔，也可能会造成犯罪分子逃逸或毁灭证据问题，同时也会增加执法成本。为此，本书进行一些实务性探讨，供学员在具体执法工作中参考。从降低执法成本，提高执法效率角度看，药品行政执法与刑事司法衔接越来越紧密，机构与队伍的整合也将是个必然趋势。

1. 对《刑法》新规定的条款理解问题　一是《刑法修正案（八）》对入罪假药的范围没有改变。新规定只修改了《刑法》第一百四十一条第一款，该条第二款的规定并没有变化，仍然是"本条所称假药，是指依照《中华人民共和国药品管理法》的规定属于假药和按假药处理的药品、非药品。"所以，在执法实践中，要继续根据《药品管理法》第四十八条第二款、第三款的规定来判定该产品是否属于假药。二是主观故意的构成要件没有变。生产、销售假药罪是故意犯罪，即要求犯罪人有主观故意，这种"故意"包括直接故意和间接故意。《刑法修正案（八）》对《刑法》第十四条至第十六条并没有修改，所以，执法人员在实践中要注意把握行为人是否具有故意的主观意图。三是要注意《刑法修正案（八）》实施前后违法犯罪案件的处理。新规定自2011年5月1日起实施，对于5月1日前发生的犯罪行为，应本着"从旧兼从轻"的原则处理。由于新规定是对生产、销售假药罪进行了"从重"规定，原则上对于2011年5月1日前发生的犯罪，仍然按照"原规定"执行，而不能以是否立案或结案、是否已经起诉或宣判作为判定标准。四是最高人民法院、最高人民检察院2001年《关于办理生产、销售伪劣商品刑事案件具体应用法律若干问题的解释》和2009年《关于办理生产、销售假药、劣药刑事案件具体应用法律若干问题的解释》并未完全失效。其中，2001年司法解释第三条在2009年司法解释出台后已经无效；2009年司法解释第一条由于新规定实施后实施的犯罪行为不需要"足以严重危害人体健康"的解释而失去作用。其他关于"对人体健康造成严重危害"、"销售金额"等的规定属于继续有效条款。五是新规定"有其他严重情节"应理解为与"对人体健康造成严重危害"有对照关系的情节；有"其他特别严重情节"应该是与致人死亡有对照关系的情节。

2. 立案追诉标准探讨

（1）假药的认定标准问题　涉及的假药需要按照《药品管理法》第四十八条进行判定。具体包括：直接认定为假药的两种情形：药品所含成份与国家药品标准规定的成份不符的；以非药品冒充药品或者以他种药品冒充此种药品的。按假药论处的六种情形：国务院药品监督管理部门规定禁止使用的；依照本法必须批准而未经批准生产、进口，或者依照本法必须检验而未经检验即销售的；变质的；被污染的；使用依照本法必须取得批准文号而未取得批准文号的原料药生产的；所标明的适应症或者功能主治超出规定范围的。

该定义与其他大部分国家和世界卫生组织的规定相比，范围更加宽泛。在执法实践中，尽管规定看似明确，但对于界定某种产品是否属于假药可能也面临争议。需要指出的：一是《药品管理法》第七十八条规定：对假药、劣药的处罚通知，必须载明药品检验机构的质量检验结果；但是，本法第四十八条第三款第（一）、（二）、（五）、（六）项和第四十九条第三款规定的情形除外。所以，该法第四十八条第二款第（二）项"以非药品冒充药品"指的是冒充有药品标准的具体药品品种，而不是冒充药品"概念"。二是该法第三款第（二）项"未经批准生产"，包括未取得药品批准文号、未取得生产许可证、未取得药品生产质量管理规范认证证书、医疗机构未取得《医疗机构制剂许可证》、未取得医疗机构制剂批准文号、医疗机构配制制剂添加新成分未经批准、生产企业改变影响药品质量生产工艺未经批准等情况。三是该法第三款第（二）项"未经检验即销售"，包括该法第四十一条规定的进口和批签发检验、第十二条药品出厂前检验、第二十五条医疗机构制剂临床使用前检验三种情形。

在实践中，除了会出现对假药的认定可能会存在争议外，对如何界定某产品是否属于药品，是否应该按照药品管理也存在争议。实际操作中，往往是根据目前《药品管理法》规定的药品定义进行判定。但该定义还存在一些不完善之处，可能会给犯罪的认定带来困难。特别是一些未标注药品批准文号的产品，是否应按照药品管理，按照什么标准判定，如何界定该定义中"疾病"、"生理机能"、"功能主治"、"适应症"等概念缺乏细化解释或标准，一旦上升到刑事证据证明标准往往出现争议，造成犯罪难以受到追究，迫切需要出台配套司法解释。

（2）假药数额标准问题　按照新规定，该犯罪构成已经不需要以"足以严重危害人体健康"为入罪必备要件。但对于是否所有主观故意生产销售假药的案件，不论"一针一片"都要移送司法机关追究刑事责任问题也成为目前一个焦点。比如非药品冒充药品的产品、掺杂使假的中药饮片、擅自配制的少量医疗机构制剂是否都要追究刑事责任？笔者认为，《刑法》的新规定没有规定生产销售假药必须达到一定金额或出现某种后果才构成犯罪，从立法背景和立法本意来看，参考公安部《关于公安机关办理醉酒驾驶机动车犯罪案件的指导意见》"醉驾一律作为刑事案件立案"的做法，应该考虑将具有主观故意生产销售假药的案件移送司法机关追究刑事责任。至于是否属于《刑法》第十三条规定的"情节显著轻微危害不大"，应留给人民法院作出裁定。具体操作中，建议和当地司法机关进行会商。

（3）医疗机构使用药品是否属于本罪犯罪主体问题　医疗机构与药品经营者不同，一般通过开具处方向患者提供药品，医疗机构是否属于该罪犯罪主体一直存在争议。《最高人民法院、最高人民检察院关于办理生产、销售假药、劣药刑事案件具体应用法律若干问题的解释》规定："医疗机构知道或者应当知道是假药而使用或者销售，符合本解释第一条或者第二条规定标准的，以销售假药罪追究刑事责任。"笔者认为，医疗机构知道或应当知道是假药而使用或销售，也构成销售假药罪。但目前还缺乏更明确解释，各方面认识不统一，具体案件需要与司法机关就个案及时会商。

（4）主观故意判定问题　一是主观故意由谁来判定问题。主观故意是由行政执法机关判定，还是由司法机关判定一直存在争议。笔者认为，犯罪的主观故意最终应该由司法机关判定。但作为行政执法与司法衔接来讲，行政执法机关向公安机关移送的是涉嫌犯罪的线索和已经取得的证据材料，而不是把所有证据按照刑事证据标准收集齐全才移送给司法机关。在行政执法过程中，执法人员除了要查明案件事实，收集违法事实的证据外，也要注意收集违法情节的证据。根据收集的证据来初步判定行为人是否具有生产销售假药的主观故意，发现有主观故意情节的应该及时移送。对于明显没有主观故意的，应该给予行政执法机关裁量空间，考虑作出行政处罚。也就是说，"涉嫌犯罪"的判定应该从四个构成要件综合判定，而不能仅仅强调其他要件，而将犯罪主观方面构成要件抛开。如果凡是符合其他三个构成要件的案件一律移送，那么就会出现所有的假药案件、大部分劣药案件都要由公安机关直接办理的现象，甚至出现较大药品生产企业法定代表人只要药品检验不合格就要被公安机关讯问的问题。但行政执法机关不应以没有主观故意为由拒绝向司法机关移送涉嫌犯罪案件，如果不能确定是否具有主观故意的，应考虑移送或及时与司法机关会商。不移送的案件行政执法机关要承担相应执法风险，注意收集不具有主观故意的证据。二是主观故意根据什么标准判定。行为人主观上有无生产、销售假药的故意，是认定生产、销售假药罪成立与否的主观要件。由于《刑法》新规定取消了"足以严重危害人体健康"的条件，药品监督管理部门判定案件是否应移送司法机关的焦点必然由"足以严重危害人体健康"的认定转换为"主观故意"的认定。执法过程中，需要通过一系列的客观事实，来认定主观"明知"。2003年最高人民法院、最高人民检察院、公安部、国家烟草专卖局《关于办理假冒伪劣烟草制品等刑事案件适用法律问题座谈会纪要》（高检会〔2003〕

4 号）曾经对办理烟草制品案件中的"明知"进行过解释。但目前药品监管系统还缺乏具体主观故意的判定标准，实践中制定具体标准也存在一定难度，给行政执法工作带来执法风险。笔者认为，在行政执法调查时，尽管也很少有人主动承认自己具有生产销售假药的主观故意，但行为人陈述是重要但不是唯一的依据。对于行为人主观故意的判断，应根据涉案药品交易的销售渠道是否正规、销售价格是否合理、药品包装是否完整、药品本身是否存在明显瑕疵，结合行为人的职业、文化程度等因素，进行全面分析。比如，在药品生产环节：未取得《药品生产许可证》生产药品的；未取得《医疗机构制剂许可证》或医疗机构制剂批准文号配制医疗机构制剂的；未取得《药品注册证》或《药品注册批件》生产药品的；未取得《药品 GMP》证书生产药品的；药品所含成分与批准内容不符的；使用未取得药品批准文号的原料药生产药品的；药品应检验而未经检验即销售的；擅自委托或接受委托生产药品等情形应考虑具有主观故意。在销售环节：未取得《药品经营许可证》经营假药的；超范围经营假药的；非法渠道采购假药的；经营药品监督管理部门规定禁止经营的药品为假药的；以明显低于市场价格进货的；以明显低于市场价格销售的；销售假药被发现后转移、销毁物证或者提供虚假证明、虚假情况的；销售医疗机构制剂为假药的；未索取规定的药品批准证明文件或检验报告书、批签发合格证的；电子监管码被破坏的等等应该考虑具有主观故意。

（5）"对人体健康造成严重危害"的判定问题　应考虑按照 2009 年《关于办理生产、销售假药、劣药刑事案件具体应用法律若干问题的解释》判定，该解释第二条规定，生产、销售的假药被使用后，造成轻伤以上伤害，或者轻度残疾、中度残疾，或者器官组织损伤导致一般功能障碍或者严重功能障碍，或者有其他严重危害人体健康情形的，应当认定为刑法第一百四十一条规定的"对人体健康造成严重危害"。

知识链接

生产销售假药罪犯罪构成的历史沿革

1978 年，国务院出台了第一部药品监管法规，即《国务院药政管理条例》；1979 年，《中华人民共和国刑法》首次以"制造、贩卖假药罪"对涉嫌犯罪行为做出量刑规定。1985 年 7 月 1 日起，国家实施第一部《中华人民共和国药品管理法》，将我国药品生产、经营和使用行为纳入法制化管理的轨道；随着社会经济发展和药品安全形势的变化，1997 年 10 月 1 日起修订施行的《中华人民共和国刑法》将"制造、贩卖假药罪"正式修正为"生产、销售假药罪"。其中第一百四十一条规定，生产、销售假药，足以严重危害人体健康的，处三年以下有期徒刑或者拘役，并处或者单处销售金额百分之五十以上二倍以下罚金；对人体健康造成严重危害的，处三年以上十年以下有期徒刑，并处销售金额百分之五十以上二倍以下罚金；致人死亡或者对人体健康造成特别严重危害的，处十年以上有期徒刑、无期徒刑或者死刑，并处销售金额百分之五十以上二倍以下罚金或者没收财产。针对"足以严重危害人体健康"的标准认定，2001 年最高人民法院、最高人民检察院发布了《关于办理生产、销售伪劣商品刑事案件具体应用法律若干问题的解释》，其中第三条规定：经省级以上药品监督管理部门设置或者确定的药品检验机构鉴定，生产、销售的假药具有下列情形之一的，应认定为刑法第一百四十一条规定的"足以严重危害人体健康"：（一）含有超标准的有毒有害物质的；（二）不含所标明的有效成份，可能贻误诊治的；（三）所标明的适应症或者功能主治超出规定范围，可能造成贻误诊治的；（四）缺乏所标明的急救必需的有效成份的。生产、销售的假药被使用后，造成轻伤、重伤或者其他严重后果的，应认定为"对人体健康造成严重危害"。生产、销售的假药被使用后，致人严重残疾，三人以上重伤、十人以上轻伤或者造成其他特别严重后果的，应认定为"对人体健康造成特别严重危害"。但由于该规定缺乏对"贻误诊治"、"急救"等具体规定的认定标准，给司法实践带来一定困难。为此，2009 年发布了《最高人民法院、最高人民检察院关于办理生产、销售假药、劣药刑事案件具体应用法律若干问题的解释》，对"足以严重危害人体健康"的标准进行了重新规定，并就生产销售假药、劣药刑事案件具体应用法律问题作出了规定。但由于"足以严重危害人体健康"的限定使对生产销售假药犯罪入罪门槛仍然很高，不足以打击制售假药犯罪。为此 2011 年 2 月 25 日，第十一届全国人大常委会第十九次会议通过了《中华人民共和国刑法修正案（八）》，对《刑法》进行了第九次修正，从 2011 年 5 月 1日起施行。其中对《刑法》第一百四十一条第一款有关"生产、销售假药罪"内容进行了修改，取消了"足以严重危害人体健康"的入罪限定条件，进一步加大了生产销售假药犯罪的打击力度。

典型案例一

江苏省南通市人民检察院诉申东兰生产、销售假药，赵玉侠等销售假药案
(2010 年 12 月 10 日中华人民共和国最高人民法院公报 [2010] 第 12 期出版)
公诉机关：江苏省南通市人民检察院。
被告人：申东兰。因本案于 2008 年 7 月 3 日被逮捕。
被告人：赵玉侠。因本案于 2008 年 3 月 28 日被逮捕。
被告人：高彪。因本案于 2008 年 3 月 5 日被逮捕。
被告人：佘永红。因本案于 2008 年 3 月 5 日被逮捕。

江苏省南通市人民检察院以被告人申东兰犯生产、销售假药罪，被告人赵玉侠、高彪、佘永红犯销售假药罪向江苏省南通市中级人民法院提起公诉。

起诉书指控：被告人申东兰分别从单丽等人处购得假冒上海莱士血液制品股份有限公司生产的人血白蛋白和假冒福尔生物制药有限公司生产的人用狂犬病疫苗，连同伙同其女婿刘磊（另案处理）生产的假人用狂犬病疫苗，销售给被告人赵玉侠。被告人赵玉侠在明知所购得的人血白蛋白和人用狂犬病疫苗为假药的情况下，销售给被告人高彪、郝传志（另案处理）；被告人高彪将假药销售给被告人佘永红、申剑波（另案处理）、刘伟（另案处理）、肖正兰；被告人佘永红将假药销售给李向阳（另案处理），导致上述假药逐层销售给相关患者使用。被害人赵玉英在被狗咬后注射涉案假人用狂犬病疫苗后致狂犬病发死亡。患者在输注涉案假人血白蛋白后，出现不同程度的不良反应，其中被害人邱如昌、季克均、王金泉、袁洪才、刘兰芳经鉴定为重伤，被害人陆嘉伟经鉴定为轻伤。被告人申东兰生产、销售假药，被告人赵玉侠、高彪销售假药，致人死亡并对人体健康造成特别严重危害；被告人佘永红销售假药，对人体健康造成特别严重危害，其中，被告人申东兰的行为构成生

产、销售假药罪，被告人赵玉侠、高彪、佘永红的行为均构成销售假药罪。被告人高彪有立功情节，可以从轻处罚，提请江苏省南通市中级人民法院依法判处。

被告人申东兰辩称，虽然公诉机关指控本人销售假人血白蛋白及人用狂犬病疫苗给被告人赵玉侠的事实基本属实，但是指控本人销售给赵玉侠人血白蛋白的数量过高。此外，本人销售给赵玉侠的假药没有流向江苏地区。

被告人申东兰的辩护人辩称：①庭审中申东兰辩称自己生产并销售给被告人赵玉侠的假人用狂犬病疫苗被退回，最终没有流向市场，故不能认定申东兰构成生产假药罪。②申东兰并非赵玉侠唯一上线，不排除赵玉侠从他人处购进假药，且被告人高彪、李向阳等人进货渠道较多，故最终导致人体损伤的假药并不一定是从申东兰处流出，申东兰销售假药虽可认定，但造成特别严重后果的证据不充分。

被告人赵玉侠辩称，虽然公诉机关指控本人从申东兰处购进假药并加价销售给被告人高彪、郝传志的事实基本正确，但本人对销售假药的具体数量记不清楚，请求法院根据证据依法认定。

被告人赵玉侠的辩护人辩称：①被害人赵玉英被狗咬后注射真的人用狂犬病疫苗并不一定能绝对防止狂犬病发，赵玉英死亡与注射赵玉侠所销售的假人用狂犬病疫苗没有必然因果关系。②被告人高彪及其下线销售人员申剑波、陆卫华进货渠道不唯一，认定致本案被害人伤亡的假药均系从赵玉侠处流出的证据不足。③赵玉侠是应上、下家要求而销售假药的，处于被支配地位，且庭审中自愿认罪，案发后积极赔偿被害人赵玉英家经济损失，取得被害人家属谅解，对赵玉侠应酌情从轻处罚。

被告人高彪对指控的基本犯罪事实未提出异议。

被告人高彪的辩护人辩称：①不排除申剑波、冒志祥等人有其他购进假药渠道的可能，认定致被害人赵玉英死亡的假人用狂犬病疫苗系申剑波从高彪处购进的证据不充分；高彪销售的假人血白蛋白和致五名患者重伤和一名患者轻伤之间并不具有唯一因果关系。②以药品检验报告及人体损伤检验意见书作为认定被害人重伤及轻伤的依据不充分。含量为零的假人血白蛋白与对人体造成伤害之间不存在因果关系。③高彪归案后检举他人犯罪行为，并经查证属实，系立功，应从轻或减轻处罚。④被告人高彪主观恶性较小，归案后如实供述罪行，积极赔偿被害人家属损失，取得被害人家属谅解，应酌情从轻处罚。

被告人佘永红辩称：①本人不知道高彪提供的人血白蛋白系假药，只是意识到药的含量不足。②本人被江苏省如皋市药品监督管理局调查后获知人血白蛋白含量为零时就停止销售，并尽力追回还未使用的假药，其对李向阳此后销售假药造成他人伤害的后果不应承担责任。③本人主动归案，应认定为自首，可以从轻或减轻处罚。

被告人佘永红的辩护人辩称：①被害人季克均、刘兰芳、邱如昌、王金泉、袁洪才、陆嘉伟六人的临床症状应属细菌污染反应，并非感染性休克，因此不能认定六人因使用假药而导致重伤或轻伤，没有充分证据证明佘永红的行为对被害人的人体健康造成特别严重危害。②李向阳、陆卫华均有多条购货渠道，现有证据不能证明造成被害人损伤的假人血白蛋白均为佘永红所销售。③佘永红的下线李向阳在佘永红停止销售假药后仍继续销售，并导致五人重伤、一人轻伤的加重后果，佘永红不应对该加重后果承担法律责任。④佘永红自动投案，基本交代了主要犯罪事实，可以认定为自首，可以从轻或减轻处罚。⑤佘永红犯罪行为的社会危害性与主观恶性较小，建议法院从轻处罚，罚当其罪。

江苏省南通市中级人民法院一审查明：

被告人申东兰于2007年3月至12月间，在安徽省亳州市等地先后从单丽等人处购进假冒上海莱士血液制品股份有限公司生产的人血白蛋白和假冒福尔生物制药有限公司生产的人用狂犬病疫苗，分别以人民币15~25元/瓶、5元/人份不等的价格销售给被告人赵玉侠10克装假人血白蛋白812瓶、假人用狂犬病疫苗185人份。此外，申东兰还伙同其女婿刘磊在家中加工假冒福尔生物制药有限公司生产的人用狂犬病疫苗140人份，并将其中的100人份以人民币3.5元/人份的价格销售给赵玉侠。申东兰销售假药的金额合计人民币17665元。

2007年3月至12月，被告人赵玉侠从被告人申东兰处购得假人血白蛋白和假人用狂犬病疫苗后，多次在安徽省亳州市通过汽车托运等手段将假药运往南通如皋等地，分别以人民币26~38元/瓶和8~10元/人份不等的价格销售给被告人高彪假人血白蛋白792瓶、假人用狂犬病疫苗265人份；分别以人民币60元/瓶和40元/人份的价格销售给郝传志假人血白蛋白20瓶、假人用狂犬病疫苗20人份。赵玉侠销售假药金额合计人民币25 860元。

2007年3月至2007年12月，被告人高彪向被告人赵玉侠购得人血白蛋白和人用狂犬病疫苗后，分别以人民币180~190元/瓶和90元/人份的价格销售给被告人佘永红假人血白蛋白499瓶、假人用狂犬病疫苗25人份；以人民币170~260元/瓶不等的价格销售给刘伟假人血白蛋白293瓶；以人民币100元/人份的价格销售给肖正兰假人用狂犬病疫苗1人份；以人民币50~70元/人份的价格销售给申剑波假人用狂犬病疫苗160人份。高彪销售金额合计人民币145 900元。上述假药被销售到江苏泰州、南通地区。其中申剑波在泰兴将假人用狂犬病疫苗销售给杨云、沈科波、叶年官、叶宝进等人。2007年9月3日，被害人赵玉英被狗咬伤后由叶宝进给其注射了涉案假人用狂犬病疫苗。2008年1月20日，被害人赵玉英因狂犬病发作死亡。

被告人高彪归案后检举揭发郝传志销售假药的犯罪事实，经查证属实。一审审理期间，被害人赵玉英家属叶东林、叶咏富等人向一审法院提起附带民事诉讼，要求被告人申东兰、赵玉侠、高彪赔偿其经济损失。后被害人家属与赵玉侠、高彪达成庭外和解协议，附带民事诉讼原告人叶咏富等人撤回附带民事诉讼。

2007年9月至12月间，被告人佘永红将向被告人高彪购进的假人血白蛋白和人用狂犬病疫苗，分别以人民币255~265元/瓶、110元/人份的价格销售给李向阳假人血白蛋白499瓶、假人用狂犬病疫苗10人份，并将假人用狂犬病疫苗以人民币180~230元/人份的价格在其如皋市丁堰镇凤山社区医疗服务站给陆何黄、冒文林等人注射使用。佘永红销售假药金额合计人民币129 205元。李向阳等人将其购得的上述假人血白蛋白在南通地区销售给冒志祥、陆卫华、张洪新、宋杰、陈一平、王景融（均另案处理）等人，并被上述人员逐层对外销售。被害人季克均、邱如昌、袁洪才、陆嘉伟、刘兰芳、王金泉等人因重病住院治疗，分别于2008年1月12日、1月9日、1月7日、1月14日、1月13日和1月9日从上述个体售假者处私下购得涉案人血白蛋白并进行输注，后出现发热、畏寒甚至休克等不良反应。经南通市公安局物证鉴定所鉴定，被害人季克均、邱如昌、袁洪才、王金泉、刘兰芳在使用假人血白蛋白后导致感染性休克，被害人陆嘉伟在使用假人血白蛋白后导致感染、肝功能明显损害，各被害人使用含有细菌的假人血白蛋白与造成的损伤结果之间具有直接因果关系，季克均、邱如昌、袁洪才、王金泉、刘兰芳构成重伤，陆嘉伟构成轻伤。

经中国药品生物制品检定所和江苏省药品检验所检验，涉案人血白蛋白未检出蛋白质，涉案人用狂犬病疫苗中不含狂犬病病毒抗原。经中国疾病预防控制中心病毒预防控制所检测，被害人赵玉英的脑组织中狂犬病毒抗原、狂犬病毒核衣壳蛋白基因均为阳性。经法医鉴定，赵玉英系患狂犬病死亡。经广东省微生物分析检测中心检测，涉案假冒10克装人血白蛋白中含有表皮葡萄球菌和短小芽孢杆菌。

上述事实，有经庭审举证、质证的被告人申东兰、赵玉侠、高彪、佘永红的供述，证人证言，书证，扣押的物证，鉴定结论等证据证实，足以认定。

本案一审主要争议焦点是：①被告人申东兰、赵玉侠、高彪、佘永红是否具有销售假药的主观故意；②四被告人销售假药行为与造成病患者伤亡结果之间是否存在因果关系。

江苏省南通市中级人民法院一审认为：

关于第一个争议焦点。被告人申东兰、赵玉侠、高彪均对明知系假人血白蛋白和假人用狂犬病疫苗而销售的基本事实供认不讳，可以证明三被告人具有销售假药的主观故意。

被告人佘永红虽然陈述其不知道被告人高彪销售的药品是假药，但是，佘永红在侦查阶段的供述证实，在首次向高彪购进人血白蛋白时就知道所购价格与市场价格差距很大，且高彪也曾告知过药品有改装情况，知道药品质量存在问题，对病患起不了任何作用。从高彪处购得人血白蛋白和人用狂犬病疫苗没有质保书和发票，知道这些药是假的。从供述的内容结合佘永红的职业看，作为一名执业医师，佘永红明知国家关于个人不得经营人血白蛋白和人用狂犬病疫苗等药品以及销售该类药品时应提供《生物制品批签发合格证》和发票等有效证明等强制性管理规定，但其为牟取非法利益而仍然购进假人血白蛋白后销售给李向阳，甚至在得知药品包装质量较差、同一盒药中出现不同批号和日期被退货后，仍然继续购进，足以证实其主观上明知所购进的人血白蛋白系假药。此外，佘永红在侦查阶段对其所销售的人用狂犬病疫苗系假药亦供认不讳，且其供述还证实自己在为患者注射人用狂犬病疫苗过程中，选择病情较轻的病患者使用，能够认定其明知所销售的人用狂犬病疫苗系假药的心理状态。

关于第二个争议焦点。首先，四被告人的供述、下线销售人员及相关证人证言、被害人陈述、法院刑事判决书等证据证实的假药销售时间、上下线人员的转手环节以及假药的品牌和批号等事实，能够排他性地认定致本案被害人伤亡的假药系四被告人所销售。其次，从各被害人使用假药后的临床反应及死亡原因来看，与使用涉案假药之间具有因果关系。中国疾病预防控制中心病毒预防控制所检测结论和江苏省泰州市公安局刑事科学技术室出具的《法医学尸体检验鉴定书》证实赵玉英系患狂犬病死亡，而相关证据又能够证实被害人赵玉英系因注射涉案假人用狂犬病疫苗而未能有效防止狂犬病发作，其死亡结果与使用假药之间具有刑法上因果关系。江苏省南通市公安局物证鉴定所出具的《法医学人体损伤检验意见书》和《鉴定结论书》，证实患者季克均、邱如昌、袁洪才、王金泉、刘兰芳、陆嘉伟等六名被害人均因输注含细菌的假人血白蛋白致感染性休克及肝功能明显损害，二者之间具有直接因果关系，且分别致季克均、邱如昌、袁洪才、王金泉、刘兰芳重伤；陆嘉伟轻伤。

此外，各被告人及其辩护人均提出了本案购销渠道不唯一的辩解及辩护意见。关于这个问题，根据本案查明的事实，从2007年下半年起至案发，以本案各被告人为供货源头，李向阳、郝传志、刘伟、申剑波等为下线销售人员，形成了相对固定的假人血白蛋白和假人用狂犬病疫苗销售网络，且赵玉侠供认申东兰为其唯一供货者，高彪供认赵玉侠为其唯一上线，佘永红供认高彪为其唯一进货渠道。证人李向阳、申剑波、陆卫华及其他下线销售人员的证言也都证实在南通、泰州地区销售流通的假人血白蛋白和假人用狂犬病疫苗均来源于四被告人。从销售假药的品牌、批号和销售时间等事实综合分析，四被告人供述及其下线销售人员的证言亦均证实造成被害人伤亡的药品为假冒上海产莱士牌10克装人血白蛋白和假冒北京福尔博牌人用狂犬病疫苗，与侦查机关查获的涉案假药一致。此外，被告人高彪、佘永红供述其销售假人血白蛋白的数量，与其下线销售人员的证言相互印证。虽然申东兰在庭审中对指控其销售假人血白蛋白的数量提出异议，赵玉侠也辩解记不清楚销售数量，但鉴于有证据证实申东兰、赵玉侠及高彪供销关系具有唯一性，且赵玉侠亦供称其向申东兰所购的人血白蛋白全部销售给高彪，与高彪向赵玉侠共购买了假人血白蛋白792瓶、赵玉侠销售给郗传志20瓶的供述能够印证。综上，购销假药渠道的单一性和相互印证的上述证据，可以认定公诉机关指控四被告人生产、销售假药的数量是准确的。

综上，被告人申东兰生产、销售假药，被告人赵玉侠、高彪销售假药，致人死亡并对人体健康造成特别严重危害以及被告人佘永红销售假药对人体健康造成特别严重危害的行为，分别构成生产、销售假药罪和销售假药罪。公诉机关指控的基本事实清楚，证据确实、充分，所指控的罪名成立。

被告人申东兰、赵玉侠、高彪销售假药造成一人死亡、五人重伤、一人轻伤，所犯罪行特别严重。鉴于被告人申东兰当庭认罪，对其酌情从轻处罚。被告人赵玉侠认罪态度较好，当庭认罪，并积极赔偿有关被害人家属损失，亦可酌情从轻处罚。被告人高彪到案后有检举他人犯罪行为，经查证属实，系立功，可依法从轻处罚。高彪在庭审中认罪态度较好、案发后能积极赔偿部分被害人家属经济损失，取得被害人家属谅解，可依法酌情从轻处罚。被告人佘永红当庭认罪。对其酌情从轻处罚。对相关被告人及其辩护人关于高彪有立功表现，可从轻处罚；赵玉侠、高彪认罪态度较好，案发后积极赔偿部分被害人家属经济损失，可酌情从轻处罚；各被告人当庭认罪，可酌情从轻处罚的辩解和辩护意见予以采纳。

据此，南通市中级人民法院依照《中华人民共和国刑法》第一百四十一条、第五十五条第一款、第五十六条第一款、第六十四条、第六十八条第一款和最高人民法院、最高人民检察院《关于办理生产、销售伪劣商品刑事案件具体应用法律若干问题的解释》第三条、最高人民法院、最高人民检察院《关于办理生产、销售假药、劣药刑事案件具体应用法律若干问题的解释》第一条第一款第二项、第二条第二款之规定，于2009年7月2日判决：

一、被告人申东兰犯生产、销售假药罪，判处死刑，缓期二年执行，剥夺政治权利终身，并处没收个人全部财产。被告人赵玉侠犯销售假药罪，判处无期徒刑，剥夺政治权利终身，并处没收个人全部财产。被告人高彪犯销售假药罪，判处有期徒刑十五年，剥夺政治权利三年，并处罚金人民币200000元。被告人佘永红犯销售假药罪，判处有期徒刑十四年，剥夺政治权利二年，并处罚金人民币150000元；

二、责令被告人申东兰退出违法所得人民币17665元，被告人赵玉侠退出违法所得人民币25860元，被告人高彪退出违法所得人民币145900元，被告人佘永红退出违法所得人民币129205元，予以没收，上缴国库。

一审被告人赵玉侠不服一审判决，向江苏省高级人民法院提出上诉，请求依法改判。主要理由是：一审判决认定的销售假药数量多于实际销售的数量。

赵玉侠辩护人的意见是：①原判认定赵玉侠销售假药的数量是根据其下线高彪销售的数量予以认定，多于其本人供述的数量，说明赵玉侠不是高彪销售假药的唯一上线，原判认定赵玉侠向高彪出售的假药致人重伤、死亡的证据不足；②作为原判认定事实依据的相关鉴定结论，鉴定人在庭审中未到庭作出说明；公安机关鉴定人员没有对人体损伤程度进行鉴定的资格；对被害人赵玉英的鉴定结论是在标本腐烂的情况下作出，是否影响鉴定结论的准确性，鉴定人未出庭说明。

一审被告人申东兰述称，其向赵玉侠卖出的假药少于原判认定的数量，现有证据不能证明赵玉侠卖给他人最终造成危害后果的假药系其售出，请求从轻处罚。

一审被告人佘永红述称，其开始只知道从高彪处购进的人血白蛋白的蛋白含量不足，对狂犬病疫苗不知是假药，请求从轻处罚。

二审开庭审理中，上诉人及其辩护人、一审被告人均未提出新证据。

出庭检察员当庭发表的主要意见为：原判认定事实清楚，证据确实、充分，适用法律正确，量刑适当，建议维持原判。

江苏省高级人民法院经审理，确认了一审法院查明的事实。

本案二审争议焦点与一审相同。

江苏省高级人民法院二审认为：

第一，原判决认定上诉人赵玉侠及三名一审被告人生产、销售假药的数量准确，且被害人伤亡结果与涉案销售的假药之间具有因果关系。根据现有证据，归案后，一审被告人申东兰、上诉人赵玉侠对各自分别销售假药数量的供述均少于其各自下线的供述，但赵玉侠、一审被告人高彪供述其销售的涉案假药均分别购自申东兰、赵玉侠，并无其他来源，且高彪、一审被告人佘永红对各自购买及销售假药数量的供述，均与其各自相关下线的供述以及证人证言相吻合，故一审判决对上诉人、一审被告人销售假药的数量以及上诉人、一审被告人销售假药分别致他人死亡、重伤、轻伤事实的认定并无不当。

第二，现有证据足以证实一审被告人佘永红明知从一审被告人高彪处购进的人血白蛋白和人用狂犬病疫苗系假药，并对外销售。行为人主观上有无生产、销售假药的故意，是认定生产、销售假药罪成立与否的主观要件。对于行为人主观故意的判断，除了被告人供述，可以根据假药交易的销售渠道是否正规、销售价格是否合理、药品包装是否完整、药品本身是否存在明显瑕疵，结合行为人的职业、文化程度等因素，进行全面分析。首先，人血白蛋白系血液制品，由于原料紧缺，近年来在市场上十分紧俏，且价格很高。在此情况下，佘永红作为执业医师，应当知道通过非法途径且没有任何合法手续多次大批量低价购买该药，没有购进真实药品的可能，甚至在通过高彪多次购买该药过程中，曾发生其下线因药品包装过于粗糙、药水明显混浊而通过其向高彪换货的情形，故其应知系假药；其次，人用狂犬病疫苗是国家实行特殊流通管理的药品，只允许在疾控防疫部门销售，佘永红多次从高彪处私自购进没有相关合法手续的多人份人用狂犬病疫苗，至少其主观上应当明知存在购进假药的可能，故一审判决对其销售假药罪主观故意事实的认定并无不当。

第三，上诉人赵玉侠的辩护人针对鉴定结论提出的辩护意见不能成立。首先，根据最高人民法院《关于执行<中华人民共和国刑事诉讼法>若干问题的解释》第一百四十四条的规定，人民法院可以根据刑事案件鉴定结论的具体情况，准许鉴定人不出庭，且上诉人赵玉侠的一、二审辩护人亦未在一、二审庭审前提出要求鉴定人出庭说明的书面申请；其次，相关法规规定并未排除公安机关具有司法医学鉴定资质的人员和鉴定机构人体损伤程度鉴定资格；再次，中国疾病预防控制中心病毒预防控制所出具的《关于江苏省泰州市疑似狂犬病例实验室检测结果的报告》系具有鉴定资质的主体依程序作出的鉴定结论，符合《中华人民共和国刑事诉讼法》规定的证据形式，且该鉴定结论并未注明送检标本腐烂可能影响检测结果的准确性，故对该检测结果依法予以确认。

综上，一审被告人申东兰为牟取非法利益，生产、销售假药致人死亡并对人体健康造成特别严重危害，其行为构成生产、销售假药罪；上诉人赵玉侠、一审被告人高彪为牟取非法利益，销售假药致人死亡并对人体健康造成特别严重危害；一审被告人佘永红为牟取非法利益，销售假药对人体健康造成特别严重危害，其行为均构成销售假药罪。上诉人、一审被告人的行为分别严重侵害了不特定多数人的生命健康权和公共安全，社会危害性极大，均应依法严惩。上诉人赵玉侠认罪态度较好，并积极承担赔偿相关被害人亲属损失的责任，可酌情从轻处罚；一审被告人申东兰系本案销售假药的源头，且有生产假药的行为，对本案的犯罪后果应承担较重的刑事责任，但鉴于其具体犯罪情节，且归案后认罪态度较好，对其判处死刑可不立即执行；一审被告人高彪有立功情节，且认罪态度较好、案发后能积极赔偿部分被害人亲属经济损失，可分别依法从轻处罚；一审被告人佘永红认罪、悔罪态度较好，应酌情从轻处罚。出庭检察员就本案当庭发表的意见，与事实和法律相符，予以采纳。上诉人赵玉侠的辩解及其辩护人的辩护意见，一审被告人申东兰、佘永红当庭提出的辩解均与事实和法律不符，不能成立。

一审判决认定事实清楚，适用法律正确，定罪准确，量刑适当，审判程序合法，应予维持。据此，江苏省高级人民法院依据《中华人民共和国刑事诉讼法》第一百八十九条第一项之规定，于2010年2月8日裁定：

驳回上诉，维持原判。

本裁定为终审裁定。

依照《中华人民共和国刑事诉讼法》第二百零一条、最高人民法院《关于执行＜中华人民共和国刑事诉讼法＞若干问题的解释》第二百七十八条第一项之规定，该裁定一并核准江苏省南通市中级人民法院（2009）通中刑二初字第0002号以生产、销售假药罪判处被告人申东兰死刑，缓期二年执行，剥夺政治权利终身的刑事判决。

典型案例二

杨某某销售假药案判决书

重庆市沙坪坝区人民法院刑事判决书

（2011）沙法刑初字第01014号

公诉机关重庆市沙坪坝区人民检察院。

被告人杨某某，女，住重庆市高新区。因本案于2011年6月8日被羁押，同年6月9日被刑事拘留，同年7月1日被取保候审，同年10月13日经本院决定被逮捕。现羁押于重庆市沙坪坝区看守所。

重庆市沙坪坝区人民检察院以渝沙检刑诉（2011）1023号起诉书指控被告人杨某某犯销售假药罪，于2011年8月18日向本院提起公诉。本院受理后，因案情需要，将本案由简易程序转为普通程序审理，依法组成合议庭，公开开庭审理了本案。重庆市沙坪坝区人民检察院指派检察员周宁出庭支持公诉，被告人杨某某到庭参加诉讼。审理中，因需要补充侦查，公诉机关提出延期审理建议，本院依法同意延期审理一个月。现已审理终结。

重庆市沙坪坝区人民检察院指控，2011年4月至6月8日期间，被告人杨某某在沙坪坝区汉渝路某某宾馆旁，在没有取得营业执照的情况下经营性保健品。2011年6月8日，被告人杨某某以150元的价格向李某某销售"金伟哥"一盒，后被公安民警查获。公安民警从被告人杨某某的店中还查获狼一号、巅峰一号、一夜挺、美国壮阳、虫草鹿鞭丸、虫草藏鞭宝、每天长一点增长素、德国小钢炮等八种产品，经重庆市食品药品监督管理局认定，上述八种产品均应按假药论处。

指控的证据有证人证言、有关书证、到案经过、被告人的供述等。公诉机关据此认定被告人杨某某的行为已构成销售假药罪，应当依照《中华人民共和国刑法》第一百四十一条之规定定罪处罚。建议对被告人杨某某判处拘役二个月至四个月，并处罚金。

被告人杨某某辩解，不知道所销售的药是假药。

经审理查明，2011年6月8日，被告人杨某某在沙坪坝区汉渝路某某宾馆旁其经营的性保健品店内，以150元的价格向李某某销售"金伟哥"一盒，后被公安民警查获。公安民警从被告人杨某某的店中还查获了其所销售的药品，其中有狼一号二盒、巅峰一号一盒、一夜挺一盒、美国壮阳一盒、虫草鹿鞭丸一盒、虫草藏鞭宝一盒、每天长一点增长素一盒、德国小钢炮三盒等八种产品。经食品药品监督管理部门认定，上述查获的八种产品及向李某某销售的"金伟哥"，均应按假药论处。

另查明，被告人杨某某所经营的性保健品店没有取得营业执照。

上述事实，有以下经庭审质证、认证的证据予以证实：

1. 证人李某某的证言，证实其在汉渝路一药店以150元的价格购买了"金伟哥"一盒。

2. 扣押物品清单，证实了从被告人杨某某处扣押药品的情况。

3. 有关照片，证实了扣押的药品及被告人杨某某所经营的性保健品店的情况。

4. 重庆市食品药品监督管理局的复函，证实了查获的药品均应按假药论处。

5. 到案经过，证实了捉获被告人杨某某的情况。

6. 被告人杨某某在公安机关的供述，其对犯罪事实供认不讳。

本院认为，被告人杨某某以赢利为目的销售假药，其行为破坏了市场经济秩序，已构成销售假药罪。公诉机关指控的事实和罪名成立，量刑建议适当，应予以支持。关于被告人杨某某提出不知道所销售的药是假药的辩解，经查，被告人杨某某所经营的性保健品店没有取得营业执照，其在公安机关侦查时对犯罪事实供认不讳，故可以认定其主观上知道其所销售的是假药，对该辩解意见，本院不予以采纳。依照《中华人民共和国刑法》第一百四十一条和《中华人民共和国药品管理法》第四十八第三款之规定，判决如下：

被告人杨某某犯销售假药罪，判处拘役二个月，并处罚金5000元。

（罚金限本判决生效后立即向本院缴纳。刑期从判决执行之日起计算。判决执行以前先行羁押的，羁押一日折抵刑期一日，扣除先行羁押的24日，即自2011年10月13日起至2011年11月18日止。）

如不服本判决，可在接到判决书的第二日起十日内，通过本院或者直接向重庆市第一中级人民法院提出上诉。书面上诉的，应当提交上诉状正本一份，副本二份。

审判长　　　魏德鹏
人民陪审员　王明华
人民陪审员　雷太兰
二〇一一年十月十八日

二、生产销售劣药罪

生产销售劣药罪是选择性罪名，生产劣药构成犯罪的，是生产劣药罪；销售劣药构成犯罪的，是销售劣药罪；既生产又销售劣药构成犯罪的，是生产、销售劣药罪。《刑法》第一百四十二条规定：生产、销售劣药，对人体健康造成严重危害的，处三年以上十年以下有期徒刑，并处销售金额百分之五十以上二倍以下罚金；后果特别严重的，处十年以上有期徒刑或者无期徒刑，并处销售金额百分之五十以上二倍以下罚金或者没收财产。本条所称劣药，是指依照《中华人民共和国药品管理法》的规定属于劣药的药品。该罪名与《药品管理法》第七十五条相衔接。

（一）生产销售劣药罪的犯罪构成

从犯罪客体上，生产销售劣药不仅侵害了正常的药品生产、销售监管秩序，破坏国家药品管理制度，而且危及不特定多数人的生命健康权。

从犯罪客观方面，该罪为结果犯，行为人不但要实施生产、销售劣药的行为，还要产生一定的后果，达到"对人体健康造成严重危害"或"后果特别严重"的程度，这和生产销售假药罪不同。生产销售劣药罪直接指向的对象是劣药。

从犯罪主体来讲，生产劣药罪的犯罪主体只能是依法取得药品生产资质的企业或相关责任人，没有取得合法资格，非法生产、经营、贩卖假药的单位和个人只可能构成销售劣药罪。

从犯罪主观方面，犯罪主体要有生产销售劣药的故意（包括间接故意），过失行为不能构成本罪。这点和生产销售假药罪基本相同，不再赘述。

（二）立案追诉标准探讨

（1）劣药的判定标准问题 《刑法》第一百四十二条第二款规定："本条所称劣药，是指依照《中华人民共和国药品管理法》的规定属于劣药的药品。"《药品管理法》第四十九条规定：药品成份的含量不符合国家药品标准的为劣药。同时规定了六种情形的药品按照劣药论处，包括：未标明有效期或者更改有效期的；不注明或者更改生产批号的；超过有效期的；直接接触药品的包装材料和容器未经批准的；擅自添加着色剂、防腐剂、香料、矫味剂及辅料的；其他不符合药品标准规定的。那么，按照劣药论处的情形，是否应该纳入生产销售劣药罪的犯罪对象呢？由于该罪的规定一直沿用1997年《刑法》，《刑法修正案（八）》没有对第一百四十二条进行修正，1997年的《刑法》引用的是1984年修订前的《药品管理法》。修订前的《药品管理法》没有按照劣药论处的规定。在2001年《药品管理法》修订后，规定了按照劣药论处的情形，在规定上出现了先后不配套问题。就此，笔者认为，根据2008年最高人民检察院、公安部发布的《关于公安机关管辖的刑事案件立案追诉标准的规定（一）》第十八条第二款规定"本条规定的劣药，是指依照《中华人民共和国药品管理法》的规定，药品成份的含量不符合国家药品标准的药品和按劣药论处的药品。"的规定，按照劣药论处的药品，应该纳入该罪的犯罪对象。此外，由于《药品管理法》第四十九条第二款和第三款都加上了"药品"二字的限定，所以该罪的犯罪对象只能是药品，不包括非药品。

（2）"对人体健康造成严重危害"的认定问题 应按照2009年《最高人民法院、最高人民检察院关于办理生产、销售假药、劣药刑事案件具体应用法律若干问题的解释》执行，该解释第三条规定：生产、销售的劣药被使用后，造成轻伤以上伤害，或者轻度残疾、中度残疾，或者器官组织损伤导致一般功能障碍或者严重功能障碍，或者有其他严重危害人体健康情形的，应当认定为刑法第一百四十二条规定的"对人体健康造成严重危害"。生产、销售的劣药被使用后，致人死亡、重度残疾、三人以上重伤、三人以上中度残疾或者器官组织损伤导致严重功能障碍、十人以上轻伤、五人以上轻度残疾或者器官组织损伤导致一般功能障碍，或者有其他特别严重危害人体健康情形的，应当认定为刑法第一百四十二条规定的"后果特别严重"。按照最高人民法院、最高人民检察院、公安部、司法部《人体轻伤鉴定标准》、《人体重伤鉴定标准》的规定："轻伤是指物理、化学、生物等各种外界因素作用于人体，造成组织、器官结构一定程度的损害或者部分功能障碍，尚未构成重伤又不属于轻微伤害的损伤。""重伤是指人肢体残废、毁人容貌、丧失听觉、丧失其他器官功能或者其他对人体健康有重大损害的损伤"。

（3）生产劣药的犯罪一般只能由合法企业实施 由于未取得《药品生产许可证》的企业生产的药品应认定为假药，构成生产销售假药罪。没有取得合法资质的单位或个人销售劣药，如果非法经营罪等罪名量刑幅度低于该罪，才可能构成本罪。

（4）本罪为结果犯罪 如果行为人没有"对人体健康造成严重危害"，即使实施了生产销售劣药的行为，也不构成本罪。生产销售假药罪的法定刑要重于生产销售劣药罪，前者法定最高刑为死刑，后者为无期徒刑。

（5）行为人既生产、销售假药，又生产、销售劣药，均构成犯罪的，应分别定罪，实行数罪并罚。但对于同一药品既属于假药又符合劣药规定的，原则上只能定性为假药，不能既是假药又是劣药。

典型案例三

河北宏宝药业股份有限公司生产劣药案

河北省邯郸市的宏宝药业股份有限公司是一家有着30年历史的正规的医药企业，然而长期以来，这家企业却把退货回厂的旧批号药品进行翻新再出售。他们洗掉这些药品原来的日期，打上新批号，经过重新包装后再重新返回市场销售。《焦点访谈》记者通过暗访拍摄到了这家企业翻新旧药品的全部过程。2002年9月13日，《焦点访谈》栏目以《洗不掉的恶行》为题，报道了河北宏宝药业股份有限公司更改药品生产批号，延长药品有效期的问题。节目播出后，引起了全社会强烈震动，朱镕基总理当即指示，"对这种违法行为必须进行严肃查处。"李岚清副总理先后两次批示："要求将此案作为整顿市场经济秩序大案查处，一查到底，依法严惩。"随后，由监察部牵头的国务院调查组前往河北，展开了长达40天的调查。

经查，该厂从1998年开始就存在更该药品生产批号的行为，1998到2002年更改生产批号的药品就有22种之多。为了避免劣药伤人情况的发生，在全国范围内追缴、查封宏宝药业的药品。药监部门依法吊销了河北宏宝药业股份有限公司《药品生产企业许可证》。2002年9月30日，国家药监局注销了国家药监局核发给宏宝药业的所有药品批准文号，成为建国以来首个因制售假劣药品被强令关张的正规药品生产厂家。

这是一起严重的故意制售假劣药品的违法事件，被列为《药品管理法实施条例》正式实施后查处的第一起重大案件，该案也成为2002年度全国整顿和规范市场经济秩序十大案件之首，由此带来了全国药品生产秩序的大规模整顿。

宏宝药业更该药品生产批号的行为构成犯罪，其董事长、副总经理等人被移送起诉追究刑事责任，18名相关责任人分别受到党纪政纪处分。

三、生产销售伪劣产品罪

生产、销售伪劣产品罪是选择性罪名，生产伪劣产品构成犯罪的，是生产伪劣产品罪；销售伪劣产品构成犯罪的，是销售伪劣产品罪；既生产又销售伪劣产品构成犯罪的，是生产、销售伪劣产品罪。《刑法》第一百四十条规定：生产者、销售者在产品中掺杂、掺假，以假充真，以次充好或者以不合格产品冒充合格产品，销售金额五万元以上不满二十万元的，处二年以下有期徒刑或者拘役，并处或者单处销售金额百分之五十以上二倍以下罚金；销售金额二十万元以上不满五十万元的，处二年以上七年以下有期徒刑，并处销售金额百分之五十以上二倍以下罚金；销售金额五十万元以上不满二百万元的，处七年以上有期徒刑，并处销售金额百分之五十以上二倍以下罚金；销售金额二百万元以上的，处十五年有期徒刑或者无期徒刑，并处销售金额百分之五十以上二倍以下罚金或者没收财产。该罪名与《药品管理法》第七十四条、七十五条相衔接。

（一）生产销售伪劣产品罪的犯罪构成

由于本章讨论的是药品行政执法与刑事司法衔接问题，为此仅对药品相关部分进行探讨，而不是涵盖所有伪劣产品。该罪与药品相关的规定主要依据《刑法》第一百四十九条规定：生产、销售本节第一百四十一条至第一百四十八条所列产品，不构成各该条规定的犯罪，但是销售金额在五万元以上的，依照本节第一百四十条的规定定罪处罚。也就是说，行为人生产销售假药、劣药达不到第一百四十一条、第一百四十二条规定的条件，但"销售金额"在五万以上的，按照生产销售伪劣产品罪定罪处罚。

从犯罪客体上，生产销售假药或劣药侵害了正常的药品生产、经营监管秩序，破坏国家药品管理制度，而且危及不特定多数人的生命健康权。

从犯罪客观方面。该罪为行为犯，行为人实施了生产、销售假劣药的行为，不构成生产销售假药罪或生产销售劣药罪，但销售数额达到了一定标准。

从犯罪主体来讲，分别与生产销售假药罪或生产销售劣药罪的犯罪主体相同。

从犯罪主观方面。犯罪主体要有生产销售伪劣产品（本章仅讨论假药、劣药）的故意（包括间接故意），过失行为不能构成本罪。

（二）立案追诉标准探讨

（1）本罪的犯罪对象是假药、劣药等伪劣产品。行为人生产、销售了劣药但没有产生"对人体健康造成严重危害"的后果，构不成生产销售劣药罪，但数额巨大，达到一定金额标准，可能构成本罪。在《刑法修正案（八）》实施后实施的生产销售假药犯罪，由于生产销售假药罪已经没有其他限定条件限制，所以首先应考虑构成生产销售假药罪，但如果具体案件中生产销售假药罪量刑幅度低于本罪，也可能构成本罪。

（2）生产销售伪劣产品罪的数额标准问题。《刑法》第一百四十九条规定了"销售金额"达到五万元按照第一百四十条的规定定罪处罚。这里面的"销售金额"按照2001年最高人民法院、最高人民检察院《关于办理生产、销售伪劣商品刑事案件具体应用法律若干问题的解释》第二条："刑法第一百四十条、第一百四十九条规定的"销售金额"，是指生产者、销售者出售伪劣产品后所得和应得的全部违法收入。伪劣产品尚未销售，货值金额达到刑法第一百四十条规定的销售金额三倍以上的，以生产、销售伪劣产品罪（未遂）定罪处罚。货值金额以违法生产、销售的伪劣产品的标价计算；没有标价的，按照同类合格产品的市场中间价格计算。货值金额难以确定的，按照国家计划委员会、最高人民法院、最高人民检察院、公安部1997年4月22日联合发布的《扣押、追缴、没收物品估价管理办法》的规定，委托指定的估价机构确定。多次实施生产、销售伪劣产品行为，未经处理的，伪劣产品的销售金额或者货值金额累计计算。"这里的销售金额包括全部违法收入，不应该扣除成本及各种费用，包括所得的和应得的两种违法收入。前者指行为人出售伪劣商品后已经得到的违法收入；后者指行为人已经出售伪劣商品按照合同或者约定将要得到的违法收入。在实践中，往往行为人有一部分产品已经销售、一部分没有销售，是否进行折合，多年来一直存在争议。就此最高人民检察院、公安部《关于公安机关管辖的刑事案件立案追诉标准的规定（一）》第十六条作了规定：生产者、销售者在产品中掺杂、掺假，以假充真，以次充好或者以不合格产品冒充合格产品，涉嫌下列情形之一的，应予立案追诉：（一）伪劣产品销售金额五万元以上的；（二）伪劣产品尚未销售，货值金额十五万元以上的；（三）伪劣产品销售金额不满五万元，但将已销售金额乘以三倍后，与尚未销售的伪劣产品货值金额合计十五万元以上的。

（3）关于法条竞合问题。《刑法》第一百四十九条第二款规定："生产、销售本节第一百四十一条至第一百四十八条所列产品，构成各该条规定的犯罪，同时又构成本节第一百四十条规定之罪的，依照处罚较重的规定定罪处罚。"

典型案例四

吴亚平、吴圆圆犯生产、销售伪劣产品罪和生产、销售假药罪一案判决书

公诉机关：郑州高新技术产业开发区人民检察院

被告人吴亚平，女，1990年5月16日出生于河南省中牟县，汉族，初中文化。因涉嫌犯生产、销售假药和生产、销售伪劣产品罪，于2009年8月28日被郑州市公安局经济技术开发区分局取保候审，同年9月10日被郑州高新技术产业开发区人民检察院取保候审。现被本院取保候审。

被告人吴圆圆，女，1990年12月2日出生于河南省中牟县，汉族，初中文化。因涉嫌犯生产、销售假药和生产、销售伪劣产品罪，于2009年8月28日被郑州市公安局经济技术开发区分局取保候审，同年9月10日被郑州高新技术产业开发区人民检察院取保候审。现

被本院取保候审。

郑州高新技术产业开发区人民检察院以郑开检刑诉〔2009〕650号起诉书指控被告人吴亚平、吴圆圆犯生产、销售伪劣产品罪和生产、销售假药罪，于2009年10月26日向本院提起公诉。本院依法组成合议庭，公开开庭进行了审理。郑州高新技术产业开发区人民检察院指派检察员周卫平出庭支持公诉，被告人吴亚平、吴圆圆到庭参加诉讼。现已审理终结。

经审理查明：2008年8月至今，被告人吴亚平、吴圆圆伙同周国付、宋奎、周宏鑫、吴影敏、王中祥（以上五人另案处理）先后在郑州经济技术开发区东杨村东一民房中内生产假药。在上述犯罪活动中，周国付系老板，负责原料及包装的购买、销售成品药品；宋奎系生产窝点负责人，负责运输；吴圆圆、吴亚平、周宏鑫、吴影敏，负责生产，王中祥负责生产及看门。

2009年6月6日，郑州食品药品监督管理局对该窝点进行查扣，现场扣押云南白药22500袋（每袋5贴）、麝香壮骨膏21050袋（每袋3贴）、消痛贴膏17500袋（每袋1贴）、齐氏风湿痛消贴3560袋（每袋2贴）、一正痛消24600袋（每袋5贴）、腹泻帖（让宝宝更健康）15400袋（每袋1贴）、痛络去痛贴（加强型）14500袋（每袋2贴）、消炎镇痛贴12500袋（每袋3片）、晕车贴32500袋（每袋2贴）、咳喘贴（宝宝一贴灵）26320袋（每袋1贴）、小儿腹泻帖（宝宝一贴灵）28500袋（每袋1贴）、中华耳目帖6450袋（每袋1贴）、丁桂儿脐贴（宝宝一贴灵）6540袋（每袋2贴）、小儿退热贴（宝宝一贴灵）1500盒（每盒3袋，每袋3贴）、坐骨神经痛15200袋（每袋2贴）、新金盖娃120盒、咳特灵胶囊400盒、999皮炎平1200盒、琥乙红霉素片300盒、官炎康胶囊350盒、吗丁啉900盒、阿莫西林胶囊800盒、斯达舒450盒、消炎止咳片900盒、复方甘草片600盒。

其中扣押的二被告人参与生产的腹泻贴（让宝宝更健康）、咳喘贴（宝宝一贴灵）、小儿腹泻帖（宝宝一贴灵）、丁桂儿脐贴（宝宝一贴灵）、小儿退热贴（宝宝一贴灵）五种膏药，足以危害人体健康，经统计，总价值为39.5968万元。

其中扣押的二被告人参与生产的中华耳目帖6450袋（每袋1贴）、云南白药22500袋（每袋5贴）、麝香壮骨膏21050袋（每袋3贴）、消痛贴膏17500袋（每袋1贴）、齐氏风湿痛消贴3560袋（每袋2贴）、一正痛消24600袋（每袋5贴）、痛络去痛贴（加强型）14500袋（每袋2贴）、消炎镇痛贴12500袋（每袋3片）、晕车贴32500袋（每袋2贴）等九中贴剂，经统计，总价值83.23055万元。

上述事实，被告人吴亚平、吴圆圆在开庭审理过程中均无异议，且有被告人吴亚平、吴圆圆的供述、同案犯宋奎、周宏鑫、王中祥、吴敏敏的供述、鉴定报告、被告人户籍证明、抓获经过、扣押物品、文件清单、案情简介、查封扣押物品审批表、现场检查笔录、价格证明、情况说明、统计报告、现场扣押照片等证据证实，足以认定。

本院认为：被告人吴亚平、吴圆圆伙同他人生产、销售假冒伪劣产品，货值金额达122.82余万元，其行为均已构成生产、销售伪劣产品罪。公诉机关指控二被告人犯生产、销售伪劣产品罪的事实和罪名成立，本院予以支持，但指控二被告人又犯生产、销售假药罪不妥，本院予以纠正。本案扣押的二被告人生产的伪劣产品尚未销售，应以生产、销售伪劣产品罪（未遂）定罪处罚。在共同犯罪中，二被告人均系受周国付雇佣，按周国付指示下从事生产销售假冒伪劣产品，均系从犯，被告人吴亚平、吴圆圆犯罪以后能自动投案，并能如实供述自己的罪行，应当认定为自首。鉴于二被告人认罪态度较好，且有悔罪表现，本院可对其减轻处罚，对二被告人适用缓刑，应不致再危害社会。依照《中华人民共和国刑法》第一百四十条、第二十三条、第六十七条、第二十五条第一款、第二十七条、第七十二条、第七十三条之规定,经本院审判委员会研究,判决如下:

一、被告人吴亚平犯生产销售伪劣产品罪,判处有期徒刑六个月,缓刑一年,并处罚金 20 万元。

二、被告人吴圆圆犯生产销售伪劣产品罪,判处有期徒刑六个月,缓刑一年,并处罚金 20 万元。

(缓刑考验的期限,均自本判决确定之日起计算。罚金均已缴纳 1 万元,余款自本判决生效后十日内一次缴纳。)

如不服本判决,可在接到判决书的第二日起十日内,通过本院或直接向河南省郑州市中级人民法院提出上诉。书面上诉的,应当提交上诉状正本一份,副本二份。

审　判　长　高伟平

代理审判员　常　菲

代理审判员　王　娟

二〇〇九年十二月二十三日

书　记　员　麻玉翠

四、非法经营罪

非法经营罪是单一罪名。本罪名与《药品管理法》第七十三条、第八十二条相衔接。《刑法》第二百二十五条规定:违反国家规定,有下列非法经营行为之一,扰乱市场秩序,情节严重的,处五年以下有期徒刑或者拘役,并处或者单处违法所得一倍以上五倍以下罚金;情节特别严重的,处五年以上有期徒刑,并处违法所得一倍以上五倍以下罚金或者没收财产:

(1)未经许可经营法律、行政法规规定的专营、专卖物品或者其他限制买卖的物品的;

(2)买卖进出口许可证、进出口原产地证明以及其他法律、行政法规规定的经营许可证或者批准文件的;

(3)其他严重扰乱市场秩序的非法经营行为。

按照《药品管理法》规定,生产药品需要取得《药品生产许可证》,经营药品需要取得《药品经营许可证》,如果没有取得许可经营药品,达到该罪规定的"情节严重"情形,就构成犯罪。对于"情节严重"的把握,可根据《最高人民检察院公安部关于公安机关管辖的刑事案件立案追诉标准的规定(二)》第七十九条第(八)项规定,违反国家规定,进行非法经营活动,扰乱市场秩序,涉嫌下列情形之一的,应予立案追诉:从事其他非法经营活动,具有下列情形之一的:

(1)个人非法经营数额在五万元以上,或者违法所得数额在一万元以上的;

(2)单位非法经营数额在五十万元以上,或者违法所得数额在十万元以上的;

(3)虽未达到上述数额标准,但两年内因同种非法经营行为受过二次以上行政处罚,又进行同种非法经营行为的;

(4)其他情节严重的情形。

典型案例五

上海市第二中级人民法院审理被告人于博怀销售假冒药品

非法牟取利益一案二审刑事判决书

（2008）沪二中刑初字第18号

公诉机关上海市人民检察院第二分院。

被告人于博怀，男，1975年8月14日生，汉族，大学文化程度，户籍所在地（略），暂住（略），原系上海岱上化工有限公司总经理。因本案于2007年6月14日被刑事拘留，同年7月12日被逮捕。现羁押于上海市第二看守所。

辩护人张建根，上海市国鑫律师事务所律师。

上海市人民检察院第二分院以沪检二分刑诉（2007）152号起诉书指控被告人于博怀犯非法经营罪，向本院提起公诉。本院依法组成合议庭，公开开庭审理了本案。上海市人民检察院第二分院指派检察员潘建安、代理检察员陈宏出庭支持公诉，证人王某、鉴定人李玲珠、被告人于博怀及其辩护人到庭参加诉讼。本案依法报请上海市高级人民法院批准延长审理期限一个月。现已审理终结。

上海市人民检察院第二分院指控：

2006年3月起至2007年5月间，被告人于博怀为牟取非法利益，在未经药品监督管理部门批准及未取得《药品经营许可证》的情况下，以每粒人民币5元的价格从"许东"（另案处理）处购入假冒美国辉瑞制药公司已注册"万艾可""VIRGRA"商标的药品（俗称"伟哥"），后于博怀通过网络联系方式，再以每粒1.2至1.5美元的价格先后四次将上述假冒药品向他人销售，共计14030粒，销售金额共计人民币13万余元。为证明上述事实，公诉机关当庭宣读并出示了公安机关《搜查笔录》、《调取证据清单》、《扣押物品清单》、西联汇款中国客户服务中心提供的书面凭证、中外运敦豪国际航空快件有限公司客户服务部东方区提供的《运输报告》、中国银行股份有限公司宁波市海曙支行提供的书面材料等书证，上海市食品药品检验所《检验报告》，证人韩某、于某、欧某等人的证言及辨认笔录，被告人于博怀的供述及辨认笔录等证据。

公诉机关认为，被告人于博怀违法国家规定，在无药品经营资质情况下，非法销售药品，情节严重，其行为构成非法经营罪，提请依法审判。

被告人于博怀及其辩护人对起诉书指控的于的犯罪事实均不表异议。

经审理查明：2006年3月起，被告人于博怀为谋取非法利益，以每粒人民币5元的价格，从辽宁省沈阳市的"许东"（另案处理）处购入假冒的美国辉瑞有限公司已注册"万艾可"（"VIAGRA"、"pfizer"）商标的药片，再以每粒1.2至1.5美元的价格向境外销售。

1. 2006年3月27日，被告人于博怀以每粒1.5美元的价格通过DHL的快递方式，向他人销售假冒药片30粒，并通过西联汇款方式收取货款75美元。

2. 2006年5月16日，被告人于博怀以每粒1.5美元的价格通过DHL的快递方式向他人销售假冒药片1000粒，并通过西联汇款方式收取货款1521.09美元。

3. 2006年6月16日，被告人于博怀以每粒1.2美元的价格在本市向他人销售假冒药片8000粒。于博怀当场收取货款人民币36800元，余款5000美元通过其在中国银行宁波分行的个人卡收取。

4.2007年5月28日，被告人于博怀以每粒1.2美元的价格在本市向他人销售假冒药片5000粒，于博怀收取货款6000美元。

截至案发，被告人于博怀共销售假冒药片4次，计14030粒，销售金额共计人民币13万余元，非法获利人民币6万余元。

认定上述事实的证据有：

第一组证据、关于被告人于博怀以每粒1.5美元价格向他人销售假冒"伟哥"的证据

1.证人Jack Lee（李杰克）2007年8月20日所提供的书面《证明》证实，2006年3月23日，其通过网络订购了于博怀30粒假冒伟哥，并在2006年3月23日通过西联汇款75美元给于博怀的。2006年4月12日，李杰克在印度尼西亚的雅加达收到于博怀通过DHL发出的药片。

2.西联汇款中国客户服务中心所提供的汇款记录证实，Jack Lee于2006年3月23日订购了于博怀30粒假冒"伟哥"，并通过西联汇款支付75美元至于博怀的银行账户。而西联汇款中国客户服务中心提供的汇款记录证实，2006年3月22日从印度尼西亚汇入75美元至中国"于博怀"账户，且在2006年4月4日被人从中国农业银行宁波分行营业部兑付。这与于博怀本人供述互相印证；

4.上海市公安局《调取证据清单》证实，公安机关查获上述假冒"伟哥"30粒，上述药片为蓝色菱形，一面印有"pfizer"，一面印有"VGR100"字样。

第二组证据、关于被告人于博怀每粒1.5美元的价格向泰国客户Amanda Rosales销售假冒"伟哥"的相关证据

1.被告人于博怀2007年6月20日供述，2006年5月16日左右，于又通过网络方式与Weinmann先生商定，以每粒1.5美元的价格向其销售假冒"伟哥"1000粒，Weinmann先生以西联汇款的方式汇来1500美元。于通过DHL将假药快递到Weinmann先生指定的地址。

2.证人Jack Lee（李杰克）2007年8月20日所提供的书面《证明》证实，其在5月21日通过西联汇款给于博怀汇了1600美元，在2006年的5月25日在泰国曼谷收到于博怀通过DHL特快专递发来的假冒伟哥1000粒。

3.西联汇款中国客户服务中心所提供的汇款记录证实，Jack Lee于2006年5月订购了于博怀1000粒假冒"伟哥"，并通过西联汇款支付1500美元至于博怀的银行账户。

4.中外运敦豪国际航空快件有限公司客户服务部东方区提供的货号为2730803574《运输报告》证实，2006年5月22日，上海岱上化工有限公司作为"发件人"从中国宁波发货至泰国曼谷，收件人为"AMANDA ROSALES"。上述货品编号2730803574，从宁波至上海浦东海关出关。这与于博怀的供述及Jack Lee书面陈述能够互相印证。

第三组证据、关于被告人于博怀以每粒1.2美元的价格在本市城市酒店向William销售假冒"伟哥"的相关证据

1.被告人于博怀2007年6月20日供述，2006年6月7日左右，我通过网络方式与Weinmann先生商定，以每粒1.2美元的价格向其销售假冒"伟哥"8000粒，共计9600美元，Weinmann先生将5000美元根据我的要求汇款到我在中国银行宁波分行的个人账户内，余款提货时支付。Weinmann先生通过邮件与我约定，派一个叫William男子来取货。

2.证人Jack Lee（李杰克）2007年8月20日所提供的书面《证明》证实，2006年6

月 8 日，Jack Lee（李杰克）给于博怀汇款 5000 美元，账号为中国银行宁波分行阳光分理处，SWF：BKCHCNBJ92A，户口号码：4532706 – 0188 – 017043 – 2，姓名：于博怀。然后我安排 Linda WongZAI 2006 年 6 月 16 日在上海和于博怀会面，并当面交给于 36800 人民币，领会 8000 粒假冒伟哥。

3. 证人王某（住马来西亚吉隆坡市加兰凯大街 68 号，北京人）2007 年 8 月 20 日提供的书面《证明》证实，2006 年 6 月 16 日 Jack Lee 安排我到上海和于博怀见面，这次会面地点市于博怀安排。总数 8000 单位药片的散装伟哥 100mg 是于博怀亲自带来，被包装在两个塑料袋内，一袋 4000 粒。在会面期间，我亲手交给于博怀 36800 元现金，在交谈时，他提到一位家乡女孩 Cherry Wong 在不久前由于通过快递包装裹出口冒牌伟哥而被捕。他说那女人只出口了 18000 单位药片，她的被捕对于产生严重影响。他声明他对快递快递包裹运送感到担忧并且宁愿选择使用较安全的港口运输产品。当问及制造伟哥药片的工厂，于说工厂位于靠近上海处，至于生产量，他确定工厂每个星期大约可供应 20000 单位药片。上述证据证实：于博怀供述与 Jack Lee、王琳达书面证明均能互相印证，证实于博怀于 2006 年 6 月 16 日在本市城市酒店，将从"许东"处购得的假冒"伟哥"以每粒 1.2 美元的价格销售给他人，得款 5000 美金及 36000 余元人民币。

4. 上海市公安局《调取证据清单》及上海市食品药品检验所编号为 200702118《检验报告》上述证据证实，公安机关于 2007 年 12 月 6 日向辉瑞公司亚太安全经理调取假冒"伟哥"8000 粒，上述药片为蓝色菱形，一面印有"pfizer"，一面印有"VGR"字样。侦查机关于 2007 年 11 月 15 日将上述部分药片送上海市食品药品检验所检验，经检验，被检药品中含有枸橼酸西地那非。

5. 中国银行股份有限公司宁波市海曙支行提供的"于博怀"银行卡交易明细及银行存款凭条等证据证实，2006 年 6 月 8 日，于博怀中国银行账号（号码：4532706880010101743200）被汇入 4963 美元，并被当天予以兑付。

第四组证据、关于被告人于博怀于 2007 年 5 月 28 日以每粒 1.2 美元的价格在本市太平洋豪达喜来登酒店向他人销售 5000 粒假冒药片的相关证据

1. 被告人于博怀 2007 年 6 月 20 日供述，2006 年 10 月左右，Weinmann 先生通过邮件给我介绍了一个新的客户 Jack Barber 先生（下称 Barber 先生）。在 2007 年 5 月 22 日，我们商定：以每粒 1.2 美元的价格向其销售假冒伟哥 5000 粒，共计 6000 美元。

2. 证人于某（系被告人于博怀弟弟）2007 年 6 月 14 日、6 月 27 日分别所作的陈述证实，2007 年 5 月 27 日，于卓怀收到中铁快运公司的包裹，这包东西是其兄于博怀的，他只是让我代收一下，因为他很忙，没时间自己去取，所以寄到我的名下，由我凭身份证去取货，当时是我哥通知我去取的。

3. "中铁快运股份有限公司包裹票"复印件及交通银行上海分行个人业务存款凭证证实，于卓怀于 2007 年 5 月 24 日向"许东"的银行账户（账号为 6222600310001242222）汇入人民币 25050 元，于 5 月 27 日至上海火车站南广场提取了于博怀的包裹，后又陪同于博怀于 5 月 28 日至"喜来登"酒店将一黄色交给一男子。其对提取货物"中铁快运股份有限公司包裹票"予以了辨认，且陈述的内容与被告人于博怀关于此次提货、交货的过程互相一致。

4. 证人韩某（海涌道外贸进出口公司职员）2007 年 6 月 13 日的陈述笔录及辨认笔录上海市公安局调取证据清单及"万艾可"药片的照片等证据证实，证人韩某与宋某于 2007

年5月24日在本市太平洋喜来登大酒店与专门销售假药的于博怀见面,双方商定向于博怀购买5000粒假冒的美国辉瑞制药公司的"伟哥",宋毅支付了2000美元。同月28日,双方在太平洋喜来登大酒店以每粒1.2美元价格成交5000粒假冒"伟哥",韩某将余款4000美元交给于博怀。

5. 上海市食品药品检验所编号为200701069《检验报告》证实,侦查机关于2007年6月13日从韩某处调取5000粒"万艾可"药片,双面标注"VGR100"、"pfizer"字样。上海市食品药品检验所对公安机关从韩某处依法调取的"万艾可"进行检验,经检验,上述药品中含有枸橼酸西地那非。

第五组证据、关于被告人于博怀明知其销售假药系假冒美国辉瑞公司"万艾可"药片(又名"伟哥")而予以销售的相关证据

1. 被告人于博怀2007年6月14日、9月6日供述,其对2006年3月至2007年5月个人多次购进假冒药片予以对外销售的事实经过予以详细供述,其一共销售假冒"伟哥"药片4次,计14030粒,销售金额共计人民币13万余元。

2. 被告人于博怀提供的其电子邮箱ybhluke@yahoo.com.cn内与假冒"伟哥"购货方联系的电子邮件、上海市公安局《搜查笔录》、《扣押物品、文件清单》及上海上外翻译总公司对上述电子邮件的翻译稿等证据充分证实,被告人于博怀到案后,供称在所用计算机邮箱中有买卖假冒药片的电子邮件,内容涉及于博怀与假药买家商量购买"伟哥"(Pfizer Viagre 100毫克)的数量、单价、运货方式、收款方式等,充分反映于博怀对所销售"伟哥"系假冒的明知程度,以及为非法牟利而贩卖假药的主观故意。

3. 证人欧某(男,45岁,东宇工业研究院)2007年11月14日的证言证实,大约在2005年底、2006年初的时候,于博怀打电话问欧是否有"西地那非"(伟哥)的成品药,其弟欧某某可能搞到伟哥,于是就将欧勇的电话告诉于博怀,由他们自己去联系。欧某某在外面做生意时都是用"许东"这个名字,介绍给于博怀也是用许东这个名字。欧某某和于博怀有"伟哥"交易。

4. 证人陶某(男,48岁,系上海岱上化工有限公司法人代表)2008年1月3日的陈述笔录证实:岱上公司从未参与销售"伟哥",其公司账上没有相应财务记载,而其也不知其表弟于博怀从事销售"伟哥",这与于博怀本人关于销售假药系其个人行为的供述互相印证。

以上证据,均经当庭出示、辨认、质证等法庭调查程序查证属实,证据确实、充分。

本院认为,被告人于博怀到案后,对其购入假冒辉瑞公司"伟哥"的药片并加价予以出售牟利的犯罪事实供认不讳,其也对自己曾在YAHOO邮箱中与买家联系的邮件内容进行了确认。其多次供述证实了从2006年3月起,其以每粒人民币5元的价格从"许东"处购进假药,通过快递或托运获取"伟哥"后,以电子邮箱为联络工具,再以每粒1.2至1.5美元不等的价格先后销售给他人,销售金额共计人民币13万余元。而于某、韩某等人的证言及书面《证明》、电子邮件、上海市食品药品检验所《检验报告书》均印证了于博怀的供述内容,全案证据能够反映出一个客观事实,那就是本案被告人于博怀明知是假冒伟哥却予以购进、销售,从中谋取非法利益。于博怀销售假冒"伟哥"的行为,不仅侵犯了药品管理制度、侵害公民的身体健康,也是对我国知识产权保护的侵害,更是对社会主义市场经济秩序的破坏。根据最高人民法院、最高人民检察院2001年4月《关于办理生产、销售伪劣商品刑事案件具体应用法律若干问题的解释》第十条规定,"实施生产、销售伪劣商

品罪，同时构成侵犯知识产权、非法经营等其它犯罪的，依照处罚较重的规定定罪处罚。"

综上，本院认为，被告人于博怀在没有《经营药品许可证》的情况下，非法销售假冒"伟哥"药品，扰乱市场秩序，情节严重，其行为已构成非法经营罪。鉴于被告人于博怀认罪态度较好，可酌情从轻处罚。依照《中华人民共和国刑法》第二百二十五条第（一）项、最高人民法院、最高人民检察院《关于办理生产、销售伪劣商品刑事案件具体应用法律若干问题的解释》第十条规定之规定，判决如下：

一、被告人于博怀犯非法经营罪，判处有期徒刑二年，并处罚金人民币十五万元；（刑期从判决执行之日起计算，判决执行以前先行羁押的，羁押一日折抵刑期一日，即自二〇〇七年六月十四日起至二〇〇九年六月十三日止。罚金自判决生效之日起三个月内缴纳至本院。）

二、违法所得予以没收。

如不服本判决，可在接到判决书的第二日起十日内，通过本院或者直接向上海市高级人民法院提出上诉。书面上诉的，应当提交上诉状正本一份，副本一份。

审　判　长　徐松青
审　判　员　薛　振
审　判　员　杨庆堂
二〇〇八年四月十日
书　记　员　周孟君

五、有关毒品犯罪

（一）走私、贩卖、运输、制造毒品罪

走私、贩卖、运输、制造毒品罪，是指明知是毒品而故意实施走私、贩卖、运输、制造的行为。该罪属于妨害社会管理秩序罪范畴，《刑法》第三百四十七条规："走私、贩卖、运输、制造毒品，无论数量多少，都应当追究刑事责任，予以刑事处罚。"本罪是选择性罪名，凡实施了走私、贩卖、运输、制造毒品行为之一的，即以该行为确定罪名。凡实施了其中两种以上行为的，如运输、贩卖毒品，由定为运输、贩卖毒品罪，不实行数罪并罚。运输、贩卖同一宗毒品的，毒品数量不重复计算；不是同一宗毒品的，毒品数量累计计算。居间介绍买卖毒品的，无论是否获利，均以贩卖毒品罪的共犯论处。走私毒品，又走私其他物品构成犯罪的，按走私毒品和构成的其他走私罪分别定罪，实行数罪并罚。对多次走私、贩卖、运输、制造毒品，未经处理的，毒品数量累计计算。所谓"未经处理"的既包括未经刑罚处理，也包括未作行政处理。但对于犯罪已过追诉时效的，则毒品数量不再累计计算。已作过处理的，应视为已经结案。

1. 客体要件　本罪侵犯的客体是国家对毒品的管理制度和人民的生命健康。由于鸦片、海洛因、甲基苯丙胺等麻醉药品和精神药品既有医用价值，又能使人形成瘾癖，使人体产生依赖性。因而，犯罪分子利用来牟取非法利润。近几年来，国际上制毒、贩毒、走私毒品活动不断向我国渗透或假道我国向第三国运输。国内一些不法分子了大肆进行制造毒品、贩卖毒品的犯罪活动，使大量毒品流入社会，严重地损害了他人的身体健康。为此国家陆续颁布了一系列的法律、法规，严格控制麻醉药品、精神药

物的进出口、供应、运输、生产等活动，严禁非法走私、贩卖、运输、制造毒品活动。如《中华人民共和国药品管理法》、《麻醉药品和精神药品管理条例》等法律法规都对麻醉药品和精神药品的供应、运输、生产等做了具体而严格的规定，任何单位和个人违反上述法律规定，走私、贩卖、运输、制造毒品的行为，都直接侵犯了有关毒品管制规定。

本罪的对象是毒品。根据《刑法》第357条规定："本法所称的毒品是指鸦片、海洛因、甲基苯丙胺（冰毒）、吗啡、大麻、可卡因以及国务院规定管制的其他能够使人形成瘾癖的麻醉药品和精神药品。"有关麻醉药品和精神药品的范围参见《麻醉药品品种目录（2007年版）》和《精神药品品种目录（2007年版）》，实践中要注意麻醉药品与临床用于麻醉治疗药品的区分。

2. 客观要件 本罪在客观方面上表现为行为人进行走私、贩卖、运输、制造毒品的行为。①走私毒品。走私毒品是指非法运输、携带、邮寄毒品进出国（边）境的行为。②贩卖毒品。贩卖毒品是指有偿转让毒品或者以贩卖为目的而非法收购毒品。③运输毒品。运输毒品是指采用携带、邮寄、利用他人或者使用交通工具等方法在我国领域内将毒品从此地转移到彼地。④制造毒品。制造通常是指使用原材料而制作成原材料以外的物。制造毒品一般是指使用毒品原植物而制作成毒品。它包括以下几种情况：一是将毒品以外的物作为原料，提取或制作成毒品，如将罂粟制成为鸦片。二是毒品的精制，即去掉毒品中的不纯物，使之成为纯毒品或纯度更高的毒品。如去除海洛因中所含的不纯物。三是使用化学方法使一种毒品变为另一种毒品。如使用化学方法将吗啡制作成海洛因。四是使用化学方法以外的方法使一种毒品变为另一种毒品。如将盐酸吗啡加入蒸馏水，使之成为注射液。五是非法按照一定的处方针对特定人的特定情况调制毒品。上述五种行为都属于制造毒品。

3. 主体要件 本罪的主体是一般主体，即达到刑事责任年龄且具有刑事责任能力的自然人均可成为本罪主体。根据本法第17条第2款规定：已满十四周岁未满十六周岁的未成年人贩卖毒品的，应当负刑事责任。因此，对于走私、运输、制造毒品犯罪，只有达到十六周岁才负刑事责任。对于被利用、教唆、胁迫参加贩卖毒品犯罪活动的已满十四周岁不满十六周岁的人，一般可以不追究其刑事责任。

4. 主观要件 本罪在主观方面表现为故意，且是直接故意，即明知是毒品而走私、贩卖、运输、制造，过失不构成本罪。如果行为人主观上不明知是毒品，而是被人利用而实施了走私、贩卖、运输、制造的行为，就不构成犯罪。一般是以营利为目的，但也不能排除其他目的，法律没有要求构成本罪必须以营利为目的。

（二）非法提供麻醉药品、精神药品罪

非法提供麻醉药品、精神药品罪，是指依法从事生产、运输、管理、使用国家管制的麻醉药品、精神药品的单位和个人违反国家有关规定，向吸食、注射毒品的人提供国家管制的麻醉药品、精神药品的行为。

1. 客体方面 非法提供麻醉药品、精神药品罪侵犯的客体是国家对麻醉药品、精神药品的管理制度。

2. 客观方面 表现为行为人违反国家关于麻醉药品、精神药品的管理规定，向吸食、注射毒品的人提供国家管制的麻醉药品、精神药品的行为：一是该行为违反国家有关规定；二是提供的对象必须是吸食、注射毒品的人；三是提供的药品必须是受国家管制、可以作为毒品使用的麻醉药品和精神药品；四是非法提供的行为必须是无偿的供给或赠送。

3. 犯罪主体　本罪犯罪主体是特殊主体，即依法从事生产、运输、管理、使用国家管制的麻醉药品、精神药品的人员或单位。

4. 主观方面故意　一是明知提供行为的违法性；二是明知提供的药品是受国家管制的麻醉药品、精神药品；三是明知接受药品的对象是吸食、注射毒品的人；四是主观上不是以牟利为目的。

除此以外，有关毒品犯罪还涉及非法持有毒品罪、容留他人吸食毒品罪等罪名，在此不再展开论述。

有关麻醉药品和精神药品管理问题，《麻醉药品和精神药品管理条例》第八十二条规定："违反本条例的规定，致使麻醉药品和精神药品流入非法渠道造成危害，构成犯罪的，依法追究刑事责任；尚不构成犯罪的，由县级以上公安机关处5万元以上10万元以下的罚款；有违法所得的，没收违法所得；情节严重的，处违法所得2倍以上5倍以下的罚款；由原发证部门吊销其药品生产、经营和使用许可证明文件。药品监督管理部门、卫生主管部门在监督管理工作中发现前款规定情形的，应当立即通报所在地同级公安机关，并依照国家有关规定，将案件以及相关材料移送公安机关。"国家食品药品监督管理局《关于非定点批发企业擅自经营第二类精神药品问题的处理意见》（国食药监安〔2006〕286号）对河北省食品药品监督管理局答复意见指出："在监督检查中发现问题的药品监督管理部门尽快将相关情况通报给所在地同级公安机关处理，如果当地药品监督管理部门已经立案，应将案件及相关材料移送公安机关。"所以，药品监督管理部门在监督管理和检查工作中发现麻醉药品和精神药品流入非法渠道案件，不论是否构成犯罪，都应及时通报公安机关并移送相关材料，药品监督管理部门不能进行行政处罚。

知识链接

沈阳市公安局关于依法查处第二类精神药品违法犯罪案件适用法律的指导意见

各分、县（市）局，市局机关各单位：

为依法严厉打击毒品违法犯罪活动，有效遏制贩卖、运输、非法持有盐酸曲马多等国家二类精神药品违法犯罪的重化趋势，根据《中华人民共和国刑法》、《中华人民共和国禁毒法》、《中华人民共和国治安管理处罚法》、国务院《麻醉药品和精神药品管理条例》等法律法规，结合我市禁毒工作实际情况，现就查处盐酸曲马多等第二类精神药品违法犯罪案件适用法律提出以下意见：

一、根据《中华人民共和国刑法》及《麻醉药品和精神药品管理条例》，毒品包括流入非法渠道或被滥用的盐酸曲马多等国家第二类精神药品。非法贩卖国家管制的第二类精神药品的行为，无论数量多少，都是贩毒犯罪行为。

二、药品监督管理部门、卫生部门在监督管理和检查工作中发现第二类精神药品流入非法渠道案件，通报公安机关或者移送相关材料的，不论是否构成犯罪，公安机关均应当受理并按属地原则立案侦查。

三、根据《麻醉药品和精神药品管理条例》第八十二条，药品生产、经营、使用部门违反国家管制规定，致使第二类精神药品流入非法渠道并造成危害的，应当依法追究刑事责任；未造成危害，尚不构成犯罪的，应当处 5 万元以上 10 万元以下罚款，没收违法所得，情节严重的，处违法所得 2 倍以上 5 倍以下罚款。

四、对非法持有盐酸曲马多等国家第二类精神药品行为，在掌握数量标准时，可以参照最高人民法院刑一庭《关于审理若干新型毒品案件定罪量刑的指导意见》中规定的折算标准，即国家第二类精神药品与海洛因的折算比例按 10000：1 计。

五、根据公安部《关于加强打击零星贩毒活动工作的通知》（公通字〔2004〕69 号）要求，对贩卖盐酸曲马多等国家第二类精神药品人民检察院不予起诉或者人民法院判决免予刑事处罚的，应当依据《国务院关于劳动教养问题的决定》和《劳动教养试行办法》，予以劳动教养。

六、以吸食、注射等方式非法滥用盐酸曲马多等国家第二类精神药品的，应当依据《中华人民共和国治安管理处罚法》第七十二条（三）项的规定予以治安行政处罚。

二〇〇九年二月十九日

思考题

1. 从典型案例一来看，如何认定行为人的主观故意？
2. 典型案例二中，没有《药品检验报告书》能否认定假药？
3. 典型案例四中，生产销售假药为何被判处生产销售伪劣产品罪？
4. 生产销售伪劣产品犯罪行为如何进行产品金额的折合计算？

第三节 药品涉嫌犯罪案件的移送

行政执法与刑事司法衔接机制是打击犯罪、保障社会主义市场经济的重要条件。行政执法与刑事司法衔接机制符合国家权力制约的政治理念，是依法治国，建立法治经济的必然要求。行政执法机关查办案件过程中对符合刑事追诉标准、涉嫌犯罪的案件，应当按照规定的程序及时向公安机关移送。

一、涉嫌犯罪案件移送的主体

《行政执法机关移送涉嫌犯罪案件的规定》（国务院令第 310 号）第三条规定：行政执法机关在依法查处违法行为过程中，发现违法事实涉及的金额、违法事实的情节、违法事实造成的后果等，根据刑法关于破坏社会主义市场经济秩序罪、妨害社会管理秩序罪等罪的规定和最高人民法院、最高人民检察院关于破坏社会主义市场经济秩序罪、妨害社会管理秩序罪等罪的司法解释以及最高人民检察院、公安部关于经济犯罪案件的追诉标准等规定，涉嫌构成犯罪，依法需要追究刑事责任的，必须依照本规定向公安机关移送。第十八条规定：行政执法机关在依法查处违法行为过程中，发现贪污贿赂、国家工作人员渎职或者国家机关工作人员利用职权侵犯公民人身权利和民主权利等违法行为，涉嫌构成犯罪的，应当比照本规定及时将案件移送人民检察院。

行政执法机关，是指依照法律、法规或者规章的规定，对破坏社会主义市场经济秩序、妨害社会管理秩序以及其他违法行为具有行政处罚权的行政机关，以及法律、法规授权的具有管理公共事务职能、在法定授权范围内实施行政处罚的组织。

对符合犯罪构成要件的案件，行政执法机关均应及时移送。《行政执法机关移送涉嫌犯罪案件的规定》第三条规定包括以下几层含义：一是涉嫌犯罪案件的移送主体是行政执法机关（包括被依法授权实施行政处罚的组织），而且该执法机关依照法律、法规或者规章规定对相关违法行为具有行政处罚权；二是在查处违法行为过程中发现违法事实涉及的金额、违法事实的情节、违法事实造成的后果等符合相关犯罪构成要件；三是不仅依据《刑法》关于破坏社会主义市场经济秩序罪、妨害社会管理秩序罪等罪的有关规定，也包括司法解释和最高人民检察院、公安部关于经济犯罪案件的追诉标准等规定；四是必须向公安机关移送。

二、涉嫌犯罪案件的移送程序

（一）妥善保存证据

行政执法机关在查处违法行为过程中，必须妥善保存所收集的与违法行为有关的证据。对查获的涉案物品，应当如实填写涉案物品清单，并按照国家有关规定予以处理。对易腐烂、变质等不宜或者不易保管的涉案物品，应当采取必要措施，留取证据；对需要进行检验、鉴定的涉案物品，应当由法定检验、鉴定机构进行检验、鉴定，并出具检验报告或者鉴定结论。

（二）移送涉嫌犯罪案件应附的材料

药品监督管理部门移送涉嫌犯罪案件时，对提供资金、账号、发票、许可证件等和提供生产经营场所、邮寄等便利条件以及提供广告宣传等涉嫌构成生产销售假劣药品共同犯罪的，应一并移送。向公安机关移送涉嫌犯罪案件，应当附有下列材料：涉嫌犯罪案件移送书；涉嫌犯罪案件情况的调查报告；涉案物品清单；有关检验报告或者鉴定结论；其他有关涉嫌犯罪的材料。需要注意的是，尽管《行政执法机关移送涉嫌犯罪案件的规定》列举了以上几种材料，但并不是说每个移送的案件都一定必备所有材料。比如对于假药案件，如果不需要通过检验定性假药的，可以不进行检验。同时建议行政执法机关将移送的相关材料留存副本，以便备查。

按照最高人民检察院、全国整顿和规范市场经济秩序领导小组办公室、公安部、监察部《关于在行政执法中及时移送涉嫌犯罪案件的意见》规定，行政执法机关在向公安机关提交《涉嫌犯罪案件移送书》（参考样式见相关链接）时，应同时抄报同级人民检察院，部分省份还规定了要抄报同级全国整顿和规范市场经济秩序领导小组办公室和同级政府法制机构，国家食品药品监督管理局还要求报上一级药监部门，便于督促公安机关履行职责。实践中，由于个别执法人员不知道移送涉嫌犯罪案件需要填写《涉嫌犯罪案件移送书》，而采用国家食品药品监督管理局制发的《案件移送书》代替，由于该文书没有要求向检察机关备案，可能会给涉嫌犯罪案件移送带来障碍。

（三）涉嫌犯罪案件移送的期限

行政执法机关对应当向公安机关移送的涉嫌犯罪案件，应当立即指定 2 名或者 2 名以上行政执法人员组成专案组专门负责，核实情况后提出移送涉嫌犯罪案件的书面报告，报经本机关正职负责人或者主持工作的负责人审批。行政执法机关正职负责人或者主持工作的负责人应当自接到报告之日起 3 日内作出批准移送或者不批准移送的决定。决定批准的，应当在 24 小时内向同级公安机关移送；决定不批准的，应当将不予批准的理由记录在案。

公安机关对行政执法机关移送的涉嫌犯罪案件，应当在涉嫌犯罪案件移送书的回执上签字；其中，不属于本机关管辖的，应当在 24 小时内转送有管辖权的机关，并书面告知移送案件的行政执法机关。公安机关应当自接受行政执法机关移送的涉嫌犯罪案件之日起 3 日内，依照刑法、刑事诉讼法以及最高人民法院、最高人民检察院关于立案标准和公安部关于公安机关办理刑事案件程序的规定，对所移送的案件进行审查。认为有犯罪事实，需要追究刑事责任，依法决定立案的，应当书面通知移送案件的行政执法机关；认为没有犯罪事实，或者犯罪事实显著轻微，不需要追究刑事责任，依法不予立案的，应当说明理由，并书面通知移送案件的行政执法机关，相应退回案卷材料。

行政执法机关接到公安机关不予立案的通知书后，认为依法应当由公安机关决定立案的，可以自接到不予立案通知书之日起 3 日内，提请作出不予立案决定的公安机关复议，也可以建议人民检察院依法进行立案监督。

作出不予立案决定的公安机关应当自收到行政执法机关提请复议的文件之日起 3 日内作出立案或者不予立案的决定，并书面通知移送案件的行政执法机关。移送案件的行政执法机关对公安机关不予立案的复议决定仍有异议的，应当自收到复议决定通知书之日起 3 日内建议人民检察院依法进行立案监督。公安机关应当接受人民检察院依法进行的立案监督。

行政执法机关对公安机关决定不予立案的案件，应当依法作出处理；其中，依照有关法律、法规或者规章的规定应当给予行政处罚的，应当依法实施行政处罚。行政执法机关对应当向公安机关移送的涉嫌犯罪案件，不得以行政处罚代替移送。

行政执法机关对公安机关决定立案的案件，应当自接到立案通知书之日起 3 日内将涉案物品以及与案件有关的其他材料移交公安机关，并办结交接手续。《行政强制法》第二十一条规定："违法行为涉嫌犯罪应当移送司法机关的，行政机关应当将查封、扣押、冻结的财物一并移送，并书面告知当事人。"

公安机关对发现的违法行为，经审查，没有犯罪事实，或者立案侦查后认为犯罪事实显著轻微，不需要追究刑事责任，但依法应当追究行政责任的，应当及时将案件移送同级行政执法机关，有关行政执法机关应当依法作出处理。

三、涉嫌犯罪案件移送的时机

按照最高人民检察院、全国整顿和规范市场经济秩序领导小组办公室、公安部、监察部《关于在行政执法中及时移送涉嫌犯罪案件的意见》规定，行政执法机关在查办案件过程中，对符合刑事追诉标准、涉嫌犯罪的案件，应当制作《涉嫌犯罪案件移送书》，及时将案件向同级公安机关移送，并抄送同级人民检察院。对未能及时移送并已作出行政处罚的涉嫌犯罪案件，行政执法机关应当于作出行政处罚十日以内向同级公安机关、人民检察院抄送《行政处罚决定书》副本，并书面告知相关权利人。现场查获的涉案货值或者案件其他情节明显达到刑事追诉标准、涉嫌犯罪的，应当立即移送公安机关查处。食品药品监管部门依法对药品生产、经营企业和医疗机构进行监管。发现药品生产、经营企业和医疗机构涉嫌犯罪的，应当及时移送公安机关。《关于做好打击制售假劣药品违法犯罪行政执法与刑事司法衔接工作的通知》（国食药监稽〔2012〕90号）规定："食品药品监管部门依法对药品生产、经营企业和医疗机构进行监管。发现药品生产、经营企业和医疗机构涉嫌犯罪的，应当及时移送公安机关。公安机关对食品药品监管部门移送的涉嫌犯罪案件，应当以书面形式予以受理。受理后认为不属于自己管辖的，应当及时转送有管辖权的部门，并书面告知移送案件的食品药品监管部门。对受理的案件，公安机关应当及时审查。依法作出立案决定的，应当书面通知食品药品监管部门；作出不立案决定或者撤销案件决定的，应当书面通知食品药品监管部门并将案卷材料及时退回食品药品监管部门。公安机关在侦查药品犯罪案件时，发现有药品生产经营企业违法线索的，应当及时通报食品药品监管部门查处。对已进入流通渠道的假劣药品，公安机关应当及时向食品药品监管部门提供信息。食品药品监管部门应当及时采取查控措施。"从中可以看出，涉嫌犯罪案件的移送时机主要包括以下三种情况。

（一）现场移送

药品监督管理部门在现场检查时，如果发现行为人涉案货值或者案件其他情节明显达到刑事追诉标准、涉嫌犯罪的，应当立即移送公安机关查处。这里面需要把握的，一是明显达到刑事追诉标准。执法机关要根据取得的证据对是否达到刑事追诉标准进行判定，包括对涉案货值或情节的判定，该规定赋予了行政执法人员对案件是否应该移送的裁量空间，并没有机械规定仅仅涉案货值达到标准一律移送。执法人员要根据行为人是否明显具备犯罪的四个构成要件进行初步判定。二是立即移送。执法人员不能因为拟先做出罚款等行政处罚，待履行行政处罚决定完毕后再移送。如果因此使相关犯罪嫌疑人逃逸或毁灭证据，造成难以追究刑事责任，执法人员将面临被追究责任问题。

《关于在行政执法中及时移送涉嫌犯罪案件的意见》规定，行政执法机关对案情复杂、疑难，性质难以认定的案件，可以向公安机关、人民检察院咨询，公安机关、人民检察院应当认真研究，在七日以内回复意见。对有证据表明可能涉嫌犯罪的行为人可能逃匿或者销毁证据，需要公安机关参与、配合的，行政执法机关可以商请公安机关提前介入，公安机关可以派员介入。对涉嫌犯罪的，公安机关应当及时依法立案侦查。也就是说，一是对有证据表明可能涉嫌犯罪的行为人可能逃匿或者销毁证据，需要公安机关参与、配合的案件，可以提请公安机关提前介入；二是对案情复杂、疑难，性质难以认定的案件，可以向司法机关进行咨询会商。

对于有明确涉嫌犯罪线索的案件，是否可以提供公安机关直接立案侦查问题一直是有争议问题。笔者认为，由于行政执法手段有限，现实中药品犯罪案件情况都比较复杂，在目前加大对药品犯罪打击力度日益加大的社会背景下，公安机关应当提前介入相关案件的侦办，药品监督管理部门应积极做好配合工作。公安机关不应等待行政执法机关收集齐全所有证据才立案侦办，更不应该仅仅被动等待行政机关移送案件。紧急情况下，对现场查获的涉案货值或者案件其他情节明显达到刑事追诉标准、涉嫌犯罪的，行政执法机关可以直接移交有管辖权的公安机关，并协助公安机关开展工作。如果案件线索明确，可以联合办案，也可以直接由公安机关办理。在行政执法阶段查处违法行为过程中，公安机关是配合行政执法机关开展行政执法活动；一旦公安机关启动立案侦查程序，案件的查处就实现了角色转换，公安机关就成为案件承办的主体，药品监督管理部门成为配合的角色。公安机关在查办案件中，依法提请食品药品监管部门作出检验、鉴定、认定等协助的，食品药品监管部门要依据职能配合做好相关工作，不收取费用。

（二）作出行政处罚决定前移送

《关于在行政执法中及时移送涉嫌犯罪案件的意见》规定，行政执法机关在查办案件过程中，对符合刑事追诉标准、涉嫌犯罪的案件，应当制作《涉嫌犯罪案件移送书》，及时将案件向同级公安机关移送，并抄送同级人民检察院。"查办案件过程"应理解为包括最初的现场检查，包括在作出行政处罚决定前的立案调查，也包括作出行政处罚决定到结案的过程。如果行政执法机关在作出行政处罚决定前，通过前期的调查和现场检查收集的证据，能够证明行为人的行为符合刑事追诉标准，也要及时移送公安机关立案侦查，而不应继续履行行政处罚程序。《行政处罚法》第三十八条第一款规定："调查终结，行政机关负责人应当对调查结果进行审查，根据不同情况，分别作出如下决定：（一）确有应受行政处罚的违法行为的，根据情节轻重及具体情况，作出行政处罚决定；（二）违法行为轻微，依法可以不予行政处罚的，不予行政处罚；（三）违法事实不能成立的，不得给予行政处罚；（四）违法行为已构成犯罪的，移送司法机关。"该条款明确规定：调查终结时，行政机关负责人对调查结果审查后应当根据不同情况，分别四种情形作出不同的决定。其中，只有在确有应受行政处罚的违法行为，且该违法行为尚未涉嫌构成犯罪的情况下才能作出行政处罚决定；如果违法行为涉嫌构成犯罪的，则不能再先行予行政处罚，而只能先行移送给司法机关，由司法机关作出相应的处理。此时，行政执法机关应根据《行政执法机关移送涉嫌犯罪案件的规定》制作《涉嫌犯罪案件移送书》，立即指定2名或者2名以上行政执法人员组成专案组专门负责，核实情况后提出移送涉嫌犯罪案件的书面报告，报经本机关正职负责人或者主持工作的负责人审批。行政执法机关正职负责人或者主持工作的负责人应当自接到报告之日起 3 日内作出批准移送或者不批准移送的决定。决定批准的，应当在 24 小时内向同级公安机关移送。按照规定，连同其他证据材料一并移送公安机关。

（三）作出行政处罚决定后移送

原则上，本着"刑法优先、刑事先理"的原则，行政执法机关应在查办案件过程中，及时将涉嫌犯罪案件移送公安机关，不得在作出罚款等处罚后再移送。在现实中，先行给予行政处罚的主要有三种情况：一是行政执法机关无法判断违法行为是否构成犯罪，但又需要及时对行为人追究行政责任，而先行适用了行政处罚程序；二是行政执法机关定性错误，将行政犯罪案件作为一般行政违法案件而对行为人先行追究了行政责任；三是行政机关明知行政违法行为已经构成了犯罪而故意作为一般行政违法行为对行为人先行予以了处理。对于上述第一种情况，行政机关先行追究了行政责任之后，如果发现该行为已经构成行政犯罪，应该立即移送有管辖权的司法机关立案再处理。对于第二种情况，由于是行政机关主观认识上的错误所导致的，行政机关往往不会主动移送司法机关立案。司法机关有权要求行政机关将案件移送作为刑事案件予以立案或者自行决定立案处理。对于第三种情况，由于是行政机关故意不移交司法机关立案而造成的，对此，应当根据《行政执法机关移送涉嫌犯罪案件的规定》第十六条的规定，由本级或者上级人民政府，或者实行垂直管理的上级行政执法机关，责令限期移送，并对其正职负责人或者主持工作的负责人、直接负责的主管人员和其他直接责任人员根据情节轻重，分别给予相应的行政处分；构成犯罪的，依法追究刑事责任，以保证行政执法机关严格将查处行政违法活动中发现的犯罪案件及时移送司法机关。《关于在行政执法中及时移送涉嫌犯罪案件的意见》规定，对未能及时移送并已作出行政处罚的涉嫌犯罪案件，行政执法机关应当于作出行政处罚十日以内向同级公安机关、人民检察院抄送《行政处罚决定书》副本，并书面告知相关权利人。该规定要求，一是此种情况仍然要及时移送，并要在作出行政处罚十日以内向同级公安机关、人民检察院抄送《行政处罚决定书》副本；二是还要书面告知相关权利人。需要注意的是，尽管做出了行政处罚决定，但并不能"以罚代刑"。《行政执法机关移送涉嫌犯罪案件的规定》规定，行政执法机关向公安机关移送涉嫌犯罪案件前已经作出的警告，责令停产停业，暂扣或者吊销许可证、暂扣或者吊销执照的行政处罚决定，不停止执行。依照行政处罚法的规定，行政执法机关向公安机关移送涉嫌犯罪案件前，已经依法给予当事人罚款的，人民法院判处罚金时，依法折抵相应罚金。一方面作出该条规定的目的在于处理在给予刑事处罚之前已经生效的行政处罚决，即解决纷繁复杂的执法实践中可能出现的行政处罚和刑事处罚中性质和功能相同的人身罚和财产罚的重复适用问题。是针对在特殊情况下，为避免对违法行为人重复适用性质和功能相类似的处罚而设置的救济性条款。另一方面罚款折抵相应罚金的规定，是考虑对同一违法犯罪行为，原则上只能给予一次人身罚或财产罚，适用了刑事处罚，对于性质相同的人身罚和财产罚不宜重复适用。

此外，对于一些根据线索能够初步认定为涉嫌犯罪的案件，应该通报给公安机关直接立案侦查，药品监管部门做好配合。《关于做好打击制售假劣药品违法犯罪行政执法与刑事司法衔接工作的通知》（国食药监稽〔2012〕90号）规定："公安机关依法查处制售假劣药品涉嫌犯罪行为，食品药品监管部门应当积极给予配合。食品药品监管部门在日常监管工作中发现无证生产销售药品信息、线索的，应当及时通报公安机关，公安机关应当积极开展调查，及时发现、侦破涉嫌犯罪案件。"该文件进一步明确，查处制售假劣药品涉嫌犯罪行为，应以公安机关为主，食品药品监管部门应当积极给予配合。食品药品监管部门发现制售假药窝点等涉嫌犯罪案件线索的，应当及时通报公安机关，由公安机关进行侦办。

相关链接

河北省涉嫌犯罪案件移送书和移送涉嫌犯罪案件备案表
（非固定制式，仅供参考）

涉嫌犯罪案件移送书

××涉刑移送〔××××〕××号

××××公安局：

××××涉嫌×××××××××××××一案，经初步调查，当事人涉嫌构成××××××××××犯罪，根据《行政执法机关移送涉嫌犯罪案件的规定》第3条，《关于在行政执法中及时移送涉嫌犯罪案件的意见》第1条，《刑法》第××××××××××××条的规定，现移送你单位依法查处。

根据《行政执法机关移送涉嫌犯罪案件的规定》第8条的规定，你单位如认为当事人没有犯罪事实，或者犯罪事实显著轻微，不需要追究刑事责任，依法不予立案的，请说明理由，并书面通知我局，相应退回案卷材料。

根据《行政执法机关移送涉嫌犯罪案件的规定》第12条的规定，我局将在接到你局立案通知书之日起3日内将涉案物品及与案件有关的其他材料移交你局。

（公章）

××××年××月××日

附件：1. 涉嫌犯罪案件情况的调查报告；

2. 涉案物品清单；

3. 有关检验报告及鉴定结论；

4. 其他有关涉嫌犯罪的材料。

公安机关签收回执

××××××××××号《涉嫌犯罪案件移送书》已于××××年××月××日

收悉。

（公章）

×××× 年 ×× 月 ×× 日

注：本文书一式五份。第一份交公安机关，第二份由公安机关签收后由移送的机关存档，第三份抄送公安机关的同级人民检察院，第四份抄送同级整规办，第五份抄送同级人民政府法制机构。

移送涉嫌犯罪案件备案表

编号：××××涉刑备案［××××］×× 号

××××××× 人民检察院：

×××× 涉嫌生产销售假药洛赛克一案，经我局审查，认为触犯《中华人民共和国刑法》×××××××××××××× 之规定，涉嫌 ×××××××××× 犯罪，已于 ×××× 年 ×× 月 ×× 日连同证据材料移送 ×××× 公安局审查。

此致

（公章）

×××× 年 ×× 月 ×× 日

移送涉嫌犯罪案件备案表（回执）

×××××××××××：

你局 ×××× 涉刑备案［××××］×× 号移送涉嫌犯罪案件备案表及所附 ××××××××××××××××××××××××× 案件材料 ×× 份已收悉。

此致

（公章）

×××× 年 ×× 月 ×× 日

注：本表一式二份。第一份交检察机关，第二份由检察机关签收后由移送的机关存档。

四、涉嫌犯罪案件移送后的衔接

移送公安机关的涉嫌犯罪案件，并不一定都追究刑事责任，有的案件可能经司法机关认定不构成犯罪。还有的案件，行为人被追究刑事责任后，还涉及是否继续作出行政处罚等问题。对于涉嫌犯罪案件移送后，可能会出现以下几种情况。

1. 没有犯罪事实或不需要追究刑事责任的情形　《行政执法机关移送涉嫌犯罪案件的规定》规定："公安机关对发现的违法行为，经审查，没有犯罪事实，或者立案侦查后认为犯罪事实显著轻微，不需要追究刑事责任，但依法应当追究行政责任的，应当及时将案件移送同级行政执法机关，有关行政执法机关应当依法作出处理。"未作出行政处罚决定的，原则上应当在公安机关决定不予立案或者撤销案件、人民检察院作出不起诉决定、人民法院作出无罪判决或者免于刑事处罚后，再决定是否给予行政处罚。《刑事诉讼法》第一百七十三条，第三款规定："人民检察院决定不起诉的案件，应当同时对侦查中查封、扣押、冻结的财物解除查封、扣押、冻结。对被不起诉人需要给予行政处罚、行政处分或者需要没收其违法所得的，人民检察院应当提出检察意见，移送有关主管机关处理。有关主管机关应当将处理结果及时通知人民检察院。"此时，对于移送回行政执法机关的案件，行政执法机关应根据相关证据，进一步查明事实，根据人民检察院应当提出的检察意见，依法作出行政处罚决定，并将处理结果及时通知人民检察院。

2. 人民法院判决当事人犯罪的情形 此时是否应继续给予当事人行政处罚，理论界一直存在争议。笔者认为，由于目前刑罚种类比较单一，基本上是财产罚和人身罚，难以涵盖行政处罚的警告，责令停产停业，暂扣或者吊销许可证、暂扣或者吊销执照的处罚种类，从而难以消除犯罪后果。在司法机关追究刑事责任之后，行政执法机关应该再对违法行为人作出与刑罚措施功能不同的行政处罚，但涉及财产罚和人身罚的罚种由于法院已经综合考量，不应再重复作出行政处罚。实践中，公安机关应待判决结束后，将相关证据移送回行政执法机关，便于行政执法机关继续作出与刑罚措施功能不同的行政处罚。原则上，对于构成单位犯罪的案件，行政执法机关应该做出吊销许可证的处罚。因为《药品管理法》对于吊销许可证的表述，基本是"情节严重的"吊销许可证。如果单位已经构成犯罪，说明已经超出了单纯"情节严重"的程度，不应该出现单位构成犯罪，但许可证不吊销的"怪"现象。

另外，有人提出，移送司法机关追究刑事责任的案件，行政执法机关可以考虑在公安机关侦办的同时作出罚款的行政处罚决定。笔者认为，此种做法欠妥，一是既然案件已经移送司法机关，如果涉嫌犯罪，法院必将作出裁定。如果此时行政执法机关同时作出罚款等处罚，难以体现"刑罚优先"原则。二是案件还在侦办过程中，行政执法机关只是向公安机关移送了涉嫌犯罪的初步线索，究竟公安机关侦办的结果是什么还是未确定的因素，而且在行政执法过程中取得的证据材料基本已经移送给公安机关，此时行政执法机关在事实不清、证据不确定的条件下难以作出处罚决定。三是相关犯罪嫌疑人都在公安机关控制之下，行政处罚程序也难以进行。

典型案例六

被告人钟XX犯销售假药罪一案刑事判决书

（2012）梁刑初字第00019号

公诉机关梁平县人民检察院。

被告人钟XX，男，出生于四川省广安市，汉族，小学文化，农民。因涉嫌犯销售假药罪，于2011年8月14日被梁平县公安局刑事拘留，同月19日被梁平县公安局取保候审，同年10月19日被执行逮捕。现羁押于重庆市梁平县看守所。

辩护人唐俊锋，重庆兼和律师事务所律师。

梁平县人民检察院以梁检刑诉［2012］1 号起诉书指控被告人钟 XX 犯销售假药罪，于 2011 年 1 月 12 日向本院提起公诉。本院受理后，依法适用简易程序，实行独任审判，公开开庭审理了本案。被告人钟 XX 及其辩护人唐俊锋到庭参加诉讼。现已审理终结。

经审理查明，2010 年 3 月至同年 5 月期间，被告人钟 XX 在网上购买了"三鞭胶囊"、"雪莲藏胃泰胶囊"、"二十五味肺病丸"、"九味藏丹补肾丸"、"中华鹿宝力胶囊"、"黄金伟哥"等价值 3000 余元的药品。被告人钟 XX 与重庆市天心药业有限责任公司负责人郑代中商议，以每月 200 元租金租用天心药业第八门市内的柜台（梁山镇美食林酒楼下）销售"二十五味肺病丸"药品。被告人钟 XX 在未办理任何手续，明知是假药的情况下，将从网上购得的"三鞭胶囊"药每盒 8 元、"雪莲藏胃泰胶囊"药每盒 29 元、"中华鹿宝力超牌健力胶囊"药每盒 5 元、"黄金伟哥"药每盒 10 元的价格也在该柜台内进行销售；共计获利 3000 余元。2010 年 5 月 10 日，被告人钟 XX 被重庆市食品药品监督管理局梁平县分局查获。经核查，"三鞭胶囊"药为处方药，系冒用贵州宏奇药业有限公司名义生产的假药。经抽样送检鉴定，钟 XX 销售的"三鞭胶囊、补肾丸、力超牌健力胶囊、黄金伟哥"等药品均不符合规定。

上述事实，被告人钟 XX 在开庭审理过程中亦无异议，且有钟 XX 的户籍资料、供述与辩解，举报登记表，证人郑代中、汪百兴、吴晔的证言，调查笔录，辨认笔录与辨认照片，现场检查笔录，扣押物品清单，药品抽样记录及凭证，食品药品监督管理局数据查询记录，重庆市万州药品检验所检验报告书，贵阳市食品药品监督管理局制作的关于协查"三鞭胶囊"有关情况的复函，贵州宏奇药业有限公司制作的情况说明，"三鞭胶囊"说明书，重庆市食品药品监督管理局梁平县分局关于确认"补肾丸"、"三鞭胶囊"药品为假药的函以及确认"三鞭胶囊"药品为处方药的函，核查胃泰胶囊的复函，抓获经过，同步录音录像，公安机关收集制作的接受刑事案件登记表、立案决定书等证据证实，足以认定。

本院认为，被告人钟 XX 明知是假药而非法销售，足以严重危害他人身体健康，其行为构成销售假药罪。公诉机关指控的事实、罪名成立，予以确认；本案证据经当庭质证，被告人无异议，其证据能够证明本案事实，予以采信。被告人当庭认罪，如实供述犯罪事实，可酌情从轻处罚。辩护人提出从轻处罚的意见予以采纳。根据查明的事实、证据，结合被告人的犯罪情节、悔罪表现和其行为对社会的危害程度，依照修正前《中华人民共和国刑法》第一百四十一条第一款、《中华人民共和国刑法》第十二条之规定，判决如下：

被告人钟 XX 犯销售假药罪，判处有期徒刑是十一个月，并处罚金 3000 元。

（其刑期从本判决执行之日起计算。判决执行前先行羁押的，羁押一日折抵刑期一日，即自 2011 年 8 月 14 日起至 2012 年 7 月 11 日止。先行羁押 2 日已扣除。）

（罚金刑限本判决生效后 30 日内缴清。）

如不服本判决，可在接到判决书的第二日起十日内，口头或者书面通过本院或者直接向重庆市第二中级人民法院提出上诉。书面上诉的，应当提交上诉状正本一份，副本三份。

代理审判员　李吴霞

二〇一二年一月十三日

五、涉嫌犯罪案件的证据转化

从《行政执法机关移送涉嫌犯罪案件的规定》界定了案件移送标准为"发现违法

事实涉嫌构成犯罪，依法追究刑事责任"，需要行政执法机关向公安机关或检察机关移送涉嫌犯罪案件。但行政执法机关所移送的案件毕竟只是刑事侦查机关进行立案的材料来源之一，是否达到立案的标准，是侦查机关的职责所在。而且行政执法机关检查权的力度也无法与刑事侦查权相比拟，要求行政执法机关证明案件达到刑事立案标准也是相当困难的。由于行政处罚与刑事处罚标准不一致，给证据的收集、保全、转化带来一定困难。行政执法过程中取得的证据，能否直接转化为刑事证据，多年以来一直不够明确。行政处罚是对事，只要有违法事实，就可对行政相对人进行行政处罚。而刑事处罚是对人，除了具备客观要件外，还须具备主观要件，也就是必须按照犯罪构成的四个要件来认定。而刑事诉讼的过程实际就是证明的过程，在当前的诉讼模式下，证据审查是诉讼的核心，在行政查处过程中形成的案卷材料，由于取证的主体不是司法人员，因合法性问题往往不被法庭采纳。如果不解决证据法律地位及证明规则问题，显然不利于行政执法案件进入司法程序。实践中，由于案件移送后，公安机关重新收集实物类证据往往已经不具备客观条件，大部分司法机关采取了将行政执法机关收集的实物类证据进行转化，把言词类证据重新讯问的做法。这就要求行政执法机关在办理涉嫌犯罪案件过程中，取证规格要尽量向刑事证据标准靠拢，便于实现证据衔接和转化，当然并不是要求行政执法人员直接进行刑事证据的收集。如果药监行政执法人员的证据意识不强，可能会造成公安机关介入调查后，大量的有力证据已经消失，致使无法追究当事人的刑事责任的问题。2012 年 3 月 14 日全国人大通过的《刑事诉讼法修正案》规定"行政机关在行政执法和查办案件过程中收集的物证、书证、视听资料、电子数据等证据材料，在刑事诉讼中可以作为证据使用"，首次对证据转化进行了明确。为此，有必要介绍以下涉药刑事案件的证据规格，供行政执法人员在工作中参考。

（一）刑事证据的种类

按照《刑事诉讼法》规定，刑事证据有以下七种：①物证、书证；②证人、证言；③被害人陈述；④犯罪嫌疑人、被告人供述和辩解；⑤鉴定结论；⑥勘验、检查笔录；⑦视听资料。在实践中，也逐步开始将电子证据单独作为一类。

（二）涉药犯罪刑事立案的证据标准

由于目前还没有统一的涉药犯罪证据规格，在此列举 2010 年山东省高级人民法院、人民检察院、公安厅、烟草专卖局联合发布的《关于办理涉烟刑事案件证据规格问题纪要》部分内容，供在药品实际执法中参考。

1. 证明犯罪主体的证据 证明犯罪嫌疑人、被告人已经达到刑事责任年龄且具有刑事责任能力或涉嫌犯罪的单位具有刑事责任能力。

（1）自然人主体证据类型和证明事项 公安机关出具的户籍证明及户口簿、居民身份证、护照等；犯罪嫌疑人、被告人所在单位、居委会、村委会、出生医院等相关部门出具的证明材料；犯罪嫌疑人、被告人供述或能够证明其身份、年龄的其他证据。通过上述证据，证明犯罪嫌疑人、被告人姓名（曾用名）、性别、民族、籍贯、出生日期、居民身份证号码、住所地等基本情况。

（2）单位主体证据类型和证明事项 国家机关、企（事）业单位、社会团体批准设立文件、组织机构代码等证明材料；工商营业执照、税务登记证、生产经营许可证、烟草专卖许可证等证明材料；公司（企业）章程、合伙协议、单位股权证明、出资证明、年审情况、分立、合并、资产重组、吊销、注销、破产等证明材料；主管单位证明、派出机构（单位）设立文件及协议书等证明材料；单位法定代表人、主要负责人、直接责任人职务、职责证明材料；.犯罪嫌疑人、被告人、单位其他成员所作的供述或证人证言。通过以上证据，证明涉嫌犯罪单位依法成立、拥有一定财产和经费、有自己的名称、组织机构和场所、具有刑事责任能力。同时，证明单位的名称、住所地、性质、法定代表人或者单位负责人、业务范围、成立时间等注册登记情况以及单位法定代表人、单位负责人或者直接责任人员的职责、权限等情况。

（3）取证、认证要求　对自然人主体年龄认定如有疑问并且影响到是否承担刑事责任、刑罚轻重时，应当结合经查证属实的出生证明文件、犯罪嫌疑人、被告人父母和兄弟姐妹的户籍证明、人口普查登记、学籍登记卡、无利害关系人的证言等其他相关证据综合加以认定。必要时，可以进行骨龄鉴定，并将结果作为判断犯罪嫌疑人、被告人年龄的参考；在讯问犯罪嫌疑人、被告人时，应当讯问年龄、简历、前科、职责权限等情况。对于累犯和有前科的，应当调取相关法律文书；犯罪嫌疑人、被告人不讲真实姓名、住址，身份不明的，可以采用其自报的姓名；对单位主体注册登记情况与实际不符的，据实认定；对以单位名义实施的涉烟犯罪，应当根据刑法和相关司法解释的规定认真审查，看其是否属于名为单位实为自然人犯罪的情形。有证据证明单位具有下列情形之一的，属于自然人犯罪：个人为进行涉烟等违法犯罪活动而设立公司、企业实施违法犯罪的；公司、企业单位设立后，以实施涉烟等违法犯罪为主要活动的；盗用、借用单位名义实施涉烟等违法犯罪，违法所得属实施犯罪人个人的。

2. 证明犯罪主观方面的证据　证明犯罪嫌疑人、被告人在实施涉烟犯罪时为主观故意。

（1）证据类型和证明事项：犯罪嫌疑人、被告人及其同案犯供述和辩解；证人证言；会议记录、财务帐目、计划方案、传真、信函等书证；电子邮件、移动或固定通讯往来信息、网络聊天记录、网页信息发布等电子证据。通过上述证据，证明犯罪故意产生、犯罪动机、犯罪目的，共同犯罪各共犯之间共同故意形成、共谋内容以及犯罪预谋、策划、实施的过程等。

（2）取证、认证要求。讯问犯罪嫌疑人、被告人时应当详细讯问其犯罪故意产生、犯罪动机和目的、犯罪预谋、策划过程；构成共同犯罪的，应当讯问各共犯之间共同故意形成过程及内容；单位犯罪中，应当讯问犯罪的具体预谋、策划、实施过程。对主观方面的认定，应当坚持主客观相统一的原则，注重审核其证明内容的连贯性和合理性。自然人以单位名义实施的犯罪，应当审查自然人在单位成立时的主观目的。具有下列情形之一的，应当认定犯罪嫌疑人、被告人为明知，但是有证据证明确实不知道的除外：以明显低于市场价格进货的；以明显低于市场价格销售的；涉烟违法犯罪行为被发现后转移、销毁物证或者提供虚假证明、虚假情况的；以明显高于市场的价格支付或收取托运、装卸、运输或储存场所租赁费用的；以伪装、改装车辆等隐蔽方式或利用特种车辆运输烟草专卖品的；有证据证明犯罪嫌疑人、被告人曾被告知所使用资金帐户用于从事非法烟草专卖品交易的；故意隐瞒犯罪嫌疑人、被告人从事非法烟草专卖品交易的资金帐户或弄虚作假提供虚假信息的；因涉烟违法行为承担过民事责任或受过行政、刑事处罚，又实施同种行为的；承运人知道或应当知道委托运输的是烟草专卖品，无准运手续仍然为其运输的；为非法经营烟草专卖品提供互联网接入、服务器托管、网络存储空间、通讯传输通道、投放广告、软件开发、技术支持、资金支付结算等服务，收取服务费明显异常的；为涉烟犯罪活动提供虚假证明、许可证件，或提供、转让生产烟草专卖品专用技术、设备或卷烟配方的；其他有证据足以证明行为人应当知道的情形。

3. 证明犯罪客观方面的一般证据

（1）物证、书证　物证主要包括：烟草专用机械等生产设备；烟草专卖品成品、半成品、商标标识、包装物及原辅材料等；通讯、运输、电子计算机等工具；可以用来证明犯罪事实的其他物证。书证主要包括：银行资金往来账单、传真、信函、仓单、运单、产销合同、账簿、票据等文字书证；生产现场或烟草专卖品包装物上的标记、标识等符号书证；生产现场地形图、生产流程图、设计图等图形书证；可以用来证明犯罪事实的其他书证。审查内容：物证、书证是否为原物、原件，物证的照片、录像或者复制品及书证的副本、复制件与原物、原件是否相符；物证、书证的收集程序、方式是否符合法律有关规定；物证、书证在收集、保管及鉴定过程中是否受到破坏或者改变；物证、书证与待证事实是否具有关联性；与待证事实有关联的物证、书证是否全面收集。

（2）证人证言　证人证言主要包括：举报（揭发）人、查处现场相关人员的证言；涉烟案件中未被刑事追诉人员的证言；查获违法犯罪行为的执法人员以证人身份出具的证言；可以证明涉烟犯罪事实的其他证人证言。审查内容：作证时的年龄、认知水平、记忆能力和表达能力、生理上和精神上的状态是否影响作证；证人与犯罪嫌疑人、被告人或案件处理结果是否存在利害关系；证言的取得程序及形式是否符合法律有关规定；证人证言与待证事实是否具有关联性；证人是否受到外界非法行为影响；证人证言之间以及与其他证据之间能否相互印证；证人证言是否为猜测性、评论性、推断性的。

（3）被害人陈述　被害人陈述主要包括：购买到假冒伪劣烟草专卖品的被害人陈述；合法权益遭受涉烟犯罪行为直接侵害的其他被害人陈述。审查内容：对被害人陈述的审查内容适用前述关于证人证言的有关规定。

（4）犯罪嫌疑人、被告人供述和辩解　对犯罪嫌疑人、被告人供述和辩解的审查应当结合所有证据以及犯罪嫌疑人、被告人本人及同案犯的全部供述和辩解进行，着重审查以下内容：讯问时间、地点、程序以及讯问人身份是否符合法律有关规定；犯罪嫌疑人、被告人的供述和辩解内容是否符合案情和常理，有无矛盾；犯罪嫌疑人、被告人的供述是否前后一致及出现反复的原因；犯罪嫌疑人、被告人供述和辩解与同案犯的供述和辩解以及其他证据能否相互印证；讯问笔录的制作、修改是否符合法律及有关规定。

（5）鉴定结论　鉴定结论主要包括：对涉案烟草专卖品真伪及性质等所做的物证鉴定；发票、印章、烟草商标或标识等书证鉴定；对涉烟资金往来等所做的会计鉴定；对涉案烟草专卖品所做的价格鉴定；对涉案书证所做的笔迹鉴定；对涉案电子证据所做的鉴定；对人身伤害、精神状况等所做的医学鉴定；可以证明涉烟犯罪事实的其他鉴定结论。审查内容：鉴定机构和鉴定人是否具有合法资质；鉴定人与犯罪嫌疑人、被告人或案件处理结果是否存在利害关系；检材来源、取得、保管、送检是否符合法律及有关规定，与相关提取笔录、扣押物品清单等记载内容是否相符，检材是否充足、可靠。鉴定程序、方法是否符合法律规定及本专业鉴定规程；鉴定结论所依据的材料是否充分、真实和可靠；鉴定结论与案件待证事实是否具有关联性；鉴定结论是否依法告知相关人员，犯罪嫌疑人、被告人等相关人员对鉴定结论是否有异议；鉴定结论是否明确，与其他证据之间是否一致；鉴定报告形式要件及其内容是否完备，是否存在涂改现象，是否有涂改原因的说明。

（6）勘验、检查笔录　勘验、检查笔录主要包括：对生产、销售、存储烟草专卖品相关场所所做的现场勘验笔录；对烟草专卖品运输工具所做的现场勘验笔录；对犯罪嫌疑人、被告人及其住所所做的搜查笔录；犯罪嫌疑人、被告人或者证人对与犯罪有关的物品、文件、场所或者犯罪嫌疑人、被告人进行辨认的笔录；在生产、销售、存储烟草专卖品相关场所提取、固定现场存留的与犯罪有关的电子证据和其它相关证据的现场勘验笔录；通过计算机网络对远程目标系统实施勘验，以提取、固定远程目标系统的状态和存留的电子数据的远程勘验工作记录；可以证明涉烟犯罪事实的其他勘验、检查、搜查、辨认笔录。审查内容：审查勘验、检查、搜查、辨认程序及笔录的制作是否符合法律和有关规定；审查现场保护情况和勘验、检查、搜查笔录中所记载的涉烟犯罪现场情况、物品、痕迹等是否受到自然或人为的破坏，笔录有无篡改或者伪造现象；审查勘验、检查、搜查、辨认笔录所记载的内容是否具有客观性、准确性和完整性，笔录记载内容和实际情况是否一致，各部分是否相互照应，有无矛盾；补充勘验、检查的，前后勘验、检查情况是否一致，有无矛盾，是否说明了再次勘验、检查的原因。

（7）视听资料　视听资料主要包括：对询问、讯问、检查、搜查、勘验、辨认过程所做的视听资料；有关生产、销售、存储烟草专卖品场所的视听资料；有关涉案烟草专卖品及其加工、运输工具及相关人员的视听资料；从涉烟犯罪发生地、相关场所调取的视听资料；可以证明涉烟犯罪事实的其他视听资料。审查内容：审查是原始资料还是复制品，必要时可以进行科学技术鉴定，以验证是否伪造、涂改或剪接；视听资料的收集过程是否符合法定程序；视听资料与待证事实是否具有关联性，与其他证据之间是否一致。

（8）电子证据　电子证据主要包括：涉案电子文档证据，包括涉案计算机或其他电子设备、电磁介质内储存的电子文本、图片、音频、视频、数据库文件等；涉案网页证据，包括涉案网站页面、网络博客信息、网络论坛中发布的信息等；网络身份证据，包括入网账号、网名、电子签名等；网络联络证据，包括电子邮件、网络聊天记录、上网记录、电子数据交换记录等；电子交易证据，包括网络账号、网上交易平台记录、网络支付平台记录、电子银行交易记录、电话转账信息、资金往来明细等；电话记录、手机短信等固定或移动通讯往来信息；其他基于电子技术生成、以数字化形式保存在互联网、计算机存储器或外部存储介质中的电子证据等。

取证方式及要求：电子证据的取证应当遵守法定程序，由公安机关侦查人员依法收集、提取和固定。①备份、下载。将涉案文件及其所在的文件系统应当按照镜像备份的方式，拷贝到专用移动硬盘或直接刻录到只读光盘中，并在封口不干胶贴纸上注明所提取文件的哈希值、提取时间、地点、取证人员签名、见证人员签名。对于网页中的涉案信息应当将该信息所在网页内容和系统环境信息一并下载封存。②打印、输出。对有证明意义的文字、数据、图片类电子证据，应当在备份后采取打印输出的方式，按照提取书证的方法予以固定，并注明打印时间、数据信息所在位置、取证人员，并由犯罪嫌疑人、被告人、见证人签字确认。③拍照、摄像。对具有视听资料意义的证据，除采取拷贝、下载外还应当使用光学照相机或摄像机通过拍照、摄像方法予以提取和固定，并注明拍照、摄像时间、取证设备及制作人等情况，并由犯罪嫌疑人、被告人、见证人签字确认。同时，对取证全程也可以进行拍照、摄像以增强证明力。④制作检查笔录。应当通过文字、图表等方式对证据种类、取证方式、取证过程、证据内容等情况进行客观记录。⑤查封、扣押。为防止犯罪嫌疑人损毁、破坏电子证据，应当对涉案办公用具、服务器、计算机、电子信息存储设备等予以查封、扣押，并制作扣押物品清单。⑥解密与修复。在犯罪嫌疑人对电子证据加密、删改、破坏等情况下，应通过具备专业资质的司法鉴定人员协助完成对电子证据的解密、数据恢复等取证工作。⑦公证。即通过公证机构将有关证据进行公证固定。委托公证机构对涉案计算机型号、取证操作步骤以及网络信息内容复制等全过程进行现场监督和记录，并出具保全证据公证书。对于电子数据存储在境外的计算机上的，或者侦查机关从涉烟网站提取电子数据时犯罪嫌疑人、被告人未到案的，或者电子数据的持有人无法签字或者拒绝签字的，应当由能够证明提取、复制、固定过程的见证人签名或者盖章，记明有关情况。必要时，可对提取、复制、固定有关电子证据的过程拍照或者录像。

审查内容：是否载明电子证据形成的时间、地点、对象、制作人、制作过程及设备情况等；制作、储存、传递、获得、收集、出示等程序是否合法，取证人、制作人、持有人、见证人等是否签名或者盖章；电子证据存储磁盘、存储光盘等可移动存储介质相关内容与打印件是否一致；重新计算被封存文档的哈希值，与取证记录的哈希值进行比较，审查电子证据内容是否真实，有无剪裁、拼凑、篡改、添加等伪造、变造情形；电子证据与待证事实是否具有关联性。对电子证据有疑问的，应当进行鉴定。对电子证据，应当结合案件其他证据，审查其真实性和关联性。

4. 证明犯罪客观方面的特别证据

（1）生产、销售伪劣产品案件　通过下列证据证明犯罪嫌疑人、被告人违反国家产品质量监督管理法规和烟草专卖法律法规，故意在烟草专卖品中掺杂、掺假，以假充真，以次充好或者以不合格产品冒充合格产品，且销售金额达到法定数额标准。省级以上烟草质量检测机构出具的鉴定结论；涉案烟草专卖品价格鉴定结论；伪劣烟草专卖品成品、半成品及其原辅材料，烟草专用机械等物证；生产、销售或者储存伪劣烟草专卖品的场所勘验、检查、搜查笔录；烟草专用机械零部件进货清单、整机购销或租赁合同；查获的伪劣烟草专卖品称量或计量笔录；银行资金往来账单、传真、信函、仓单、运单、产销合同、账簿、票据等；其他证据。

（2）假冒注册商标案件　通过下列证据证明犯罪嫌疑人、被告人未经注册商标所有人许可，在同一种烟草专卖品上使用与其注册商标相同的商标，且情节严重。省级以上烟草质量检测机构出具的鉴定结论；被侵犯烟草注册商标持有人或授权使用人出具的证明材料；假冒注册商标烟草专卖品成品、半成品及其原辅材料，侵权注册商标标识，烟草专用机械等物证；查获的假冒注册商标烟草专卖品价格鉴定结论；查获的假冒注册商标烟草专卖品、侵权注册商标标识的称量或计量笔录；烟草专用机械零部件进货清单、整机购销或租赁合同；其他证据。

（3）销售假冒注册商标的商品案件　通过下列证据证明犯罪嫌疑人、被告人违反烟草专卖法和商标管理法规，销售明知是假冒他人注册商标的烟草专卖品，且销售金额数额较大。

省级以上烟草质量检测机构出具的鉴定结论；印有假冒注册商标标识的烟草专卖品、半成品、包装纸、包装盒、包装箱等物品；被侵犯烟草注册商标持有人或授权使用人出具的证明材料；查获假冒注册商标烟草专卖品的价格鉴定；进销货清单、付款凭证、记帐凭证、银行资金往来凭证等相关财务信息资料；托运单、货单、仓单、邮单等货物交付与运输凭证；其他证据。

（4）非法经营案件　通过下列证据证明犯罪嫌疑人、被告人违反国家规定，未经许可从事烟草专卖品经营，扰乱烟草专卖市场经营秩序，且情节严重。省级以上烟草质量检测机构出具的鉴定结论；犯罪嫌疑人、被告人未取得烟草专卖许可证、准运证的证明材料；查获的烟草专卖品等物证；托运单、货单、仓单、邮单等货物交付与运输凭证；进货清单、购销合同、账册等经营凭证；对烟草专卖品生产经营场所或运输工具所作的勘验、检查、搜查笔录；查获烟草专卖品的称量或计量记录及其价格鉴定结论；其他证据。

（5）妨害公务案件　通过下列证据证明犯罪嫌疑人、被告人以暴力或者威胁的方法阻碍烟草专卖执法人员依法执行职务。依法履行职务的执法人员的证件；执法人员依法履行职务的证明材料；执法人员履行职务过程的陈述或相关视听资料；证人就执法人员履行职务过程，受到暴力、威胁情形出具的证言；执法人员伤情鉴定或医疗诊断证明等；执法车辆、设备、办公设施等损坏的勘验笔录及损失评估报告；公安机关出具的接警、出警及处置记录；其他证据。

（6）煽动暴力抗拒法律实施案件　通过以下证据证明，犯罪嫌疑人、被告人煽动群众暴力抗拒烟草专卖法律法规实施，扰乱社会秩序。犯罪嫌疑人、被告人使用煽动性言词或文字劝诱、引导、促使他人以暴力抗拒烟草专卖法律法规实施的视听、通讯、书面等资料；被煽动群众及其他证人所作的证言、辨认笔录；暴力抗拒烟草专卖法律法规实施行为的视听资料；执法人员所作的陈述；执法人员的伤情鉴定或医疗诊断证明等；执法车辆、设备、办公设施等损坏的勘验笔录及损失评估报告；公安机关出具的接警、出警及处置记录；其他证据。

5. 关于共同犯罪的认定

（1）涉烟共同犯罪中的证据应当证明涉烟犯罪行为为二人以上共同故意实施。构成涉烟犯罪集团的，应当证明犯罪嫌疑人、被告人在犯罪集团中的分工、地位或作用。

（2）知道或应当知道是涉烟犯罪活动，而为其提供下列服务或帮助的，可以认定为共同犯罪：提供虚假证明、许可证件，或提供、转让生产烟草专卖品专用技术、设备或卷烟配方的；在承运、邮寄中帮助伪装、转移、隐匿或销毁证据的；提供贷款、资金、账号、电子结算服务、发票，或者提供生产、经营场所、设备、运输、仓储、保管、邮寄、代理进出口等便利条件的；通过提供保护或创造条件等方式帮助实施涉烟犯罪活动，获取非法利益的；其他共同犯罪情形。

（3）主要证据　查获的虚假证明材料、许可证件，转让技术、设备或配方的合同或协议；法定鉴定机构或权威科研机构出具的涉案技术、设备或配方用途或作用的证明材料、鉴定结论等；证实运费明显高于运输市场正常价格的证据；经物价局审核的货物运输收费标准及运单、仓单、提货单、收费凭据等书证；证明承运、邮寄过程中帮助伪装、藏匿或在案发后帮助转移、隐匿、销毁证据的材料；证明参与违法生产、经营活动的购销单据、发票、工资报表、信件、用于违法经营联系的电话记录、移动或固定通讯往来信息、电子邮件、传真、信函等；收受非法利益或参与分红的收据、工资分配清单、银行帐户清单等；犯罪嫌疑人、被告人、证人有关涉烟犯罪预谋、组织、分工、实施的供述、证言；其他证据。

（4）在涉烟共同犯罪中，对组织、领导涉烟犯罪集团的首要分子，按照集团所犯的全部涉烟犯罪涉案金额认定，其他主犯按其所参与的或者组织、指挥的全部涉烟犯罪涉案金额认定，从犯按照其所参与的涉烟犯罪涉案金额认定。

6. 行政证据转化为刑事证据　①物证、书证、视听资料等实物证据的转化，可以采用提取、移交的方式进行，制作提取、移交笔录并附有烟草专卖行政主管部门最初取证时的相关手续。②言词证据的转化应当由侦查机关重新询问或讯问。③犯罪嫌疑人、被告人、证人自书供述、证言或采取同步录音录像的犯罪嫌疑人、被告人供述和辩解、证人证言，可以直接提取、移交。

六、移送涉嫌犯罪案件需要注意的问题

一是超过行政处罚追罚时效的案件可能仍然构成犯罪，依然需要移送。《行政处罚法》规定："违法行为在二年内未被发现的，不再给予行政处罚。法律另有规定的除外。前款规定的期限，从违法行为发生之日起计算；违法行为有连续或者继续状态的，从行为终了之日起计算。"在实践中，可能会出现有的案件已经超过行政处罚追罚时效，不需要再作出行政处罚。由于违法和犯罪的追责时效不一样，不需要作出行政处罚不等于不需要追究刑事责任。《刑法》第八十七条规定："犯罪经过下列期限不再追诉：（一）法定最高刑为不满五年有期徒刑的，经过五年；（二）法定最高刑为五年以上不满十年有期徒刑的，经过十年；（三）法定最高刑为十年以上有期徒刑的，经过十五年；（四）法定最高刑为无期徒刑、死刑的，经过二十年。如果二十年以后认为必须追诉的，须报请最高人民检察院核准。"第八十八条规定："在人民检察院、公安机关、国家安全机关立案侦查或者在人民法院受理案件以后，逃避侦查或者审判的，不受追诉期限的限制。被害人在追诉期限内提出控告，人民法院、人民检察院、公安机关应当立案而不予立案的，不受追诉期限的限制。"第八十九条规定："追诉期限从犯罪之日起计算；犯罪行为有连续或者继续状态的，从犯罪行为终了之日起计算。在追诉期限以内又犯罪的，前罪追诉的期限从犯后罪之日起计算。"

二是按照《刑法》第十七条规定，涉药犯罪只有已满十六周岁的人犯罪才负刑事责任。按照《行政处罚法》第二十五条规定，不满十四周岁的人有违法行为的，不予

行政处罚，责令监护人加以管教；已满十四周岁不满十八周岁的人有违法行为的，从轻或者减轻行政处罚。追责年龄一个是十四周岁，一个是十六周岁，要求执法人员在移送涉嫌犯罪案件时要认真核实当事人年龄。

三是按照《麻醉药品和精神药品管理条例》第八十二条规定：违反本条例的规定，致使麻醉药品和精神药品流入非法渠道造成危害，构成犯罪的，依法追究刑事责任；尚不构成犯罪的，由县级以上公安机关处 5 万元以上 10 万元以下的罚款；有违法所得的，没收违法所得；情节严重的，处违法所得 2 倍以上 5 倍以下的罚款；由原发证部门吊销其药品生产、经营和使用许可证明文件。药品监督管理部门、卫生主管部门在监督管理工作中发现前款规定情形的，应当立即通报所在地同级公安机关，并依照国家有关规定，将案件以及相关材料移送公安机关。所以，对涉及麻醉药品和精神药品的违法案件应填写《案件移送书》，移交公安机关处理。是否涉嫌犯罪，可以考虑由公安机关自行裁定是否作为犯罪案件立案侦查。

四是在实践中，由于生产销售假药罪不再需要"足以严重危害人体健康"的限定条件，但如何界定是否属于假药，一方面由于刑事证据标准较高，另一方面不同地区、不同部门对证据规格要求不太一致。笔者认为，《药品管理法》赋予了县级以上药品监督管理部门对于假劣药品的判定权，从理论上县级以上药品监督管理部门均有权根据检查调查过程取得的证据或法定药品检验机构检验结论作出药品是否属于假劣药的权力。但如果公安机关要求省级药品监督管理部门出具假药判定结论，药品监督管理部门应该予以支持配合。

五是通过案件协助调查认定的假药能否作为假药定性问题，可能会由于刑事证据标准要求较高，出现协助调查认定的假药不被司法机关认可问题。这需要在今后工作中，进一步完善司法解释，通过会商协调。但同时也对药品监督管理部门协助调查函件的传递、取证过程、取证方法提出了更高规格要求，需要在今后工作中逐步完善协助调查函件的传递程序和证据标准。

思考题

1. 行政执法机关不及时移送涉嫌犯罪案件会带来哪些问题？
2. 如何界定行政责任和刑事责任的关系？

第四节　药品执法活动中渎职侵权犯罪及其立案标准

职务犯罪指的是国家工作人员利用职务上的便利，进行非法活动，或者滥用职权，或者对工作严重不负责任，不履行或不正确履行职责，破坏国家对职务行为的管理活动，致使国家和人民利益遭受重大损失，依照刑法应受到刑罚处罚的行为的总称。职务犯罪，包括《刑法》规定的"贪污贿赂罪"和"渎职罪"以及其他应当比照贪污贿赂罪、渎职罪处罚的犯罪。划分为三大类：贪污贿赂犯罪；渎职罪；侵犯公民人身权利民主权利的犯罪。本节仅就履行药品监管职责直接相关的渎职、侵犯公民人身权利民主权利的犯罪进行阐述。在药品监管活动中，药品行政执法人员如果滥用职权、侵犯公民人身权利民主权利、对工作严重不负责任或不依法履行职责，不仅仅会涉及到行政责任追究，也可能构成渎职犯罪，主要包括徇私舞弊不移交刑事案件犯罪、玩忽职守犯罪、滥用职权犯罪、非法搜查犯罪、非法拘禁犯罪等。

2006 年 7 月 26 日，最高人民检察院发布了《关于渎职侵权犯罪案件立案标准的规定》（高检发释字〔2006〕2 号）（以下简称《渎职立案标准》），就渎职侵权犯罪案件的立案标准进行了明确。

（一）徇私舞弊不移交刑事案件罪

徇私舞弊不移交刑事案件罪是指工商行政管理、税务、监察等行政执法人员，徇私舞弊，对依法应当移交司法机关追究刑事责任的案件不移交，情节严重的行为。徇私舞弊不移交刑事案件罪从构成要件包括：犯罪客体侵犯的是行政机关的正常活动和司法职权；犯罪客观方面表现为行政执法人员在履行职责，查处行政违法案件的过程中，发现所查处的违法行为已构成犯罪，依法应当移送司法机关追究刑事责任却违背职责不予移送，而非法以其他方式处置；犯罪主体必须是行政执法人员，即在国家公安、工商、税务、质检、海关、检疫等行政机关中依法行使行政职权的国家机关工作人员；犯罪主观方面是明知行为人的行为已构成犯罪，应当移送司法机关追究刑事责任，因出于私情、私利而不移交。

《刑法》第四百零二条规定："行政执法人员徇私舞弊，对依法应当移交司法机关追究刑事责任的不移交，情节严重的，处三年以下有期徒刑或者拘役；造成严重后果的，处三年以上七年以下有期徒刑。"

《渎职立案标准》规定，涉嫌下列情形之一的，应予立案：

（1）对依法可能判处 3 年以上有期徒刑、无期徒刑、死刑的犯罪案件不移交的。

（2）不移交刑事案件涉及 3 人次以上的。

（3）司法机关提出意见后，无正当理由仍然不予移交的。

（4）以罚代刑，放纵犯罪嫌疑人，致使犯罪嫌疑人继续进行违法犯罪活动的。

（5）行政执法部门主管领导阻止移交的。

（6）隐瞒、毁灭证据，伪造材料，改变刑事案件性质的。

（7）直接负责的主管人员和其他直接责任人员为牟取本单位私利而不移交刑事案件，情节严重的。

（8）其他情节严重的情形。

典型案例七

700 多瓶假"洛赛克"撂倒两药监局长

据《扬子晚报》报道，2006 年夏季，时任某市药监局稽查大队大队长的金某查实，辖区内某医院大量使用假肠胃药"洛赛克"。"洛赛克"的通用名是奥美拉唑肠溶胶囊，为临床应用极为广泛的一种肠胃药。金某进一步查明，假"洛赛克"系南京市某医药公司程某、童某销售给该医院的，共计 752 瓶，案发时已使用 695 瓶，案值超过 10 万元。南京东南司法鉴定中心司法鉴定检验报告表明，假"洛赛克"奥美拉唑含量不到标示量的七成。生产、销售假药销售额在 5 万元以上就应当追究刑事责任，该案件也成为某市药监局组建以来查处的最大案件。

按照规定，某市药监局应当立即将此案移交司法机关处理，但销售者通过"关系"找到了金某十多年的老朋友，老朋友经过"打点活动"，"摆平"了金大队长。而在金某的暗示指点下，销售者又"做通"了该市药监局"一把手"吕某的"工作"。2008 年底，某市维扬区检察院接到线索后，对"假洛赛克案"立案侦查。此时，金某已任某市药监局副局长，他立即安排人将此案移送该市公安局查办，但为时已晚。

案情"曝光"后，某市药监局局长吕某、副局长金某明知销售假药的行为涉嫌犯罪，应当移交司法机关追究刑事责任而不移交，被立案调查，并于 2009 年初先后被取保候审。2009 年 5 月 19 日，某市维扬区检察院向维扬区人民法院提起公诉，正式对被告人金某、吕某犯徇私舞弊不移交刑事案件罪提出指控。

经过开庭审理，法院认定了被告人金某、吕某徇私舞弊的犯罪事实，于 2009 年 5 月 26 日对该案作出了判决，支持了公诉机关的指控，但鉴于被告人无前科劣迹，归案后坦白认罪态度较好，且属犯罪情节轻微，最终对两人均作出犯徇私舞弊不移交刑事案件罪，但免予刑事处罚的判决。

（二）滥用职权罪

滥用职权罪是指国家机关工作人员超越职权，违法决定、处理其无权决定、处理的事项，或者违反规定处理公务，致使公共财产、国家和人民利益遭受重大损失的行为。滥用职权罪构成要件包括：客观方面表现为滥用职权，致使公共财产、国家和人民利益遭受重大损失的行为。滥用国家机关工作人员的一般职务权限，行为人或者是以不当目的实施职务行为或者是以不法方法实施职务行为；且其行为违反了职务行为的宗旨。本罪的主体必须是国家机关工作人员。非国家机关工作人员滥用职权，致使公共财产、国家和人民利益遭受重大损失的，依性质与情节成立其他犯罪，不成立本罪。本罪主观方面必须出于故意，行为人明知自己滥用职权的行为会发生破坏国家机关的正常活动，损害公众对国家机关工作人员职务活动的合法性、客观公正性的信赖的危害结果，并且希望或者放任这种结果发生。

《刑法》第三百九十七条规定："国家机关工作人员滥用职权或者玩忽职守，致使公共财产、国家和人民利益遭受重大损失的，处三年以下有期徒刑或者拘役；情节特别严重的，处三年以上七年以下有期徒刑。本法另有规定的，依照规定。国家机关工作人员徇私舞弊，犯前款罪的，处五年以下有期徒刑或者拘役；情节特别严重的，处五年以上十年以下有期徒刑。本法另有规定的，依照规定。"

《渎职立案标准》规定，涉嫌下列情形之一的，应予立案：

（1）造成死亡 1 人以上，或者重伤 2 人以上，或者重伤 1 人、轻伤 3 人以上，或者轻伤 5 人以上的；

（2）导致 10 人以上严重中毒的；

（3）造成个人财产直接经济损失 10 万元以上，或者直接经济损失不满 10 万元，但间接经济损失 50 万元以上的；

（4）造成公共财产或者法人、其他组织财产直接经济损失 20 万元以上，或者直接经济损失不满 20 万元，但间接经济损失 100 万元以上的；

（5）虽未达到 3、4 两项数额标准，但 3、4 两项合计直接经济损失 20 万元以上，或者合计直接经济损失不满 20 万元，但合计间接经济损失 100 万元以上的；

（6）造成公司、企业等单位停业、停产 6 个月以上，或者破产的；

（7）弄虚作假，不报、缓报、谎报或者授意、指使、强令他人不报、缓报、谎报情况，导致重特大事故危害结果继续、扩大，或者致使抢救、调查、处理工作延误的；

（8）严重损害国家声誉，或者造成恶劣社会影响的；

（9）其他致使公共财产、国家和人民利益遭受重大损失的情形。

国家机关工作人员滥用职权，符合刑法第九章所规定的特殊渎职罪构成要件的，按照该特殊规定追究刑事责任；主体不符合刑法第九章所规定的特殊渎职罪的主体要件，但滥用职权涉嫌前款第 1 项至第 9 项规定情形之一的，按照刑法第 397 条的规定以滥用职权罪追究刑事责任。

典型案例 Ⅱ

徐某在 2009 年 7 月 15 日任清丰县阳邵乡畜牧兽医站负责人及获得动物检疫员资格以来，在负责实施动物卫生监督、畜产品质量安全检测工作期间，超越职权，违反《中华人民共和国动物防疫法》等法律法规的规定，对清丰县阳邵乡辖区内未在定点屠宰场宰杀的生猪肉品不进行产品检疫的情况下擅自加盖检疫印章，致使注射沙丁胺醇、涂抹荧光增白剂的肉品及不符合检疫标准的生猪肉品进入销售环节销售，严重危害了人民群众的身体健康。另查明，徐某将检疫印章流传在在屠宰户中自行加盖，被濮阳市商务局等相关部门巡查时当场查扣，造成了恶劣社会影响。

徐某身为国家机关工作人员，负有对辖区内生猪肉品检疫的职责，其滥用职权，对辖区内未在定点屠宰场宰杀的生猪肉品不进行产品检疫的情况下擅自加盖检疫印章，致使有毒有害及不符合检疫标准的生猪肉品进入销售环节，并将检疫印章流传在屠宰户中自行加盖，被相关部门查扣，严重危害了人民群众的身体健康，造成了恶劣的影响，其行为已构成滥用职权罪。依照《中华人民共和国刑法》第三百九十七条第一款之规定，判决被告人徐某犯滥用职权罪，判处有期徒刑一年又六个月。

（三）玩忽职守罪

玩忽职守罪是指国家机关工作人员严重不负责任，不履行或者不认真履行职责，致使公共财产、国家和人民利益遭受重大损失的行为。玩忽职守罪的构成要件包括：侵犯的客体是国家机关的正常管理活动；客观方面表现为行为人严重不负责任，工作中草率马虎，不履行或者不正确履行职务，致使公共财产、国家和人民利益遭受重大损失的行为。"不履行职务"包含擅离职守和未履行职守；"不正确履行职务"指应该而且能够履行职务，但因不认真导致错误履行职务。犯罪主体是国家机关工作人员；主观方面变现为过失，行为人玩忽职守的行为本身常常是故意的，但对损害结果，则是过失的。

本罪与非罪行为的界限为：是否给公共财产、国家和人民利益造成重大损失是区分本罪与非罪行为的重要标准。本罪与滥用职权罪的界限是：本罪主要表现为以不作为的方式，不履行职责或者怠于履行职责；而后罪则主要表现为以作为的方式超越权限，处理无权处理的事务或者不顾职责的程序和宗旨随心所欲地处理事务。

《刑法》第三百九十七条规定："国家机关工作人员滥用职权或者玩忽职守，致使公共财产、国家和人民利益遭受重大损失的，处三年以下有期徒刑或者拘役；情节特别严重的，处三年以上七年以下有期徒刑。本法另有规定的，依照规定。国家机关工作人员徇私舞弊，犯前款罪的，处五年以下有期徒刑或者拘役；情节特别严重的，处五年以上十年以下有期徒刑。本法另有规定的，依照规定。"

《渎职立案标准》规定，涉嫌下列情形之一的，应予立案：

（1）造成死亡1人以上，或者重伤3人以上，或者重伤2人、轻伤4人以上，或者重伤1人、轻伤7人以上，或者轻伤10人以上的；

（2）导致20人以上严重中毒的；

（3）造成个人财产直接经济损失15万元以上，或者直接经济损失不满15万元，但间接经济损失75万元以上的；

（4）造成公共财产或者法人、其他组织财产直接经济损失30万元以上，或者直接经济损失不满30万元，但间接经济损失150万元以上的；

（5）虽未达到3、4两项数额标准，但3、4两项合计直接经济损失30万元以上，或者合计直接经济损失不满30万元，但合计间接经济损失150万元以上的；

（6）造成公司、企业等单位停业、停产1年以上，或者破产的；

（7）海关、外汇管理部门的工作人员严重不负责任，造成100万美元以上外汇被骗购或者逃汇1000万美元以上的；

（8）严重损害国家声誉，或者造成恶劣社会影响的；

（9）其他致使公共财产、国家和人民利益遭受重大损失的情形。

国家机关工作人员玩忽职守，符合刑法第九章所规定的特殊渎职罪构成要件的，按照该特殊规定追究刑事责任；主体不符合刑法第九章所规定的特殊渎职罪的主体要件，但玩忽职守涉嫌前款第1项至第9项规定情形之一的，按照刑法第397条的规定以玩忽职守罪追究刑事责任。

典型案例九

罗小飞犯玩忽职守罪一案一审刑事判决书

（2011）平龙刑初字第40号

公诉机关平顶山市石龙区人民检察院。

被告人罗小飞，男，1976年2月4日出生，汉族，本科毕业，中共党员，住河南省襄城县城关镇紫云大道二造纸厂11号。2008年4月至今担任平顶山市卫生局卫生监督管理所所长。因涉嫌玩忽职守犯罪于2011年5月9日被职保候审。

平顶山市石龙区人民检察院以平石检刑诉〔2011〕30号起诉书指控被告人罗小飞犯玩

忽职守罪，于2011年7月19日向本院提起公诉。本院依法组成合议庭，公开开庭审理了本案。平顶山市石龙区人民检察院指派检察员刘二伟、代理检察员吴涛出庭支持公诉，被告人罗小飞到庭参加诉讼。现已审理终结。

平顶山市石龙区人民检察院指控，2008年4月至今，被告人罗小飞在担任石龙区卫生局卫生监督所所长期间，明知石龙区王秋月妇科诊所、杨涛诊所非法行医，无《医疗机构执业许可证》和使用无《乡村医生执业证书》的从业人员，没有依照《医疗机构管理条例》第四十四条、《乡村医生从业管理条例》第四十二条的规定，对两诊所责令停止违法行为和没收非法所得、全部药品和医疗器械，予以取缔，致使两诊所在交完罚款后仍继续非法行医，持续非法行医期间造成两就诊人死亡的严重后果。公诉机关提供了相关证据，认为被告人罗小飞的行为已触犯《中华人民共和国刑法》第三百九十七条第一款之规定，构成玩忽职守罪。特提起公诉，请依法惩处。

被告人罗小飞辩称自己属于工作上有一定的失误，但对指控犯罪事实无异议，望从轻处理。

经审理查明，2008年4月至今，被告人罗小飞在担任石龙区卫生局卫生监督所所长期间，明知石龙区王秋月妇科诊所、杨涛诊所非法行医，无《医疗机构执业许可证》及使用无《乡村医生执业证书》的从业人员，没有依照《医疗机构管理条例》第四十四条、《乡村医生从业管理条例》第四十二条的规定，对两诊所进行责令停止违法行为和没收非法所得、全部药品和医疗器械处罚并予以取缔，致使王秋月、杨涛在交完罚款后仍继续非法行医，两诊所长期存在的不良后果，在群众中产生了恶劣影响。

以上事实有下列证据予以证实：

1. 被告人罗小飞供述曾对王秋月妇科诊所、杨涛诊所进行两次行政处罚但未没收全部药品及医疗器械的事实和证人陈勇涛、王蕊蕊、李红杰、郭改丽知道卫生局曾对王秋月、杨涛诊所进行两次行政处罚但未没收全部药品及医疗器械的事实基本一致，可相互印证。

2. 证人王秋月、杨怀昌、丁德坤、乔秋芝、薛红燕均证明薛红燕在王秋月诊所由王秋月为其接生后婴儿死亡的事实。

3. 证人杨涛、韩团岭、宋素娜证明宋素娜的儿子韩沛晨在杨涛诊所治病后死亡的事实。

4. 被告人罗小飞身份证明、职务职责证明显示其身份情况及工作职责。

5. 石龙区卫生局王秋月案行政处罚案卷材料、杨涛案行政处罚案卷材料证明石龙区卫生局卫生监督所曾对王秋月诊所、杨涛诊所进行两次行政处罚但未没收全部药品及医疗器械。

6. 王秋月与丁德坤签订的协议书及收条证明双方就医疗纠纷达成一致意见。

7. 杨涛家属与韩团岭、宋素娜签订的赔偿协议及收条证明双方就医疗事件达成协议。

以上证据已经当庭出示、质证，可以认定。

本院认为，被告人罗小飞身为国家工作人员，在监督管理医疗机构的工作中，不认真履行监管职责，致使非法诊所持续营业，造成了人民群众健康权难以保障的恶劣情节，其行为已构成玩忽职守罪。公诉机关指控成立，予以支持。鉴于被告人罗小飞在庭审中态度较好，犯罪情节轻微，且系初犯，可以酌定从轻处罚。依照《中华人民共和国刑法》第三百九十七条、第三十七条之规定，判决如下：

被告人罗小飞犯玩忽职守罪，免予刑事处罚。

如不服本判决，可在接到判决书的第二日起十日内，通过本院或者直接向河南省平顶山市中级人民法院提出上诉。书面上诉的，应当提交上诉状正本一份，副本两份。

审 判 长　孙延辉

审 判 员　王国生

代理审判员　陈营珠

二〇一一年八月二十九日

（四）放纵制售伪劣商品犯罪行为罪

放纵制售伪劣商品犯罪行为罪是指对生产、销售伪劣商品犯罪行为负有追究责任的国家机关工作人员徇私舞弊，不履行法律规定的追究职责，情节严重的行为。放纵制售伪劣商品犯罪行为罪构成要件包括：本罪侵犯的客体是国家对产品质量的监督管理制度；在客观方面表现为徇私舞弊，对生产、销售伪劣商品犯罪的行为不履行法律规定的追究责任，情节严重的行为；主体为负有法律规定的查处生产、销售伪劣商品的违法犯罪行为的义务的国家工作人员；在主观方面是故意。即明知是有生产、销售伪劣商品犯罪行为的犯罪分子而不予追究刑事责任。如果不知是犯罪分子，而不予追究刑事责任，不构成本罪。本罪的动机是徇私。

《刑法》第第四百一十四条规定："对生产、销售伪劣商品犯罪行为负有追究责任的国家机关工作人员，徇私舞弊，不履行法律规定的追究职责，情节严重的，处五年以下有期徒刑或者拘役。"

《渎职立案标准》规定，涉嫌下列情形之一的，应予立案：

（1）放纵生产、销售假药或者有毒、有害食品犯罪行为的；

（2）放纵生产、销售伪劣农药、兽药、化肥、种子犯罪行为的；

（3）放纵依法可能判处3年有期徒刑以上刑罚的生产、销售伪劣商品犯罪行为的；

（4）对生产、销售伪劣商品犯罪行为不履行追究职责，致使生产、销售伪劣商品犯罪行为得以继续的；

（5）3次以上不履行追究职责，或者对3个以上有生产、销售伪劣商品犯罪行为的单位或者个人不履行追究职责的；

（6）其他情节严重的情形。

典型案例十

假人血白蛋白夺命 接举报电话的竟是"保护伞"

20名假药商贩接受审判

人血白蛋白俗称"生命制品"、"救命药"。它是从健康人血液中提取的一种血液制品，主要用于出血性疾病引起的失血性休克或大面积烧伤治疗，亦作为癌症病人晚期的维持治疗用药。

近年来，原料血浆出现供应不足，不少地方出现了人血白蛋白用药紧张的状况。人血白蛋白在药品市场十分走俏，10克一瓶的人血白蛋白卖到四五百元。因此，不法分子们以蜂胶和蒸馏水制成假人血白蛋白,每瓶成本只有十几元钱,这样的一瓶假人血白蛋白一转手出售就可以赚到几百元钱。

2008 年 12 月 5 日,江苏省通州市"假人血白蛋白夺命"一案,经通州市法院一审认定,如皋市医药公司原白蒲分公司送货员李向阳等 20 名被告人犯销售假药罪,分别作出判处有期徒刑十四年至拘役六个月不等的判决;同时,对隐瞒举报电话的"保护伞"——如皋市药监局药品稽查科原科长兼稽查大队大队长王某判处有期徒刑三年零六个月。

事发

2008 年 1 月 15 日,时年 72 岁且患肺癌已到中晚期的通州市金沙镇居民邱忠,在医院输注自带的一瓶 10 克装人血白蛋白后,出现寒战、高热、胸闷气促、休克等症状,经医院抢救无效死亡。

此前一周,通州已连续发生 3 起由于输注人血白蛋白后出现寒战、高热等医疗事件,其中 2 人出现休克症状。

1 月 18 日,接到医院报告的通州市药监局迅速将情况通报通州市公安局。通州市公安局把突破案件的视线锁定在致命的假人血白蛋白上。

加价转手如同接力赛

参与制售假人血白蛋白的李向阳(如皋市医药公司原白蒲分公司送货员)交代,他手中的假药是从一个叫佘永红的女人手中拿的货。

2007 年上半年的一天,李向阳接到一位陌生女人的电话,对方称自己名叫佘红(李向阳后来知道她叫佘永红,是江苏省如皋市丁堰镇人,在丁堰镇开了一家私人诊所。

李向阳问她有什么事,佘永红说:"以前在海安医药公司有个姓浦的,你认不认识?他现在在哪里,跟你的关系如何?"并请李向阳帮她向姓浦的追要 5 万元药品欠款。

两人慢慢地熟悉了起来,因为李向阳是搞药品销售的,所以谈起销售假人血白蛋白的事,双方一拍即合。

半个多月后,在如皋开私人诊所的小毛打电话找到李向阳,先是从李向阳处买了 5 瓶 5 克装的人血白蛋白。后来,小毛提出还需要这样的货。李向阳告诉他,只有 10 克装的人血白蛋白了,然后李向阳就从佘永红那里以每瓶 265 元的价格进了 20 瓶,接着李向阳每瓶加价 100 元转手卖给小毛 10 瓶,这样,李向阳毫不费力就轻松赚到了 1000 元。

卖假药如同染上毒瘾

轻松得手后的李向阳如同染上毒瘾,一发不可收。

自 2007 年 9 月至 2008 年 1 月,李向阳先后多次低价从佘永红处购进假人血白蛋白 499 瓶,然后销售给北京一医药公司驻南通的业务员冒志祥、通州市一医院药剂科科长夏美云以及如皋市个体医生等人,销售金额达人民币 18.236 万元。接着,冒志祥、夏美云又销售给江苏省如东县个体药贩陆卫华以及南通一公司外聘业务员钱燕等人,陆卫华再销售给南通医药公司的张洪新、陈一平等人,张洪新又销售给南通一公司业务员宋杰,宋杰再转手销售……假药商贩们通过这种接力赛似的不断转手,不断加价牟取暴利。

经权威机构检测,这些假药商贩所销售的假冒上海莱士血制品有限公司生产的"安普莱士"牌 10 克装(批号为 200701A002,有效期至 2012 年 1 月 9 日的假人血白蛋白中,含有表皮葡萄球菌和短小芽孢杆菌。后经法医鉴定,被害人使用含有细菌的上述批号的假人血白蛋白与损伤结果之间具有直接的因果关系。

李向阳其实从一开始就知道,佘永红提供的人血白蛋白是假的。因为真正的人血白蛋白不仅市场上非常紧俏，价格也非常昂贵。而佘永红出售给他的价格远远低于市场价格，而且要多少佘永红就能够提供多少，显然不正常。

小学文化的李向阳明明知道佘永红出售给他的人血白蛋白是假的，其他假药商贩自然也不是傻瓜。但是为了牟取暴利，这些假药商贩一次次铤而走险。他们根本不考虑在死亡线上挣扎的病人使用了这些假药后将会出现什么样的后果。在假药商贩的脑海里，只有大把大把的钞票。

假药商贩联手逐利

2008 年 1 月，李向阳、佘永红相继归案。

那么，佘永红的假药又是从哪里来的呢？2007 年 9 月的一天，佘永红的朋友高彪打电话给佘永红，说自己在安徽给亲戚买了一批人血白蛋白不用了，问她能不能帮助卖掉，佘永红答应了。2007 年 9 月至 12 月，高彪将 501 瓶 10 克装的假人血白蛋白以很低的价格销售给佘永红，佘永红每瓶加价几十元再卖出，销售金额达人民币 13.7 万元。

高彪手中的假药是从安徽亳州市个体女药贩赵玉侠手中买到的。两人于 2007 年五六月间开始，为做假人血白蛋白和假狂犬疫苗生意，从相识到结成"利益共同体"。至同年的 12 月，赵玉侠将假人血白蛋白以每瓶人民币 26 元至 30 元不等的价格，共售给高彪 794 瓶，并另销售给其他人 20 瓶，销售金额人民币 2.44 万元。

赵玉侠手中的假药是从一个名叫申东兰的个体药品商贩手中进的货。

申东兰和赵玉侠同为药品商贩，平时过从甚密。申东兰的假人血白蛋白是从安徽蚌埠、亳州等地的一些药品商贩手里得到的货。2001 年 3 月至 9 月间，申东兰曾在亳州西药公司做过西药销售生意，那个时候她就听说过销售假人血白蛋白非常赚钱。

2007 年，真品 10 克人血白蛋白市面价格 120 元到 130 元一瓶，而假货只要几十元一瓶，进货渠道也不一样。真的人血白蛋白只能由国家专营控制，私人不能卖，而且卖假货的人什么证件都没有。所以申东兰从一开始就知道，那些低价人血白蛋白都是假货，也知道这些假货对病人不起作用，严重的还会耽误病人的治疗。但为了赚钱，申东兰还是昧着良心去做。自 2007 年 5 月起，申东兰先向在亳州草药行做草药生意时认识的女药商贩李味等人购买假人血白蛋白，然后每瓶加价 15 元至 19 元，将这些假人血白蛋白销售给赵玉侠，前后共计 814 瓶，销售金额合计人民币 1.6 万元。

向申东兰销售假药的假药商贩全部纳入了公安机关的侦查视线，不久悉数落网。

2008 年 5 月，公安机关将该案移送审查起诉。然而，办案检察官在审查批捕时就产生了一个疑问：这么多的假药流入医院，假药是怎样逃过药品监督检查的呢？

"保护伞"玩了猫腻

2008 年 2 月，通州市检察院在对犯罪嫌疑人李向阳、佘永红等人进行审查批准逮捕时发现，2007 年 11 月，也就是邱忠在通州市一医院因输注假人血白蛋白而死亡的前两个月，如皋市病人毛瑟也因使用自己购买的人血白蛋白后病情加重，不久便死亡。

同年 12 月，如皋市药监局曾将毛瑟使用的自己购买的人血白蛋白残液送至上海，鉴定结果为假冒产品。该局药品稽查科原科长兼稽查大队大队长王某，为此也曾带人相继调查过该人血白蛋白的提供者李向阳、佘永红等人，且李、佘等人均承认，毛瑟输注的 20 支假人血白蛋白是他们销售的。但就是这么一件销售假药的涉嫌刑事犯罪案件，后来竟然不了了之。

莫非有什么猫腻？通州市检察院反渎局果断决定，适时介入此案。

经查，2007 年 11 月 21 日，如皋市白蒲镇蒲东村村民毛瑟的妻子张玉曾打电话向如皋市药监局举报，称其丈夫用了人血白蛋白后病情不见好转，反而越来越严重，怀疑他们购买的人血白蛋白是假药。接着，她把余下的人血白蛋白送到如皋市药监局，要求检验。

同年 12 月 2 日，张玉又打电话给如皋市药监局，告知其丈夫毛瑟已经病故。

接听这两次电话举报的都是王某。然而，此时的王某因为有人向他打招呼说情，所以拖至同年 12 月 18 日，王某才向分管局领导报请查处。

由于未对这起无证经营假药案及时进行果断查处，导致李向阳等人又将 100 余支假人血白蛋白于 2007 年 12 月至 2008 年 1 月继续销往南通、海门等地，结果造成了该假药的进一步扩散。至案发时，已有数十人使用该假药后出现严重不良反应，经法医鉴定，其中重伤 5 人，轻伤 1 人。

通州市检察院反渎局通过侦查认为，王某对销售假药案的查处没有尽职尽责，客观上放纵了假药商贩的犯罪行为，导致假药危害产生严重后果，王某已经构成渎职犯罪。

得知检察机关介入假药案的查处，王某着急了，几次赶到如皋市公安局，要求严厉查处假药案，以掩盖其在这起案件中的渎职行为。

当通州市检察院反渎干警出现在王某面前时，王某将拳头重重地往办公桌上一敲，长长地叹了一口气："共产党的这碗饭我再也吃不成了。"

原来，使用假人血白蛋白的毛瑟非正常死亡后，王某不仅知道经上海市莱士血液制品股份有限公司质量保证部鉴定，其所输注的人血白蛋白系假冒产品，而且从李向阳、佘永红等人向如皋市药监局的交代中已经得知，毛瑟输注假人血白蛋白后死亡的事实。可是因为佘永红的亲戚及李向阳托人向王某打了招呼，王某还收受了佘永红的亲戚及李向阳托人送上的白酒等礼物，导致王某放纵犯罪，结果把自己也搭了进去。

王某还供述了自己受贿人民币 3.18 万元的犯罪事实。（摘自《检查日报》）

（五）非法拘禁罪

非法拘禁罪是指以拘禁或者其他方法非法剥夺他人人身自由的行为。非法拘禁罪侵害的对象，是依法享有人身权利的任何自然人；非法拘禁罪客观上表现为非法剥夺他人身体自由的行为。这里的"他人"没有限制，既可以是守法公民，也可以是犯有错误或有一般违法行为的人，还可以是犯罪嫌疑人。非法拘禁罪的主体既可以是国家工作人员，也可以是一般公民。非法拘禁罪在主观方面表现为故意，并以剥夺他人人身自由为目的。在此仅就国家机关工作人员利用职权实施的非法拘禁进行讨论。

《刑法》第二百三十八条规定："非法拘禁他人或者以其他方法非法剥夺他人人身自由的，处三年以下有期徒刑、拘役、管制或者剥夺政治权利。具有殴打、侮辱情节的，从重处罚。犯前款罪，致人重伤的，处三年以上十年以下有期徒刑；致人死亡的，处十年以上有期徒刑。使用暴力致人伤残、死亡的，依照本法第二百三十四条、第二百三十二条的规定定罪处罚。

为索取债务非法扣押、拘禁他人的，依照前两款的规定处罚。国家机关工作人员利用职权犯前三款罪的，依照前三款的规定从重处罚。"

《渎职立案标准》规定，国家机关工作人员利用职权非法拘禁，涉嫌下列情形之一的，应予立案：

（1）非法剥夺他人人身自由 24 小时以上的；

（2）非法剥夺他人人身自由，并使用械具或者捆绑等恶劣手段，或者实施殴打、侮辱、虐待行为的；

（3）非法拘禁，造成被拘禁人轻伤、重伤、死亡的；

（4）非法拘禁，情节严重，导致被拘禁人自杀、自残造成重伤、死亡，或者精神失常的；

（5）非法拘禁3人次以上的；

（6）司法工作人员对明知是没有违法犯罪事实的人而非法拘禁的；

（7）其他非法拘禁应予追究刑事责任的情形。

典型案例十一

李某、孙某系河南省邓州市烟草专卖局专卖科工作人员，2008年7月3日21时30分左右，李某、孙某在邓州市夏集乡邓营学校查办假烟案件过程中，误认为邓营村治安主任邓某某是接假烟的货主，在没有相关法律手续的情况下，强行将邓某某捞到烟草专卖办的车上，带至邓州市烟草宾馆218房间，一直到7月4日早晨8时许，在查清邓某某不是假烟货主的情况下，将邓放走，历时10余小时。期间，被告人李某、孙某分别在邓某某脸上打几巴掌。邓州市人民检察院法医鉴定书认定，邓某某左耳鼓膜外伤性穿孔的损伤程度构成轻伤。案发后，经调解，李某、孙某等人赔偿被害人邓某某医疗费等经济损失78500元。2008年7月4日，李某、孙某主动到邓州市人民检察院投案。2008年10月15日，法院分别认定李某和孙某犯非法拘禁罪，判处李某拘役四个月，缓刑四个月，孙某拘役三个月。

（六）非法搜查罪

非法搜查罪是指非法搜查他人身体、住宅的行为。所谓搜查，是指搜索检查，既包括对他人身体的搜查，如摸索、掏翻等，又包括对他人住宅的搜查，如搜索、翻看、检查、挖掘等。

本罪侵犯的客体是他人的隐私权。所谓隐私权，是指自然人享有的住宅和个人生活不受侵扰，与社会无关的个人信息和个人事务不被不当披露为内容的人格权，包括个人信息的控制权、个人生活的自由权和私人领域的占有权。具体包括以下几个方面：①姓名、住址、肖像、私人电话号码等个人信息不被公开的权利；②储蓄或者其他财产状况，非有正当理由不得调查和公开；③社会关系（包括亲属关系、朋友关系）非有正当理由不得调查、刺探和公开；④档案材料应在合理范围内使用；⑤住宅不受非法侵入或侵扰；⑥个人生活不受监视或骚扰；⑦通信、日记或其他私人文件不得刺探和公开；⑧夫妻合法的性生活不受非法干扰、调查和公开，婚外性关系非关系社会利益，不得任意公开；⑨不愿让他人知道的有关经历和纯属个人私事，非有正当理由不得予以公开；⑩其他与社会公益无关的个人信息，如生活缺陷、健康状况、婚姻状况、宗教信仰等，非有正当理由亦不得刺探和公开。搜查是司法机关对刑事案件进行侦查过程中，采取的一项收集证据、查获犯罪人的措施，是对他人隐私权的一种妨害，必须依法进行，否则就构成对他人隐私权的侵犯。

本罪在客观方面表现为非法搜查他人身体和住宅的行为。非法搜查是合法搜查的对称。我国刑事诉讼法第109条至第113条对享有搜查权的人员、搜查的对象、地点以及程序作了明确的规定：①享有搜查权的人员是侦查人员，即经合法授权或批准依法对刑事案件执行侦查、预审等任务的侦查人员，包括公安机关和国家安全机关的侦查人员以及人民检察院自行侦查案件的侦查人员；②搜查的对象为犯罪嫌疑人以及可能隐藏罪犯或者证据的人；③搜查的地点包括上述人的身体、物品、住处和其他有关的地点；④搜查的程序有四：一是出示搜查证。在一般情况下，进行搜查必须向被搜查人出示搜查证，除非在执行逮捕、拘留时遇紧急情况，才可以无证进行搜查；二是要求被搜查人或其家属、邻居或其他见证人在场；三是只能由女工作人员搜查妇女的身体；四是搜查的情况应当写成笔录，笔录应由侦查人员和被搜查人员或他的家属、邻居或其他见证人共同签名或者盖章。如果拒绝签名盖章，应当在笔录上注明符合上述规定的搜查，即为合法搜查。在司法实践中，非法搜查主要有三种情况：一种是无搜查权的机关、团体、单位的工作人员或其他个人，为了寻找失物、有关人或达到其他目的而对他人的身体或住宅进行搜查的；第二种是有搜查权的人员，未经合法批准或授权，滥用权力，非法进行搜查的；第三种是有搜查权的机关和人员不按照法定的程序、手续进行搜查的。具备上述之一的就属于非法搜查。搜查的对象，根据本法第245条的规定，仅限于他人的身体和住宅。如果不是针对身体或住宅搜查，而是非法搜查机关或其他单位的办公室、仓库、车辆、船只、飞机等场所，则不能以本罪论处。构成犯罪的，可以他罪如妨害公务罪、抢劫罪、盗窃罪、故意毁坏财物罪等论处。如果是在上述场所对他人的人身进行搜查的，仍可构成本罪。至于住宅，则是指公民居住、生活的场所，既包括公民长期居住的生活场所，如私人建造的住宅、公寓等，又包括公民临时居住、生活的场所，如较长时间租住的旅店，还包括公民居住、办公两用的房间以及以船为家的渔民船只等。搜查住宅，不仅指搜查住宅内，而且还包括和住宅紧紧相连、构成住宅整体的庭院以及构成整个住宅组成部分的其他用房如储藏室等。

本罪的主体是一般主体。凡达到刑事责任年龄且具备刑事责任能力的自然人均能构成本罪，无论其是否是有搜查权的侦查人员。再次仅就国家机关工作人员利用职权实施的非法搜查进行讨论。

本罪在主观方面表现为直接故意，不能由间接故意或者过失构成。其动机可以是各种各样的，但何种动机不影响本罪的成立。

《刑法》第二百四十五条规定："非法搜查他人身体、住宅，或者非法侵入他人住宅的，处三年以下有期徒刑或者拘役。司法工作人员滥用职权，犯前款罪的，从重处罚。"

《渎职立案标准》规定，国家机关工作人员利用职权非法搜查，涉嫌下列情形之一的，应予立案：

（1）非法搜查他人身体、住宅，并实施殴打、侮辱等行为的；

（2）非法搜查，情节严重，导致被搜查人或者其近亲属自杀、自残造成重伤、死亡，或者精神失常的；

（3）非法搜查，造成财物严重损坏的；

（4）非法搜查3人（户）次以上的；

（5）司法工作人员对明知是与涉嫌犯罪无关的人身、住宅非法搜查的；

（6）其他非法搜查应予追究刑事责任的情形。

典型案例十二

肖某、余某在江苏省某市烟草专卖局稽查大队工作期间，从1998年11月至1999年2月，先后多次进入所辖烟草专卖户的住宅内进行非法搜查。其中，被告人肖某参与了对大桥东村周建军、郑香玉、朱马村徐炳山、王强等 11 户烟草专卖户住宅的非法搜查,共计 18 次;被告人余某参与了对大桥东村周建军等 8 户烟草专卖户住宅的非法搜查,共计 13 次。检察机关认为,被告人肖某、余某身为国家行政执法人员,在执行烟草专卖检查工作中,超越职权,非法搜查他人住宅,其行为触犯了《刑法》第 245 条第一款,犯罪事实清楚,证据确实充分,应当以非法搜查罪追究被告人肖某、余某的刑事责任。根据《刑事诉讼法》第 141 条之规定,提起公诉。1999 年 5 月,法院以非法搜查罪判处二人有期徒刑一年和六个月,并缓期两年执行。

思考题

1. 滥用职权罪和玩忽职守罪的区别是什么?
2. 徇私舞弊不移交刑事案件罪与放纵制售伪劣商品犯罪行为罪从犯罪构成上有何区别?

第九章

药品监管技能应用实例

药品监管工作对监督人员的药品专业知识、法律知识等均有较高要求,在实际工作中掌握一定的稽查技巧,有助于提高药品监管人员执法水平,提高应对执法突发情况的能力,提升稽查办案发现违法行为的能力,有助于更好地深挖案源,从而有效打击违法违规行为。

第一节 资质证明材料和批准证明文件的稽查技巧

药品监管工作是项细致且专业知识要求较高的工作,实际执法工作中应充分运用所掌握的知识,针对不同的检查对象,有步骤、有重点、有条理的开展检查工作。从执法实践来看,药品违法犯罪活动往往与假资质、假公章、假票据相伴而生。所以稽查执法人员必须具备审查相关材料的能力。其中,对药品购销活动中的资质材料和批准证明文件审验是监督检查的一项重要内容。

一、药品购销活动中涉及的资质证明材料和批准证明文件

根据《药品流通监督管理办法》、《药品进口管理办法》、《进口药材管理办法(试行)》、《生物制品批签发管理办法》、国家食品药品监督管理局《关于贯彻落实〈国务院关于加强食品等产品安全监督管理的特别规定〉的实施意见》、《医疗机构药品监督管理办法(试行)》、《药品经营质量管理规范实施细则》等规定,结合实际业务操作过程中情况,目前药品购销活动中涉及的资质证明材料和批准证明文件主要有以下十项内容,相关资质材料药品生产、经营企业应当保存至超过药品有效期1年,但不得少于3年。医疗机构应当妥善保存相关资料至少5年。

(1)加盖供货单位原印章的《药品生产许可证》或者《药品经营许可证》复印件。

(2)加盖供货单位原印章的《营业执照》复印件。

（3）加盖本企业原印章的所销售药品的批准证明文件复印件。包括《药品注册证》、《药品注册批件》、《药品再注册批件》等。

（4）加盖供货单位原印章的《药品GMP证书》复印件或者《药品GSP证书》复印件。

（5）药品生产企业、药品批发企业派出销售人员销售药品的，出示授权书原件。提供加盖本企业原印章，并加盖企业法定代表人印章（或者签名）的授权书复印件。

（6）药品生产企业、药品批发企业派出销售人员销售药品的，销售人员应当出示本人身份证原件，供药品采购方核实。

（7）加盖供货单位原印章的《药品出厂检验报告》复印件，检验报告应加盖生产企业质量检验机构或质量管理机构印章。

（8）采购进口药品的，应索取加盖供货单位原印章的《进口药品注册证》（或《医药产品注册证》）和《进口药品批件》复印件；进口麻醉药品、精神药品、蛋白同化制剂、肽类激素，应当同时提供《进口准许证》复印件；进口中药材应提供《进口药材批件》、《进口药材检验报告》。

（9）采购进口药品的，应索取《进口药品检验报告书》复印件或者注明"已抽样"并加盖公章的《进口药品通关单》复印件，同时加盖供货单位原印章。

（10）采购实行批签发管理的生物制品的，应索取加盖供货单位原印章的《生物制品批签发合格证》复印件，同时加盖供货单位原印章。

二、药品资质证明材料审验技巧

药品资质证明材料的审查主要应针对许可证有效期、许可证格式、许可证编号、许可范围、是否有涂改痕迹等方面进行审查。在初步发现疑点后，通过国家局网站数据库进行进一步查询，必要情况下直接与相关生产经营企业或当地药监部门联系进一步确认后，向当地药品监督管理部门协查，从而发现药品购销活动中存在的违法行为，发掘案源信息。下面，虚构一些伪造的药品资质证明材料，运用前面章节知识进行分析。

（一）《药品生产许可证》

该《药品生产许可证》（图9-1）正本发证日期为2010年3月18日，为2010年底以前发证（2010年底以后启用了新版许可证，格式与此不同，参见本书第一章）。通过审查，发现存在以下疑点：①许可证格式错误。该许可证与国家局统一制发的2005年开始启用的许可证版本样式相比，文字排列顺序、文字内容均不相同。国家局统一制发的许可证为"编号"，不是"证号"，且位置在"生产地址和生产范围"上方。②许可证"证号"错误，除真证应为"编号"外，该证"证号 HZYA23003366"，不符合许可证编号规则，且许可证编号不应该出现大写字母A，年份2300与2010不对应。真证编号格式应为"省份简称＋大写字母＋小写字母＋四位年号＋四位顺序号"。大写字母含义为：H化学药、Z中成药、S生物制品、T体外诊断试剂、Y中药饮片、Q医用氧等、F药用辅料、J空心胶囊、C特殊药品、X其他（如中药提取物，中药配方颗粒等）；小写字母含义为：a原料药、b制剂。如豫 HbZb20100166。③生产范围表述错误。其中不但出现了"胶囊剂量"和"针剂"的错误表述，还出现了"生产与销售"字样，且与编号内容不一致。④有效期错误。该证发证日期显示为2010年3月18

日，有效期标注为至 2013 年 3 月 18 日，有效期为 3 年零 1 天。而真证有效期应为 5 年，如果 2010 年 3 月 18 日发证，有效期应为 2015 年 3 月 17 日。在实际工作中，有部分省份为截止 2010 年底统一换发许可证，可能出现 2010 年 12 月 31 日，但不会超过 5 年，也不会出现 3 年零 1 天的时效许可。⑤审批机关印章错误。该许可证为黑白复印件图片，应出现黑白颜色的审批机关印章，而该图审批机关印章为红色原印章，该印章有可能是伪造的。

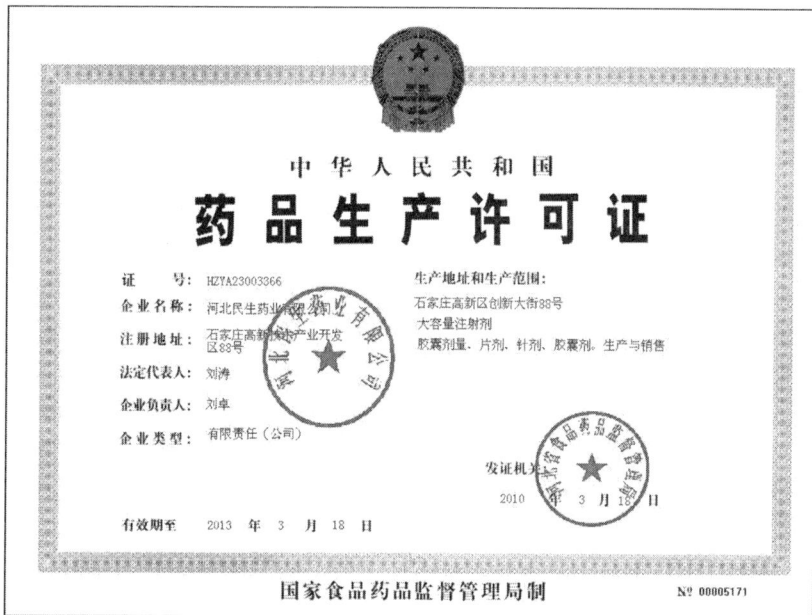

图 9-1 可疑药品生产许可证

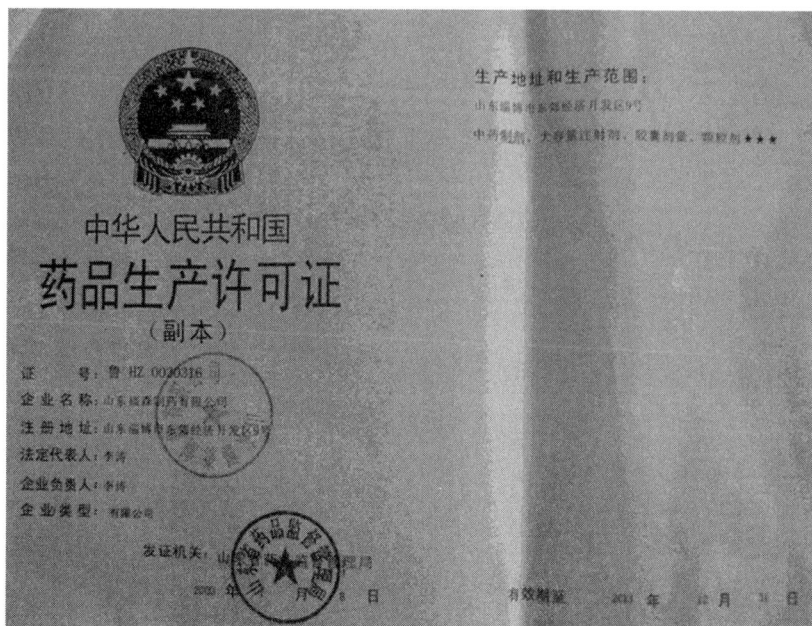

图 9-2 《药品生产许可证》

　　该《药品生产许可证》（图9-2）副本发证日期为2000年1月8日，为2010年底以前发证。主要发现疑点如下：①真许可证副本应为"编号"，该假证为"证号"；②许可证编号错误，假证书写为"鲁HZ0030316"，真证一般应有代表原料药的a或代表制剂的b。数字部分真正应为四位年份加四位流水号，该假证数字为7位数，且没有按照发证年份排列。③证书有效期错误。真证有效期应为五年，或截止有效期到2010年12月31日。该假证发证日期为2003年1月8日，有效期至2013年12月31日，有效期超过5年。④生产范围表述错误。《药品生产许可证》的生产范围应按《中华人民共和国药典》制剂通则及其他的药品国家标准填写，主要有以下剂型：大容量注射剂、小容量注射剂、粉针剂、冻干粉针剂、片剂、硬胶囊剂、软胶囊剂、颗粒剂、散剂、丸剂（蜜丸、水蜜丸、水丸、浓缩丸、微丸、糊丸、蜡丸）、滴丸剂、干混悬剂、混悬剂、合剂、口服液、口服溶液剂、乳剂、糖浆剂、酒剂、酊剂、茶剂、露剂、搽剂、洗剂、栓剂、涂剂、软膏剂、乳膏剂、眼膏剂、凝胶剂、透皮贴剂、巴布膏剂、橡胶膏剂、膏药、锭剂、流浸膏剂、浸膏剂、煎膏剂（膏滋）、胶剂、膜剂、滴眼剂、滴耳剂、滴鼻剂、气雾剂、喷雾剂、鼻喷剂、甘油剂、海绵剂、进口药品分包装（注明剂型）。其中青霉素类、头孢菌素类、激素类、抗肿瘤药、避孕药应同时在括弧内注明。一种剂型既有类别品种也有其它普通品种，应在类别前加"含"字；外用制剂应在制剂后加括弧注明外用，既有口服也有外用的制剂，应在制剂后括弧内注明含外用。例如：片剂（头孢菌素类），片剂（头孢菌素类、抗肿瘤类），小容量注射剂（含激素类），颗粒剂，胶囊剂（含头孢菌素类），冻干粉针剂，片剂（含青霉素类、头孢菌素类），酊剂（外用），酊剂（含外用）。该假证生产范围出现了"中药制剂"、"胶囊剂量"的表述；真许可证生产范围结尾应为"＊＊＊"，不应是三个五星。

（二）《药品经营许可证》

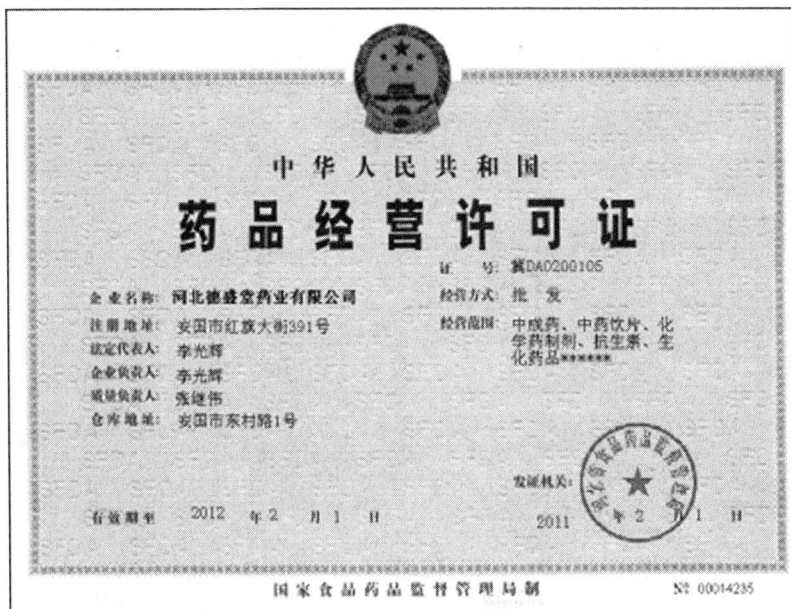

图9-3　《药品经营许可证》

该《药品经营许可证》正本主要疑点为：①许可证编号错误。证号标示为"冀DA0200105"，按照规定，"D"代表单体零售，"A"代表法人企业。该证经营方式为批发，与此相矛盾。该证发证日期为2011年2月1日，编号的7位数字中，"020"应该是广东省广州市的区号，不是河北省辖市。如果是2009年底以前发放的老证，河北省才可能出现该数字排列的号码。②该证有效期错误。发证日期为2011年2月1日，有效期应该至2016年1月31日或2014年12月31日。③该证企业名称字体明显与其他部分字体不同，有涂改的可能。要注意审查可能被涂改处防伪底纹的字母是否有排列不整齐现象。在实际工作中需要注意，遮挡覆盖的行为也是造假常用的手法之一。比如遮挡改变证照企业名称、有效期、经营范围，以及生物制品批签发、检验报告书的产品批号等，要作为重点内容审查。

（三）《药品GMP证书》

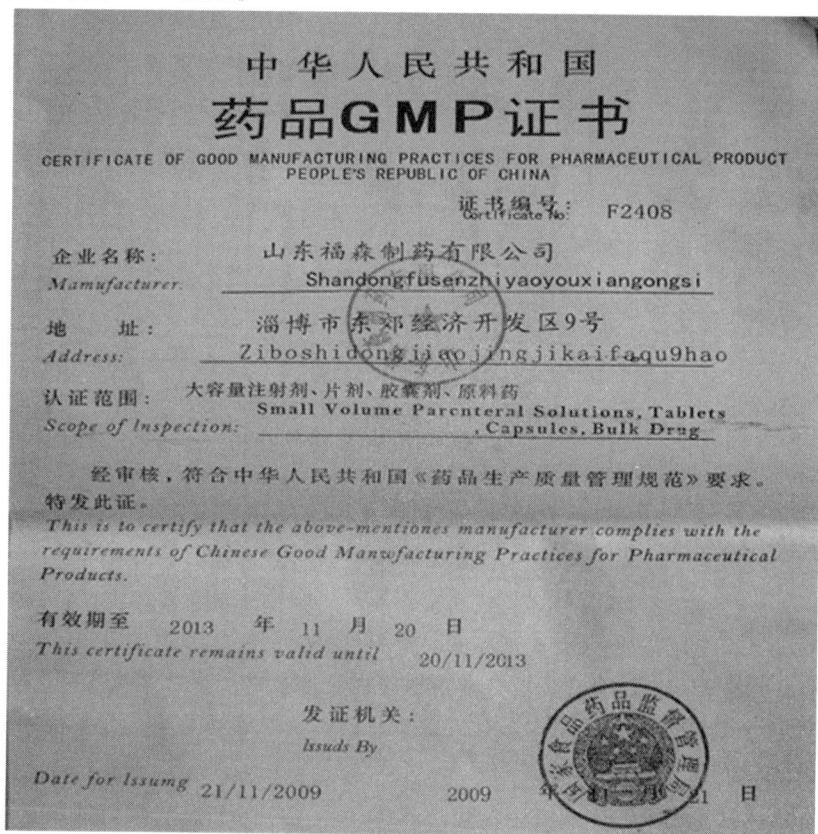

图9-4　《药品GMP证书》

该证书（图9-4）主要存在以下疑点：①证书格式错误。该证书复印件没有国家局统一制式证书的防伪底纹字母，证书标题的products错写为product，certificate错写为cortlficate。②证书编号错误。该证发放日期为2009年，按照当时的规定（2011年实施《药品生产质量管理规范（2010年修订）》后采用了新的药品GMP证书编号方法），"F2408"中"F"代表2004年认证，但实际标注的发证时间却为2009年。③认证范围表述矛盾。该证书为国家局核发，国家局负责注射剂、放射性药品、国家药品监督管理局规定的生物制品的药品 GMP 认证，"片剂、胶囊剂、原料药"一般不属于国家局认证范围，应由省级局组织认证。④证书有效期错误。《药品 GMP 证书》有效期应为 5 年，2009 年 11 月 21 日发证，有效期应至 2014 年 11 月 20 日，而不应是 2013 年 11 月 20 日。⑤多处英文翻译错误。该证的企业名称、地址、认证范围英文表述均存在错误，甚至采用拼音代替英文，把大容量注射剂翻译为"small…"。在《药品 GMP 证书》审查过程中，还要注意认证范围应按照药品生产许可证明文件核定的生产范围填写，写明制剂剂型，其中青霉素类、头孢菌素类、激素类、抗肿瘤药、避孕药、放射性药品在括弧内注明；原料药同时在括弧内注明品种名称；生物制品填写类别及品种名称。

知识链接

《药品 GMP 证书》中栏目填写是遵循一定规则的：

企业类型：按《企业法人营业执照》上企业类型填写。三资企业注明投资外方的国别或港、澳、台地区。

认证范围：填写制剂剂型，其中青霉素类、头孢菌素类、激素类、抗肿瘤药、避孕药、放射性药品在括弧内注明；填写原料药同时在括弧内注明品种名称；生物制品填写类别及品种名称。

证书编号：省、自治区、直辖市简称 + 字母 + 顺序号，国家药品监督管理局颁发的证书编号为：字母 + 顺序号。由负责认证的药品监督管理局按以下编号方法分别填写，"字母"项为英文大写字母，按顺序分别代表不同年份，"A"代表 1999 年，"B"代表 2000 年，"C"代表 2001 年，"D"代表 2002 年，依次类推；"顺序号"项为四位阿拉伯数字自然顺序，中间不得有空号，跨年度继续上年度的顺序编号。

有效期：《药品 GMP 证书》有效期为五年，在证上表现为如发证日期为 a 年 b 月 c 日，则"有效期至"表述为 a + 5 年 b 月 c - 1 日，特殊情况如 2005 年 1 月 1 日发证，有效期则至 2009 年 12 月 31 日。如发证日期为 2005 年 3 月 9 日，则有效期至 2010 年 3 月 8 日。

发证机关：《药品生产质量管理规范认证管理办法》规定国家食品药品监督管理局主管全国药品 GMP 认证管理工作。负责注射剂、放射性药品、生物制品等药品 GMP 认证和跟踪检查工作；省级药品监督管理部门负责本辖区内除注射剂、放射性药品、生物制品以外其他药品 GMP 认证和跟踪检查工作以及国家食品药品监督管理局委托开展的药品 GMP 检查工作。

（四）法人委托授权书

该《委托授权书》（图 9-5）主要存在以下疑点：①单位公章加盖的不是法人单位印章，为分公司章。②授权日期只有 5 个月，时间较短。③授权销售的药品品种没有写明。工作实践中，对《委托授权书》的审查要注意以下几点：①授权销售的药品品种、地域是否明确，签章是否完整。该委托书就没有明确授权销售的品种。如果受托人超越了授权地域在其他地区销售药品，即超越了委托权限，属于非法行为。②是否有明确的授权日期，《委托授权书》是否超过了有效期。如果被授权人持过期委托书，且授权人不予追认的，就属于非法行为。

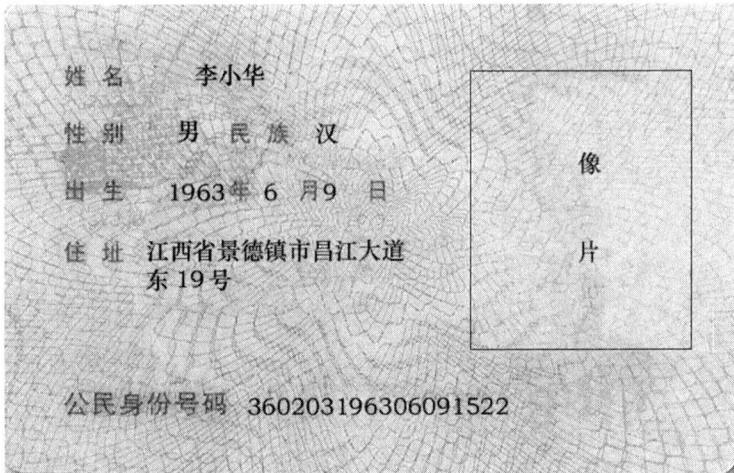

图 9 - 5　法人授权委托书

（五）身份证

图 9 - 6　身份证

　　该身份证（图 9 - 6）性别与编码"152"中的"2"相矛盾，"2"代表"女"，实际标注为"男"。1984 年 4 月 6 日，国务院发布《中华人民共和国居民身份证试行条例》，并且开始颁发第一代居民身份证。2004 年 3 月 29 日起，中国大陆正式开始为居民换发内藏非接触式 IC 卡智能芯片的第二代居民身份证，第二代身份证表面采用防伪膜和印刷防伪技术，使用个人彩色照片，而且内置了数字芯片，采用了数字防伪措施，存有个人图像和信息，可以用机器读取。身份证号码含义为：

图 9 - 7　身份证号码示意图

身份证号码是由 18 位数字组成的，它们分别表示：①前 1、2 位数字表示所在省份的代码；②第 3、4 位数示所在城市的代码；③第 5、6 位数字表示所在区县的代码；④第 7 ~ 14 位数字表示出生年、月、日；⑤第 15、16 位数字表示所在地的派出所的代码；⑥第 17 位数字表示性别奇数表示男性，偶数表示女性；⑦第 18 位数字是校检码校检码可以是 0 ~ 10 的数字，用 x 表示 10。

在实际工作中，所有居民身份证均可通过全国公民身份证号码查询服务中心网站（www. nciic. com. cn）核实真伪，并有照片核对功能。特别是在查处一些无证经营案件中要注意应用。

（六）《互联网药品信息服务资格证书》

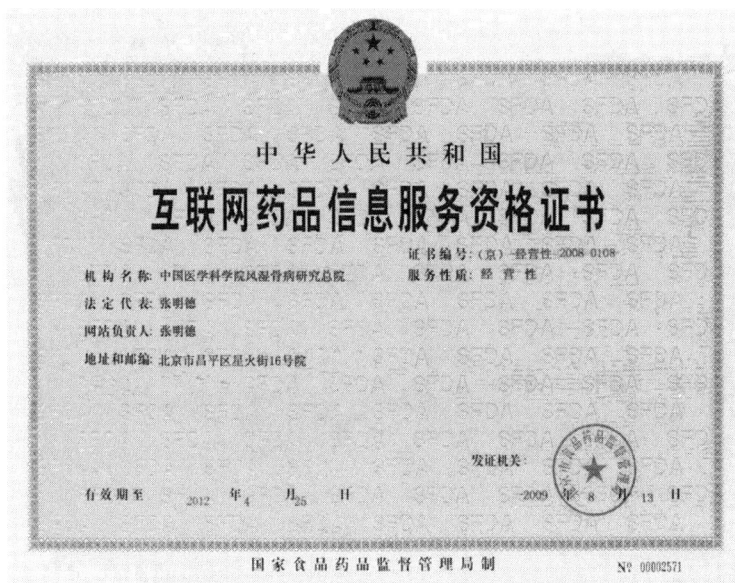

图 9 - 8　《互联网药品信息服务资格证书》

该证书（图 9 - 8）存在以下疑点：①证书有效期可疑。《互联网药品信息服务资格证书》有效期应为 5 年，该证书发证日期 2009 年 8 月 13 日，有效期至 2012 年 4 月 25 日，不到 5 年。②北京市只有"药品监督管理局"，没有"北京市食品药品监督管理局"，印章 显然是伪造的。③经查询国家局网站数据库，不存在该编号的证书。此外，要注意右下角的"00002571"证书序列号在实践中也会成为发现假冒证书的线索。

三、药品批准证明文件的审验技巧

（一）《药品注册证》

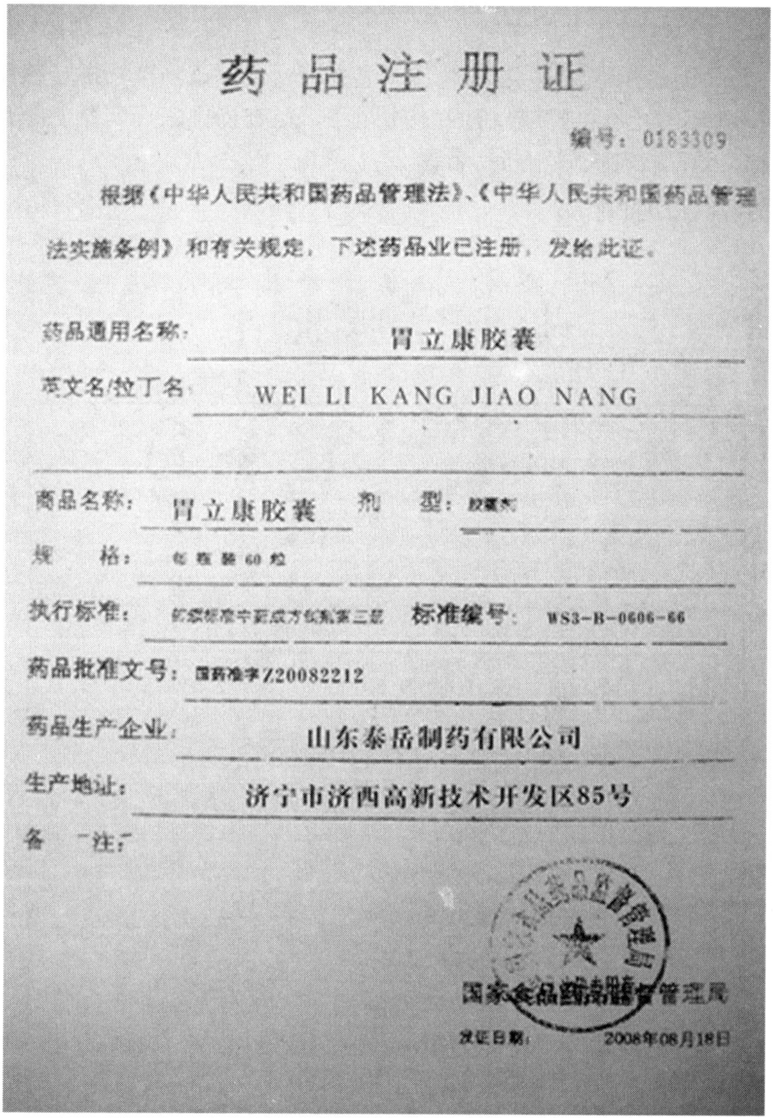

药品注册证

编号：0183309

根据《中华人民共和国药品管理法》、《中华人民共和国药品管理法实施条例》和有关规定，下述药品业已注册，发给此证。

药品通用名称：胃立康胶囊

英文名/拉丁名：WEI LI KANG JIAO NANG

商品名称：胃立康胶囊 剂型：胶囊剂

规格：每瓶装60粒

执行标准：部颁标准中药成方制剂第三册 标准编号：WS3-B-0606-66

药品批准文号：国药准字Z20082212

药品生产企业：山东泰岳制药有限公司

生产地址：济宁市济西高新技术开发区85号

备注：

国家食品药品监督管理局

发证日期：2008年08月18日

图9－9 药品注册证

《药品注册证》（图9－9）是2003年国家食品药品监督管理局在统一换发药品文号后，发给生产企业的证明取得批准文号的文件，属于药品证明文件。空白注册证由国家食品药品监督管理局制发，并已加盖国家食品药品监督管理局药品注册专用章，各省级食品药品监督管理部门负责打印，发证工作。发证范围包括已换发批准文号的全部品种。2002年以后批准生产品种、“国药准字B”型批准文号品种、通过中成药地方标准整顿品种等，凡原发给批准文号时的批件背面未附带再注册登记表者，为方便药品再注册工作，也由药品生产企业所在地省级食品药品监督管理部门按原批件内容打印、发给注册证。该《药品注册证》主要存在以下疑点：1. 许可证名称错误。该证标示的批准文号为"国药准字 Z20082212"，批准年份为 2008 年。按照《药品注册管理办法》规定，应发给《药品注册批件》，而不是《药品注册证》。2. 商品名标注错误。该药标示为中成药，中成药不应该有商品名。3. 规格表述错误。"每瓶装 60 粒"代表包装规格，应书写为代表药品规格的"每粒装 * g"。4. 标准编号错误。无"WS3 – B – 0606 – 66"药品标准。5. 英文名/拉丁名书写错误。该项被用拼音替代。6. 发证日期错误。2008 年已经不再发放《药品注册证》。经查询国家局网站数据库，未发现有该企业名称、药品批准文号和药品名称。

（二）《药品注册批件》

国 家 药 品 监 督 管 理 局
药 品 注 册 批 件

原始编号：CXS01632
受 理 号：CXS01632

药品名称	药品通用名称：喘立停胶囊 英文名/拉丁名：Valsartan Capsules 商品名称：喘立停		
主要成份	人参、杜仲、蛤蚧、蟾酥等20味		
剂 型	胶囊剂	申请事项	新药
规 格	80mg	注册分类	化学药品第四类
药品标准编号	WS-818(X-596)-2002	药品有效期	24个月
审批结论	根据《中华人民共和国药品管理法》，经审查，本品符合新药审批的有关规定，发给新药证书，同时批准生产本品，发给药品批准文号。商品名的使用请照有关规定办理。		
药品生产企业	企业名称：海南永生堂生物科技有限公司 生产地址：海口市金盘工业开发区美国工业村4-2#		
药品批准文号	国药准字H20030153	药品批准文号有效期	至2011年02月18日
		新药证书编号	国药证字H20030146
新药证书持有者	海南永生堂生物科技有限公司		
附件	质量标准、说明书及标签		
主送	海南永生堂生物科技有限公司		
抄送	各省、自治区、直辖市药品监督管理局及药品检验所，中国人民解放军总后勤部卫生部及药品检验所，中国药品生物制品检定所，国家药典委员会、国家药品监督管理局药品审评中心		
备注			

图9-10 药品注册批件

该《药品注册批件》（图9-10）主要存在以下疑点：①公司名称、药品名称、主要成分项有多处涂改痕迹，字体与其他文字明显不同。②该药品批准文号与药品主要成分相矛盾。药品批准文号为化学药品，但药品主要成分均为中药。③注册批件有效期错误。《药品注册批件》有效期应为5年，该批件有效期为8年。④药品英文与中文矛盾。中英文含义不对应，且中药不应有商品名。经查询国家局数据库，未发现该企业名称和药品名称。药品批准文号系盗用海南某公司缬沙坦胶囊批准文号，批件亦在此基础上进行的篡改。

（三）《进口药品注册证》

图9-11 进口药品注册证

《进口药品注册证》（图9-11）属于药品证明文件，该证疑点主要有：①公司名称、药品名称、主要成分等处有修改痕迹，字体和大小与其他文字不一致。②注册证有效期错误。该证有效期应为5年，发证日期2011年5月5日，有效期应至2016年5月4日，实际标注为2018年5月4日。③被篡改处中英文之间矛盾，中英文含义不一致。经查询国家局数据库"Z20110004"号注册证号为德国某公司沙巴棕果提取物软胶

囊的注册证号。工作实践中，审查《进口药品注册证》还要注意，该证名称应该是
《进口药品注册证》，不是《药品进口注册证》，也不是《进口药品注册批件》，对于从
港澳台地区进口的药品发放的是《医药产品注册证》，且注册证编号方法亦与此不同。

四、《生物制品批签发合格证》及药品检验报告书的审验技巧

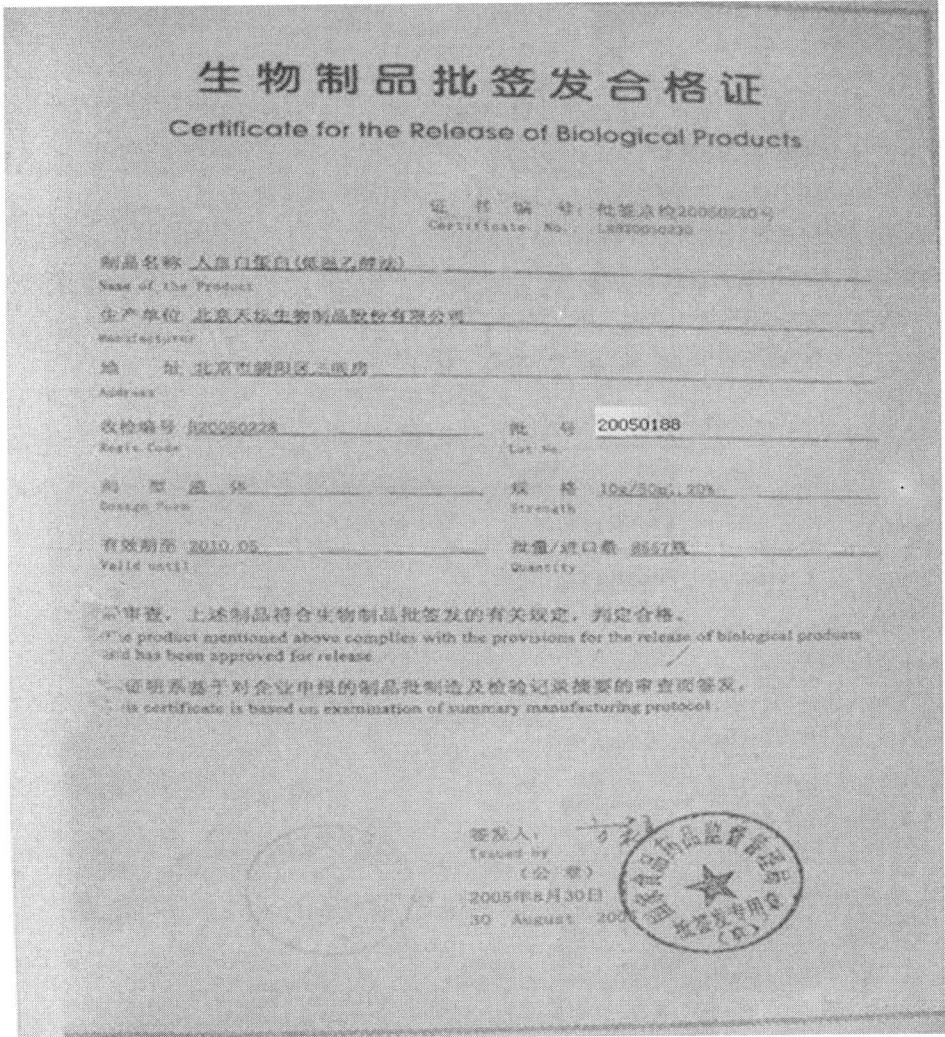

图 9-12　生物制品批件

该《生物制品批签发合格证》（图9-12）主要疑点是：①批号处有明显修改痕
迹，怀疑用其他批号合格证进行了篡改；②批号编码存在疑问。从该批号含义来看，
为2005年1月份第88批。由于批签发送检成本等原因，企业一般不会一个月即生产
88批次药品，该批号药品怀疑为假冒药品。工作实践中，对于已经实行批签发的生物
制品，一定要注意查验《生物制品批签发合格证》，特别是要对签发人、批号、批签发
日期项目认真审验。发现疑点，可先通过相关药品检验机构的网站查询合格证的真伪。

![知识链接]

2007 年 11 月 15 日国家局在《关于进一步加强生物制品批签发管理工作有关事项的通告》（国食药监注［2007］693 号）中明确"……一、国家食品药品监督管理局授权中国药品生物制品检定所以及北京、吉林、上海、湖北、广东、四川、甘肃等省（市）级药品检验机构承担生物制品批签发工作；授权 15 位签发人代表国家食品药品监督管理局签发生物制品批签发证明文件。……三、各承担生物制品批签发工作的药品检验机构在本单位的网站上每 2 周公布已批签发产品的情况。内容包括：品种名称、企业名称、规格和数量、批号、有效期、签发结论等有关信息。……六、纳入生物制品批签发的疫苗类制品和人血白蛋白进口通关备案时，需按照《药品进口管理办法》的相关规定，提供由生产国或者地区药品管理机构（或者授权批签发机构）出具的批签发证明原件。诊断试剂类制品暂不要求提供批签发证明。"

承担生物制品批签发工作的药品检验机构网站及批签发证明文件的签发人名单：

1. 承担生物制品批签发工作的药品检验机构网站

中国药品生物制品检定所：http：//www. nicpbp. org. cn/

北京市药品检验所：http：//www. bidc. org. cn/

上海市食品药品检验所：http：//www. sidc. org. cn/

吉林省食品药品检验所：http：//www. jlifdc. gov. cn/

甘肃省药品检验所

http：//www. gsda. gov. cn/webportal/portal. po？UID＝DWV1＿WOUID＿URL＿1151

四川省食品药品检验所：http：//www. scsyjs. org/

湖北省药品检验所：http：//www. hubyjs. org. cn/

广东省药品检验所：http：//www. gdidc. org. cn/

2. 批签发证明文件签发人名单

中国药品生物制品检定所：王军志

北京市药品检验所：方颖、赵明

上海市食品药品检验所：林梅、王彦

吉林省食品药品检验所：季绿江、徐飞

甘肃省药品检验所：赵建邦、王兰霞

四川省食品药品检验所：袁军、黄瑛、张向崇

湖北省药品检验所：陈维信

广东省药品检验所：谢志洁、陈浩桉

该药品出厂检验报告（图 9-13）主要存在以下疑点：①报告书应加盖盖生产企业质量检验机构或质量管理机构印章，不应加盖生产企业公章。②检验项目不全，没有进行包括含量测定在内的全项检验。③检验报告收检日期与报告日期间隔时间不符合规定要求。从 2005 版药典开始，无菌检查已经由 7 天调整为 14 天，该检验报告涉嫌没有按照规定检验。④检验标准错误。国家药品标准 WS1－（X－526）－2003Z－2010 为注射用克林霉素磷酸酯药品标准，不是注射用法莫替丁药品标准，且 2010 年 3 月该标准尚未公布。实践中，对药品出厂检验报告的检查还要注意不同批次报告书编号是否重复、相同编号的药品检验报告药品批号是否重复，特别是批号位置是否有改动或模糊不清现象，应进行重点审验。

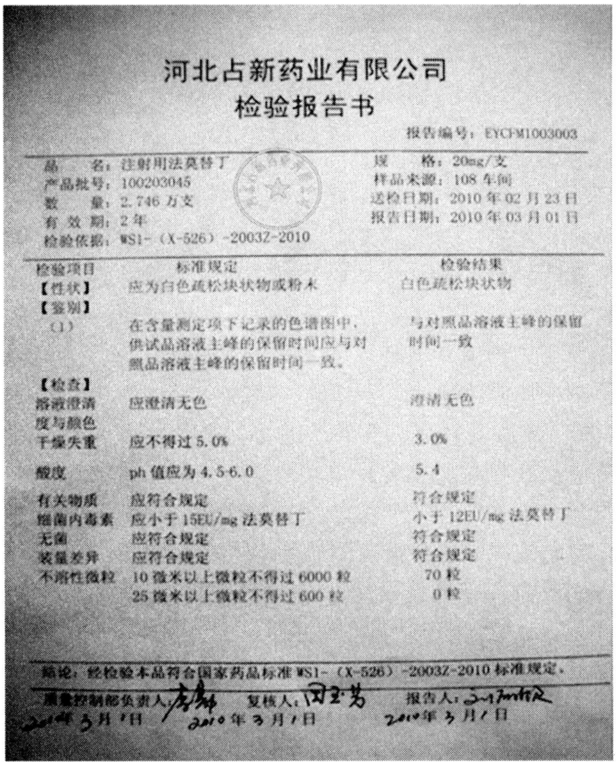

河北占新药业有限公司

检验报告书

报告编号：EYCFM1003003

品　　名：注射用法莫替丁　　规　　格：20mg/支

产品批号：100203045　　样品来源：108车间

数　　量：2.746万支　　送检日期：2010年02月23日

有 效 期：2年　　报告日期：2010年03月01日

检验依据：WS1-（X-526）-2003Z-2010

检验项目	标准规定	检验结果
【性状】	应为白色疏松块状物或粉末	白色疏松块状物
【鉴别】		
（1）	在含量测定项下记录的色谱图中，供试品溶液主峰的保留时间应与对照品溶液主峰的保留时间一致。	与对照品溶液主峰的保留时间一致
【检查】		
溶液澄清度与颜色	应澄清无色	澄清无色
干燥失重	应不得过5.0%	3.0%
酸度	ph值应为4.5-6.0	5.4
有关物质	应符合规定	符合规定
细菌内毒素	应小于15EU/mg法莫替丁	小于12EU/mg法莫替丁
无菌	应符合规定	符合规定
装量差异	应符合规定	符合规定
不溶性微粒	10微米以上微粒不得过6000粒	70粒
	25微米以上微粒不得过600粒	0粒

结论：经检验本品符合国家药品标准WS1-（X-526）-2003Z-2010标准规定。

质量控制部负责人：　2010年3月1日　　复核人：　2010年3月1日　　报告人：　2010年3月1日

图9－13　药品检验报告

思考题

1. 请指出下面的《药品生产许可证》不符合规定的地方。

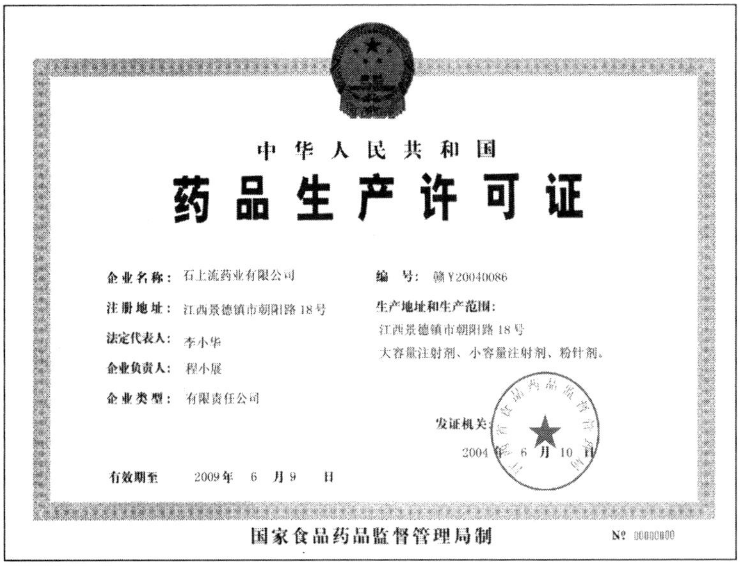

中华人民共和国

药品生产许可证

企业名称：石上流药业有限公司

注册地址：江西景德镇市朝阳路18号

法定代表人：李小华

企业负责人：程小展

企业类型：有限责任公司

编　　号：赣Y20040086

生产地址和生产范围：

江西景德镇市朝阳路18号

大容量注射剂、小容量注射剂、粉针剂。

发证机关：

2004年6月10日

有效期至　2009年　6　月9　日

国家食品药品监督管理局制　　№ 00000000

2. 请指出下列《GMP 证书》不符合规定的地方。

中华人民共和国

药品GMP证书

CERTIFICATE OF GOOD MANUFACTURING PRACTICES FOR PHARMACEUTICAL PRODUCTS
PEOPLE'S REPUBLIC OF CHINA

证书编号：赣 J0359
Certificate No.

企业名称：　石上流制药有限公司
Manufacturer：　Shishangliu Pharm Co,Ltd

地　　址：　景德镇市珠海路 119 号
Address：　Zhuhai road NO119 Jiangxi Jingdezhen

认证范围：　无菌原料药（头孢曲松钠、头孢呋辛钠）
Scope of Inspection：　Sterile Bulk(Ceftriaxone Sodium,Cefuroxime Sodium)

经审查，符合中华人民共和国《药品生产质量管理规范》要求。
特发此证。

This is to certify that the above-mentioned manufacturer complies with the requirements of Chinese Good Manufacturing Practices for Pharmaceutical Products.

有效期至　2011 年 12 月 6 日
This certificate remains valid until　6/12/2011

发证机关：
Issued By

Date for Issuing　7/12/2006　2006 年 12 月 7 日

国家食品药品监督管理局制
PRINTED BY STATE FOOD AND DRUG ADMINISTRATION

3. 请指出下列《药品注册证》上不符合规定的地方。

药 品 注 册 证

编号: 0076859

根据《中华人民共和国药品管理法》、《中华人民共和国药品管理法实施条例》和有关规定，下述药品业已注册，发给此证。

药品通用名称: 前列先锋胶囊

英文名/拉丁名:

商品名称: 申澳　　　　　　　　剂　型: 胶囊剂

规　格: 0.2g

执行标准: 部颁标准中经成方制剂　　　标准编号: WS3-B-1541-93

药品批准文号: 国药准字 Z10368321

药品生产企业: 上海申澳生物制药有限公司

生产地址: 上海市杨浦区韦飞路108号

备　注:

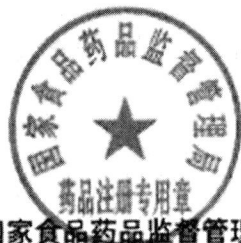

国家食品药品监督管理局

发证日期: 2002年3月3日

4. 请指出下列《批签发合格证明》不符合规定的地方。

生 物 制 品 批 签 发 合 格 证
Certificate for the Release of Biological Products

证 书 编 号：批签京（进）检20110002
Certificate No：LRB（J）20110002

制品名称 人血白蛋白
Name of the product

生产企业 Instituto Grifols, S.A.
Manufacturer

地 址 1683 Clave street.,salt lake city USA
Address

收检编号 20110002
Regis.Code

批 号 IBAB1LV001
Lot No.

剂 型 注射剂
Dosage Form

规 格 50ml/瓶
Strength

有效期至 2014-4-1
Valid until

批量/进口量 9037瓶
Quantity

经审查，上述制品符合生物制品批签发的有关规定，判定合格。

The product mentioned above complies with the provisions for the release of Biological products and has been approved for release.

本证明系基于对企业申报的制品批制造及检验记录摘要的审查（和实验室检定）而签发。

This certificate is based on examination of summary manufacturing protocol（and Laboratory test(s)）.

签发人：
Issued by 汪小华
（公章）

2011年 1 月3 日
Year Month Day

5. 请指出下列《药品检验报告书》有什么不符合规定的地方。

江西石上流药业股份有限公司
检验报告单

品　　　名	注射用氨苄西林钠	规　　　格	1.0g/瓶
请　检　日　期	2011 年 9 月 6 日	检　验　依　据	中国药典 2010 年版
检　验　编　号	2011-9-6	送　验　单　位	制剂分厂
生　产　批　号	110906	有　效　期	至 2013 年 8 月
数　　　量	369350 瓶	报　告　日　期	2011 年 9 月 18 日

检验项目	标准规定	检验结果
[性状]	白色或类白色的粉末或结晶	符合规定
[鉴别]	(1) 供试品溶液的主峰保留时间应与对照品溶液的主峰保留时间一致；	符合规定
	(2) 红外光吸收图谱应与氨苄西林三水物的对照图谱一致；	符合规定
	(3) 显钠盐的火焰反应	符合规定
[检查]		
碱度	8.0~10.0	8.6
可见异物	应符合规定	符合规定
不溶性微粒	应符合规定	符合规定
溶液的澄清度	≦1 号浊度标准液	<0.5 号
溶液的颜色	≦黄绿色 5 号标准比色表	
有关物质	二聚物≦4.5%	3.8%
	单个最大杂质≦2.0%	0.78%
	总杂质≦5.0%	2.8%
水分	≦2.5%	0.9%
装量差异	±5%	符合规定
热原	应符合规定	符合规定
无菌	应符合规定	符合规定
[含量]	按无水物计，本品含氨苄西林不少于 85.0%	89.7%
	按平均装量计，本品含氨苄西林应为标示量的 95.0%~105.0%	99.6%

结　论：本品符合中国药典 2010 年版质量标准

备注：

QC 审核：华周印明　　　　　　　　　　QA 批准：妹张印小

6. 请指出下列《药品检验报告书》不符合规定的地方。

江西石上流药业股份有限公司
检验报告单

品　　　名	注射用氨苄西林钠	规　　格	1.0g/瓶
请　检　日　期	2010 年 11 月 8 日	检　验　依　据	中国药典 2010 年版
检　验　编　号	2010-11-8	送　验　单　位	制剂分厂
生　产　批　号	101107	有　效　期	至 2012 年 10 月
产　　量	259710 瓶	报　告　日　期	2010 年 11 月 13 日

检验项目	标准规定	检验结果
【性状】	白色或类白色的粉末或结晶	符合规定
【鉴别】	(1) 供试品溶液的主峰保留时间应与对照品溶液的主峰保留时间一致；	符合规定
	(2) 红外光吸收图谱应与氨苄西林三水物的对照图谱一致；	符合规定
	(3) 显钠盐的火焰反应	符合规定
【检查】		
碱度	8.0~10.0	8.9
可见异物	应符合规定	符合规定
不溶性微粒	应符合规定	符合规定
溶液的澄清度	≦1 号浊度标准液	<0.5 号
溶液的颜色	≦黄绿色 5 号标准比色液	<2 号
有关物质	二聚物≦4.5%	4.0%
	单个最大杂质≦2.0%	0.67%
	总杂质≦5.0%	1.2%
水分	≦2.5%	1.1%
装量差异	±5%	符合规定
热原	应符合规定	符合规定
【含量】	按无水物计，本品含氨苄西林不少于 85.0%	89.6%
	按平均装量计，本品含氨苄西林应为标示量的 95.0%~105.0%	99.3%

结　论：本品符合中国药典 2010 年版质量标准

备注：

QC 审核：华周印明　　　　　　　　　　QA 批准：妹张印小

第二节 印章的稽查技巧

在药品监管和稽查工作实务中，个别不法分子经常通过伪造公章、审批用章、票据用章的手法来达到销售药品的目的。为此印章的审验，也是药品监管人员应该掌握的基本技能。发现印章造假，会使案件进一步查处取得突破进展。同时，发现相关违法犯罪行为，也要注意向税务等相关执法部门移交或通报。涉嫌犯罪的，应及时向公安机关移送。

一、关于国家行政机关和企事业单位社会团体印章管理的规定

按照《国务院关于国家行政机关和企事业单位社会团体印章管理的规定》（国发〔1999〕25号）、《印章治安管理信息系统标准》等文件规定，印章所刊汉字，应当使用国务院公布的简化字，字体为宋体。国家行政机关和企业事业单位、社会团体的印章为圆形，中央刊国徽或五角星。国务院的印章，直径6厘米，中央刊国徽，国徽外刊机关名称，自左而右环行，由国务院自制。各省、自治区、直辖市人民政府和国务院办公厅、国务院各部委的印章，直径5厘米，中央刊国徽，国徽外刊机关名称，自左而右环行，由国务院制发。国务院直属机构、办事机构的印章，正部级单位的直径5厘米，副部级单位的直径4.5厘米，中央刊国徽，国徽外刊机关名称，自左而右环行，由国务院制发。国务院直属事业单位的印章，正部级单位的直径5厘米，副部级单位的直径4.5厘米，经国家机构编制管理部门认定具有行政职能的单位的印章中央刊国徽，没有行政职能的单位的印章中央刊五角星，国徽或五角星外刊单位名称，自左而右环行，由国务院制发。国务院部委管理的国家局的印章，直径4.5厘米，中央刊国徽，国徽外刊机关名称，自左而右环行，由国务院制发。国务院部门的内设机构和所属事业单位，法定名称中冠"中华人民共和国"或"国家"的单位的印章，直径4.2厘米，中央刊国徽，国徽外刊单位名称，自左而右环行（图八），由国务院制发。

自治州、市、县级（县、自治县、县级市、旗、自治旗、特区、林区，下同）和市辖区人民政府的印章，直径4.5厘米，中央刊国徽，国徽外刊机关名称，自左而右环行，由省、自治区、直辖市人民政府制发。

国家行政机关内设机构或直属单位的印章，直径不得大于4.5厘米，中央刊五角星，五角星外刊单位名称，自左而右环行或者名称前段自左而右环行、后段自左而右横排，分别由国务院各部门和地方各级国家行政机关制发。

企业事业单位、社会团体的印章，直径不得大于4.5厘米，中央刊五角星，五角星外刊单位名称，自左而右环行。

实行民族区域自治的地方人民政府的印章，可以并刊汉字和相应的民族文字。

国有企业、国营股份制企业等公章一律为圆形。直径为4.2厘米，中央一律为五角星，星尖直径为1.4厘米，圆边宽为0.12厘米，五角星外刊单位名称，自左而右环行，或者名称的前段自左而右环行、后段自左而右横排，即印文使用简化的宋体字。股份有限公司、集体企业、私营企业印章一律为圆形，直径为4.2厘米，圆边宽0.12厘米，中央刊五角星（五角星直径1.4厘米），五角星外刊企业名称，自左而右环行，

印文使用简化的宋体字。有限责任公司印章一律为圆形，直径为 4.2 厘米，圆边宽 0.12 厘米，中央刊五角星（五角星直径 1.4 厘米），五角星外刊企业名称，自左而右环行，印文使用简化的宋体字。集体所有制所属部门及个体、私营企业的印章 规格为圆形，直径为 3.8 厘米，圆边宽为 0.1 厘米，中央刊五角星（五角星直径为 1.1 厘米），印章上刊刻营业执照上核准的企业名称，自左而右环行，印文字体一律使用简化的宋体字。国有企业、国营股份制企业部门章，单位部门名称放在星下放作横排。中外合资（合作）、外商独资经营企业的印章：规格为椭圆形，横径为 4.5 厘米，竖径为 3.0 厘米，中央不刊五角星（要求刻企业标志可准予），企业名称自左而右环行，或自左而右横排，根据用章单位的要求，可刻制钢印和中英文印章。

业务专用章一律为圆形，中心部位一律为白色，直径为 4.0 厘米，圆边宽为 0.1 厘米，上弧为单位名称，自左而右环行，专用章内容放在章的下边作为横排，印文使用简化的宋体字。

发票专用章（加税号）：国税规格为 4.0×2.8 厘米，边线宽为 0.1 厘米，中间为税务登记号，地税规格为 4.5×3.0 厘米，边线宽为 0.1 厘米，如需刻制多枚发票专用章的，在下半圆"发票专用章"的正上方刻上顺序编号"（1）、（2）..."字样。财务专用章，统一用牛角质料，直径 22×22 毫米，如刻多枚印章下端应加刻编号，编号外用小括号。

2011 年 1 月 21 日国家税务总局发布《关于发票专用章式样有关问题的公告》公告明确发票专用章自 2011 年 2 月 1 日起启用。旧式发票专用章可以使用至 2011 年 12 月 31 日。该公告发布之前印制的套印旧式发票专用章的发票，可继续使用。

发票专用章（图 9 - 14）尺寸规定：

形状为椭圆形，尺寸为 40×30（毫米）；

边宽 1 毫米；中间为税号，18 位阿拉伯数字字高 3.7 毫米，字宽 1.3 毫米，18 位阿拉伯数字总宽度 26 毫米（字体为 Arial）；税号上方环排中文文字高为 4.2 毫米，环排角度（夹角）210～260 度，字与边线内侧的距离 0.5 毫米（字体为仿宋体）；税号下横

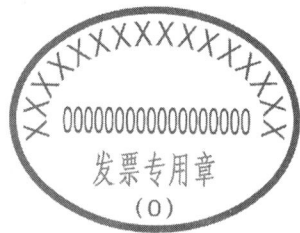

图 9 - 14 发票专用章

排"发票专用章"文字字高 4.6 毫米，字宽 3 毫米，延章中心线到下横排字顶端距离 4.2 毫米（字体为仿宋体）；发票专用章下横排号码字高 2.2 毫米，字宽 1.7 毫米，延章中心线到下横排号码顶端距离 10 毫米（字体为 Arial），不需编号时可省去此横排号码。

此外，日前 些省份已经开始按照《印章治安管理信息系统标准》的规定，在相关印章上加注 13 位防伪编码，并可通过公布的电话查询印章是否已经过公安机关备案。

二、印章的审验技巧

由于印章盖印时压力、角度、油墨量、衬垫物的不同及印章自身变化，同一枚印章不可能盖出两枚完全相同的印文。手工雕刻伪造的印章，其边边角角、过刀痕迹等细节特征不可能完全一致；照相制版伪造的硬质印章，由于其制造基于的光学

及腐蚀原理，不可避免地出现线条边缘不齐、锐角发钝等现象；照相制版伪造的原子印章，不可能找到与真印章完全相同性状的油墨；电子雕刻机伪造的印章，由于激光头的最小分辨率为 0.3mm，不仅雕刻不出真印章的细节特征，而且笔画边缘呈锯齿状。直接伪造印文的方法主要是电脑扫描处理后用彩色打印机打印或彩色复印机复印，显微镜下观察能较轻易地识别。下面介绍几种识别假冒印章的基本方法：

（一）从印章字体、名称排列方向识别

根据规定，印章印文使用宋体字和国务院公布实行的简化字；民族自治区人民政府印章，同时使用汉文和当地通用的民族文字。印章的名称，应为机关、团体、企业、事业单位的法定名称。印章所刊字数过多，可以适当采用通用的简称。印文的排列，应围绕中央标志，沿公章外围圆圈线内侧，匀称、整齐地自左而右环行，各单位职能机构或办事机构的名称垂直于单位名称自左而右横向排列。印文字体应当排列整齐、美观，字体长短大小一致，字距相等，疏密恰当，高低一致。如果发现印章有下列情形之一的，就可以怀疑为假印章：①民族区域自治区印章，不使用民族文字，或使用非当地政府通用的民族文字；②印章字体使用国务院已明令废止的简化字或国家未正式通用的私自简化字；③印章字体使用非汉字字体；④印章名称非法定名称或采用非通用的简称；印章名称该加冠的没冠；⑤印章字体的排列顺序不符合规定；⑥印文中字体大小不一、高底不一、疏密不一或字体偏、斜而不与半径线方向一致的。

（二）从印章所处位置识别

如果发现有下列情况之一时，则有可能是假章：①证件的照片上未见印章或者照片上的印章与照片外印章不相吻合的；②文书上的印章未盖在日期之上或者显然是先盖后填写日期的；③印章显得过于偏离中心甚至是倒过来盖的。

（三）从印章的外圆圈线效果识别

所有印章均有一外圆圈线，真印章的外圆圈线应该是：圈形圆，圈线粗细适当，而且均匀，其印文显得平滑清晰，粗细一致。相反，不法分子私刻的假印章，外圆圈粗细不均，圆圈不圆，时断时续，时轻时重，线条毛糙，模糊不清等。如果是通过计算机软件制作打印的资质证明文件印章，往往印章边缘特殊整齐，手工盖章不可能出现如此规整的情况，从而可怀疑印章为伪造。

（四）从业务专用章的使用范围识别

除了单位印章以外，不同管理业务中还使用专门的印章，例如财务专用章专用于银钱往来、财务事务；税务专用章专用于各种税务发票等，如果发现业务专用章被用来办理其它方面的事物，就不难发现其真假。

（五）从印章的防伪暗记或标记识别

为便于识别真伪和防止伪造，有的印章，特别时一些在使用方面较为重要的印章，均在刻制时作出防伪暗记或标记，如果发现印章缺少这些暗记或标记，或者与这些暗记或标记不符，则可怀疑为假印章。

（六）通过不同文书上加盖的印章对比进行识别

比如在《药品生产许可证》复印件和《随货通行单》上面均出现了某药品经营企业公章，此时可以将两枚企业公章图样进行对比。具体可将两枚公章印样一前一后重叠在一起，在灯下或贴在窗户玻璃上对版，看一下是否完全重叠。也可将两枚印章分别从五角星处对折，然后对版在一起，看能否形成完整圆圈。实践中，往往出现较多的是资质证照上的印章是真章，票据上的印章为业务员私自刻制的情况。

三、印章审验实例

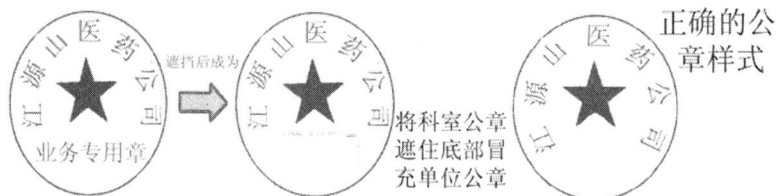

图 9 – 15　公章制假示意图

图 9 – 15 就是某销售人员利用"江山源医药公司业务专用章"遮盖"业务专用章"字样后，冒充公章的情况。主要疑点：一是文字排列偏上，下半部分没有文字，出现"头重脚轻"现象；二是遮盖部分由于遮盖不完全，露出了其他文字痕迹。

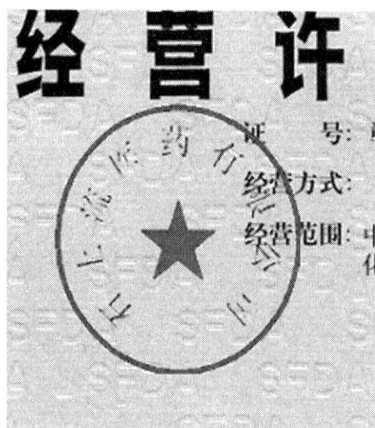

图 9 – 16　《药品经营许可证》

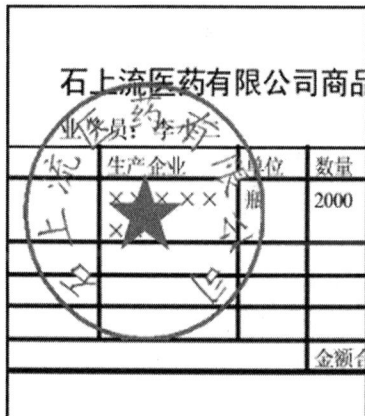

图 9 – 17　销售出库单上的公章

图 9 – 16 为《药品经营许可证》上的公章与销售出库单（图 9 – 17）上的公章不一致的情况，经核实，出库单上的印章为无证经营药品的人员私自刻制的。主要疑点是：经过将两个公章重叠后不能完全重合在一起，甚至大小不一样。一个企业不可能同时拥有两个公章。经进一步调查，为一起无证经营药品的案件。

思考题

1. 请指出下列票据中公章的问题。

<table>
<tr><td colspan="12" align="center">石上流医药有限公司商品销售单</td></tr>
<tr><td colspan="5">购货单位：XXXXXXX</td><td colspan="4">业务员：李小二</td><td colspan="3">单据编号：AF00009887</td></tr>
<tr><td>货位号</td><td>库位</td><td>名称</td><td>规格</td><td>生产企业</td><td>单位</td><td>数量</td><td>价格</td><td>金额</td><td>批号</td><td colspan="2">批准文号</td></tr>
<tr><td>AC2</td><td>阴凉库</td><td>注射用哌拉西林钠舒巴坦钠</td><td>1.25g</td><td>×××××××</td><td>瓶</td><td>2000</td><td>23</td><td>46000</td><td>20101203</td><td colspan="2">国药准字 H×××××××</td></tr>
<tr><td></td><td></td><td></td><td></td><td></td><td></td><td></td><td></td><td></td><td></td><td colspan="2"></td></tr>
<tr><td></td><td></td><td></td><td></td><td></td><td></td><td></td><td></td><td></td><td></td><td colspan="2"></td></tr>
<tr><td colspan="5">金额合计（大写）肆万陆仟元整</td><td colspan="4">金额合计（小写）46000</td><td colspan="3"></td></tr>
<tr><td colspan="6">制单：丁小晶　复核：李一</td><td colspan="6">非质量原因恕不退货
开票日期：2011 年 4 月 10 日</td></tr>
</table>

2. 请指现下列许可证中公章的可疑之处。

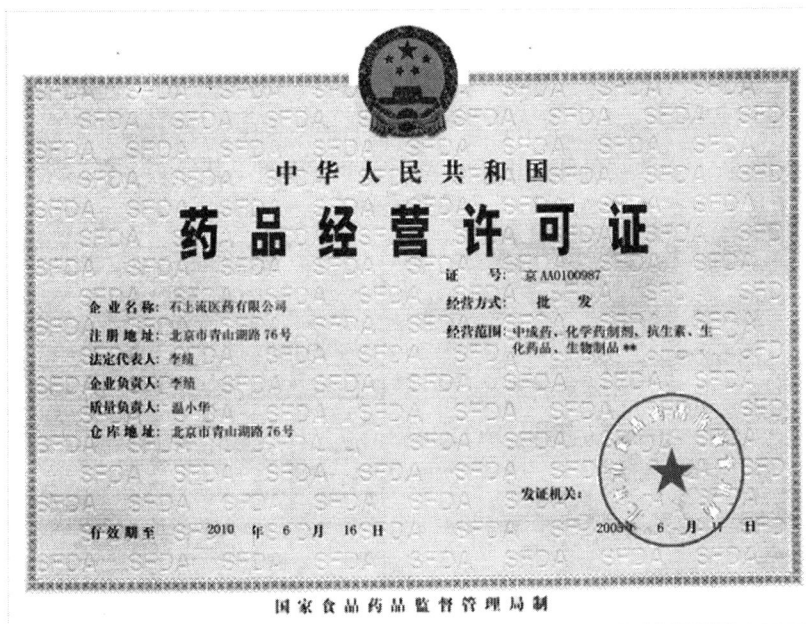

第三节　药品销售凭证的审验技巧

《药品流通监督管理办法》第十一条规定"药品生产企业、药品批发企业销售药品时，应当开具标明供货单位名称、药品名称、生产厂商、批号、数量、价格等内容的销售凭证。药品零售企业销售药品时，应当开具标明药品名称、生产厂商、数量、价格、批号等内容的销售凭证。"国家局《关于规范药品购销活动中票据管理有关问题的通知》规定：药品生产、批发企业销售药品，必须开具《增值税专用发票》或者《增值税普通发票》（以下统称税票），税票上应列明销售药品的名称、规格、单位、数量、金额等，如果不能全部列明所购进药品上述详细内容，应附《销售货物或者提供应税劳务清单》，并加盖企业财务专用章或发票专用章和注明税票号码。所销售药品还应附销售出库单，包括通用名称、剂型、规格、批号、有效期、生产厂商、购货单位、出库数量、销售日期、出库日期和销售金额等内容，税票（包括清单，下同）与销售出库单的相关内容应对应，金额应相符。所以，在实践中，销售凭证的审验包括了对《增值税专用发票》或者《增值税普通发票》发票、《销售货物或者提供应税劳务清单》、销售出库单的审验。

一、药品销售凭证的审验技巧

（1）注意对不同笔业务销售凭证对比，看有无票号反常现象。销售凭证一般印有从小到大连续不重复的编号，按照交易时间顺序依次开具。如果发现票据显示的交易时间与票据编号颠倒，出现后交易的票据编号小于之前编号的现象或长时间间隔期间内票据编号连续的现象，应重点进行业务审查，看是否有开具虚假销售凭证或票据管理混乱的情况，进而印证交易行为是否真实。

（2）注意看有无非客户留存联作为销售凭证现象。一般销售凭证至少要有三联，一联存根，一联销售单位记账，一联交由客户作为报销凭证。如果在检查中发现应该由销售单位留存的存根或记账联交给客户作为报销凭证的现象，要注意进一步审查票据的真实性，是否存在个人假冒销售单位名义非法进行药品交易的情况。

（3）注意看销售凭证是否为手写票据。手工书写的票据与机打票据相比有更大的随意性。尽管目前并未规定不允许手工书写票据，但在实践中，药品生产经营企业大部分都采用计算机打印票据。如果检查中发现手工书写的票据，特别是不能同时提供税票的随货通行单或出库单，眼仔细核对其交易的真实性，重点询问销售凭证是否在药品交易现场开具，药品交易过程是否存在现货销售的情况。

（4）注意看不同笔销售凭证的票据字体是否一致。由于近年来各级药品稽查机构加强了对手写票据的监督检查，个别不法份子也开始使用计算机打印的方式伪造销售凭证。实践中，由于同一个药品销售单位一般不会频繁更换打印销售凭证的计算机软件，同一软件的计算机字体肯定一致，所以统一单位开具的不同笔票据字体、字号、样式应该一致。如果发现不同笔业务票据字体、字号突然发生改变，要注意与标示的药品销售单位直接进行核实确认，看是否企业业务员个人进行的"体外循环"药品交易行为。

（5）注意看税票与所附清单数额能否对应、日期是否相同。如果发现日期不一致，要注意询问票据开具的时间为什么出现迟滞现象，二者是否为同笔业务的销售凭证。如果金额不能对应或销售单位不一致，要注意是否存在被检查单位用其他交易活动中取得的税票冒充本次交易销售凭证的问题。

（6）注意看销售凭证公章与证照公章是否一致。实践中，税票一般应加盖发票专用章，但随货通行单或出库单往往加盖的是销售单位公章。而个别无证经营或挂靠经营人员往往通过各种渠道取得销售单位真实的销售资质复印件之后，自行伪造销售凭证和公章，来达到瞒天过海进行非法交易的目的。此时要注意将资质材料上面加盖的印章与销售凭证印章进行对比，如果发现不一致，往往是无证经营行为。

（7）注意看销售凭证抬头是否与购药单位名称一致。如果发现销售给甲单位的药品，开具了给乙单位的票据，或票据抬头部分有手工篡改痕迹。要注意审查是乙单位再次用原有票据直接向甲单位销售了药品，还是存在个人交易药品行为。

（8）注意看销售凭证是否有单笔手写或手工涂改现象。如果发现机打票据突然出现了手工涂改或添加内容的，要注意追查该笔业务交易的药品是否真是来源于标示的药品销售单位。比如在机打票据最后，补充填写一笔手写的药品名称，则该笔药品很可能是业务员个人以单位名义擅自销售的假药。如果发现数量项目有涂改或与实际数量不符，很可能多出的药品是业务员个人行为。如果发现品名、批号有涂改现象，很可能存在药品销售人员将单位提供的药品调包等现象。

（9）注意看交易时间与运输时间，有无到货时间过快现象。如果远距离的药品销售企业在药品购销合同或质量保证协议签订后，在正常运输时间难以发运到销售地的时间情况下发生的药品交易，很可能存在药品销售单位异地设库或业务员在住所储存药品现货销售的现象。

（10）注意看销售凭证列示的药品批号与出厂检验报告或《生物制品批签发合格证》列示批号是否一致。如果不能提供相关检验报告或合格证，或批号之间不一致，要进行进一步调查，很可能存在药品质量问题。

（11）注意看销售凭证列示的品种与购销双方的经营范围是否一致。是否有超范围经营的现象，是否有将药品销售给无资质的单位的现象，是否有未取得医疗器械经营资质夹带销售医疗器械现象。

（12）注意看有无药品出厂时间与到货时间差小于检验周期现象。如果药品生产日期与交易日期的时间间隔小于药品检验周期，很可能存在药品未经检验即出厂销售的现象，属于按照假药论处的情形。

（13）注意看销售凭证列示的价格有无与同类产品过高过低现象。药品价格过高，如果销售量仍然较大，可能药品存在非法添加其他药品成分问题。价格过低，有可能是假冒药品。

（14）注意看销售凭证列示的药品有无本地区比较生僻药品品种。一般一个地区的用药品种相对比较固定，不同地区的群体用药习惯不一样。如果销售凭证中出现了生僻的品种名称，要注意审查药品的真伪和来源渠道。

（15）注意看税票及劳务清单是否存在伪造现象。药品交易活动中主要涉及《增值税专用发票》或者《增值税普通发票》。《增值税专用发票》造假的情况不多见，往往是配套的劳务清单往往出现编造，从而虚构药品交易，实践中要注意审查国家税务总局劳务清单机打格式与实际清单格式是一致。《增值税普通发票》要注意是否药品销售人员随身携带票据现场开具，按照发票管理规定属于违法行为，发票也可能是伪造的。

此外，对于货款的流向也要注意通过汇款凭证进行审查，看有无从甲公司购进的药品将款项汇往乙公司或直接汇款给个人的现象，从而从资金流发现走票行为。

二、销售凭证稽查案例

案例一　生产厂家直接发至医疗机构

某药监局在监督检查中发现，景德镇市第十人民医院从广东三人行医药有限公司购入江西石上流药业有限公司生产的注射用头孢曲松钠，稽查人员在该院药品仓库中发现库存有江西石上流药业有限公司生产的注射用头孢曲松钠若干件，该药品外包装上均贴有运货单如图9-18，该院药剂科主任系曾小明。

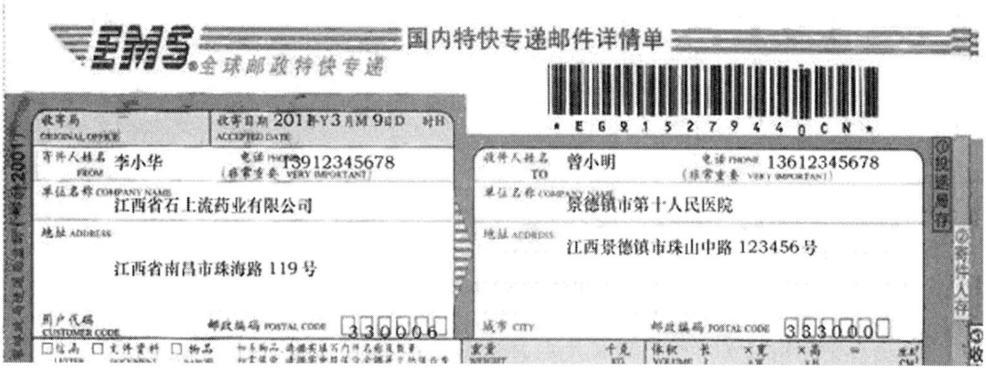

图9-18 快递详情单

案件线索：注射用头孢曲松钠系广东三人行医药有限公司销售给景德镇第十人民医院的，运货单（图9-17）反映出的信息是药品直接从生产厂家江西省石上流药业有限公司寄至景德镇市第十人民医院的，收货人是该院的药剂科科长曾小明，这就意味着该批药品并未经广东三人行医药有限公司入库验收，而且也未派员来景德镇市第十人民医院进行验收，提示这批药品很可能通过走票方式销售的。

案例2 发货日期、到货日期在随货同行开具之前

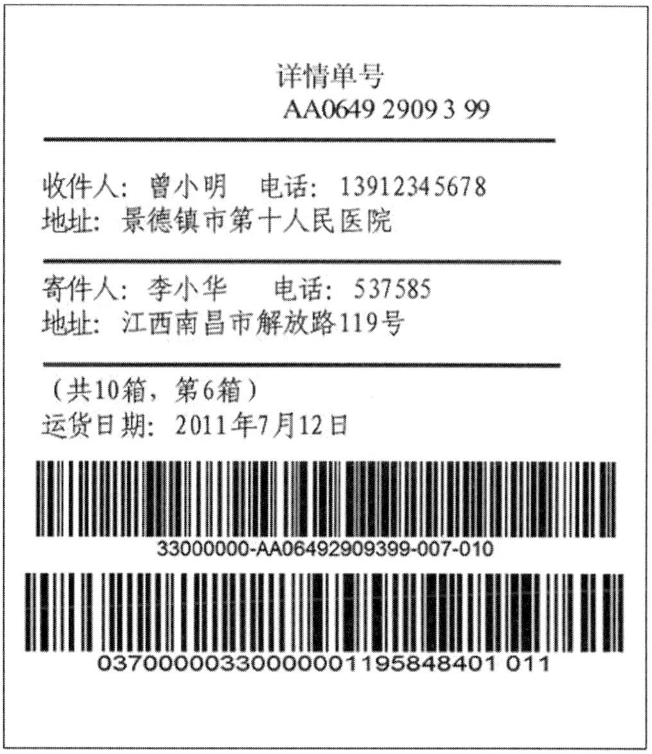

图9-19 运货单

某药监局在景德镇市第十人民医院检查时发现，石上流医药有限公司于2011年8月3日开据了出库单向该院销售了一批注射用头孢曲松钠，稽查人员在该院仓库中看

到了这批注射用头孢曲松钠,该药品外包装箱贴有运货单如下图

案件线索:石上流医药有限公司是 2011 年 8 月 3 日开具出库单的,但该批药品的外包装箱外运货单(图 9 - 19)却标明运货日期为 2011 年 7 月 12 日,经调查药品到医疗机构并使用的时间也远早于 2011 年 8 月 3 日,出库单开具的时间远晚于药品的发货时间与到货时间。

思考题

1. 请指出下列出库单不符合通常情况的地方。

江源山医药公司销售单

购货单位:景德镇市第九人民医院　　　　　　　　单号:DL.000009208

部门:销售部　　业务员:李小明　　　　　　注:货经销出,无质量问题不予退换!

货位号	库位	名称	规格	产地	单位	数量	价格	金额	批号	有效期至	质量	批准文号
ZA33	阴凉库	注射用美洛西林钠	1.0	XXXXXXX	瓶	1000	8.80	8802	080302	2009-09	合格	国药准字HXXXXXXXX

金额合计(大写):捌仟捌佰元整　　　　　　　　开票日期:2008 年 4 月 20 日

江源山医药公司销售单

购货单位:景德镇市第九人民医院　　　　　　　　单号:DL000009209

部门:销售部　　业务员:李小明　　　　　　注:货经销出,无质量问题不予退换!

货位号	库位	名称	规格	产地	单位	数量	价格	金额	批号	有效期至	质量	批准文号
ZA33	阴凉库	注射用美洛西林钠	1.0	XXXXXXX	瓶	2000	8.80	17660	080401	2009-10	合格	国药准字HXXXXXXXX

金额合计(大写):壹万柒仟陆佰元整　　　　　　开票日期:2008 年 12 月 12 日

2. 请指出出库单不符合通常情况的地方。

石上流医药有限公司商品销售单

购货单位:XXXXXXX　　业务员:李小二　　　　　　单据编号:AF00009887

货位号	库位	名称	规格	生产企业	单位	数量	价格	金额	批号	批准文号
AC2	阴凉库	注射用哌拉西林钠舒巴坦钠	1.25g	××××××	瓶	2000	23	46000	20101203	国药准字 H×××× ××××

金额合计(大写):肆万陆仟元整　　　　　　金额合计(小写):46000

制单:丁小晶　　复核:李一　　　　　　　　　　　　非质量原因恕不退换

开票日期:2011 年 4 月 10 日　　23:59

3. 请指出下列出库单中不符合规定的地方。

江源山医药公司销售单

购货单位：景德镇市第九人民医院　　　　　　　　单号：DL000009208

部门：销售部　　业务员：李小明　　　　　　注：货经销出，无质量问题恕不予退库！

货位号	库位	名称	规格	产地	单位	数量	价格	金额	批号	生产日期	批准文号
AA12	阴凉库	葡萄糖氯化钠注射液	100ml:葡萄糖5g:氯化钠0.9g	××××××	瓶	1000	0.98	980	20081201	2008年12月1日	国药准字H×××××

金额合计:玖佰捌拾元整　　　　　　　　　　　开票日期:2008年12月13日

4. 请指出下列出单中不符合常规的情况。

石上流医药有限公司商品销售单

购货单位：江源山医药有限公司　　业务员：李明　　　　单据编号：AF000296874

货位号	库位	名称	规格	生产企业	单位	数量	价格	金额	批号	批准文号
AC2	阴凉库	注射用哌拉西林钠舒巴坦钠	1.25g	×××××	瓶	1000	~~23~~ 50	~~23000~~ 50000	20101203	国药准字H×××× ××××

金额合计（大写）：~~贰万叁仟元整~~　　　　金额合计（小写）：~~23000~~ 50000

制单：丁小晶　　复核：李一　　　　　　　　　非质量原因恕不退货

开票日期：2011年8月10日

5. 在检查过程中发现可疑线索，能不能仅凭这些线索的组合定性并给予行政处罚？

6. 发现这些线索后，就当如何开展后续工作？如何深入的调查并查明事实真相？

7. 发现这些线索后，应当采取哪些措施取证？

第四节　药品监管技能综合应用案例

一、销售假冒人血白蛋白案

（一）案件来源

2009年3月24日上午9时30分，甲省A市食品药品监督管理局接到马女士投诉，反映其母亲使用的人血白蛋白可能为假药。A市食品药品检验所对马女士提供的药品进行初筛，结果显示无蛋白成份。

经了解，马女士母亲在该市某医院治疗过程中急需使用人血白蛋白，由于该医院人血白蛋白缺货，马女士在朋友的介绍下两次通过查某共购买了10瓶人血白蛋白（均标示为乙省某生物制品公司生产、规格20％ 50ml；10g、批号：20080519），并分别向马女士提供了两张抬头均为甲省B市某药业有限公司（药品批发企业，以下简称B公司）的药品销售出库单，出库单上标示的客户名称为"A市A药店"，并向马女士提供了该批药品的《出厂检验报告书》、《生物制品批签发合格证》，上述两文件均加盖了江西某药业有限公司质量部公章。马女士母亲在使用后，没有任何效果，马女士母亲的主治医生觉得药品质量可疑，于是在马女士母亲再次注射人血白蛋白的时候用注射器抽取了少量，将其做为样本放入了尿液自动检测仪，结果蛋白质项为阴性，该医生不能确定尿液自动检测仪是否能检测人血白蛋白中的蛋白成份，为了证实这一点，在该医生负责的另一患者使用不同厂家生产的人血白蛋白时，该医生发现该人血白蛋白效果很好，于是也抽取了少量做为样本放入了尿液自动检测仪，结果蛋白质项为阳性。于是该医生怀疑马女士母亲使用的人血白蛋白为假药，遂提示马女士前往药监部门举报。

（二）案件查处过程

24 日上午 10 时，A 局执法人员赴 A 市 A 药店现场检查。经查，查某具有 B 公司出具的法人授权委托书，该药店从未从 B 公司购入过乙省某生物制品公司生产的人血白蛋白。

该局执法人员在通过进一步分析投诉人提供的材料，发现查某提供给马女士的票据与其提供给 A 市 A 药店销售其它药品的票据样式相同，并且与该公司其它业务员销售药品所提供的票据样式相同。且查某销售人血白蛋白时还向马女士提供了该批药品的《出厂检验报告》及《批签发合格证》等相关材料。稽查人员判断该批假人血白蛋白可能确实来源于 B 公司。考虑案情重大，该局及时向省局进行了汇报。省局派人与 A 市稽查人员组成调查组一起赶赴 B 市调查取证。

24 日下午 5 时，调查组来到了 B 公司所在地。考虑到已近下班时分，调查组与 B 市局联系，在 B 市局执法人员陪同下直接赶赴 B 公司进行现场检查。为第一时间控制药品，稽查人员首先来到仓库，将公司仓库中库存的人血白蛋白药品与马女士母亲使用的药品包装进行了比较，发现批号、包装样式均一致，调查组将库存的该批人血白蛋白进行了扣押。然后迅速来到该公司的质量部，对该公司购进销售人血白蛋白的情况进行了调查，调取了批号 20080519、生产企业标示为乙省某生物制品公司生产的规格 20 % 50ml：10g 的人血白蛋白的进货票据、销售台帐，弄清了该批人血白蛋白的来源去向。

经查，查某系 B 公司的业务员，查某曾到 B 公司用现金方式分两次购买了 10 瓶人血白蛋白，并开具了客户名为 "A 市 A 药店" 的两张销售清单。B 公司于 2009 年 2 月 11 日从甲省 C 市某药品物流有限公司（以下简称 C 公司）购入该批号人血白蛋白 50 瓶，至检查时已销售了 45 瓶（包括查某销售给马女士的 10 瓶），库存 5 瓶，甲省局执法人员对 B 公司库存 5 瓶上述药品进行了抽验，同时对相同渠道购入的标识为该厂家生产的其它批号人血白蛋白进行了抽验。并立即通知 C 市局对 C 公司进行了检查。

经调查核实，甲省 C 公司上述药品系从乙省某药业贸易公司购进的，同时还发现甲省 C 公司还从该渠道购入了批号 20080521 的标示乙省某生物制品公司生产的人血白蛋白，C 市局对 20080521 批号的白蛋白也进行了抽验。

甲省局于当日向乙省局发出了协查函。经甲省药品检验所检验，这两批标示乙省某生物制品公司生产、批号为 20080519、20080521 的人血白蛋白均没有任何有效成分。3 月 27 日乙省局回函，明确乙省某生物制品公司生产过批号 20080519、20080521 的人血白蛋白，但甲省协查的两个批号白蛋白均不是标示公司所生产；乙省某药业贸易公司未经营过上述批号药品，且未向甲省 C 公司、甲省 B 公司销售过任何药品。

（三）几点启示

本案从一起普通投诉案件，牵出一个全省、乃至全国排查假药的案件。主要得益于以下几方面：

（1）马女士母亲主治医生认真负责、勤于思考，使本案得以发现。该医生利用尿液自动检测仪能检测液体中蛋白质的原理来检测药品中是否含有白蛋白，通过比较确定马女士母亲使用的人血白蛋白不含有蛋白质的情况下推断出为假药的结论，并及时通知马女士向药监部门投诉。

（2）细致谨慎，认真比对。稽查人员认真核对查某提供的票据、检验报告、生物制品批签发等材料，并与以往检查中甲省 B 公司的票据比对，判断假药不是简单的地下药品交易，而可能来自于正规渠道的 B 公司，并迅速展开外调。

（3）行动迅速，多方联动。在接到投诉后，市食品药品检验所立即进行了快检，得出该药品不含蛋白的结论。市局迅速展开了行动，到药店进行检查，并立即开展外调。从接到投诉到决定外调只用了一个小时。在当天下午 5 时左右，调查组即对 B 公司展开了检查，控制了问题药品，并立即发函协查，同时开展检验。相关监管部门在本次行动中密切配合，多方联动，为打击不法分子提供了宝贵的时间。

二、某制药有限公司异地更改药品生产批号案

（一）案件来源

2003 年 5 月 18 日上午，某市药监局接到匿名电话举报称："有人在五一路华泰写字楼里生产假药"，说完挂掉电话。接线员核实该来电为公用电话，所属地址也是五一路，于是认真填写举报登记表后上报。次日早晨稽查科例会对此举报进行研究分析，多数人认为该举报如果属实的话，性质恶劣，危害严重。但是具体方位和药品内容以及举报人信息一无所知，调查难度很大。最有价值的线索就是公用电话地址也是五一路，会不会是内部人员举报？如果是举报不实那有什么意义呢？举报人的心态如何？经讨论决定，对此举报一定要认真严密对待，而且还要争取最快的时间完成核实。稽查科负责人提出了具体核实方案，指定张某和赵某携带取证设备立即进行摸底排查，要求一旦发现可疑情况，必须搞清准确方位、所占空间，人员情况、作息规律等基本特征，同时还要在不打草惊蛇的情况下做好外围证据收集。

（二）案件线索摸排

两名执法人员会后就去找到了举报所提的五一路华泰写字楼，此楼地处城市繁华地带，共二十五层，通过一楼大厅内各租住单位公示墙里未发现有关可能涉及"药品"的单位，如果一层一层地去排查，定会引起保安的注意，通常的写字间保安都附带有为入住企业保卫、保密的责任，如果被保安怀疑或知道的话，摸底工作就失败了。执法人员想到了去地下停车场里找线索，在停车场看到了一辆"解放面包车"，车身印着醒目的药品"清热解毒栓"和联系电话。二人拍照后按着电话打过去，对方一听说是要买药，立即在电话里回答说买药的话市场上药店都有销售，当问到办公场所地址时，对方挂掉了电话。怎么办？二人又想到了垃圾场，既然生产药品，就肯定有相关垃圾废物，在仔细翻查后，他们在垃圾场发现了很多药品外包装，和刚才车上喷涂药品的

包装完全一致，另外还发现包装上印着"有效期至 2003 年 3 月"（已经超过有效期）。张某和赵某收集若干实物并拍照取证后将情况向领导作了汇报。

根据初步掌握的证据来看，这座楼的确存在着和药品有关的情况。稽查科全体人员对手头的线索再次进行了分析，提出继续核查的必要性和紧迫性，研究制定出下一步工作重点。一是立即找准具体地址；二是对涉及药品"清热解毒栓"以及生产企业的注册情况进行内部核查。经核查，该品种以及标示生产企业均经过合法注册，只是企业注册生产地址为外市，办公地址为本市华泰写字楼十三层。

前期核查应该说已经结束了，接下来将应该立即组织现场检查了。但是，此时负责人却继续派张、赵二人对华泰写字楼十三层进行监控，要求必须搞清楚该企业在十三层的具体房间位置及数量，搞清楚除了十三层以外是否还有其他房间，搞清楚其作息时间和人员大致情况，就这样监控工作继续进行。二人一早上班前赶到了现场，分路展开调查。赵某在十三层并没有找到这个企业的办公室，而在地下停车场等待的张某却跟踪那辆"解放面包车"的人到了十六层，发现十六层的两间房可能是办公室。下午，二人经过协商决定继续蹲点看看情况，又发现了新的情况，办公室女工还去过十七层，并且自带钥匙开门，看来这里也是他们的房间。果然，女工进出的十七层房间只有一个门，很少有人出来，即使出入也是急开急关，也是自带钥匙，当慢速经过时，隐约可以听到房间内的杂乱声音。二名执法人员换岗对该门进行远距离监控，大约下午六点半时，房间开始出人，大概三分钟一个，先后共计走出六位姑娘和一位小伙，小伙最后一个出来并锁门。所有被监控房间都没有门牌标志。

根据线索，下一步应该可以展开现场检查了。稽查科全体讨论制定了严密的检查方案，会后立即行动。"确定六人检查组，分两组展开检查，其中两人一组，负责办公区的控制和检查，要求进入现场亮明身份后，责令现场工作人员停止一切工作，不得进行电话、信息等与外界沟通，要有技巧地故意放出一人向十七层报信，对现场电脑、帐簿等有关书面材料进行控制收集，等待十七层检查情况再展开进一步调查；另外三人负责十七层的检查，为顺利进入房间，由一人在门口附近守候，待办公区人员来报信，顺势尾随把门控制，其余人员紧跟进入，要求控制封锁现场，责令在场无论多少人都必须立即停止手头工作，先收集容易被毁灭的书面证据等；剩余一人负责及时现场摄录像，要求先广后微，先远后近，先十七层后办公区"。

一切按着既定检查方案推进着，执法人员顺利地进入并控制了现场，十七层现场检查记录如下："位于成功市的华泰写字楼十七层大约一百五十平米的房间，堆放着大量的药品'清热解毒栓'空包装盒、无包装半成品，包装完毕并印有生产日期为 2003 年 3 月 18 日的药品，已打包的成箱药品（具体数量待清点后制作物品清单附后），室内七女一男，全部着白色工衣，有的在拆药品包装，有的在包装药品，一男正在一台油印批号打印机前为药品打印批号，批号机调定内容为：'生产日期 2003 年 3 月 18 日、批号 20030318、有效期至 20050318'，机上油印未干，机器旁边放置着已开口印油三分之一管、打包机一个、打包带两捆，手工工作笔记本一本，记载着员工姓名和 2003 年 2 月以来的工作情况，现场进行了拍照录像，对有关物品予以现场确认后查封扣押（清单附后）"，'报信女工'当场自称为负责人。在十七层被控制后，办公区也开始了检查，现场检查记录如下："位于成功市的华泰写字楼十六层 1605、1606 房间（相通），室内墙壁挂有该企业《药品生产企业许可证》、《营业执照》等相关证件，工作人员四名，检查时出去一名，现场看到电脑两台，电脑内有药品'清热解毒栓'的购销存记录，XX 药业有限公司电话一览表一份，签到表一份，手工流水帐两本。检查中突然停电，待执法人员找到楼道电闸并闭合后接通，检查继续进行。现场进行了拍照录像，对有关资料予以现场确认后先行登记保存（清单附后），'报信女工'自称为负责人。"

之后，为快速结束检查，执法人员请求了五人进行支援，分别先后对报信员工、电脑操作员、批号打印员、帐本制作员、其他工作人员作了现场调查讯问并予以记录。

（三）立案调查

根据现场检查情况，次日予以立案，指定了专人分步骤地进行调查。一是对现场"查扣"和"先登"的物品认真对照梳理，分类搞清；二是针对现场药品涉及批号对生产环节进行检查，取得该企业资质文件、药品批生产记录、价格批文、药品批准证明文件等证据；三是对企业有关负责人进行调查讯问；四是取得与华泰写字楼租房协议；五是向企业搞清退回药品数量以及改批号后销售数量；六是核实退药单位有关情况。七是要求企业三日内专题报告说明有关情况。

经过认真调查、取证，查明 XX 制药有限公司在注册地以外租用写字间，组织员工，将本企业上市后超过有效期或近有效期药品"清热解毒栓"更换生产批号，重新销售。自 2003 年 2 月以来，共回收过期以及即将过期药品"清热解毒栓"16 件，不间断组织王某等员工在成功市华泰写字楼十七层更换药品生产日期、批号，已更换生产批号 7 件（已销售 4 件，库存 3 件），货值金额 2 万 8 千元，已拆原包装但尚未更换药品 1800 板，货值金额 2 万元，未拆包近效期药品 4 件。

（四）案件分析

本案难点一是匿名举报，其真实性很难判断，根本没有再次核实的可能，完全没有线索。二是具体位置不清楚，很难在一个几十层高的写字楼，发现几间本身就很隐蔽很戒备的房间内的情节，正常检查肯定难以进行。三是"生产车间"门窗紧锁，很难直接进入现场，如果强行进入，会丧失很多直接证据。四是现场不好把握，因为内部情况一无所知，面积、环境、物品等，会不会出现敌对抵抗或者混乱离散。此案的顺利推进有以下几点主要原因：

（1）基础性核实工作认真，细致 核实排查到位，扎实。比如接到举报后对来电的核实，比如在没有核实清楚确切地址和准确房间数量以及现场状态和工作人员作息时间等情况下不采取行动，比如前期对可疑药品及生产企业的内部核实等；

（2）核实、检查、调查方案详细周密 比如核实、检查前的多次研究讨论，以及工作中的纪律和要求严格明确，比如执法人员的分配分工，现场调度，比如故意放掉一人去报信，从而借势顺利进入紧锁的房间等；

（3）推进时间把握准确，现场检查顺序安排合理 比如十七层和办公区的检查以及展开检查后时间差的把握，比如对现场人员的调查讯问顺序，比如对不同区域现场检查和取证顺序的安排等；

（4）证据收集及时，全面，充分 比如第一时间对证据的收集，对拍照录像的要求，对前期核实时的取证，对现场物品的敏感和有效控制，现场检查记录的详尽完整，进入检查现场和调查收集证据的快速，使得被查人员方寸大乱，来不及毁灭证据对后期相关证据的全面收集等；

（5）执法人员善于思考、主动挖掘线索意识很高 比如对准确地址的分析判断，比如对停车场和垃圾箱的排查，比如对突然停电的现场分析处置等。

（五）案件启示

（1）针对不同的案件应该采用不同的调查取证方式 面对此类线索不多但又性质严重案件的调查处理，关键在于前期排查，跟踪，取证，这是本案能否完整准确顺利查办的根本所在。本案中，如果执法人员在停车场电话核实后没有结果时，汇报一个举报不实，或者在没有摸清具体地址的情况下冒然直接联系写字楼管理部门进行检查，或者没有了解清楚十三层已经迁到十六层，并还有一个十七楼，直接展开检查，或者不了解十七楼的工作状态，没有故意放掉一人去报信的话直接要求检查，效果可想而知。其结果很可能会是劳无所获，或违法者接到保安通知后留一个"干干净净"的办公场所；可能是永远也不会知道还有个十七楼，一颗药也见不着；可能会因为无法进入十七楼的"生产车间"而眼看着证据的灭失；可能是原本顺利的案件调查陷入被动的攻坚之中等等种可能。

（2）检查现场的控制和把握也是很重要的环节 但这个问题需要有丰富的执法经验，需要长期检查实践的积累，需要周密的检查方案。还有证据是否能够及时完整全面地收集也是决定案件定性和处理的主要环节，而这些都是需要执法者根据不同案件的特点进行不同侧重安排分配的。本案之顺利、准确、完整地查办，完全取决于稽查人员强烈的工作责任心，以及根据举报线索对案件性质和特点的正确判断和决策；完全取决于咬住不放的稽查精神在前期详细认真的排查摸底；完全取决于多分析研究，多制定处理方案进行一举穿透。看似前期核实工作用时不少，实际上是为之后的现场检查以及立案后的调查取证工作争取和节约了时间。与此同时也大大降低了违法者隐藏证据，狡辩抵抗的主观意识和本能态度。

思考题

1. 在现场处置中，如何应对突发情况？
2. 你在办案中遇见过什么突发情况，你是如何处理的？